Springer
*Milano
Berlin
Heidelberg
New York
Barcelona
Hong Kong
London
Paris
Singapore
Tokyo*

E. Margaria • E. Gollo (Eds)

AISD
Associazione Italiana per lo Studio del Dolore

XXIII Congresso Nazionale

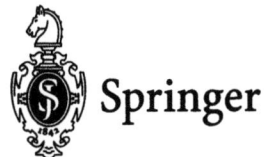

E. MARGARIA, E. GOLLO
I Servizio di Anestesia e Rianimazione
Ospedale Sant'Anna, Torino

Springer-Verlag Italia
una Società del gruppo BertelsmannSpringer Science+Business Media GmbH

http://www.springer.it

© Springer-Verlag Italia, Milano 2001

ISBN 88-470-0164-1

Quest'opera è protetta da diritto d'autore. Tutti i diritti, in particolare quelli relativi alla traduzione, alla ristampa, all'uso di figure e tabelle, alla citazione orale, alla trasmissione radiofonica o televisiva, alla riproduzione su microfilm, alla diversa riproduzione in qualsiasi altro modo e alla memorizzazione su impianti di elaborazione dati rimangono riservati anche nel caso di utilizzo parziale. Una riproduzione di quest'opera, oppure di parte di questa, è anche nel caso specifico solo ammessa nei limiti stabiliti dalla legge sul diritto d'autore, ed è soggetta all'autorizzazione dell'Editore Springer. La violazione delle norme comporta le sanzioni previste dalla legge.

La riproduzione di denominazioni generiche, di denominazioni registrate, marchi registrati, ecc, in quest'opera, anche in assenza di particolare indicazione, non consente di considerare tali denominazioni o marchi liberamente utilizzabili da chiunque ai sensi della legge sul marchio.

Responsabilità legale per i prodotti: l'Editore non può garantire l'esattezza delle indicazioni sui dosaggi e l'impiego dei prodotti menzionati nella presente opera. Il lettore dovrà di volta in volta verificarne l'esattezza consultando la bibliografia di pertinenza.

Progetto grafico della copertina: Simona Colombo, Milano
Fotocomposizione, impaginazione e stampa: Photo Life, Milano

In copertina: fotografia di Guglielmina Mutani

SPIN: 10843272

Presentazione

Venticinque anni fa veniva fondata l'Associazione Italiana per lo Studio del Dolore (AISD), capitolo italiano della International Association for the Study of Pain (IASP, primo presidente Denise Albe-Fessard, 1975), con lo scopo di *"promuovere ed incoraggiare la ricerca sui meccanismi fisiopatologici del dolore e sulle sindromi dolorose nell'uomo e portare un progresso nella terapia del dolore"*.

Nel 1993 a Parigi, durante il VII Congresso mondiale sul Dolore, si sono uniti, con l'acronimo EFIC, i capitoli europei della IASP, a testimonianza del crescente interesse suscitato dalla problematica del dolore in tutti i suoi aspetti, da quelli più propriamente clinici a quelli più speculativi di pertinenza delle scienze di base.

Anche l'OMS, a partire dagli anni '80, ha chiesto alla comunità scientifica di dedicare particolare impegno alle problematiche del dolore.

La nostra associazione ha fatto suo questo impegno.

Nell'anno della fondazione i soci erano 13. A tutt'oggi l'AISD conta 791 associati e rappresenta il gruppo più numeroso tra i 24 capitoli europei. Ne fanno parte, a sottolinearne la multidisciplinarietà, medici con specialità differenti e studiosi di diverse discipline, anche se una elevata percentuale dei Soci si occupa di Anestesia e Rianimazione. È questa infatti l'unica scuola di specializzazione nel corso della quale è previsto un indirizzo di "Terapia Antalgica".

Hanno presieduto l'Associazione: Paolo Procacci (1976-79); Carlo Alberto Pagni (1972-82); Mario Tiengo (1982-85); Stefano Ischia (1985-88); Giancarlo Carli (1988-91); Vittorio Pasqualucci (1991-94); Stefano Ischia (1994-97); Leonardo Vecchiet (1997-00).

L'approccio clinico al dolore non può essere disgiunto, anzi deve essere preceduto da approfondite e continuamente aggiornate conoscenze della fisiopatologia, dei meccanismi neurofisiologici e biochimici di base. Fondamentale momento di apprendimento, confronto e riflessione su queste tematiche è rappresentato dal Congresso Nazionale, che annualmente vede riuniti i soci, vecchi e nuovi.

In occasione del XXIII Congresso abbiamo scelto di accettare e pubblicare tutte le comunicazioni inviateci: la partecipazione attiva rappresenta infatti a nostro parere un momento culturale importante e deve essere incentivata.

Il tempo a nostra disposizione è poco, molti sono gli argomenti che l'assemblea ha richiesto; abbiamo voluto invitare un gran numero di esperti e di amici, le relazioni dei quali dovranno essere purtroppo costrette in limiti temporali ben precisi. Riteniamo però che le occasioni di apprendimento e di scambio saranno numerose, anche al di fuori degli interventi ufficiali e delle letture magistrali.

La programmazione di un evento così importante, per quanto riguarda la parte scientifica, ma anche quella organizzativa, non è stata scevra da difficoltà e da momenti di tensione e di preoccupazione. Non mancheranno errori che speriamo, essendo involontari, non si rivelino così gravi da non potere essere perdonati.

È stata comunque un'esperienza che ci ha arricchito dal punto di vista culturale, e ci ha permesso di avvicinare eminenti personalità del mondo scientifico e clinico.

Speriamo inoltre di contribuire a far conoscere ed apprezzare la nostra città, poco nota dal punto di vista turistico, ma ricca di bellezze storiche, architettoniche e naturali.

Cogliamo l'occasione per ricordare che la Facoltà di Medicina dell'Università di Torino è l'unica al mondo ad annoverare tra i suoi laureati, tre scienziati ai quali è stato conferito il premio Nobel: Salvatore Luria (1969), Renato Dulbecco (1975) e Rita Levi Montalcini (1986), che ha accettato di fare da "madrina d'eccezione" al nostro Congresso.

Un altro grande allievo della scuola torinese è stato Rodolfo Margaria al quale, nel centenario della nascita, dedichiamo questo volume di Atti.

Il XXIII Congresso AISD festeggia i 70 anni dell'anestesia peridurale nella sede che ne vide nel 1931 l'atto di nascita ufficiale; è stato bandito un "Premio peridurale", che consentirà ai 3 Autori dei lavori prescelti di essere invitati al Congresso dal Consiglio Direttivo AISD.

Nel percorso organizzativo abbiamo avuto, oltre all'appoggio dei colleghi che hanno sostenuto il peso del lavoro clinico quotidiano, anche la valida collaborazione dei neo-laureati e degli specializzandi, che in questa sede vogliamo ringraziare.

Siamo anche grati alla Springer-Verlag Italia, nella persona di Marina Forlizzi, per la grande disponibilità e professionalità dimostrate nella cura di questo volume.

Non ci resta quindi che augurare a tutti un proficuo e piacevole soggiorno a Torino, e buon lavoro.

Torino, 17 Maggio 2001
                                                                    Elsa Margaria
                                                                      Evelina Gollo

Indice

Saluto del Presidente della SIAARTI 1

Il dolore da cancro: aspetti di politica sanitaria
V. Ventafridda 3

Pain. A disease in its own right
D. Niv 4

L'AAROI e la terapia del dolore
V. Carpino 7

Letture

Peripheral and central sensitization and their clinical correlates
B.J. Sessle 11

Prospettive dell'AISD all'inizio del terzo millennio
A. Pasetto 12

Antidepressivi e dolore: valutazioni cliniche e teoriche
P.M. Furlan 15

Gli antidepressivi nel trattamento della cefalea e del dolore faciale
F. Mongini 17

Dolore e invecchiamento
L. Vecchiet, M.A. Giamberardino 21

Il dolore a Torino: da Nietzsche a Ciocatto
R.F. Battista, D. Mariotti, D. Battista 27

I 70 anni della Peridurale
E. Margaria, R. Pattono, E. Gollo, G. Grea, R. Sinigaglia, E. Meduri 36

Paura e dolore
M. Tiengo 42

Agopuntura. Meccanismi d'azione ed applicazioni in terapia antalgica
P.E. Quirico 46

Relazioni

La ricerca farmacologica sul dolore in Italia: una proposta

Role of PAG glutamate receptors for the modulation of pain
S. Maione 59

Ruolo delle proteine Gi nella modulazione del dolore
A. Bartolini, N. Galeotti, C. Ghelardini 61

Neuropeptidi e modulazione della trasmissione nocicettiva
S. Candeletti 63

Studio degli effetti anti-iperalgesici dei FANS
M. Bianchi 65

Modulazione ormonale del dolore

Introduzione
M.L. Sotgiu 69

Ormoni ipofisari e gonadici nel dolore
A.M. Aloisi, I. Ceccarelli 72

Il dolore muscoloscheletrico
M.A. Giamberardino, J. Vecchiet 75

Differenze di genere nella percezione del dolore: aspetti epidemiologici, clinici e psicopatologici
G. De Benedittis 83

Osteoporosi, dolore benigno?

Il parere del ginecologo
C. Benedetto, C. Monzeglio, G. Grassi, L. Bonino, G. Parise 93

Prevenzione e terapia dell'osteoporosi: aspetti endocrino-ginecologici
C. Campagnoli 96

Semeiologia e diagnosi della dispareunia
A. Graziottin 97

Il parere dell'algologo
G. Caminiti 99

L'intervento del fisiatra nella cura dell'osteoporosi
M. Maini 106

Epidemiologia dell'osteoporosi in Italia. Recente studio multicentrico sulla prevalenza
G. Roberti, P. Bagnasacco 113

OSPEDALE SENZA DOLORE: ASPETTI ORGANIZZATIVI, GENERALI E SPECIALISTICI

Il dolore da parto: problematiche e aspetti organizzativi nel creare un servizio di Analgesia da parto
I. Castelletti, R. Morra, E. Sabbia, T. Borsatti 119

Il dolore nel bambino
P. Busoni 124

Controllo del dolore nei pazienti pediatrici
G. Ivani 128

Il dolore cronico da cancro del bambino
E. Madon, S. Lijoi 134

Passaggio dall'anestesia generale con oppioidi esterici (emo) ad un postoperatorio senza dolore
E. Polati, G. Finco, L. Gottin, V. Schweiger 142

Postoperative epidural analgesia in thoracic surgery
G. Della Rocca, F. Ruberto, P. Pietropaoli 145

Linee-guida per il dolore post-operatorio
G. Savoia, M. Loreto 150

TERAPIA MULTIMODALE NEL TRATTAMENTO DEL DOLORE DA CANCRO

Modalità di relazione medico-paziente nella fase avanzata e terminale della malattia
A. Lamberto, D. Beltrutti 165

Ruolo della chemioterapia nel trattamento del dolore da cancro
A. Comandone, O. Dal Canton, , S. Chiadò Cutin, A. Boglione,
C. Oliva, P. Bergnolo 169

Il ruolo della radioterapia nel trattamento del dolore da cancro
P. Gabriele, D. Badii , G.L. Moroni 172

Trattamento del dolore nei pazienti con CA cervico-cefalico
F. Debernardi, L. Moreschi Bonanni, N. Moselli, C. Redi 176

Nuove modalità di approccio al paziente sofferente in fase avanzata
A. De Luca, L. Ciuffreda, M. Castellano, L. Filippi, C. Calia,
G. Montanari 191

IL DOLORE A 360°: NOVITA

Introduzione
C. Aurilio, M.C. Pace, G. Apetino, E. Grella 195

Fentanil transdermico per il dolore postoperatorio
M. Chiefari, C. Eziandio, B. Primerano, D. Lo Sapio 198

Dolore e indagini strumentali
L. Palieri, I. Castelletti, E. Sabbia, R. Morra 203

Dolore nell'emergenza traumatologica
R. Coluccia, P. Grossi, A. D'Aloia 206

Dolore pelvico da endometriosi
P. Petruzzelli, P.L. Montironi, M. Fedele, C. Di Noto 211

Meeting di anestesia ostetrica

L'Analgesia ostetrica in Italia e il sistema DRG
M. Uskok, R. Silanos, M.G. D'Aquila, F. Capozza, M.P. Cammardella,
M.G. Garlasco, S. Mongelli, G. Boveri 221

Modello organizzativo di un servizio di analgesia peridurale in ostetricia e ginecologia: nostra esperienza
T. Giusto, N. Baccellini, E. Pardelli, B. Baldi, S. Lorenzin, G. De Carolis...... 225

Organizzazione del servizio di analgesia nel parto presso il Dipartimento di anestesia e rianimazione P.O. Oltrepò
R. Martinotti.. 226

Farmacoeconomia

Farmacoeconomia e dolore cronico benigno
D. Miotti, C. Bonezzi 231

Economia sanitaria e cure palliative
F. Marinangeli, G. Varrassi... 237

La stimolazione elettrica nella terapia del dolore:
tra evidence base medicine e acquisizioni di base

La Transcutaneous Electrical Nerve Stimulation (TENS)
F. Ambrosio, L. Zanardi, C. Maietti, M. Toffoli, W. Pavan, F. Rusca................ 243

Stimolazione del midollo spinale (SCS): esperienza a confronto e prospettive per il nuovo millennio
G.P. Pinato, M. Bevilacqua 248

L'elettroagopuntura
F. Ceccherelli, G. Gagliardi 252

La stimolazione elettrica nella terapia del dolore tra EBM ed acquisizioni di base
D. Beltrutti, A. Lamberto 262

La stimolazione della corteccia motoria nel dolore centrale cronico
A. Dario... 267

SESSIONE PER OPERATORI PROFESSIONALI SANITARI

Interpretazione psicologica del dolore
M. Boggio Marzet 273

La centralità dell'infermiere nella gestione del dolore alla luce delle nuove normative
M.R. Guaresi 280

Il dolore nel parto: strategie assistenziali e ruolo dell'ostetrica
R. Malimpensa, P. Serafini 286

Accessi venosi centrali a medio e lungo termine: indicazioni, scelta e gestione dei sistemi
G. Roberti, M. Agresti 291

COMUNICAZIONI E POSTER

Dolore acuto postoperatorio 299

Dolore acuto e cronico benigno 371

Dolore cronico maligno 413

Approccio psicologico al dolore 441

Medicine alternative 455

Infermieri 471

Saluto del Presidente della SIAARTI

Cari Colleghi,
ho il piacere di porgere a voi tutti il saluto della Società Italiana di Anestesia Analgesia Rianimazione e Terapia Intensiva e mio personale.
  Un particolare ringraziamento voglio esprimere ai cari amici e in particolare alla Prof. Margaria, che hanno organizzato questo evento scientifico il quale, a pieno merito, si inserisce tra quelli di maggiore rilevanza nazionale, all'interno della nostra Disciplina, per gli argomenti che in esso saranno discussi.
  Tematiche di grande spessore scientifico, di grande impatto sociale, attualissime e delicate al tempo stesso, che se da un lato pongono l'anestesista in una posizione prioritaria e privilegiata, per le sue insite conoscenze e per le esperienze acquisite, dall'altro lo espongono ad affrontare ogni giorno quelle problematiche ataviche caratteristiche della continua lotta dell'uomo contro il dolore.
  La presenza in questa sede delle massime autorità governative nazionali in campo sanitario, conferisce un riconoscimento particolare non solo a questa manifestazione scientifica, ma anche all'operosità, alla dedizione, alla ricerca che da tutti noi anestesisti viene offerta per rendere meno devastante l'impatto del dolore sull'uomo, e dal punto di vista della sfera personale e da quello dell'intera collettività.
  L'Anestesiologo e la nostra Società Scientifica, che in questo momento ho il privilegio di rappresentare, sono stati da sempre particolarmente sensibili nei confronti della lotta contro quel sintomo che è nato con l'uomo.
  Società che deve rappresentare la massima esplicitazione di struttura aggregante all'interno della quale si confrontano, con serenità e rigore, al di fuori di qualsiasi protagonismo sterile, idee e progetti finalizzati alla ricerca di trattamenti e terapie che siano in grado di portare a soluzione le infinite, ma giuste, richieste dei nostri pazienti.
  Per il raggiungimento di tali obiettivi, è stato dato, recentemente, un ulteriore impulso allo specifico Gruppo di Studio SIAARTI sul Dolore con la creazione di una Sezione dedicata ad un altro grande problema connesso e cioè quello delle "Cure Palliative". Così come si è provveduto a implementare, con studi particolareggiati, progetti quali quello, attualissimo, sull'"Ospedale senza Dolore e Dolore senza Ospedale".
  Molto è stato fatto, ma ancora di più bisogna fare.
  I farmaci, le tecniche, le strutture e gli operatori stessi si sono notevolmente

evoluti nel tempo, ma purtroppo bisogna riconoscere che la distribuzione delle Unità di Terapia Antalgica, intese come strutture dedite alla terapia del dolore in tutte le sue manifestazioni cliniche, non è uniforme sul territorio nazionale come invece dovrebbe essere.

Vi ringrazio per l'attenzione e auguro a tutti un arricchimento della nostra mente e buon lavoro.

Prof. S. Montanini
Presidente SIAARTI

Il dolore da cancro: aspetti di politica sanitaria

V. Ventafridda

Fondazione Floriani e Centro O.M.S., Istituto Europeo di Oncologia

Il dolore da patologia neoplastica, secondo dati dell'OMS, interviene nel 30-35% dei casi nelle fasi intermedie e nell'80-85% dei casi nelle fasi terminali della malattia e risulta così essere un fenomeno legato alla fase ultima della vita.

Il dolore nel decorso della malattia è spesso accompagnato da altri sintomi fisici, quali ad esempio la mancanza di respiro, che risulta essere penosissima per il paziente, e da problematiche legate all'invecchiamento e alle condizioni sociali del paziente. Il dolore coinvolge quindi più ambiti oltre a quello strettamente medico e la cura della sintomatologia algica deve prevedere un approccio che consideri tutte le dimensioni toccate dall'esperienza dolorosa nell'ambito del processo del morire: quella fisica, quella psicologica, quella familiare. Questo intento di multidisciplinarità si propongono le Cure Palliative o Cure di Accompagnamento, che prevedono il coinvolgimento dei familiari del malato ricoverato a domicilio o in strutture similari: Hospice o Unità di Cure Palliative.

Le Istituzioni si stanno muovendo in tal senso, infatti il Ministero della Sanità ha dato un supporto finanziario per la costituzione delle suddette strutture nelle singole Regioni, ha quindi steso un progetto obiettivo per l'attuazione di reti di assistenza domiciliare connesse con Hospice ed ospedali.

Oltre a ciò, su indicazione del Ministero della Sanità è stata approvata una legge atta ad ampliare la gamma di oppioidi disponibili per queste categorie di ammalati e a facilitarne la prescrizione.

Il progetto "Ospedale senza dolore" è basato sulla valutazione bigiornaliera dell'intensità del dolore, misurato dal personale infermieristico mediante un righello sul quale il paziente indica l'intensità del dolore, espressa soggettivamente da tutti i degenti. Il dato viene poi riportato, in forma numerica, sulla cartella clinica come segno vitale accanto alla temperatura, al polso ed alla pressione.

L'anestesista, terapista del dolore e responsabile delle cure palliative, ha una funzione anche nei comitati per la lotta contro il dolore, appositamente eletti dai dirigenti delle Aziende Ospedaliere, che dovranno istruire il personale ospedaliero a questo compito prendendo in carica solo i casi più difficili.

Pain. A disease in its own right

D. Niv

Center for Pain Medicine, Tel Aviv Sourasky Medical Center & Sackler, Faculty of Medicine, Tel Aviv University, Tel Aviv, Israel

Introduction

EFIC, through the European Parliament (EP) Inter-Group on Pain, wishes to win the EP's endorsement of the "declaration on chronic pain as a disease in it's own right". All 24 EFIC Pain Societies have approved the declaration on pain, the text of which appears hereunder:

"Pain is a major healthcare problem in Europe. While acute pain may reasonably be considered a symptom of disease or injury, chronic and recurrent pain is a specific healthcare problem, a disease in its own right".

Commentary

Acute pain, such as that following trauma or surgery, constitutes a signal to a conscious brain about the presence of noxious stimuli and/or ongoing tissue damage. This acute pain signal is useful and adaptive, warning the individual of danger and the need to escape or seek help. Acute pain is a direct outcome of the noxious event, and is reasonably classified as a symptom of underlying tissue damage or disease. However, in many patients pain persists long after its usefulness as an alarm signal has passed, and indeed, often long after the tissue damage has healed. Chronic pain in these patients is probably not directly related to their initial injury or disease condition, but rather to secondary changes, including ones that occur in the pain detection system itself.

In addition to being due to different physiological mechanisms than acute pain, chronic pain often sets the stage for the emergence of a complex set of physical and psychosocial changes that are an integral part of the chronic pain problem and that add greatly to the burden of the pain patient. These include:
1. immobility and consequent wasting of muscle, joints etc.;
2. depression of the immune system and increased susceptibility to disease;
3. disturbed sleep;
4. poor appetite and nutrition;
5. dependence on medication;
6. over-dependence on family and other carers;
7. overuse and inappropriate use of professional healthcare systems;

8. poor performance on the job or inability to work, disability;
9. isolation from society and family, turning inwards;
10. anxiety, fear;
11. bitterness, frustration, depression, suicide.

Prevalence of chronic pain

Although comprehensive epidemiological data for the European Union are not available, chronic pain is clearly a very widespread condition. Several recent community-based surveys, for example, found that about 50% of adults sampled suffered from one or more types of pain at any given point in time. In a substantial proportion of those surveyed, the pain was both chronic and severe, the numbers increasing considerably in older age groups. The most widespread chronic pain conditions, low back pain, arthritis and recurrent headache (including migraine) are so common that they are often seen as a normal and unavoidable part of life. Although few people die of pain, many die in pain, and even more live in pain.

Social costs of chronic pain

While acute pain is by definition a brief and self-limiting process, chronic pain comes to dominate the life and concerns of the patient, and often also family, friends and other carers. In addition to the severe erosion in quality of life of the pain sufferer and those around him/her, chronic pain imposes severe financial burdens on many levels. These include:
1. costs of healthcare services and medication;
2. job absenteeism and disruption in the workplace;
3. lost of income;
4. non-productivity in the economy and in the home;
5. financial burden on family, friends and employers;
6. worker compensation costs and welfare payments.

Authoritative sources place the overall financial costs of chronic pain to society in the same range cancer and as cardiovascular disease.

Utility of the European Parliament's endorsement of the declaration of chronic pain as healthcare problem, a disease in its own right

The magnitude of the chronic pain epidemic in terms of human suffering and costs to society are well known in the field of Pain Medicine. However, they are not widely appreciated within the larger biomedical community, among makers of social policy and in the public at large. By calling attention to this problem, the EP will benefit the large population of chronic pain sufferers in Europe by:
1. increasing the attention devoted to the problem by healthcare professions,

including increased awareness and use of existing pain relief modalities, increased training in the management of chronic pain, and research efforts towards the discovery of novel treatments;
2. facilitating efforts by pain professionals at the national level to recruit more human and financial resources in the battle against chronic pain.

Related literature

Detailed information on this subject is available from the following sources:
1. Wall PD, Melzack R (eds) (1999) Textbook on pain. Fourth Edition, Churchill Livingstone
2. Loeser JD (eds) (2000) Bonica's management of pain. Third Edition, Lea and Febiger
3. Raj PP (ed) (2000) Practical management of pain. Third Edition, Harcourt Health Science Co.
4. http://www.halcyon.com/iasp/
5. http://www.jr2.ox.ac.uk/Bandolier/index.html
6. http://www.cochrane.org/
7. Crombie IK, Croft, PR, Linton SJ et al (1999) Epidemiology of pain. IASP Press

L'AAROI e la terapia del dolore

V. Carpino

Presidente Nazionale AAROI

La terapia del dolore nell'immaginario collettivo è vista come la cenerentola delle discipline mediche. Diversi motivi supportano questo malinteso. Tra questi, il senso di ineluttabilità della sofferenza, un distorto spirito espiatorio, la scarsa disponibilità degli operatori verso questo problema, la mancata attenzione della medicina ufficiale per questa "non malattia".

Nel nostro Paese il dolore non è mai stato adeguatamente considerato né trattato e viene talora ritenuto un evento finale inevitabile al quale non riservare particolare impegno. Sono presenti sul territorio nazionale soltanto poche strutture di terapia del dolore e con una diffusione molto disomogenea.

Recentemente, però, anche grazie agli autorevoli interventi del Ministro della Sanità, la questione si è posta al centro dell'attenzione guadagnando piena dignità tra gli obiettivi terapeutici primari.

In particolare, la terapia del dolore è stata da sempre coltivata nella disciplina di Anestesia e Rianimazione ed ha costituito materia di insegnamento nelle nostre Scuole di Specializzazione. Gli Anestesisti Rianimatori sono gli specialisti che per primi, e fino ad ora pressoché unici, si sono sistematicamente occupati del problema, impegnandovisi in aggiunta alla normale attività di sala operatoria e di Rianimazione e Terapia Intensiva. Nel tempo le conoscenze nel settore si sono affinate, anche in relazione alle tante esperienze maturate sul campo. Fatta salva la somministrazione per via tradizionale dei farmaci antidolore, la cui prescrizione è stata resa opportunamente più facile grazie all'approvazione della recente legge, le tecniche più complesse e sofisticate di terapia del dolore richiedono professionalità ed esperienze consolidate e sono da sempre patrimonio della cultura e della pratica clinica dell'Anestesista Rianimatore.

A questo impegno solo raramente è corrisposto un interessamento delle istituzioni, sia a livello centrale che periferico.

In alcune Regioni, ad esempio, alla promettente istituzione, sulla carta, di servizi di "Terapia del dolore e cure palliative", sia aggregati ai servizi di anestesia e rianimazione, che autonomi, non è seguita la reale attivazione delle strutture, lasciate (salvo rare, seppur importanti realtà) all'iniziativa volonterosa degli anestesisti quasi sempre in carenza di spazi, presidi e personale. Anche le apicalità previste sono state attivate ed assegnate solo in minima parte. Il nuovo interesse che sta nascendo per la terapia del dolore e per le sue logiche estensioni (in particolare per le cure palliative e per l'assistenza domiciliare ai pazienti terminali), rinvigorito da disponibilità economiche che fino ad ora sono state sempre assai modeste, vede fiorire ogni giorno vari ceppi di specialisti "esperti" nella materia.

Il fenomeno è favorito dalla diffusa cronica carenza di specialisti nella nostra disciplina, che induce le Aziende Sanitarie ad utilizzarli prevalentemente in sala operatoria al fine di aumentare la produttività chirurgica legata ai DRG.

Vi è, a questo punto, il pericolo reale non solo di perdere questa competenza a favore di altri specialisti, ma di venire utilizzati solo in veste di consulenti, esecutori materiali di tecniche che altri, benché titolari del servizio, non si arrischiano a praticare. È peraltro inadeguato legare la terapia del dolore e le cure palliative, per il futuro, ad una specialità mal definita. Il dolore e gli altri sintomi, oggetto di palliazione, accomunano patologie attinenti a quasi tutte le discipline, né si può pensare che un oncologo gestisca il dolore ischemico, che un neurologo sia competente nel trattare i disturbi di un paziente terminale occluso e cosi via. Questa attività è trasversale per definizione e richiede quindi conoscenze multidisciplinari, nonché la capacità di interfacciarsi con altri specialisti.

Necessita perciò di una competenza specifica e di una manualità operativa, patrimonio tipicamente anestesiologico.

Non è un caso che gli algologi italiani abbiano quasi tutti questa comune estrazione. Ed è per questo giusto che essi rivendichino la paternità e la gestione della terapia del dolore e delle attività ad essa correlate.

L'istituzione, prospettata dal Ministro Veronesi, di unità operative autonome, dotate di risorse strutturali, tecniche, organizzative ed umane attraverso l'esercizio esclusivo ed ai massimi livelli di questa disciplina, andrebbe a vantaggio tanto dei pazienti quanto delle Aziende. La ricaduta sarebbe una sicura riduzione dei costi sociali derivante da un miglior controllo dei sintomi, in pazienti non altrimenti curabili, e dalla deospedalizzazione con riduzione dei ricoveri impropri.

Per completare questo iter, l'AAROI ha sollecitato l'istituzione di una specifica disciplina di Terapia del dolore e cure palliative che, gemmando dall'anestesia e rianimazione, raggiunga una propria autonoma dignità.

Bisogna formare specialisti competenti sia nel trattamento del dolore nelle sue molteplici manifestazioni che nell'assistenza a pazienti incurabili, nella globalità dei loro problemi con un approccio palliativo.

Bisogna diffondere tra la popolazione la cultura del trattamento del dolore, attraverso l'apprezzamento del dolore al pari degli altri parametri di malattia.

L'odierno congresso dell'AISD è l'occasione per rinnovare l'interesse di tutti coloro i quali sono impegnati o intendano impegnarsi in questo settore cogliendo le opportunità di apertura del Ministro della Sanità.

L'AAROI farà, come sempre, la sua parte affinché questo prestigioso obiettivo sia conseguito.

LETTURE

Peripheral and central sensitization and their clinical correlates

B.J. SESSLE

Faculty of Dentistry and Centre for the Study of Pain, University of Toronto, Ontario
IASP President

Many of the difficulties that clinicians experience in the diagnosis and management of acute and chronic orofacial pain conditions stem largely from uncertainties of the aetiology or pathogenesis of the conditions. This presentation will review recent advances in our knowledge of the neural mechanisms involved in pain of the orofacial region, with a particular focus on the neuroplastic changes and associated modulatory processes that are induced by injury or inflammation of peripheral tissues and that are reflected in an increased excitability of trigeminal (V), peripheral, and central nociceptive pathways. This increased excitability is thought to underlie the increased sensitivity (e.g. hyperalgesia, allodynia) that develops and spreads at a peripheral injury or inflammation site. The terms "peripheral sensitization" and "central sensitization" have been applied to these changes in peripheral nociceptive afferents and central nociceptive neurones, respectively. A number of chemical modulators and receptor mechanisms have been shown to contribute to these changes, and indeed several (e.g. NMDA, opioids, GABA, substance P) have been shown to act peripherally and modulate the excitability of peripheral orofacial nociceptors as well as to have actions in central V nociceptive pathways. The presentation will also discuss the relevance of these recent findings to the pathogenesis, diagnosis and management of orofacial pain conditions.

Prospettive dell'AISD all'inizio del terzo millennio

A. Pasetto

Servizio di Anestesia e Rianimazione, Policlinico universitario di Modena
Presidente AISD

Il dolore, indubbiamente, influenza la qualità di vita dei pazienti indipendentemente dalla patologia che li ha colpiti. E' ora arrivato il tempo in cui si deve riconoscere al trattamento di questo sintomo-malattia, in tutte le sue presentazioni acute o croniche, l'importanza sanitaria che gli compete nella cura dei pazienti, anche alla luce dei notevoli costi sociali ad esso collegati. Infatti, in letteratura sta assumendo sempre maggiore evidenza che un sollecito e corretto trattamento antalgico migliora l'evoluzione dei pazienti con patologie sia acute che croniche, riducendo l'incidenza di complicanze e diminuendo le giornate di degenza intraospedaliera, con conseguente riduzione dei costi sanitari e sociali.

Le Autorità Sanitarie, resesi conto dell'importanza che un approccio terapeutico rivolto anche al trattamento del dolore può assumere, muovono i primi passi verso la strutturazione di un'organizzazione di rete con percorsi diagnostico-terapeutici capaci di risultati adeguati.

La recente approvazione anche nel nostro Paese di una nuova normativa facilitante l'uso degli analgesici maggiori, l'istituzione di una commissione di studio nazionale, l'attivazione di una campagna sanitaria di sensibilizzazione per un "Ospedale senza dolore" sono tutti segnali evidenti della presa in coscienza del problema. Certamente la forza propositiva delle società scientifiche, di singoli personaggi leader (il ministro Veronesi ne è un esempio), delle associazioni di volontariato è stato il volano di questo cambiamento.

Le società scientifiche internazionali (la IASP in primis) spingono verso un profondo cambiamento culturale che faccia riconoscere alla misura del dolore l'importanza di sintomo vitale quanto quelli cardiocircolatori, respiratori, neurologici ed alle sindromi dolorose croniche la dimensione di vera e propria malattia.

In quest'ottica l'EFIC (confederazione europea dei capitoli nazionali della IASP) ha proposto al Parlamento Europeo il riconoscimento dell'importanza di questo problema sanitario, propugnando una settimana di sensibilizzazione (Europe against pain) di tutte le componenti sociali nei confronti del dolore che si svolgerà nel prossimo Ottobre in ogni singola nazione.

In questo contesto, tenendo conto del più ampio scenario di una Medicina che va sempre più adeguandosi ai criteri di accreditamento delle strutture sanitarie e delle società scientifiche, ai criteri di controllo di qualità dei processi e dei percorsi assistenziali ed all'aggiornamento continuo certificato delle figure profes-

sionali, si deve muovere ora la nostra Società Scientifica. Più pregnanti dovranno, pertanto, necessariamente diventare i suoi compiti istituzionali:
- promuovere la ricerca favorendo e raccogliendo i fermenti culturali dei ricercatori che nei vari ambiti operano per aumentare le conoscenze sul dolore;
- rafforzare la propria vocazione multi-disciplinare promuovendo confronti tra le varie discipline;
- sensibilizzare le istituzioni sanitarie, le istituzioni accademiche e l'opinione pubblica verso la necessità di affrontare il problema dolore in tutti i suoi aspetti;
- operare all'interno delle normative vigenti, o promuoverne altre, per l'educazione continua delle figure professionali sanitarie coinvolte nel trattamento dei pazienti con sindromi dolorose.

Obbiettivi precisi vanno posti e perseguiti per rendere operanti le su dette vocazioni di intenti:
- incrementare il rapporto tra la base societaria e gli organi direzionali istituzionali (Assemblea e Consiglio Direttivo), obbiettivo imprescindibile per la vitalità dell'AISD stessa;
- operare a più stretto contatto con l'Associazione Internazionale (IASP) e con la Confederazione Europea (EFIC), incrementando tutte le modalità di collaborazione scientifica e aumentando la nostra presenza attiva negli organi statutari;
- incrementare i rapporti, nel rispetto dei propri ruoli, con le altre Associazioni che operano nell'ambito dello studio del dolore, con le Società Scientifiche delle discipline professionali (Anestesia e Rianimazione, Farmacologia, Neurologia, Fisiologia, Neurochirurgia, Oncologia, Medicina Interna...);
- stimolare, proporre, favorire la sperimentazione di metodologie didattiche nelle strutture istituzionali preposte alla formazione, Università, corsi di laurea e di diploma, scuole di specializzazione e corsi post-universitari, allo scopo di costruire un adeguato "core curriculum" per tutte le figure professionali sanitarie, in particolar modo per quelle che più direttamente saranno implicate nel trattamento delle sindromi dolorose più complesse;
- partecipare attivamente, ridisegnandosi un ruolo chiaro nell'iter normativo, ai percorsi di aggiornamento continuo, organizzando o promuovendo congressi, simposi, corsi, meeting accreditati con un sistema di verifica di qualità;
- istituire o, meglio, ricostruire un rapporto di collaborazione chiaro e dinamico con le aziende biomedicali operanti nel settore;
- ridisegnare un rapporto informativo a vari livelli: con la comunità scientifica, con le istituzioni, con gli operatori sanitari, con i mass media ed anche con gli utenti, vale a dire i pazienti, che sono il vero perno della nostra attività;
- revisionare i processi operativi della nostra stessa Associazione (AISD) per ottenere, attraverso una certificazione di qualità, l'accreditamento ministeriale.

Al raggiungimento di tutti questi obbiettivi, certamente ambiziosi ma, a mio parere, imprescindibili per la sopravvivenza dell'AISD, devono essere indirizzati i nostri sforzi futuri usando modalità e mezzi moderni ed adeguati. Alcuni assumono già carattere di urgenza operativa. L'ammodernamento dei servizi rivolti ai soci (attività di segreteria amministrativa e scientifica con orari di disponibilità, numeri telefonici, fax, e-mail; bollettino per facilitare il pagamento delle quote sociali...) sono certamente passi organizzativi immediatamente necessari.

L'istituzione del sito internet dell'Associazione, già in itinere, potrà costituire, quando completato, un ulteriore mezzo di informazione con possibilità di interazione con i soci, con altri ricercatori, con altre Società Scientifiche, con le istituzioni e con altri potenziali utenti. L'acquisizione di una testata per la rivista ufficiale dell'Associazione che raccolga un board di prestigio internazionale e che punti decisamente all'indicizzazione è un ulteriore passo qualificante da perseguire immediatamente. L'istituzione di una Commissione interdisciplinare, anche in associazione con altre Società Scientifiche, per il controllo e l'accreditamento degli eventi scientifici e di aggiornamento è già estremamente necessaria. Un'ulteriore Commissione interdisciplinare ed intersocietaria deve essere immediatamente formata con il compito di interloquire con le istituzioni regionali, allo scopo di favorire un corretto processo di individuazione e strutturazione dei livelli operativi e dei processi assistenziali delle unità di terapia antalgica e di cure palliative e per l'istituzione, dislocazione ed operatività degli hospices che insieme costituiranno la rete, dall'ospedale al territorio, per la cura dei pazienti con sindromi morbose terminali e/o con sindromi dolorose croniche. L'individuazione di procedure organizzative che affrontino i rapporti di collaborazione con le aziende biomedicali è evidentemente impellente.

Infine, è nella dinamica dell'evoluzione e dell'adeguamento alle esigenze assistenziali che si configureranno nel tempo che dovranno essere ricercate le ulteriori modalità operative atte al raggiungimento degli obbiettivi sopra citati e di quelli che potremo individuare come qualificanti per il futuro della nostra Associazione.

È ben chiaro a noi tutti che gli scopi istituzionali, gli obbiettivi da individuare e da raggiungere e le modalità operative sono la sostanza vera di una società scientifica viva e vitale che deve proiettarsi nel futuro. È altrettanto chiaro ad ognuno di coloro cui sta a cuore lo spirito più profondo dell'AISD che bisogna essere aperti ad ogni nuova esigenza, pronti perfino a rivedere, con la collaborazione di tutti i soci, il Regolamento o lo Statuto Societario, qualora se ne ravvissasse la necessità.

Antidepressivi e dolore: valutazioni cliniche e teoriche

P.M. Furlan

Dipartimento di Salute Mentale, ASL 5 Collegno, ASO S. Luigi Gonzaga, Università di Torino

Il concetto di depressione apre numerosi interrogativi: dove finisce la depressione antropologicamente fisiologica per iniziare quella patologica; perché, a seconda delle modalità di rilevazione la sua incidenza oscilla tra il 3 e il 9% della popolazione e la prevalenza life time possa superare il 35% della popolazione occidentale. Perché si sostiene pressochè unanimemente che nella donna l'incidenza sia almeno del doppio rispetto all'uomo. Altri quesiti derivano dalla efficacia dei placebo, seppur ridotta, rispetto agli antidepressivi, nonché la loro latenza nell'efficacia clinica tra le due e le quattro settimane malgrado la presenza piena a livello neurotrasmettitoriale molto tempo prima. Le molecole attive sulla depressione appartengono a categorie farmacologiche non affini: i farmaci triciclici ai quali si affiancano gli atipici, gli inibitori delle monoamminossidasi e i più recenti inibitori selettivi della ricaptazione della serotonina, tenendo presente che qui non distinguiamo forme depressive diverse a seconda del tipo di neurotrasmettitore coinvolto. E ancora, l'efficacia, seppur ridotta in svariate patologie, affini e non alla depressione, quali gli attacchi di panico, il dolore cronico, l'arto fantasma, bulimia e anoressia.

Malgrado sofferenze destruenti, il depresso ha una scarsa adesione alle terapia e questo vale per settanta su cento dei depressi maggiori. Inoltre è spesso particolarmente difficile differenziare gli aspetti depressivi dai corrispettivi vissuti di disturbo somatico. Se è vero che non è possibile astrarre la percezione di sentimenti soprattutto intensi da una parallela corrispondenza nel corpo (attesa e accelerazione cardiaca, felicità e senso di leggerezza, ecc.), è particolarmente vero che è impossibile concepire uno stato depressivo anche se chiaramente indotto da situazioni psicogene (un lutto, avversità) senza ripercussioni sul corpo (dalla spossatezza, alla precordialgia, dal dolore muscolare, all'inappetenza). Questo fisiologico riverberarsi sul corpo crea, oltre a numerosi interrogativi concettuali, non pochi problemi a livello diagnostico. Ad esempio, la più usata e nota scala per la depressione, l'Hamilton depression rating scale, include almeno cinque item di dolore o forti disturbi somatici, il che crea appunto problemi valutativi, ad esempio, nel considerare la depressione in un tumore o nella valutazione della terapia antalgica sempre in una neoplasia. Nella stessa valutazione psichiatrica ci si può trovare in difficoltà dovendo rilevare i disturbi secondari, per lo più somatici, di un farmaco. È evidente che questa confusione è vissuta da molti somaticisti o psicologi puri come incresciosa promiscuità, ma in realtà dobbiamo renderci conto che la separazione tra mente e corpo o, se si vuole, tra cervello e mente, tre res cogitans e res extensa è un artificio creato per spianare la strada al positivismo, artificio che con il progredire della scienza e delle tecnologie, ma soprattutto delle verifiche e della medicina dell'evidenza, mostra tutti i limiti delle compartimentazioni quando riguardano l'essere umano.

Non si tratta, in questa sede, di descrivere possibili protocolli di terapia antalgica, noti più agli anestesisti che agli stessi psichiatri, ma di esplorare la depressione, a livello di definizione e di possibile differenziazione dal dolore, e nel contempo definire alcune delle possibili conseguenze nell'uso degli antidepressivi, in particolare i disturbi secondari sia quelli osservabili nel corpo sia quelli a maggior manifestazione psichica.

Gli sviluppi delle conoscenze sul dolore cronico, la revisione dei concetti nelle terapie palliative in oncologia, lo stesso maggior riconoscimento della depressione (fatto salvo anche gli eccessi verso una situazione che prima di tutto va considerata – seppur dolorosamente – fisiologica) e lo stesso modificarsi del rapporto professionista-paziente passano attraverso l'osservazione delle tante sfumature del dolore e delle implicazioni culturali, etniche, ambientali e di rapporto accanto a quelle in via ipotetica strettamente biologiche.

Gli antidepressivi nel trattamento della cefalea e del dolore faciale

F. Mongini

Sezione di Cefalee e dolore faciale, dipartimento di Fisioterapia Clinica, Università di Torino

Poiché i diversi tipi di cefalea e dolore faciale possono conseguire a svariati fattori eziologici, è naturale che i farmaci impiegati nel loro trattamento appartengano a numerose categorie. Un'azione efficace verso queste patologie può essere ottenuta con farmaci che, oltre all'effetto positivo sulla cefalalgia, sviluppano altri effetti e, conseguentemente, hanno anche altre indicazioni. È possibile che i diversi effetti restino in qualche modo disgiunti (come per esempio per certi beta-bloccanti ad azione antiipertensiva ed efficaci anche nel trattamento dell'emicrania) oppure che l'effetto primario del farmaco concorra, almeno in parte, a ridurre la cefalagia. Nel caso degli antidepressivi è probabile che ambedue queste ipotesi siano valide.

L'efficacia dei farmaci antidepressivi, da soli o associati ad altre forme di trattamento farmacologico e non farmacologico, nei diversi tipi di cefalea e dolore faciale è comprovata da un'abbondante letteratura [1-12].

Gli antidepressivi possono essere essenzialmente distinti in: antidepressivi triciclici, con struttura molecolare simile a quella delle fenotiazine, antidepressivi di generazione successiva, aventi strutture chimiche spesso marcatamente diverse fra di loro. Una categoria a parte è rappresentata dagli inibitori delle monoaminoossidasi, che per la loro relativa minore maneggevolezza rispetto ad altri antidepressivi trovano un impiego più ridotto nel trattamento del dolore cronico.

L'azione degli antidepressivi, triciclici e non, consiste essenzialmente nel blocco della ricaptazione (reuptake) a livello dello spazio intersinaptico delle amine endogene (noradrenalina, serotonina, dopamina). Peraltro, la somministrazione di antidepressivi produce diversi altri effetti biochimici: in particolare essi si legano con diversi siti recettoriali di vari neurotrasmettitori quali istamina, acetilcolina, noradrenalina, dopamina, serotonina, con diversa potenza e selettività a seconda delle molecole, per cui il loro effetto deriva anche dall'interazione di diversi sistemi di modulazione (serotoninergico, noradrenergico, oppioide, sostanza P ed istamina).

Anche se non è da escludere che l'azione analgesica degli antidepressivi derivi in parte dall'azione antidepressiva [13, 14], vi sono evidenze che azione analgesica ed antidepressiva sono essenzialmente disgiunte. Infatti nella maggioranza dei casi l'effetto analgesico è più rapido di quello antidepressivo (3-7 giorni rispetto a 2-3 settimane) [15-19]. Inoltre, l'effetto analgesico può comparire anche in assenza di effetto antidepressivo o in pazienti non depressi [3, 20, 21]. L'azione analgesica è presumibilmente dovuta all'attivazione di centri e vie di modulazione del dolore (serotoninergiche e adrenergiche) a vari livelli del sistema nervoso centrale [22-24].

Per quanto riguarda la cefalea, sono sopratutto la **cefalea di tipo tensivo cronica** e la **cefalea cronica quotidiana** a beneficiare di un trattamento con antidepressivi [1, 2, 5, 7-10, 20], anche se con questo trattamento sono stati descritti buoni risultati anche nell'**emicrania** [6, 8, 21].

Il farmaco di prima scelta è l'amitriptilina [1, 2]. Questa scelta è giustificata dal fatto che l'effetto antinocicettivo sembra più spiccato nei farmaci ad effetto misto (serotoninergico e adrenergico) che non ad effetto singolo. L'amitriptilina infatti, pur avendo un effetto prevalente sul versante serotoninergico (e di qui la sua azione sedativa particolarmente utile in pazienti ansiosi) possiede pure un'azione secondaria sul versante adrenergico.

Il dosaggio può iniziare a livelli bassi (quali di 10-15 mg in un'unica assunzione serale), aumentando gradualmente la dose fino ad ottenere un effetto utile e mantenendo quindi questa dose per un periodo di tre mesi. In seguito l'assunzione può essere gradualmente ridotta prima della soppressione.

Un'altro tipo di dolore faciale in cui gli antidepressivi rappresentano il farmaco di prima scelta è il **disturbo algico faciale quale disturbo somatoforme** [3, 4]. La caratteristica principale dei disturbi somatoformi è "la presenza di sintomi fisici che suggeriscono una condizione medica generale (per cui il termine *somatoforme*) che però non sono interamente spiegati da una condizione medica generale, dagli effetti diretti di una sostanza o da un altro disturbo mentale" [25]. In particolare, le algie in oggetto sono inquadrabili nel gruppo di disturbi somatoformi definito "Disturbo algico" (Pain Disorder) caratterizzato dal dolore quale "punto focale di attenzione clinica" e nella cui comparsa, acuzie, esacerbazione o mantenimento i fattori psicologici sembrano svolgere un ruolo importante. Se tale dolore ha sede nel viso sembra opportuno parlare di "disturbo algico faciale" quale categoria di "disturbo somatoforme".

Nel disturbo algico faciale il dolore è presente in continuazione o per buona parte del giorno ed è variabile sia per intensità, sia per qualità (essendo descritto talvolta come urente, talaltra come una sensazione di gonfiore, di stiramento, ecc.). Anche la zona interessata è mutevole: il dolore può cominciare come una sensazione di bruciore gengivale localizzato e poi diffondersi o trasferirsi in sede geniena. Altre volte inizia a livello zigomatico uni o bilaterale estendendosi in seguito ad un'area più ampia della faccia e/o del collo. Comunque la sede di distribuzione è sempre anarchica rispetto settore di distribuzione dei nervi sensitivi della zona interessata dal dolore.

Il trattamento deve naturalmente mirare a gestire, con terapia farmacologica e/o psicoterapia, il problema psicologico che è alla base del disturbo.

Anche in questo caso si protrà iniziare con l'amitriptilina per poi optare per altri farmaci ove opportuno. Spesso, tuttavia, in tali pazienti si associano altri tipi di dolore faciale e, in particolare, un dolore miogeno conseguente ad uno stato di prolungata contrattura di vari muscoli cranio faciali. Ciò è anche vero per numerosi pazienti con cefalea di tipo tensivo cronica. Questi pazienti possono quindi beneficiare di altre forme di trattamento palliativo miranti a ricondizionare la funzione muscolare specie se vi è la copresenza di un dolore miogeno.

L'amitriptilina può essere anche convenientemente combinata con farmaci neurotropici quali la perfenazina (4-16 mg al giorno) [26]. In questo caso, i due farmaci potenziano reciprocamente la propria azione e il dosaggio può conseguentemente essere limitato, in taluni casi, a soli 5-10 mg di amitriptilina e 2-4 mg di perfenazina una o due volte al giorno.

Gli effetti collaterali degli antidepressivi triciclici sono essenzialmente legati alla loro azione di blocco, totale o parziale, dei recettori colinergici, dei recettori alfa-1-noradrenergici e dei recettori per l'istamina H1 e H2. Conseguentemente, tali farmaci possono avere: effetti anticolinergici (secchezza delle fauci, ritenzione urinaria, turbe dell'accomodazione, stipsi, ecc.); effetti sedativi – per l'azione di tutti e tre i tipi di recettori; effetti cardiovascolari (tachicardia, ipotensione ortostatica), per effetto sui recettori alfa-adrenergici. Quest'ultimo è l'effetto a maggior rischio, specie su pazienti anziani. In particolare, l'impiego di imipramina va evitato in pazienti anziani o a rischio di ipotensione [19].

Gli antidepressivi triciclici sono controindicati in pazienti con ipertrofia prostatica, ritenzione urinaria, glaucoma (o aumento della pressione endooculare) ed in convalescenza dopo infarto miocardico. Durante la terapia deve essere evitata l'assunzione di alcol.

Nel caso di controindicazioni, di scarsi risultati o di effetti collaterali imponenti degli antidepressivi triciclici, si potrà optare per antidepressivi di nuova generazione che hanno effetti collaterali ridotti rispetto all'amitriptilina.

Un antidepressivo di nuova generazione particolarmente efficace in pazienti con cefalea tensiva cronica è la paroxetina. Il trattamento può cominciare a dosi basse in unica assunzione mattutina (10 mg o meno, frazionando convenientemente la compressa). Buoni risultati si possono anche ottenere con la fluoxetina (10-20 mg da assumersi preferibilmente al mattino), con il citalopram (10-20 mg) da assumersi preferibilmente nel tardo pomeriggio, la velanfaxina e la sertralina.

L'uso degli antidepressivi di nuova generazione si impone in presenza di depressione maggiore associata a cefalea. Ad essi si può eventualmente associare l'assunzione di amitriptilina in gocce a dosi molto basse (6-10 mg) prima di dormire.

Bibliografia

1. Lance JW, Curran DA (1964) Treatment of chronic tension headache. Lancet 1:1236-1239
2. Diamond S, Baltes BJ (1971) Chronic tension headache treated with amitriptyline – a double study. Headache 11:1
3. Feinmann C, Harris M, Cawley R (1984) Psychogenic facial pain: presentation and treatment. B Med J 288:436-438
4. Sharav Y, Singer E et al (1987) The analgesic effect of amitriptyline on chronic facial pain. Pain 31:199-209
5. Nappi G, Granella G, Sandrini G et al (1989) Effectiveness of ritanserin, a selective

serotonin-S2 receptor antagonist in the treatment of chronic headache with dysthymic disorder. Cephalalgia 9[Suppl. 10]:371-372
6. Bank J (1994) A comparative study of amitriptyline and fluvoxamine in migraine prophylaxis. Headache 34:476-478
7. Manna V, Bolino F, Di Cicco L (1994) Chronic tension-type headache, mood depression and serotonin: therapeutic effects of fluvoxamine and mianserine. Headache 34: 44-49
8. Saper JR, Silberstein SD, Lake AE, Winters ME (1994) Double-blind trial of fluoxetine: chronic daily headache and migraine. Headache 34:497-502
9. Foster CA, Bafaloukos I (1994) Paroxetine in the treatment of chronic daily headache. Headache 34:587-589
10. Bonuccelli U, Nuti A, Lucetti C et al (1996) Amitriptyline and dexamethasone combined treatment in drug-induced headache. Cephalalgia
11. Mongini F, Defilippi N, Negro C (1997) Chronic daily headache. A clinical and psychological profile before and after treatment. Headache 37:83-87
12. Mongini F (1998) Le cefalee e il dolore faciale. Utet, Torino
13. Lopez Ibor JJ (1972) Masked depressions. British Journal of Psychiatry 120:245-257
14. Blumer D, Heilbronn M (1982) Chronic pain as a variant of depressive disease. The pain-prone disorder. Journal of Nervous and Mental Disease 170:381-394
15. Langohr HD, Stöhr M, Petruch F (1982) An open and double-blind cross-over study on the efficacy of clomipramine (Anafranil) in patients with painful mono-and polyneuropathies. Eur Neurol 2:309-317
16. Hameroff SR, Weiss JL, Lerman JC, et al (1984) Doxepin effects on chronic pain and depression: a controlled study. Journal of Clinical Psychiatry 45:45-52
17. Smoller B (1984) The use of dexamethasone suppression test as a marker of efficacy in the treatment of a myofascial syndrome with amitriptyline. Pain (suppl.) 2:S250
18. Levine JD, Gordon NC, Smith R, McBryde R (1986) Desipramine enhances opiate postoperative analgesia. Pain 27-45-49
19. Monks RC (1994) Psychotropic drugs, in: Wall PD, Melzack R. (eds.) Textbook of Pain. Churchill Livingstone, pp 963-989
20. Fogelholm R, Murros K (1985) Maprotyline in chronic tension headaches: a double blind crossover study. Headache 25:273-275
21. Zeigler DK, Hurwitz A, Hassanein RS et al (1987) Migraine prophylaxis. A comparison of popranoloe and amitriptyline. Arch Neurol 44:486-489
22. Fields HL, Basbaum A (1978) Brain-stem control of spinal pain transmission neurons. Annu Rev Physiol 40:193
23. Archer T (1993) The antinociceptive efficacy of typical and atypical antidepressant compounds. Further evidence of serotonergic function in analgesia. Nord J Psychiatry 47:343-349
24. Eide PK, Hole K (1993) The role of 5-hydroxytryptamine (5-HT) receptor subtypes and plasticity in the 5-HT systems in the regulation of nociceptive sensitivity. Cephalalgia 13:75-85
25. Diagnostic and Statistical Manual of Mental Disorders (1994) American Psychiatric Association, Washington, Fourth Edition
26. Duthie AM (1977) The use of phenothiazines and tricyclic antidepressants in the treatment of intractable pain. South African Medical Journal 51:246-247

Dolore e invecchiamento

L. Vecchiet, M.A. Giamberardino

Dipartimento di Medicina e Scienze dell'Invecchiamento, Università "G. D'Annunzio", Chieti

Introduzione

Il dolore è un sintomo cardine in medicina e rappresenta in assoluto la ragione più frequente di consultazione medica da parte dei pazienti di tutte le età. Dal momento che negli ultimi decenni si è assistito ad un incremento esponenziale della vita media dell'individuo che ha portato ad un aumento percentuale significativo della popolazione geriatrica, il dolore nell'anziano è divenuto un problema di viva attualità, destinato a rivestire un ruolo progressivamente più importante nell'algologia degli anni a venire [1].

Nell'affrontare la problematica delle manifestazioni dolorose nell'anziano, devono essere presi in considerazione due elementi fondamentali: 1) l'impatto del fisiologico processo di invecchiamento sui sistemi deputati alla ricezione, trasmissione ed elaborazione del segnale doloroso; 2) l'incidenza delle patologie a potenziale algogeno nella terza età.

Mentre sono state compiute numerose indagini epidemiologiche per esplorare la frequenza della manifestazioni patologiche dolorose di diversi organi ed apparati in ambito geriatrico, risultano a tutt'oggi ancora scarsi, frammentari e controversi gli studi che hanno tentato di chiarire se il progredire dell'età, in assenza di patologia, possa di per sé modificare la percezione del sintomo dolore.

Nell'ambito della tematica "dolore nell'anziano" è sembrato pertanto opportuno considerare con particolare attenzione il problema dei rapporti fra processo di invecchiamento e trasmissione/elaborazione del segnale algogeno.

La percezione del dolore nell'anziano

Il progredire dell'età, anche in condizioni ideali di salute fisica, comporta di per sé una perdita di funzionalità di diversi sistemi dell'organismo, tanto più marcata per quanto più elevato è il livello di "specializzazione" dei sistemi stessi. Esempi classici sono rappresentati dalle progressive riduzioni dell'acuità visiva e dell'udito, che realizzano i quadri della "presbiopia" e "presbiacusia", nonché della capacità di discriminare gli stimoli tattili. È stato dimostrato che i cambiamenti età-correlati della vista, dell'udito e delle proprietà sensitive cutanee sono prodotti prevalentemente da modificazioni significative dei processi di trasduzione e di funzione recettoriale [2]. Tali acquisizioni hanno portato ad ipotizzare che anche il sistema deputato a raccogliere, trasmettere ed elaborare gli stimoli algogeni subisca un "fisiologico" processo di deterioramento che porta in ultima analisi ad una riduzione della capacità di percepire dolore, realizzando nell'anziano il quadro della cosiddetta "presbialgia". Secondo Harkins [3], l'instaurarsi della presbialgia può essere attribuito ad una o più delle 5 seguenti condizioni: a) perdita età-dipendente dei recettori per il dolore (nocicettori); b) modificazioni delle afferenze nocicettive primarie; c) alterazioni dei meccanismi centrali che sottendono la trasmissione e la percezione della sensazione dolorosa; d) cambiamenti dei meccanismi discendenti di controllo del dolore; e) differenze socioculturali che influenzano il significato da attribuire al sintomo.

A tutt'oggi non esistono evidenze sperimentali convincenti che il progredire dell'età comporti l'instaurarsi di differenze anatomofunzionali a livello dei nocicettori e delle afferenze nocicettive primarie. Le ricerche che sono state effettuate nel campo – quasi tutte indagini sperimentali di tipo psicofisico volte ad analizzare le soglie di percezione e tolleranza al dolore nei confronti di vari tipi di stimolo – hanno mostrato, infatti, risultati controversi e di non univoca interpretazione.

Per quanto riguarda gli stimoli termici caldi applicati alla cute – calore radiante o da contatto – ad esempio, alcuni ricercatori non hanno riscontrato variazioni di soglia in funzione dell'età [4-6], mentre altri hanno riportato valori più elevati nell'anziano [7-10]. Nei confronti degli stimoli termici freddi – cold pressor test – Walsh ha rilevato un effetto diverso del progredire dell'età nei due sessi, ovvero rispettivamente un decremento ed un minimo incremento della soglia di tolleranza negli uomini e nelle donne [11].

Stimoli pressori applicati a livello del tendine di Achille hanno evidenziato valori più elevati di soglia sensitiva e più bassi di soglia di tolleranza nell'età avanzata [12].

Per quanto riguarda la stimolazione elettrica cutanea, nel soggetto anziano rispetto al giovane alcuni ricercatori hanno riscontrato valori di soglia di percezione e tolleranza più bassi [13], altri hanno registrato valori più alti [14], mentre altri ancora non hanno riscontrato variazioni significative [15]. Similmente, anche la stimolazione elettrica della polpa dentaria ha prodotto risultati diversi nei vari studi, evidenziando talora una riduzione della capacità discriminativa della sensazione dolorosa [16], talora l'assoluta mancanza di variazioni percettive nella terza età [17].

È difficile quindi trarre conclusioni definitive sulla funzione fibrorecettoriale nocicettiva nell'anziano in base agli studi menzionati, tenuto anche conto del fatto che la maggior parte di questi ha esaminato soprattutto la fascia di soggetti cosiddetti "young-old" (65-75 anni), in minima parte la fascia degli "old-old" (76-90 anni) e praticamente mai la categoria degli "oldest-old" (> 90 anni). Un ulteriore motivo per ritenere quanto meno dubbia la validità di questo tipo di studi è il fatto che il disegno sperimentale non sia di tipo longitudinale, atto ad esaminare l'effetto del progressivo invecchiamento sulla percezione al dolore, ma di tipo trasversale, ove un gruppo di anziani viene direttamente confrontato con un gruppo di giovani. Secondo Harkins [1], tale disegno consente di speculare su differenze fra le età, ma non su cambiamenti dovuti all'età.

Indagini psicofisiche relativamente recenti dello stesso Harkins [3], condotte su gruppi di soggetti sani di più fasce di età, presentano caratteristiche di maggiore attendibilità e sembrano effettivamente dimostrare almeno una specifica modificazione del sistema nocicettivo dell'anziano: una diversa reattività nei confronti del 1° e 2° dolore evocati a livello della cute non glabra. Come è noto, stimoli termici somministrati nelle aree di cute provviste di peli, ad esempio in corrispondenza degli arti, producono normalmente due dolori distinti in successione. Il primo è descritto come pungente, acuto, molto ben localizzato, di durata raramente superiore a quella dello stimolo. Questa sensazione è attribuita all'attivazione di afferenze recettoriali meccano-termiche A-delta di tipo II, mieliniche di piccolo calibro, a velocità di conduzione compresa fra 10 e 30 mt/sec (assenti nella cute glabra). Il secondo dolore, che compare dopo un intervallo di circa 1 sec rispetto al primo, è una sensazione bruciante, diffusa e scarsamente localizzata, la cui durata frequentemente supera quella dello stimolo. Tale sensazione è determinata dall'attivazione di unità fibrorecettoriali di tipo C, ovvero fibre amieliniche, a velocità di conduzione compresa fra 0.5 e 2 mt/sec. I risultati degli studi di Harkins suggeriscono che gli anziani utilizzano maggiormente le informazioni trasmesse dalle fibre C piuttosto che quelle mediate dalle fibre A-delta di tipo II. Infatti, sebbene l'intensità del dolore percepito in risposta ad uno stimolo termico decisamente nocicettivo somministrato alla cute non glabra non differisca sostanzialmente fra i vari gruppi di età, con l'invecchiamento si verifica un cambiamento della qualità della sensazione percepita, ovvero gli anziani non tendono a descrivere la sensazione di dolore in risposta ad uno stimolo breve come acuta e pungente con la stessa frequenza dei giovani, ma tendono a riferirla piuttosto come bruciante. Inoltre, esistono anche differenze, legate all'età, nei tempi di risposta del 1° e 2° dolore.

Gli anziani, rispetto ai giovani, presentano un rallentamento del tempo di reazione per la percezione del 1° ma non del 2° dolore. Nell'insieme, questi rilievi farebbero pensare ad un cambiamento età-dipendente delle proprietà di conduzione delle fibre nocicettive A-delta di tipo II, in linea con l'ipotesi di una neuropatia periferica delle fibre di piccolo calibro [3]. Secondo lo stesso autore, comunque, l'impatto di tale cambiamento sulla capacità globale di avvertire dolore da parte del paziente anziano sarebbe di significato clinico minimo, se non addirittura irrilevante.

Per quanto riguarda i meccanismi centrali che sottendono la percezione ed il controllo della sensazione dolorosa, non esistono a tutt'oggi studi che abbiano esaminato la presenza di eventuali differenze fra il giovane e l'anziano in relazione al processo di invecchiamento per se, ovvero in assenza di patologia. Nel caso in cui l'anziano sia affetto da processi morbosi del sistema nervoso centrale, come ad esempio la malattia di Alzheimer, si evidenziano spesso delle alterate reazioni nei confronti di eventi dolorosi – apatia, iporeattività – il che suggerisce che questo tipo di patologie possa in qualche modo influenzare i meccanismi centrali che stanno alla base sia la sensibilità che la responsività al dolore [1]. Anche in questo caso, però, mancano completamente studi controllati che consentano di trarre conclusioni definitive al riguardo.

Controverso sarebbe, infine, anche il ruolo esercitato dai fattori socioculturali nei confronti dell'esperienza di dolore. In taluni casi, infatti, l'anziano potrebbe essere portato a minimizzare l'esperienza dolorosa perché culturalmente abituato a considerare la sofferenza come inevitabile conseguenza del processo di invecchiamento. In altre circostanze, al contrario, potrebbe essere indotto ad enfatizzare i propri sintomi dall'inconscio desiderio di attirare su di sé l'attenzione degli altri, familiari in particolare, se questa è venuta progressivamente meno nel corso del tempo, proiettandolo in una condizione di isolamento e solitudine affettiva [1, 3].

La patologia dolorosa nell'anziano

E un dato sicuramente acquisito che l'anziano venga colpito da processi patologici potenzialmente algogeni a livello di vari organi ed apparati con frequenza nettamente superiore rispetto al giovane. Esempi dimostrativi sono rappresentati dai fenomeni osteoartrosici, osteoporotici, aterosclerotici – e quindi ischemici in vari distretti – nonché traumatici e microtraumatici muscoloscheletrici che, complessivamente, determinano un incremento con l'età sia dell'incidenza che della prevalenza di numerose forme di dolore a partenza sia somatica profonda che viscerale [1, 3].

Nel mentre vi è un significativo incremento delle patologie con componente algogena con l'aumentare dell'età, lo stesso fenomeno non può comunque essere affermato per l'intensità del sintomo. Infatti, numerosi studi evidenziano che, con il passare degli anni, pur peggiorando il reperto anatomo-radiologico di patologie osteoarticolari, il dolore non aumenta di conseguenza, al contrario talvolta diminuisce [1]. Alcune ricerche, fra cui anche indagini effettuate dal nostro gruppo, hanno chiaramente evidenziato che al progressivo incremento della patologia aterosclerotica coronarica che si verifica con l'età non corrisponde un parallelo aumento della sintomatologia dolorosa precordiale o retrosternale [18]. È noto infatti che il maggior numero degli infarti miocardici senza dolore insorge proprio nelle persone anziane. Il problema dei rapporti fra entità del processo morboso ed entità del dolore percepito non va quindi considerato soltanto dal punto di vista delle alterazioni anatomopatologiche, ma anche sotto il profilo delle capacità reattive tessutali che possono diminuire con l'avanzare dell'età, determinando una riduzione della produzione di sostanze algogene nell'ambito del processo flogistico o ischemico [18].

Conclusioni

Le manifestazioni dolorose nell'anziano sono il risultato dell'interazione fra le fisiologiche modificazioni della funzionalità del sistema della nocicezione e le variazioni di incidenza delle patologie a potenziale algogeno dei vari tessuti, organi ed apparati che intervengono con l'età.

Se, da un lato, la capacità reattiva delle strutture implicate nella produzione, ricezione, trasmissione ed elaborazione del segnale algogeno sembra diminuire lievemente nella terza età, dall'altro, la frequenza delle manifestazioni patologiche potenzialmente dolorose aumenta esponenzialmente con il trascorrere degli anni. Il risultato complessivo è comunque un aumento del fenomeno dolore, soprattutto persistente/cronico, nel paziente geriatrico rispetto al soggetto giovane. A fronte di questo dato inconfutabile, gli studi specificamente volti alla valutazione del dolore nell'anziano restano a tutt'oggi estremamente limitati. Questa circostanza è in parte dovuta alla oggettiva maggiore difficoltà di valutare il sintomo in condizioni standardizzate nel paziente geriatrico, specialmente se il soggetto presenta disturbi cognitivi. Essa riflette però in larga misura anche un diffuso atteggiamento di tipo filosofico-culturale secondo cui la sofferenza andrebbe accettata quasi ineluttabilmente quale parte integrante del processo di invecchiamento.

È di fondamentale importanza che tale preconcetto venga rimosso e che ricerche sempre più numerose in campo algologico si indirizzino specificatamente alla popolazione geriatrica. Una conoscenza approfondita dei fattori che condizionano l'espressione del dolore nel paziente anziano è indispensabile per impostare un regime terapeutico adeguato, anche in considerazione del fatto che la responsività agli antidolorifici si modifica con l'età e che per molti composti farmacologici l'intervallo fra la dose efficace e quella tossica si riduce progressivamente [1, 3]. Da quanto sinteticamente riportato appare evidente che il problema del dolore in ambito geriatrico rappresenta per l'algologo un'ulteriore sfida che deve essere affrontata per portare sollievo ad una fascia sempre più vasta della popolazione. Dal momento che la senescenza rappresenta di per se stessa una malattia (senectus ipsa morbus), va compiuto ogni sforzo per sottrarre o quanto meno lenire la componente algogena che così spesso l'accompagna.

Bibliografia

1. Harkins SW, Kwentus J, Price DD (1990) Pain and suffering in the elderly. In: JJ Bonica (ed), The management of pain, 2nd ed. Lea & Febiger, Philadelphia, pp 552-559
2. Hinchliffe R (1962) Aging and sensory threshold. J Gerontol 17:45-49
3. Harkins SW (2000) Aging and Pain. In: J Loeser et al (eds), The management of pain, 3rd ed of the JJ Bonica manual. Lea & Febiger, Philadelphia, pp 813-823
4. Birren JE, Shapiro HB, Miller JH (1959) The effect of salicylate upon pain sensitivity. J Pharmacol Exp Ther 100:67-71
5. Hardy JD, Wolff HG, Goodell H (1943) The pain threshold in man. Am J Psychiat 99:744-751
6. Schumacher GA, Goodell H, Hardy JD, et al (1940) Uniformity of the pain threshold in man. Science 92:110-112
7. Chapman WP, Jones CM (1941) Variations in cutaneous and visceral pain sensitivity in normal subjects. J Clin Invest 23:81-91
8. Kenshalo DR Sr (1986) Somesthetic sensitivity in young and elderly humans. J Gerontol 41:732-742

9. Procacci P, Della Corte M, Zoppi M, et al (1974) Pain threshold measurement in man. In: JJ Bonica, P Procacci, C Pagni (eds), Recent advances on pain: pathophysiology and clinical aspects. Charles C Thomas, Springfield, pp 105-147
10. Sherman ED, Robillard E (1964) Sensitivity to pain in relationship to age. J Am Geriatr Soc 12:1037-1044
11. Walsh NE, Schoenfeld L, Ramamurthy S, et al (1989) Normative model for cold pressor test. Am J Phys Med Rehabil 68:6-11
12. Jensen R, Rasmussen B, Pedersen B, et al (1992) Cephalic muscle tenderness and pressure pain threshold in a general population. Pain 48:197-203
13. Collins G, Stone LA (1966) Pain sensitivity, age and activity level in chronic schizophrenics and in normals. Br J Psychiatry 12:33-35
14. Tucker MA, Andrew MF, Ogle SJ, et al (1989) Age associated change in pain threshold measured by transcutaneous neuronal electrical sitmulation. Age Ageing 18:241-246
15. Evans ER, Rendall MS, Bartek JP, et al (1989) Current perception threshold in ageing. Age Ageing 18:241-246
16. Harkins SW, Chapman CR (1977) The perception of induced dental pain in young and elderly women. J Gerontol 32:428-435
17. Mumford JM (1968) Pain perception in man on electrically stimulating the teeth. In: A Soulairac, J Cahan, J Charpentier (eds), Pain. Academic Press, London, pp 224-229
18. Buzzelli G, Vecchiet L, Matassi L (1968) Rilievi sul comportamento del dolore precordiale in rapporto all'età. Rivista Critica di Clinica Medica 6:873-886

Il dolore a Torino: da Nietzsche a Ciocatto

R.F. BATTISTA, D. MARIOTTI, D. BATTISTA

AUSL di Teramo, P. O. di Atri, Servizio di Anestesia, Rianimazione e Terapia del dolore

Friederich Nietzsche nasce nell'ottobre del 1844 a Rocken, un piccolo villaggio della Sassonia prussiana. Suo padre, Carl Ludwig, è pastore protestante e la madre, Franziska Oehler, è a sua volta figlia di un pastore protestante. Due anni dopo nascerà la sorella Elisabeth. Il padre muore nel 1849, quando Friederich ha appena cinque anni. Nel 1850 Franziska si trasferisce con i figli a Naumburg. Vive in un'atmosfera rigorosamente religiosa protestante. Nel 1858 Friederich è ammesso nella prestigiosa scuola di Pforta, fondata nel XVI secolo, ove avevano studiato Klopstock, Fichte, Rank ed altri. Vi riceve un'educazione fortemente classica. Legge Byron, Holderlin, Goethe, Feuerbach ed altri.

Insieme a due amici di Naumburg fonda l'associazione letteraria-musicale "Germania", "allo scopo di organizzare in modo solido ed impegnativo le nostre inclinazioni produttive nell'arte e nella letteratura". In alcuni saggi scritti per "Germania" è già possibile riconoscere i caratteri del futuro pensiero nietzschiano.

Nel 1864 è a Bonn, per frequentare l'Università. Si iscrive alla società studentesca "Franconia" che lascerà presto, mal sopportando la vita studentesca. Nel febbraio del 1865 è brevemente a Colonia e questa gita ne segnerà profondamente la vita. È quasi certo, infatti, che in questa città, in seguito alla frequentazione di uno squallido postribolo, egli contrasse la lue, che ne condizionerà pesantemente, per tutta la vita, il carattere, il pensiero e che lo condurrà a morte in preda alla follia. Questo episodio sarà ripreso da Thomas Mann nel "Doctor Faust".

In ottobre si trasferisce all'Università di Lipsia per seguire da Bonn Friederich Ritschl, uno dei massimi filologi tedeschi, suo maestro e poi amico.

Sul "Rheinische Museum", diretto da Ritschl, esce il primo lavoro filologico di Nietsche, su Teognide. Stringe amicizia con Erwin Rohde. Presta servizio militare a Naumburg, presto interrotto a cagione di una caduta da cavallo. Comincia un'avida lettura di Schopenauer. Nel 1866 viene premiato dall'Università di Lipsia per un lavoro su Diogene Laerzio. Lavora nella stessa Università come "Privatgelehrte". In casa dell'orietalista Hermann Brockhaus conosce Richard Wagner. Nel 1869, alla verde età di 24 anni, viene chiamato alla cattedra di filologia classica all'Università di Basilea. Successivamente l'Università di Lipsia gli conferisce il titolo di dottore in base alle sue pubblicazioni. Nel maggio si reca per la prima volta a Tribschen in visita a Richard Wagner e Cosima von Bulow. "Ciò che io laggiù imparo e vedo, ascolto e intendo, è indescrivibile. Schopenauer e Goethe, Eschilo e Pindaro vivono ancora. La vicinanza di Wagner è la mia consolazione".

Nel luglio del 1870 scoppia la guerra franco-prussiana. Si arruola in estate come infermiere, ma per una grave dissenteria ed una (sembra) difterite già in settembre viene riformato. Tornato a Basilea, oltre a seguire le lezioni di Jacob Burckardt ("Considerazioni sulla storia universale"), stringe amicizia con Franz Overbeck. Nel 1871, a gennaio, viene fondato l'impero tedesco. Il 28 si vedrà la capitolazione di Parigi. Nello stesso inverno, in viaggio per Lugano per motivi di salute, incontra al Gottardo Giuseppe Mazzini: sembra che tra i due non scattasse verun momento di simpatia. Durante la "settimana di maggio", in cui viene odiosamente soffocata nel sangue la Comune di Parigi, si diffonde la voce della distruzione del Louvre. Nietzsche ne è sconvolto: "tutta la conoscenza scientifica e filosofica e artistica mi appariva come un'assurdità se un solo giorno era sufficiente per distruggere le più meravigliose opere d'arte".

Nel 1872 esce la "La nascita della tragedia", con dedica a Richard Wagner. In maggio si reca a Bayreuth, ove si è trasferito lo stesso Wagner.

Ivi egli fa la conoscenza con Malwida von Meysenbug. Nel 1873 stringe amicizia con Paul Rée ed iniziano gravi disturbi agli occhi. Un "Appello ai tedeschi" per il teatro di Bayreuth viene respinto dalle associazioni wagneriane perché troppo "pessimistico". Nel 1875 peggiora molto lo stato di salute, con disturbi agli occhi, violentissime cefalee e disturbi lombo-sacrali.

Nell'agosto del 1876 c'è il primo festival di Bayreuth, con la prima esecuzione dell' "Anello del nibelungo". Da questo festival Nietzsche rimane profondamente deluso: "si era raccolta tutta la marmaglia oziosa d'Europa, come se a Bayreuth si fosse scoperto un nuovo sport. E in fondo non era niente di più".

Peggiorano le condizioni di salute, per cui dalla fine di ottobre è a Sorrento, ospite di Malwida von Meysenbug, con Paul Rée ed Albert Brenner. Sempre a Sorrento si verifica il suo ultimo incontro con Wagner. A Sorrento legge Diderot e Voltaire, meditando anche progetti di matrimonio. Nel maggio del 1878, tornato in Svizzera, pubblica "Umano, troppo umano. Un libro per spiriti liberi" consacrato alla memoria di Voltaire in occasione della celebrazione dell'anniversario della sua morte. Nella sua rivista "Bayreuther Blatter" Wagner attacca pesantemente l'ultima opera di Nietzsche.

Nel 1879 le pessime condizioni di salute lo inducono alle dimissioni dalla facoltà di Basilea, ed ad un soggiorno in Alta Engadina.

L'anno 1880 è da Nietzsche considerato come "il peggiore della mia vita". In febbraio si reca a Riva del Garda, successivamente a Venezia, ove affronta diversi studi sul cristianesimo e legge Pascal, Stendhal ed altri. L'estate la trascorre a Mariebad, poi, a novembre, si stabilisce a Genova.

Nel maggio del 1881 si reca a Recoaro, quindi a Sils-Maria: "Primi di agosto a Sils-Maria, a 6000 piedi al di sopra del mare e molto più in alto di tutte le cose umane". Si alternano gravi momenti di depressione con forti momenti di euforia. In ottobre, di nuovo a Genova, ascolta, per la prima volta, la "Carmen" di Bizet.

Nel febbraio del 1882 riceve la visita, a Genova, di Rée. Nel mese successivo Rée conosce a Roma, sempre presso la Meysemburg, Lou von Salomè. Sia Rée che la stessa Meysenburg scrivono a Nietzsche della "giovane russa".

Dopo una breve residenza a Messina, alla fine del 1882 si reca a Roma, dove conosce Lou. Si innamora perdutamente. Insieme a Rée e Lou progettano un grande lavoro culturale in comune. Fa a Lou una proposta di matrimonio, immediatamente respinta. Continua tuttavia il lavoro in comune. Egli è innamoratissimo e, sembra non disdegni, tra lui, Lou e Rée una sorta di ménage a trois squallido, sconfortante e terribilmente nevrotizzante, per le sue condizioni fisiche e psichiche.

Nell'agosto si verifica un pesante litigio fra Nietzsche, la madre e la sorella a cagione di Lou, che nel frattempo ha rifiutato un'altra proposta di matrimonio di Friederich.

Attraversa un gravissimo momento depressivo. Scrive infatti ad Overbeck: "Quest'ultimo boccone di vita è stato per me finora il più duro da masticare ed è pur sempre possibile che io ne rimanga soffocato. Se non riesco ad inventare l'espediente alchimistico di trasformare anche questo fango in oro, sono perduto".

Nell'aprile del 1883 uscirà la stesura definitiva del "Così parlò Zarathustra ". Muore a Venezia Richard Wagner. C'è un tentativo di riconciliazione con la sorella Elisabeth, ma viene travolto dalla depressione per la rottura definitiva con Lou. Costei era, verosimilmente, una giovane, autentica intellettuale, spinta, come accadeva ad altri suoi connazionali ad intraprendere continui viaggi in Europa occidentale, in particolare in Italia. Ella provò certamente simpatia ed affetto per Nietzsche, ma non poteva accettarne il carattere, la volubilità. Inoltre, è anche possibile che egli le abbia taciuto della sua malattia e che Lou lo sia venuto a sapere indirettamente, giustamente disgustandosi. Tuttavia ella rimase l'unico autentico amore di Nietzsche, per tutta la vita. È difficile dare un giudizio sereno e completo su Lou. Bisogna tuttavia tenere presente che è raro che qualcuno si innamori perdutamente di Marie Curie.

I rapporti con la sorella incominciano di nuovo a traballare: ella infatti si innamora e sposa tale Bernhard Forster, un rozzo e greve antisemita.

A Nizza, nello stesso anno, frequenta Joseph Paneth, amico di Freud.

Nel 1886 ha un rilevante carteggio con Hyppolyte Taine. Elisabeth ed il marito si trasferiscono in Paraguay.

Nel 1887 si dedica ad intense letture, in particolare Baudelaire, Goncourt, Tolstoi, Dostoevskij, Renan etc.

Nell'aprile del 1888 da Nizza giunge a Torino. Dirà: "il primo posto ove io sono possibile".

Nel gennaio del 1889 si verifica il crollo psichico di Nietzsche, sempre a Torino, che, dopo qualche viaggio non rilevante, non aveva più voluto abbandonare. Comincia a scrivere i cosiddetti "biglietti della pazzia" diretti ad amici, principi regnanti, politici, alla vedova di Wagner, Cosima. I dolori encefalici si fanno drammatici, mentre la coscienza si altera, forse si spegne. Nel delirio ricorre il nome di Lou. Overbeck, informato da Burckardt, si precipita a Torino e lo conduce a Basilea ove viene ricoverato nella clinica per malattie mentali. La madre lo accompagnerà poi nella clinica universitaria di Jena. Nel frattempo ritorna Elisabeth, in quanto vedova per l'opportuno suicidio del marito in ragione del fallimento della ditta costituita in Paraguay.

Nel 1897 muore la madre. La sua gestione rimane alla sorella Elisabeth che lo trasferisce a Weimar, ove ha già costituito "l'Archivio Nietzsche".

Friederich muore il 25 agosto del 1900, incapace di intendere e di volere, affetto da dolori incoercibili alla testa ed impossibilitato a deambulare per una grave forma di tabe.

I suoi lavori postumi, alcune varianti portate nelle opere presenti nell'archivio, surrettiziamente manipolate e contorte da Elisabeth, verranno arbitrariamente e volgarmente usate da autentiche figure negative che utilizzeranno il pensiero di Nietzsche per giustificare orrori, catastrofi, dolori.

Egli fu sempre alla ricerca del cosiddetto "Imperativo di verità". Tale imperativo nasce dalla sua realtà nativa. I contadini e gli artigiani del suo ambiente sono i primi discendenti di coloro che accettarono la riforma luterana.

Esiste però in lui un'altra tendenza, definibile "vitalismo individualistico". Tale atteggiamento si manifesta come totale espansionismo individualistico di sé. Ciò gli consentirà di venir meno all'autorità paterna e di sciogliersi, anche brutalmente, dalla realtà contadino-feudale-luterana in cui era nato, sostituendola con la realtà edonistica, studentesca di Bonn. Tutto ciò però darà luogo ad una dicotomia che condizionerà per sempre la sua vita: infatti, quella parte di Germania cinquecentesca, che ha interiorizzato e che lo predispone alla ricerca solitaria della verità, non può che fargli apparire insensata quell'altra parte di sé, derivatagli dal nuovo spirito borghese tedesco, che lo spinge ad immergersi edonisticamente nel mondo. Egli vivrà così, come un pendolo, in uno stato di perenne instabilità, oscillando tra un'austera e colpevolizzante ricerca della verità nella sua più alta purezza ed il bisogno di legittimarsi un'amorale ed egocentrica vitalità. Quando è ancor giovane, entrato in una libreria, pone lo sguardo su "Il mondo come volontà e rappresentazione" di Schopenauer. Lo compra, ne rimane conquistato, lo legge in tre giorni.

La metafisica di Schopenauer con la sua distinzione fra mondo fenomenico e mondo vero, e con l'assimilazione del mondo vero ad una irrazionale volontà cosmica, fonte di ogni dolore, e con la concezione della liberazione dal dolore attraverso la verità propria dell'arte e della musica, diventa la metafisica di Nietzsche.

Quella di Nietzsche è una filosofia della crisi ed è espressa da una critica radicale della civiltà occidentale. Tre sono le linee del suo pensiero:
a) l'influenza di Schopenauer e di Wagner;
b) la critica della metafisica e della morale; la transvalutazione di tutti i valori;
l'affermazione della volontà di potenza;
c) il nichilismo.

L'arte greca è stato il frutto della combinazione dello spirito apollineo e dello spirito dionisiaco. L'ebbrezza dionisiaca è esaltazione della spontaneità umana: l'arte è intensificazione e divinizzazione dell'esistenza. Il razionalismo socratico-platonico è stato la negazione dello spirito dionisiaco, un appiattimento intellettualistico del reale. Con l'ideale della scienza ha contribuito a smorzare la forza vitale degli individui e ad avviare a decadenza il mondo greco. Anche la cultura dell'Ottocento, dominata dall'intellettualismo, è condannata alla decadenza, perché è incapace di esprimere il senso dell'esistenza.

Un mondo essenzialmente meccanico, come quello della scienza, è privo di senso. Ma la scienza è strettamente collegata all'azione e valida è la scienza che realizza il dominio dell'uomo sulle cose.

La stessa funzione negativa dello "scientismo" e della visione intellettualistica della scienza ha avuto lo Storicismo, cioè l'illusione che il corso della storia abbia un carattere razionale, "provvidenziale". Nietzsche combatte, comunque, non la storia in quanto tale (accetta, infatti, la storia monumentale e quella critica), ma quella che indebolisce perché radica tutto nel passato (come fa la storia archeologica).

Emblema della metafisica è il Platonismo, che ha considerato il mondo sovrasensibile come il "mondo vero", degradando il mondo della sensibilità a mondo dell'apparenza ed alimentando nell'uomo uno spirito rinunciatario rispetto alla vita. La metafisica è disprezzo del mondo, dell'uomo, dell'intensità dei suoi bisogni e delle sue passioni. Ma la volontà del vero, da cui è nata la metafisica, sta portando alla negazione della metafisica stessa. L'annuncio nietzschiano della morte di Dio vuol essere annuncio della morte di ogni metafisica e rivelazione dell'assenza di ogni fondamento che conduce al nichilismo, come annullamento dei miti della metafisica. Metafisica e religione hanno mirato alla svalutazione del nostro mondo. Il Cristianesimo è una religione della rinuncia, annullamento del mondo di fronte alla trascendenza. In più ha diffuso il "veleno della dottrina dell'uguaglianza dei diritti per tutti".

La morale tradizionale è una morale della rinuncia e del risentimento dei più deboli contro i più forti. Nietzsche propone una radicale inversione dei valori, che implica una liberazione dell'uomo, di cui Zarathustra è stato profeta. È ora di abbandonare l'uomo della mediocrità e di passare al Superuomo (o meglio all'Oltreuomo), che è il senso della terra. La sua morale è quella della volontà di potenza (io voglio! e non tu devi!), è volontà di oltrepassamento. Quella dell'Oltreuomo è un modello di vita amorale, nel quale contano soprattutto le passioni e l'amore dell'esistenza. Non è, quindi, identificabile con un'apologia della forza e della violenza.

Achille Mario Dogliotti, per chi si occupa di Chirurgia, Anestesia e Terapia del Dolore è una figura mitica. Nasce nelle Langhe cuneesi, e cresce ad Alba ove il padre era medico e sindaco. Morì però in giovane età ed egli ne ereditò un'enorme passione per la Medicina, non disgiunta però da un attivo interesse per il Diritto e la Politica. Profondamente legato alla madre, ricordava sempre il piccolo portaritratti del padre che la mamma gli donò quando partì per la campagna di Russia.

Fu nel 1914 che si iscrisse a Medicina, a Torino. Fu volontario, nella prima guerra mondiale, prima come portaferiti, poi come aspirante Ufficiale Medico. Sul Carso, sulla Bainizza, sul Piave esercitò con devozione e serietà la sua professione.

Tornato a Torino conseguì la laurea nel 1920, discutendo la tesi su di un cavallo di battaglia della scuola torinese la "Splenectomia nell'ittero emolitico". Nello stesso anno il Prof. Ottorino Uffreduzzi assunse la Cattedra di Patologia Chirurgica e Dogliotti ne fu il primo allevo.

Dogliotti passava le sue giornate in valutazioni cliniche, in studi di Anatomia Normale e Patologica, in una sempre più intensa attività operatoria. Ma occorre, con piacere, ricordare, che fu più volte campione di scherma, in particolare di fioretto. Si interessò di neurochirurgia e di algologia. Propose per primo il blocco alcolico subaracnoideo delle radici posteriori per il trattamento dei dolori ribelli.

Nel 1937 vinse il concorso alla Clinica Chirurgica dell'Università di Catania. Ivi si occupò di chirurgia generale, vascolare, ortopedica, otoiatrica, urologica, sempre con successo stupefacente.

Allo scoppio della guerra chiese di essere inviato quale consulente di corpo d'armata in Russia. Ivi organizzò l'ormai leggendario Centro Chirurgico Italiano di Voroseilovgrad.

Dopo il suo ritorno a Catania, ove nel frattempo era stato sostituito da Malan, fu nominato Direttore della Clinica Chirurgica di Torino, nel 1943, lasciando la stessa Cattedra, a Catania, a Malan.

Decorato al valor militare e civile (tra l'altro organizzò una colonna sanitaria di soccorso ai ribelli ungheresi del 1956).

Ha, ovviamente, un grande posto tra le varie chirurgie, ma sarà indimenticabile come fautore dell'Anestesiologia e dell'Algologia. Egli sostenne sempre la necessità di servizi autonomi di Anestesia, cui dovevano collegarsi i trasfusionisti e gli algologi.

Egli affrontò il problema della rachianestesia subaracnoidea secondo Corning-Bier. Ma non solo. Affrontò anche le complicazioni che poteva indurre la rachianestesia.

1) Complicanze durante l'anestesia: Caduta della pressione arteriosa per la vasoparalisi periferica e, forse in misura anche superiore, per la paralisi dei centri vasomotori, fenomeni bulbari con disturbi a carico del respiro e del cuore, vomiti insistenti durante l'intervento.

2) Complicanze tardive: cefalea e rachialgie che sono strettamente legate sia alla puntura del sacco durale sia alla introduzione in esso di sostanze eterogenee. Possono altresì verificarsi disturbi sfinterici, nausea e vomito tardivo.

Dogliotti descrisse anche disturbi sensitivi, cerebrali e psichici e sepsi meningea.

Considerando anche che egli lavora in un periodo ancora pre-antibiotico diviene grande sostenitore dell'anestesia (ed analgesia) peridurale.

Descrive con esattezza come l'ago, introdotto alla ricerca dello spazio peridurale, di colpo non incontri più resistenza e che, se si inietta un modesto quantitativo di soluzione acquosa, questo penetra con estrema facilità.

Suffragherà queste valutazioni con sofisticate ricerche sul cadavere e con l'utilizzo della radiologia.

Enrico Ciocatto nasce nel 1918 negli Stati Uniti. Nel 1936 si iscrive alla Facoltà di Medicina presso l'Università di Torino. Ivi consegue la laurea nel 1942 con pieni voti, lode e dignità di stampa.

Nel 1943 entra nell'Istituto di Clinica Chirurgica, diretto dal Prof. Dogliotti. Si occupa di attività chirurgica, ma, presto, di problemi relativi all'Anestesia.

Nel 1947 consegue a pieni voti la specializzazione in Chirurgia Generale.

Nel 1951 è nominato assistente ordinario e consegue la libera docenza in Anestesiologia e nel 1956 la libera docenza in Patologia Speciale Chirurgica e Propedeutica Clinica.

Dal novembre del 1959 ha l'incarico dell'insegnamento dell'Anestesiologia nel corso di Laurea in Medicina e Chirurgia.

Viene classificato al 1° posto nella terna dei vincitori del concorso per la Cattedra di Anestesiologia bandito nel 1961.

La commissione giudicatrice, formata da Basile, Benigno, Oselladore, Ruggieri e Valdoni espresse questo giudizio:

"Ciocatto Enrico, di anni 41, laureato nel 1942. Ha svolto tutta la sua carriera di anestesista presso la Clinica Chirurgica dell'Università di Torino. Dapprima assistente volontario e poi incaricato dal 1943 al 1951. Nel 1951 assistente effettivo. Dal 1954 è aiuto ordinario.

Specialista in Chirurgia ed in Anestesiologia, è libero docente in Anestesiologia dal 1954 ed in Patologia Chirurgica dal 1956. Ha esplicato incarichi di insegnamento nella scuola di specializzazione in Anestesiologia. Dal 1959 è incaricato per la stessa disciplina. È presidente in carica della Società Italiana di Anestesia. Presenta 118 pubblicazioni, tra le quali alcune relazioni congressuali ed un noto trattato scritto in collaborazione con il Prof. Dogliotti.

In complesso, per la ininterrotta carriera nel campo specialistico, per il valido apporto scientifico ai più attuali problemi della specialità anestesiologica, per la lodevole attività didattica, la Commissione è unanime nel riconoscere che il Ciocatto spicca come eminente figura di studioso, che ha attivamente contribuito al progresso dell'Anestesiologia in Italia".

Chiamato con voto unanime della Facoltà di Medicina e Chirurgia dell'Università di Torino a ricoprire la prima Cattedra italiana di Anestesia e Rianimazione il 15 dicembre del 1962, dal 1965 dirige il Centro di Rianimazione dell'Università di Torino.

Iniziato nel gennaio 1964 ed ultimato nel giugno del 1965, è da Ciocatto organizzato in questo modo:
1. il servizio di anestesia e rianimazione centralizzato per le Cliniche Universitarie, oltre ad una consulenza generale per tutto il complesso dell'Ospedale;
2. la terapia antalgica con proprio reparto di degenza;
3. la rianimazione extrachirurgica con annesso Centro antiveleni.

Già vicepresidente della Federazione Mondiale di Anestesiologia, due volte presidente della Società Italiana di Anestesiologia, socio di numerose Società scientifiche straniere, partecipa a numerosi congressi ed è autore di oltre 200 pubblicazioni concernenti l'Anestesia, l'Ipotermia, l'Ipertermia, la Circolazione Extracorporea, l'Iperbarismo, la Rianimazione, la Terapia antalgica.

È editore del primo trattato di Rianimazione (Torino 1972). È membro del Royal College di Londra. È insignito della laurea "honoris causa"; dall'Università di Miami. Si ritira dall'attività nel 1984. Morirà nell'agosto del 1988.

Rodolfo Margaria nasce a Chatillon, nel 1901. Studia a Torino dove consegue la laurea e, nel 1927, la docenza in Fisiologia Umana Normale.

Il primo incarico di Direttore di Cattedra lo avrà presso l'Università degli Studi di Ferrara, successivamente è a Parma, quindi a Pavia, poi a Milano ove concluderà la carriera.

Egli è autore di un testo, "Principi di fisiologia umana", su cui si sono formati almeno tre generazioni di studenti di medicina. Trova rilevanza culturale in questa sede proprio per questo testo ove, nel capitolo della Fisiologia del Sistema Nervoso, viene affrontato il tema della fisiopatologia del dolore. Il tutto tenendo presente che l'edizione del testo preso in considerazione è del 1971. La genialità di Margaria emerge proprio dalle sue, per allora, avveniristiche considerazioni in tema di fisiopatologia del dolore.

Le terminazioni nervose prive di guaina mielinica nel derma e negli strati profondi dell'epidermide, nella cornea, nelle superfici sierose (pleura, peritoneo etc.) sono i recettori della sensibilità dolorifica.

Le terminazioni dolorifiche non sono selettive per una data varietà di stimolo, ma rispondono a stimoli meccanici, termici, chimici, purché sufficientemente intensi. La cornea, priva di recettori per il caldo e di recettori tattili, può dare sensazioni dolorose con stimoli termici.

I denti sono privi di ogni sensibilità, ad eccezione di quella dolorifica.

Non è possibile trasformare una sensazione tattile in dolorifica aumentando, anche molto, l'intensità dello stimolo quando questo è applicato sui recettori tattili: la produzione di una sensazione dolorifica richiede l'eccitamento di particolari e specifiche terminazioni nervose, così come specifiche e distinte sono nel midollo le vie nervose che trasportano ai centri superiori gli impulsi che poi saranno elaborati in sensazioni dolorifiche.

Premessa l'identificazione mediante l'apparato di V. Frey, di libere terminazioni nervose, istologicamente dimostrate frammiste alle cellule epiteliali della cute e delle mucose, si concluderà che lo stimolo adeguato di questi recettori consista in un processo chimico che si svolge in seno alle cellule epiteliali. Ciò è suffragato dalle seguenti osservazioni: a) è molto improbabile che possa costituire uno stimolo efficace della penetrazione di una piccola punta e del contatto di questa con una terminazione nervosa, poiché i recettori della cute intatta possono sopportare stimolazioni meccaniche anche energiche, senza dar luogo a sensazioni dolorose; b) intercorre un tempo di latenza, troppo lungo, talvolta di secondi tra l'applicazione di uno stimolo dolorifico e la percezione della sensazione dolorosa perché si possa pensare ad un effetto diretto dello stimolo sui recettori.

Si ritiene, perciò (e qui si dimostra la modernità concettuale e di ipotesi di studi futuri del Prof. Margaria) che sostanze particolari debbano liberarsi e diffondere dalle cellule epiteliali lese e giungere a contatto con le terminazioni nervose, provocandone l'eccitamento. Questa ipotesi è avvalorata dal fatto che sensazioni dolorose vengono risvegliate da agenti di disparata natura a contatto della superficie cutanea: meccanici, termici, elettrici, chimici e che con questi ultimi il tempo di latenza è straordinariamente più breve. L'eccitazione delle terminazioni dolorifiche provoca nell'organismo sensazioni dolorose, senza che sia possibile discernere, dalla qualità di queste, la causa specifica che le determina. È verificabile che all'applicazione di stimoli dolorifici di notevole intensità si nota una irradiazione delle sensazioni dolorosa alle regioni immediatamente adiacenti. Manca per i recettori dolorifici il fenomeno dell'adattamento di fronte ad una stimolazione prolungata.

Gli stimoli che provocano dolore inducono reazioni riflesse protettive e di difesa, che tendono ad allontanare la causa del dolore o di sottrarre allo stimolo quella parte del corpo che ne è colpita. Detti riflessi sono prepotenti, nel senso che inibiscono eventuali altre reazioni in atto e sono imperativi. Essi sono detti riflessi nocicettivi. Le terminazioni dolorifiche sono perciò anche denominate nocicettori (Sherrinhgton).

Queste sono considerazioni minimali sulle importanti valutazioni del dolore fatte da Rodolfo Margaria. Parlò con moderna precisione di sensibilità epicritica, protopatica e profonda. Fece un'importante classificazione del dolore cutaneo. Valutò che quando uno stimolo dolorifico sufficientemente intenso è applicato alla cute, è capace di dare origine a due sensazioni dolorose, separate da un breve intervallo, la prima delle quali è piuttosto acuta e passeggera mentre l'altra è più intensa e duratura. Questo presuppone l'esistenza di due tipi di fibre nervose conducenti gli impulsi a diversa velocità. L'esistenza di due vie distinte, una rapida ed una lenta, per la trasmissione di impulsi dolorifici cutanei, è avvalorata dal fatto che l'intervallo tra le due risposte aumenta con la lunghezza delle vie afferenti tra il punto stimolato ed il sistema nervoso centrale.

Si ammette che gli impulsi che provocano la prima sensazione si riferiscano a fibre classificate nel gruppo A corrispondenti alle fibre δ (delta), molto più suscettibili all'asfissia, mentre quelle responsabili della seconda sensazione sono identificabili con le fibre a più lenta conduzione del gruppo C, più suscettibili all'azione degli anestetici locali.

Le fibre, dette anche del III Gruppo (A) sono mieliniche, hanno uno spessore di tre-quattro micron e conducono alla velocità di 6-30 m/sec; le fibre del gruppo C sono amieliniche, sottili con un diametro di circa un micron e conducono alla velocità di 0.5-2 m/sec. Manca il principio dell'inibizione dolorifica in quanto la teoria del cancello (gate control) non era ancora stata diffusa, però appare evidente, da quanto detto, che Rodolfo Margaria ne ebbe intuito i princìpi o, se non altro, la base fenomenica e fisiologica.

Ringraziamenti

Si ritiene doveroso ringraziare, per il prezioso contributo di informazioni e notizie, la Prof.ssa Margaria, il Prof. Pattono ed il Prof. Tiengo.

Inoltre si ringraziano A.M. S. Carbone, M. Arcidiacono e V. Russo per la cortese collaborazione.

Letture consigliate

Bellucci G (1982) Storia dell'anestesiologia. Piccin, Padova
Ciocatto E (1972) Trattato di rianimazione. Vallardi, Torino
De Bartolomeo M, Magni V (2000) Filosofia. Filosofie contemporanee. ATLAS, Bergamo
Dogliotti AM (1931) Un promettente metodo di anestesia tronculare in studio: la rachianestesia peridurale segmentaria. In Bollettino e Memorie della Società Piemontese di Chirurgia. Vol. 1, IX
Margaria R, De Caro L (1971) Principi di fisiologia umana. Vallardi, Torino
Nietzsche F (1997) Così parlò Zarathustra. Newton Compton, Roma
Nietzsche F (1997) Al di là del bene e del male. Newton Compton, Roma
Nietzsche F (1997) L'Anticristo. Newton Compton, Roma

I 70 anni della Peridurale

E. Margaria, R. Pattono[1], E. Gollo, G. Grea, R. Sinigaglia, E. Meduri

Servizio di Anestesia e Rianimazione, Ospedale S. Anna, Torino
[1] Cattedra di Anestesiologia e Rianimazione, Università degli Studi di Torino

Introduzione

Già agli inizi del ventesimo secolo sono presenti aneddotiche segnalazioni di anestesia peridurale a scopo antalgico in Italia, e di questo siamo grati al collega Gianvincenzo D'Andrea che ci ha mandato un'interessantissima e documentata comunicazione pubblicata negli Atti.

Lo spagnolo Fidel Pagés propose l'approccio allo spazio peridurale nel 1921.

Consideriamo però l'atto di nascita della peridurale la relazione del Prof. Dott. Achille Mario Dogliotti intitolata "Un promettente metodo di anestesia tronculare in studio: la rachianestesia peridurale segmentaria" tenuta nella seduta del 18 Aprile 1931 della Società Piemontese di Chirurgia (Figgs. 1, 2).

Questa relazione venne pubblicata nello stesso anno nel Bollettino della Società in 15 pagine. L'Autore descrive gli studi sperimentali eseguiti sulla colonna vertebrale intera di cadaveri nell'Istituto di Anatomia, iniettando dapprima gelatina colorata (Fig. 3) per visualizzarne la diffusione nello spazio peridurale, e in seguito liquido radiopaco in quantità crescente e a diversa altezza.

Stabilì così che spostando il punto di iniezione in alto ed in basso si spostano

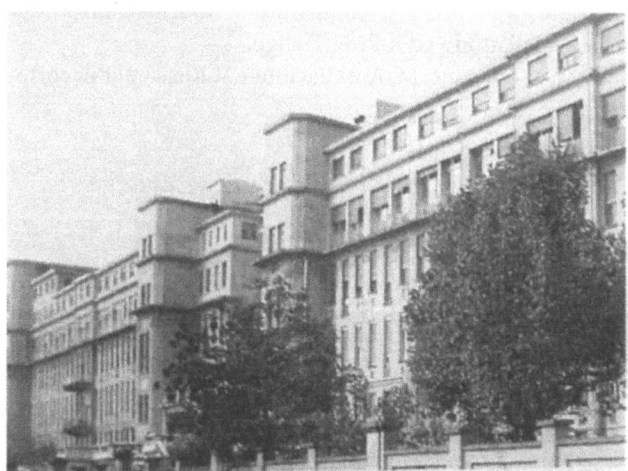

Fig. 1. La Clinica chirurgica dell'Università di Torino nel 1930

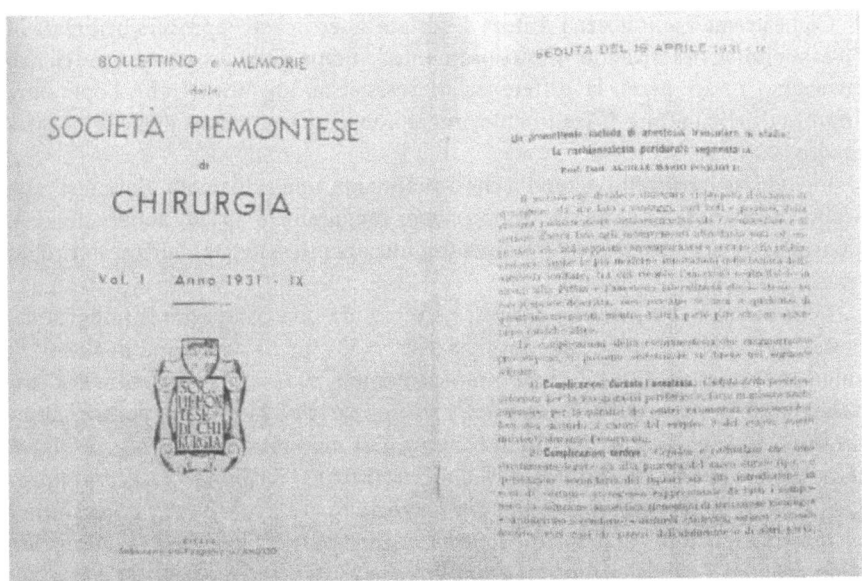

Fig. 2. Bollettino e memorie della Società Piemontese di Chirurgia, vol. I, anno 1931, IX

in modo corrispondente i limiti di diffusione del liquido iniettato e che aumentando o diminuendo la quantità del liquido iniettato aumenta o diminuisce l'estensione del segmento interessato dall'iniezione. Dimostrò che con questo metodo si può ottenere un bagno dei nervi spinali all'uscita del sacco durale per tutta la lunghezza del loro decorso intervertebrale, compreso il ganglio spinale. Controllò la progressione e la diffusione di crescenti quantità di liquido radiopaco iniettato a diversa altezza nello spazio peridurale.

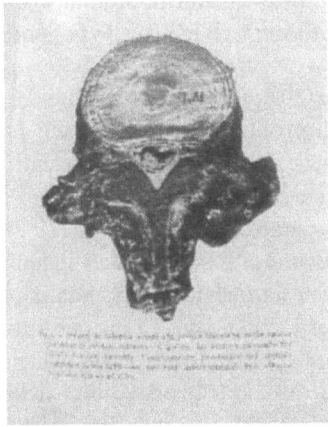

Fig. 3. Sezione passante fra la III e la IV vertebra lombare che dimostra l'infiltrazione peridurale del liquido iniettato

Con estrema accuratezza l'Autore descrisse la tecnica di approccio utilizzata in 18 casi clinici, descrivendo minuziosamente le tappe della progressione dell'ago attraverso i vari piani, la differenza di resistenza, gli "scatti" che l'operatore apprezza nel superare il legamento interspinoso, il legamento giallo e la dura madre.

Introdusse il concetto di quella che attualmente viene chiamata "dose test" allo scopo di ottenere la certezza di non avere raggiunto lo spazio subaracnoideo. Consigliò di praticare sistematicamente l'iniezione frazionata dell'anestetico, in tre riprese in circa 15 minuti.

Nella stessa pubblicazione descrisse addirittura una complicanza importante: la risalita del blocco dopo una dose massiccia (80 ctgr. di novocaina in 40 cm^3 di soluzione) iniettata "un po' troppo rapidamente": "*....Si verificò un'anestesia corporea totale compresi gli arti superiori, escluso solo capo e collo, con paralisi respiratoria a sede periferica, dovuta al blocco totale dei nervi intercostali con fissità toracica in posizione inspiratoria.. Solo il diaframma si contraeva ancora dipendendo la sua innervazione da rami alti cervicali (n. frenico) sfuggiti alla diffusione dell'anestetico per la descritta contropressione che si stabilisce nella parte alta della colonna. I centri respiratori erano rimasti evidentemente indenni e la respirazione artificiale poteva ristabilire perfettamente gli scambi gassosi. Dopo 10-15 minuti la respirazione toracica spontanea è ricomparsa con lenta progressione di forza.*"

Un'importante osservazione riguarda il possibile passaggio della soluzione anestetica attraverso la dura madre: con dosaggi fatti nel liquor mezz'ora dopo l'iniezione peridurale, dimostrò che una piccola quantità di novocaina era passata nello spazio subaracnoideo.

Il Dogliotti descrive anche la complicanza ancor oggi più frequente (0,5-2% a seconda dei centri): la cefalea da puntura accidentale della dura madre.

Dobbiamo quindi ad Achille Mario Dogliotti non soltanto l'idea di riprendere e portare avanti l'applicazione clinica della anestesia peridurale in alternativa all'anestesia subaracnoidea e generale, ma soprattutto di averne studiato con estremo rigore sperimentale e clinico la tecnica, l'efficacia, gli effetti e le possibili complicanze.

Quali furono le ragioni che all'inizio degli anni '30 spinsero un brillante chirurgo ad interessarsi con tanta determinazione di problemi anestesiologici? La risposta sta sicuramente nella grande lungimiranza del personaggio che intuì quanta parte del successo di un intervento chirurgico sia legata anche al benessere del paziente durante e dopo l'operazione tecnicamente intesa!

Era ai suoi inizi in quel periodo l'anestesia endovenosa (i barbiturici vengono introdotti nella pratica tra il 1924 e il 1935), l'anestesia inalatoria era nata il 16 Ottobre 1846 a Boston con William Morton: il famoso "ether day". Come per tutte le grandi scoperte, segue un periodo di luci e ombre, queste ultime legate principalmente all'inaffidabilità, alla pericolosità e alla difficile riproducibilità della metodica.

Nonostante questi progressi avessero reso possibile un notevole incremento della chirurgia, basti pensare che a Boston si passò da 3 interventi al mese a oltre cento alla fine del secolo, l'anestesia di per sé comportava un rischio di mortalità pari al 30-40% e veniva per lo più somministrata da personale non appositamente istruito. Le prime nozioni rudimentali di assistenza respiratoria risalgono infatti agli inizi del secolo; ne sono pionieri Guedel (1883-1956), Magill (1888-1968) e Machintosh, che intorno agli anni '40 sviluppò la tecnologia dei laringoscopi per l'intubazione tracheale.

Nel 1942 viene introdotto il curaro nella pratica anestesiologica, consentendo una più agevole intubazione e una minor profondità dell'anestesia chirurgica.

Il Prof. Dogliotti fu quindi antesignano nell'intuire e nell'applicare una metodica anestesiologica, eseguibile dallo stesso chirurgo, che garantisse la massima sicurezza.

Attualmente, nonostante le tecniche, i farmaci e i mezzi con cui si applica l'anestesia generale abbiano ormai raggiunto livelli di affidabilità e precisione elevati e consolidati, l'anestesia peridurale mantiene le sue caratteristiche di indispensabilità soprattutto in alcune specialità e per pazienti particolarmente "a rischio".

Come si può osservare dal grafico l'Ostetricia è la più rappresentata tra le specialità chirurgiche nelle quali la peridurale viene utilizzata.

A conferma di questo dato riportiamo la casistica dell'Ospedale S. Anna di Torino, il più importante centro d'Europa per l'assistenza materno-fetale (oltre 7.500 parti all'anno), presso il quale nel corso degli ultimi anni sono state potenziate le tecniche di anestesia peridurale sia per il parto spontaneo che per il taglio cesareo (Fig. 4).

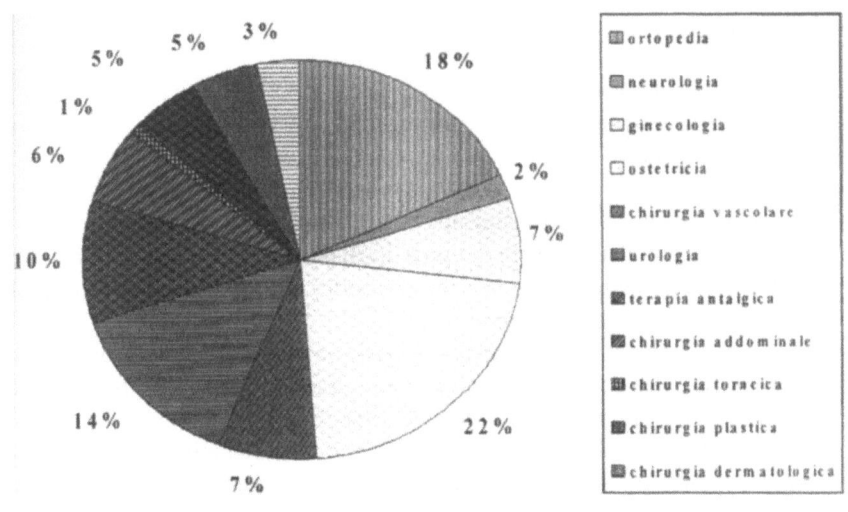

Utilizzo dell'Anestesia Peridurale nelle specialità chirurgiche

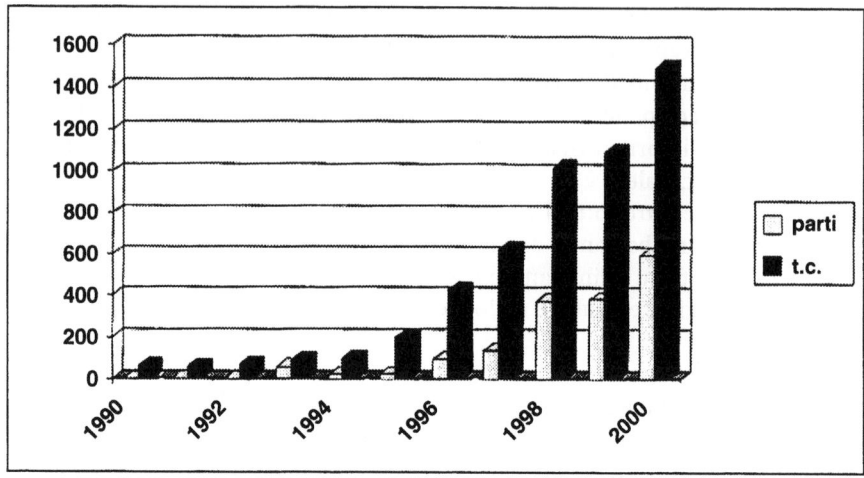

Fig. 4. Anestesia loco-regionale per il parto spontaneo e per taglio cesareo presso l'ospedale S. Anna di Torino

Le *indicazioni assolute* all'esecuzione dell'anestesia peridurale in alternativa all'anestesia generale sono le seguenti:
- IOT difficile
- Insufficienza respiratoria
- Cardiopatie (ad eccezione della stenosi aortica)
- Malattie del Sistema Nervoso Periferico (miastenia, esiti di poliomelite)
- Pazienti immunodepressi, anziani, defedati
- Pazienti a rischio di Sindrome di Mendelson

Vi sono anche delle *controindicazioni* delle quali bisogna tenere conto, che sono rappresentate da:
- Assoluto rifiuto da parte del paziente
- Infezione in prossimità del punto di iniezione
- Neuropatie sensitivo-motorie
- Coagulopatie congenite, acquisite, iatrogene
- Grave stato di shock

Naturalmente l'anestesia peridurale presenta anche *complicanze*:
- *minori*: difficoltà della tecnica di esecuzione, parestesie immediate o a distanza, bradicardia, ipotensione arteriosa, brivido, nausea e vomito, intrappolamento o dislocazione di catetere.
- *maggiori*: ipotensione grave, infezione, crisi convulsive, ematoma con compromissione midollare, lesioni neurologiche traumatiche o tossiche, blocco spinale totale, cefalea da puntura accidentale della dura.

Al proposito esiste una review inglese che riguarda 300 mila casi e che non fa emergere alcuna segnalazione di danno neurologico grave e permanente. Sono riportati invece danni neurologici minori come parestesie e mal di schiena, quest'ultimo determinato probabilmente dal fatto che la peridurale consente alla donna di assumere posizioni forzate con possibili conseguenze.

Conclusioni

L'anestesia protegge il malato dal dolore: "Opus divinum est sedare dolorem" dicevano gli antichi, ed ancora oggi il sollievo del paziente rappresenta la migliore e la più importante gratificazione.

Citiamo infine le parole scritte dal Prof. Dogliotti nel 1935 nel suo Trattato di Anestesia, a pagina 17:

"*...È non è questo un voler drammatizzare il compito dell'anestesista: è un semplice richiamo alla responsabilità che su di esso incombe ogni giorno e che ben conosce il chirurgo che ha lunga esperienza e che "sente" il proprio dovere. Il giovane laureato che dà l'etere per la prima volta o che pratica la sua prima rachianestesia o anche semplicemente una infiltrazione locale per una banale divulsione anale o per l'estrazione di un dente, non conosce di regola l'importanza della sua azione: dimostrerà magari massima prudenza, potrà essere incerto e cauto nel modo più lodevole, sarà ansioso del risultato, ma se non ha vissuto per anni le sorprese della sala operatoria, se non è stato qualche volta a contatto con l'asfissia che non cede o con il polso che ha cessato di battere, se non avrà frequentato per anni il letto dell'operato e conosciuto la rete multiforme di affetti e di interessi che fanno capo assai spesso alla vita di un uomo, non potrà comprendere la grandezza della sua parte in un atto che trascende ogni altra attività umana*".

Letture consigliate

Dogliotti AM (1931) Un promettente metodo di anestesia tronculare in studio: la rachianestesia peridurale segmentaria. Bollettino della Società Piemontese di Chirurgia, Vol.1, IX

Dogliotti AM, Ciocatto E (1935) Trattato di Anestesia. UTET, Torino

Ortensi G (1944) Sommaria episodica riesumazione della mia vita di condotta medica. Tipografia Peligna, Pratola Peligna, L'Aquila

Paura e dolore

M. TIENGO

Fisiopatologia e Terapia del Dolore, Università degli Studi di Milano

> *Il cervello – la macchina più complicata che si possa immaginare o meglio, che non si riesce ad immaginare – è il risultato di un bricolage dell'evoluzione, di tanti piccoli cambiamenti accumulatesi in un arco di tempo lunghissimo.* R. Darwkins (1982)

Nel 1980, Elsa Margaria che, insieme ad Alberto Pasetto ed ai membri del Direttivo AISD, desidero ringraziare per l'invito a tenere la lettura di chiusura del XXIII Congresso Nazionale AISD, organizzò con il suo gruppo, qui a Torino, un convegno su Analgesia in Ostetricia e mi affidò un argomento che si ricollega, in un certo modo, al tema odierno: "Possibilità di intervento farmacologico sui livelli di vigilanza, di analgesia e di amnesia durante il parto". In quella occasione cercai di evidenziare la importanza che in futuro avrebbero avuto per gli studi sul dolore i sistemi della emotività, sottolineando in particolare l'amigdala, la gloriosa "mandorla" dei latini. Sono anche lusingato per il fatto che una presentazione sulla paura e il dolore si tenga qui, a Torino, dove oltre un secolo fa insegnò un fisiologo illustre, Angelo Mosso (1846-1910), autore della prima monografia italiana sulla paura (Fig. 1, [1]) e dove Enrico Ciocatto, negli anni Quaranta, cominciava ad attivare la terapia del dolore.

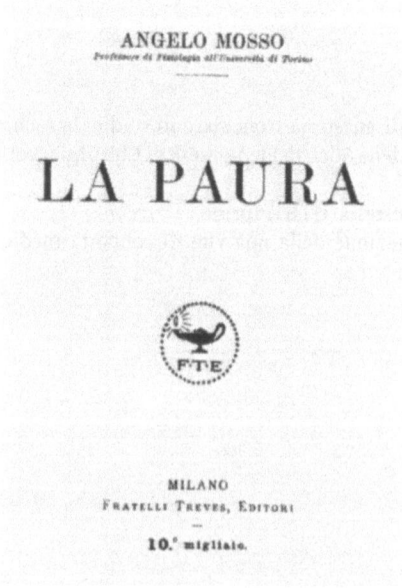
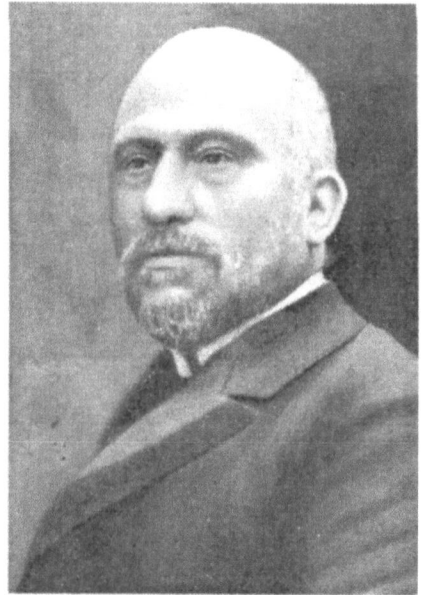

Fig. 1. Angelo Mosso, autore della prima monografia italiana sulla paura

Il testo sulla paura di Mosso inizia, in modo piacevolissimo, con ricordi di paura personali. Così il grande fisiologo racconta un episodio occorsogli in epoca giovanile: "Guardavo dietro le tendine di una vetrata che metteva nel grande anfiteatro pieno zeppo di gente. Io era affatto nuovo alla tribuna e non dovevo fare altro che esporre i miei studi intorno alla fisiologia del sonno; ma pure quanto più si appressava l'ora tanto più cresceva in me la paura di confondermi, di perdermi, di rimanere a bocca aperta. Il cuore mi batteva forte, e sentivo dentro di me un tale stringimento ed una tale ambascia, come a guardare nel fondo di un precipizio. Finalmente sonarono le otto. Volsi un'ultima occhiata alla traccia del mio discorso e mi accorsi, spaurito, che avevo perduto il filo delle idee. Delle esperienze che avevo ripetuto le cento volte, dei lunghi periodi che io credevo avrei saputo recitare parola per parola, tutto mi pareva perduto e svanito nella mia mente! Asciuttezza in gola, e fiammate alla faccia. Il tremito alle mani, mi faceva scotere gli istrumenti e i disegni che di quando in quando dovevo mostrare". Dopo aver citato gli studi di Cartesio e di Darwin che furono i primi a descrivere le risposte fisiche alle emozioni, Mosso compie una approfondita analisi fisiologica su quanto allora si conosceva dei meccanismi di controllo centrale delle emozioni (quello che noi oggi chiamiamo il cervello emotivo) ed una attenta ed ampia descrizione dei sintomi che si accompagnano agli stati emotivi intensi come il dolore e la paura. Il libro termina con una esortazione curiosa "Ricordiamoci che la paura è una malattia da cui bisogna guarire; che l'uomo intrepido può sbagliare qualche volta, ma chi ha paura sbaglia sempre"

Paura e dolore sono il risultato di sofisticati sistemi neurali comparsi nel corso dell'evoluzione con un obbiettivo ben preciso: garantire la sopravvivenza dell'individuo.

> *Per capire come le funzioni emotive vengono mediate da schemi specifici di circuiti neurali abbiamo bisogno di sapere quando il cervello si trova in uno stato emotivo*   Le Doux

Con il termine paura si intende uno "Stato emotivo di repulsione e di apprensione in prossimità di un pericolo vero o presunto" [2]. È utile - scrive Gregory - pensare alla paura come costituita da quattro componenti principali: l'esperienza soggettiva di timore, le modificazioni fisiologiche associate, le manifestazioni esteriori di paura e i tentativi di evitare o sfuggire a certe situazioni [3]. Tuttavia egli osserva che ci può essere paura anche senza tentativi di fuga. È noto infatti che in certe situazioni di paura molti animali assumono immobilità assoluta.

Vi sono paure acute e paure croniche. Le prime regrediscono piuttosto rapidamente quando lo stimolo che le provoca viene rimosso o evitato. Ad esempio la paura provocata dalla vista di un serpente che scompare appena accertiamo che si tratta solo di un ramoscello d'albero. Le seconde sono più complesse e rappresentano vere e proprie malattie psichiatriche. La paura di essere soli ne è un esempio (agorafobia). Un'esposizione ripetuta e prolungata a stimoli paurosi può provocare modificazioni permanenti del comportamento e delle funzioni psicofisiologiche.

Paura e dolore sono come sorella e fratello che procedono tenendosi per mano. Il pericolo di danno fisico al proprio organismo, con conseguenti rischi di distruzione, è lo stesso per tutti gli esseri viventi. Per difendersi vengono, in ogni caso, poste in atto strategie idonee ma simili [4]. Scrive Le Doux che "tutti gli animali si debbono proteggere dalle situazioni di pericolo per sopravvivere, e dispongono di un numero limitato di strategie ed è dimostrativo il fatto che fra tali strategie vi sia la ritirata ossia la evitazione del pericolo e sfuggirlo".

Uno dei primi studi sui meccanismi psicofisiologici degli stati emotivi venne pubblicato da Williams James, padre della psicologia americana, in uno storico articolo "What is an Emotion ?" [5]. Egli presentava una sua teoria, che divenne nota come "teoria della retroazione", secondo cui l'emozione non è nella percezione dello stimolo ma nella percezione delle risposte fisiche che lo seguono (fuga, tachicardardia ecc.). In altre parole, uno stimolo adeguato provoca la risposta fisica che tornando al cervello diventa emozione (retroazione).

La teoria della retroazione resse sino agli anni venti. Walter Cannon non accettava l'ipotesi di James secondo cui il cervello risponde producendo l'emozione solo dopo avere "letto" la risposta adattiva periferica quali fuga, sudorazione, tachicardia ecc. [6]. Non occorre aspettare tanto, sosteneva Cannon, l'enigma della risposta adattiva risiede tutto nel cervello.

La teoria di James venne definitivamente abbandonata quando risultati sperimentali dimostrarono che dopo larghe ablazioni corticali l'animale conservava egualmente le caratteristiche comportamentali dell'emozione (incurvatura della schiena, pelo irto, innalzamento pressorio, ecc.). Se essa fosse stata vera dopo lesione corticale le risposte emotive avrebbero dovuto scomparire o modificarsi.

Per cercare di evidenziare come il sistema neuronale della paura venga mediato occorre che il cervello dell'animale si trovi nello stato emotivo di paura. Questo è ottenibile usando le tecniche classiche del condizionamento. Seguiamo, dal testo di Le Doux, come ciò si attui. "Nel condizionamento alla paura uno stimolo incondizionato (di solito una breve scossa elettrica sotto i piedi) viene somministrato alla fine dello stimolo condizionato (di solito un suono o la luce). Dopo alcuni abbinamenti, lo stimolo condizionato acquisisce la capacità di provocare svariate risposte fisiche. Per esempio in presenza di gatti, i ratti si immobilizzano; variano sia la pressione sanguigna che la frequenza cardiaca, cambia la capacità di reagire al dolore, i riflessi diventano più sensibili e aumentano gli ormoni dello stress. Siccome i ratti non hanno bisogno di una precedente esposizione ai gatti per mostrare tali risposte, il gatto è per i ratti un innesco naturale delle risposte di difesa. Invece il suono, che preannuncia un pericolo, suscita delle risposte di difesa solo dopo il condizionamento e quindi, nei ratti, il suono è un condizionamento appreso. Con questi procedimenti si sono ottenuti animali in condizione emotiva di paura e si è potuto, con i classici metodi delle lesioni e dei traccianti, ricercare le vie neuronali reti delle risposte difensive ".

Dal nervo acustico lo stimolo raggiunge il talamo uditivo. Poi, lasciando il talamo, il percorso si sdoppia seguendo due direzioni diverse: un percorso raggiunge rapidamente (12 msec) il nucleo laterale dell'amigdala (strada bassa), mentre un secondo percorso dal talamo si porta dapprima alla corteccia acustica e poi raggiunge l'amigdala (strada alta). Perché due percorsi differenziati? Se uno dei due non si è estinto durante l'evoluzione, significa che entrambi hanno una loro funzione specifica. La strada bassa trasmette all'amigdala la prima notizia (sia pur rozza ed imprecisa) di pericolo, in modo che l'individuo attui immediatamente le prime e più importanti reazioni di difesa. La strada alta utilizza le elaborazioni corticali e fornisce, in seguito, informazioni più dettagliate e sofisticate sulle caratteristiche del pericolo. Attraverso l'amigdala – scrive Le Doux – e le sue connessioni in entrata ed in uscita, il cervello è programmato per percepire i pericoli sia quelli che facevano parte dell'esperienza quotidiana dei nostri antenati sia quelli che ognuno di noi deve imparare per conto proprio, per produrre le risposte protettive più efficaci.

A conferma si è visto che, producendo una lesione fra talamo e amigdala ossia interrompendo la loro connessione, scompare il condizionamento. In questi animali il suono del campanello non produce più la tachicardia da paura della scarica elettrica. Inoltre, provocando una lesione nel nucleo centrale della amigdala si ottiene la scomparsa anche delle altre risposte alla paura (immobilità, rilascio ormoni dello stress ecc.). Tali lesioni producono quindi la inibizione del condizionamento. Secondo Francois Jacob, in biologia, con il termine "ambiente" dobbiamo intendere tutto quello che viene a contatto con l'esterno di un essere vivente ed esercita su di lui un qualche effetto [7].

Nel suo elegante saggio "Emozioni e Coscienza" Antonio Damasio scrive che il cervello induce emozioni da un numero estremamente piccolo di siti cerebrali per la maggior parte subcorticali e cita l'amigdala (i casi di calcificazione della amigdala dimostrano assoluta indifferenza a tutto ciò che ha a che fare con la paura: dal riconoscimento delle espressioni facciali di paura al provare paura ad assumere le espressioni che la paura induce normalmente) e la sostanza periacqueduttale grigia (PAG), regione notissima a noi algologi per la sua modulazione della trasmissione algica (sistemi discendenti di analgesia endogena) [8]. Si è visto con la tomografia ad emissione di positroni che durante la paura la PAG si attiva.

In conclusione dolore e paura sono due eventi emotivi molto simili per risposte fisiche, finalità protettive, vie e centri nervosi.

Bibliografia

1. Mosso A (1884) La Paura. Fratelli Treves Editori, Milano, pp 1-5
2. G Devoto e GC Oli (1990) Il dizionario della lingua italiana. UTET, Torino
3. Gregory RL, Enciclopedia Oxford della mente, a cura di Benedetto Saraceno e Elena Sternai, Sansoni editore Firenze, pp 678-680
4. Le Doux J (1999) Il cervello emotivo. Baldini & Casoldi, Milano, p 123
5. James W (1884) What is an emotion? Mind 9:188-205
6. Cannon WB (1929) Bodely changes in pain, hunger, fear and rage, vol. 2. Appleton, New York
7. Jacob F (1970) La logica del vivente. Einaudi, Torino
8. Damasio A (1999) Emozione e coscienza. Adelphi, Milano

Agopuntura. Meccanismi d'azione ed applicazioni in terapia antalgica*

P.E. Quirico

Scuola di Perfezionamento in Agopuntura C.S.T.N.F., Torino

Introduzione

Dopo oltre due millenni di pratica empirica, l'agopuntura ha iniziato negli anni '50 l'integrazione ed il confronto con la medicina scientifica. La penetrazione della medicina occidentale in Cina e la diffusione dell'agopuntura negli Stati Uniti ed in Europa sono stati i fattori principali che hanno indirizzato l'indagine sperimentale nei confronti di questa disciplina.

Mentre la Repubblica Popolare Cinese ha predisposto presso le sue principali Università centri di ricerca che si occupano esclusivamente di medicina tradizionale, ricevendo finanziamenti anche dalla WHO, in Occidente la carenza assoluta di strutture deputate alla pratica ed alla ricerca in agopuntura non ha certo giovato all'indagine in questo campo. Tuttavia, come si può vedere dall'ampia bibliografia, l'entusiasmo e l'abnegazione di numerosi ricercatori hanno fatto sì che molte sperimentazioni scientifiche di buona qualità siano state eseguite proprio in Occidente; in questo modo, nel corso di pochi decenni si sono scoperti molti dei meccanismi alla base dell'efficacia clinica dell'agopuntura, tra i quali ricordiamo quelli antalgico, immunomodulatore-antiinfiammatorio, vasomodulatore-trofico, di regolazione neuroendocrina, del tono muscolare e della sfera psico-emotiva.

In questa sede ci occuperemo essenzialmente dell'effetto antalgico, del quale analizzeremo i meccanismi d'azione e le valenze terapeutiche.

Questo effetto è stato il primo ad essere dimostrato ed è stato sicuramente il più studiato, sia in Occidente che in Cina. In passato si è addirittura tentato di spiegare l'intera fenomenologia dell'agopuntura attraverso l'enfatizzazione dell'effetto antalgico che, come vedremo, pur essendo un'importante componente del fenomeno, è ben lungi dal rappresentarne la totalità.

---

* Tratto dal testo: *Agopuntura – Evidenze cliniche e sperimentali, aspetti legislativi e diffusione in Italia* (2000) cura di: F.I.S.A., Federazione Italiana delle Società di Agopuntura, Milano, CEA

I quattro livelli dell'analgesia agopunturale

L'effetto antalgico dell'agopuntura si estrinseca a quattro livelli [1-4]:

Livello segmentario spinale

Melzack e Wall nel 1965 [5] formularono la teoria del gate-control system, attraverso la quale evidenziarono che la stimolazione delle fibre nervose di grosso calibro Aβ era in grado di bloccare la trasmissione del dolore veicolato dalle fibre Aδ e C a livello segmentario midollare attraverso l'eccitazione di un interneurone inibitore GABAergico.

Attualmente questa teoria, che spiega la parziale autoanalgesia provocata dal massaggio della cute dopo un trauma, rimane valida se applicata alla stimolazione elettrica transcutanea (TENS), ma deve essere integrata per quanto riguarda l'agopuntura.

Bowsher [6], infatti, nel 1990 dimostrò che la stimolazione delle fibre Aδ era in grado di ostacolare la conduzione del dolore (fibre C) a livello segmentario, nel corno midollare posteriore, attraverso la stimolazione di un neurone inibitore enkefalinergico o dinorfinergico. Ciò avveniva attraverso rami collaterali emessi all'interno della sostanza gelatinosa. La stimolazione dell'ago coinvolge in maggior misura le fibre Aδ rispetto alle Aβ [7], per cui, nel caso dell'agopuntura, il gate-control system sembra avvalersi soprattutto di queste vie nervose.

Come vedremo nei paragrafi successivi, altre strutture situate a livello mesencefalico e diencefalico sono in grado di inibire la trasmissione del dolore a livello del corno posteriore midollare.

Livello mesencefalico

Il sistema ascendente nocicettivo comprende due principali vie: il fascio paleo-spino-reticolo-diencefalico (paleospinotalamico), filogeneticamente più antico, che veicola principalmente afferenze provenienti dalle fibre amieliniche C (dolore cronico, secondo dolore) ed il fascio neospinotalamico (dolore acuto, puntorio, primo dolore) che raccoglie le afferenze Aδ. La sensibilità allo sfregamento è invece trasmessa dalle fibre Aβ al lemnisco mediale attraverso la colonna dorsale. Queste tre vie, che afferiscono al talamo, contraggono tutte rapporti a livello mesencefalico con la sostanza grigia periacqueduttale (PAG). Il PAG può attivare tramite neuroni enkefalinergici due importanti strutture del sistema reticolare, il nucleo del rafe magno (NRM) e quello paragigantocellulare (PGC), dai quali originano i due sistemi inibitori discendenti del funicolo dorso-laterale, rispettivamente serotoninergico e noradrenergico. A livello del corno midollare posteriore, il sistema discendente può inibire la conduzione della via afferente nocicettiva secondo due modalità: postsinaptica (sul deutoneurone) e presinaptica (attraverso un interneurone che agisce sul protoneurone) tramite la secrezione di enkefaline e dinorfine [8].

Recenti sperimentazioni hanno dimostrato che, a livello del PAG, peptidi endogeni quali l'angiotensina [9] svolgono un ruolo simile a quello degli oppioidi endogeni, mentre la colecistochinina (CCK) [10] la antagonizza attraverso il legame ai propri recettori B (CCK-B), ma non a quelli A (CCK-A). In un altro recente studio invece si è osservato come il blocco della secrezione di CCK ottenuto tramite l'inibizione dell'espressione del gene CCK [11] possa rendere sensibili all'analgesia agopunturale (AA) ratti che in precedenza erano stati classificati come "low responders", confermando il ruolo inibitore della CCK sull'AA a livello del PAG.

Livello diencefalico

A questo livello è stato evidenziato un fattore assai importante dell'AA: la secrezione di β-endorfine da parte dell'ipofisi e la possibilità di provocare analgesia a distanza tramite la loro immissione nel torrente ematico e nel liquor cefalo-rachidiano. L'ipotalamo, oltre che agire sull'ipofisi, è pure in grado di attivare a livello mesencefalico, sempre per via endorfinergica, il sistema inibitore discendente tramite il nucleo arcuato, come vedremo in seguito. In questa sede, per una migliore comprensione del fenomeno è utile considerare separatamente due complessi sistemi funzionali: il complesso talamo-ipotalamo-ipofisario e il sistema limbico.

Complesso talamo-ipotalamo-ipofisario

- **Talamo**: la conduzione del dolore è inibita dall'AA a livello dei nuclei parafascicolare e centrale [12], anteriore e laterale, attraverso la secrezione di oppioidi endogeni [13] e la conversione di GABA in acido glutammico [14]. Per quanto riguarda il nucleo centro-mediano talamico, importante centro del sistema discendente di modulazione del dolore controllato dall'area somatosensitiva II (S II), è stato dimostrato che l'azione dell'elettrostimolazione agopunturale (EA) non provoca la secrezione di endorfine localmente, differentemente dalla stimolazione diretta di S II: ciò dimostra che l'AA si avvale a questo livello di altri neuromediatori, senza coinvolgere la corteccia cerebrale [15].
- **Habenula**: questo nucleo è in grado di inibire l'AA a livello di PAG, talamo e NRM tramite la secrezione di GABA e di stimolare allo stesso scopo il locus coeruleus, attraverso fibre colinergiche [16]. Come già ricordato, attraverso l'habenula transitano anche fibre enkefalinergiche provenienti dal PAG dirette all'amygdala, le quali invece promuovono l'AA.
- **Nucleo arcuato ipotalamico**: è sede di neuroni b-endorfinergici e svolge un ruolo importante nell'AA [17, 18]; non è però da sottovalutare il ruolo di un altro contingente neuronale colinergico, poiché è stato dimostrato che l'aumento di acetilcolina nel nucleo arcuato favorisce l'AA [19]. Dal nucleo arcuato sono inoltre diretti verso il mesencefalo lunghi assoni che, tramite le β-endorfine attivano il sistema discendente. Recenti studi [20] hanno dimostrato che dopo EA si possono evidenziare, attraverso tecniche di ibridazione e di immunoistochimica in situ, della proteina Fos e mRNA specifico della pro-opiomelanocortina (POMC): questo fatto chiarisce ulteriormente i meccanismi secretivi degli oppioidi endogeni nell'EA. Un altro studio eseguito in Portogallo [21] conferma

questi dati, estendendoli ai nuclei medio-basale e paraventricolare ipotalamici; in questo studio si precisa inoltre che l'agopuntura attiva l'asse ipotalamo-ipofisario-corticosurrenale, con produzione di β-endorfine ed ACTH, come gli altri agenti stressanti di tipo nocicettivo, attivando però in modo specifico l'ipotalamo medio-basale, senza alcuna stimolazione del lobo intermedio ipofisario e relativa secrezione ormonale (GH, PRL, LH, TRH).

- **Ipofisi**: con il nucleo arcuato costituisce la maggior sede di secrezione ed accumulo di β-endorfine cerebrali, che vengono secrete sia nel sangue che nel liquido cerebrospinale, esercitando in tal modo un'AA diffusa [22, 23].

Sistema limbico

Le vie nocicettive raggiungono il talamo ma, come abbiamo visto, emettono anche numerose collaterali dirette ad altri importanti centri nervosi mesencefalici tra cui il PAG, che non è solamente la sede di partenza del sistema inibitore discendente, ma rappresenta anche un'importante stazione di smistamento delle afferenze spinotalamiche e lemniscali ad altri centri superiori quali: nucleo caudato, nucleo accumbens e amigdala. Queste ultime strutture fanno parte del sistema limbico, cui è strettamente connesso l'asse ipotalamo-ipofisario.

Sperimentazioni inerenti l'AA hanno evidenziato i seguenti effetti a livello delle strutture appartenenti al sistema limbico:

- **Nucleo accumbens**: è collegato attraverso fibre serotoninergiche al PAG ed il rafe dorsale, con i quali costituisce il "circuito mesolimbico dell'analgesia" [24]. La stimolazione di questo nucleo provoca la secrezione di met-enkefalina ed induce analgesia stimolando il sistema inibitore discendente tramite il NRM; attraverso un'altra via il nucleo accumbens inibisce i neuroni GABAergici dell'habenula che ostacolano l'AA, di conseguenza facilitandola [25]. Un recente studio controllato condotto con la metodica della risonanza magnetica funzionale (FRM) [26] ha evidenziato che l'agopuntura è in grado di attivare il sistema discendente antinocicettivo a livello del nucleo accumbens e dell'ipotalamo e, contemporaneamente, di disattivare altre strutture limbiche (parte anteriore del gyrus cinguli, l'amygdala ed il sistema dell'ippocampo) che svolgono un ruolo di primaria importanza nell'associazione del dolore.
- **Amigdala**: fibre serotoninergiche provenienti dal rafe dorsale e fibre enkefalinergiche provenienti dal PAG (via habenula) vi provocano la liberazione di oppioidi endogeni. Attraverso il metodo istochimico dell'ibridazione in situ si è osservato che l'amigdala è una delle sedi del SNC dove l'EA provoca una maggiore espressione dell'mRNA della preproenkefalina, (con le prime due lamine del corno posteriore, il NMR, il nucleo del rafe dorsale, il PAG, l'area preottica laterale, il nucleo interpeduncolare, l'amigdala, il nucleo caudato ed il putamen), mentre il talamo non risulta interessato [27].
- **Nucleo caudato**: l'inibizione tramite un'iniezione i.v. di scopolamina dell'attività colinergica a questo livello è in grado di sopprimere l'AA [28, 29]. Vi sono comunque coinvolti anche altri neuromediatori quali dopamina, serotonina ed oppioidi endogeni [30].

Livello corticale

La corteccia cerebrale svolge un ruolo primario nell'integrazione e nella modulazione discendente del dolore. Molteplici sono le sue connessioni afferenti alle strutture inferiori (PAG, nucleo caudato, sostanza reticolare, NRM, talamo, midollo spinale, ecc.) e svariati sono gli effetti da essa esercitati sulla conduzione e sulla percezione del dolore. È stato dimostrato che l'area S II viene stimolata dall'EA, in modo da agire sul NRM, tramite il nucleo accumbens e l'habenula, ed in tal modo sul sistema discendente dorso-laterale inibitore; in questo processo sono coinvolte le vie piramidali [31]; come già è stato riportato, nell'EA l'area S II non attiva il nucleo centromediano talamico tramite la secrezione di β-endorfine [15]. L'area I somatosensitiva (S I), a sua volta, è in grado di inibire la risposta nocicettiva a livello del NRM attraverso il nucleo caudato e le vie extrapiramidali [31]. A questo proposito è interessante ricordare che l'EA stessa rappresenta uno stimolo nocicettivo e che in tal modo essa può essere inibita dalla stimolazione dell'area S I, fatto che avviene normalmente quando il paziente è in preda ad un forte stato emotivo o dopo un intenso sforzo fisico: questa osservazione spiega la migliore riuscita dell'EA nei pazienti in stato di calma e di riposo fisico.

I neuromediatori

Gli studi effettuati hanno dimostrato il coinvolgimento di molte vie e di differenti neuromediatori nell'AA ed a volte un loro diverso effetto, a seconda del livello del SNC considerato [32]. Si può affermare, in linea generale, che la serotonina facilita l'AA, mentre la noradrenalina la inibisce a livello diencefalico e la facilita a livello del sistema discendente. Si possono descrivere due principali tipi di analgesia: una che viene inibita dal naloxone (antagonista specifico degli oppioidi) ed un'altra che, invece, è relativamente resistente al blocco operato con naloxone [33, 34].

L'analgesia inibita dal naloxone si realizza a livello diencefalico ed è dovuta essenzialmente alla secrezione di β-endorfine, a partire dal peptide POMC. La lisi della POMC, oltre che β-endorfine, genera anche ACTH, con importanti implicazioni a carico dell'omeostasi generale e della funzione immune, come vedremo in seguito. La secrezione di β-endorfine si può ottenere attraverso una stimolazione manuale prolungata (30-45') o l'EA praticata per un uguale lasso di tempo ad elevata intensità e bassa frequenza (4 Hz) [35]. Questo tipo di AA si instaura lentamente, dura a lungo e si incrementa ripetendo i trattamenti [36] a distanza di 3-4 giorni l'uno dall'altro.

L'analgesia che richiede elevate dosi di naloxone per essere inibita (per tale motivo è detta resistente al naloxone) è indotta dalla secrezione di dinorfine ed enkefaline a livello del corno posteriore midollare ed è provocata dalla stimolazione manuale dell'ago o dall'EA effettuata ad alta frequenza (15-100 Hz) ed a bassa intensità [37]. Questo tipo di AA si instaura più velocemente, è quasi istantanea e raggiunge il massimo in pochi minuti, ma è di minor durata e non si incrementa con il ripetersi dei trattamenti.

In base a quanto esposto, si può affermare che l'AA ad alta frequenza agisce prevalentemente a livello segmentario attraverso la secrezione di dinorfine ed enkefaline, mentre quella a bassa frequenza provoca la liberazione di β-endorfine a livello diencefalico, soprattutto attraverso il nucleo arcuato ipotalamico e l'ipofisi. Come abbiamo visto in precedenza, però, il nucleo arcuato è in grado di attivare pure il sistema discendente, per cui l'EA a bassa frequenza favorisce anche l'AA a livello mesencefalico. Lo stesso effetto si ottiene a livello del PAG e da altre strutture attraverso la liberazione di enkefaline con EA ad alta frequenza e a bassa intensità in tempi più rapidi, ma con minor durata.

Considerazioni sull'efficacia terapeutica dell'effetto antalgico

L'elettroanalgesia agopunturale (EAA) viene praticata in Cina ed in Occidente da oltre trent'anni in svariati interventi chirurgici e numerosi lavori scientifici ne hanno descritto le varie applicazioni. La stessa metodica è stata recentemente validata anche dal National Institutes of Health di Bethesda [38] per quanto riguarda il dolore post-chirurgico. Tuttavia, non si deve confondere l'effetto analgesico dell'EA, evidente e spettacolare, con quello antalgico provocato dalla semplice agopuntura manuale seguendo la metodica praticata da oltre due millenni.

L'effetto antalgico dell'agopuntura è pressoché immediato e praticamente contemporaneo all'infissione dell'ago e per tale motivo non può interessare in modo rilevante il livello diencefalico, che viene attivato lentamente; appare verosimile che esso si estrinsechi prevalentemente a livello della sostanza gelatinosa del corno posteriore midollare attraverso il meccanismo del gate-control system modificato e/o tramite il sistema inibitore discendente; in entrambi i casi l'effetto antalgico richiederebbe tempi brevi, compatibili con una normale stimolazione manuale dell'ago. Quest'ultima è chiaramente insufficiente a provocare una massiccia liberazione di β-endorfine; tuttavia, lo stimolo agopunturale raggiunge le strutture diencefaliche veicolato dalle afferenze Aδ, principali mediatrici dell'effetto antalgico, e da quelle nocicettive C del dolore cronico e provoca la liberazione di vari neuromediatori nelle diverse sedi. In conclusione, si può affermare che una massiccia secrezione di endorfine ottenuta attraverso EA è in grado di produrre AA; una secrezione minore di endorfine ed altri neuromediatori, quali l'agopuntura manuale è in grado di provocare, può influenzare in modo significativo l'attività del SNC ed agire in tal modo sulle funzioni somatiche, viscerali e psichiche e sull'intera omeostasi dell'organismo, come vedremo in seguito.

Per quanto riguarda l'efficacia terapeutica dell'effetto antalgico, ricordiamo come questo renda possibile, soprattutto nelle patologie muscolo-scheletriche, l'effettuazione di movimenti in precedenza inibiti dal dolore e/o da contratture muscolari riflesse; la mobilizzazione articolare e la rieducazione segmentaria svolgono un ruolo essenziale nella terapia delle patologie muscolo-scheletriche croniche (ad es. lombalgia e periatrite scapolo-omerale), mentre la risoluzione della contrattura antalgica è assai importante e spesso provoca miglioramenti immediati in molti quadri acuti (ad es. distorsione lombare e cervicale). L'effetto antalgico, ottenibile in modo rapido e costante con l'agopuntura, in questo modo favorisce il ripristino funzionale e la guarigione nella patologia muscolo-scheletrica.

Bibliografia

1. Baldry PE (1993) Acupuncture, trigger points and musculoskeletal pain. Churchill Livingstone, Edinburgh, pp 47-123
2. Bensoussan A (1991) The vital meridian. Churchill Livingstone, Melbourne, pp 77-132
3. Quirico PE (1998) Agopuntura clinica nella patologia muscolo-scheletrica. UTET, Torino, pp 10-14, 29-32
4. Stux G, Pomeranz B (1995) Basics of acupuncture. Springer-Verlag, Berlin, pp 4-57
5. Melzack R, Wall PD (1995) Pain mechanisms; a new theory. Science 150:971-978.
6. Bowsher D (1990) Physiology and pathophysiology of pain. Journal of the British Medical Acupuncture Society 7:17-20
7. Chung JM, Willis WD et al (1984) Factors influencing peripheral nerve stimulation produced inhibition of primate spinothalamic tract cells. Pain 19:277-293
8. Fields HL, Basbaum AI (1989) Endogenous pain control mechanisms. In: Wall PD, Melzack R (eds) Textbook of pain. Churchill Livingstone, Edinburgh, pp 206-220
9. Liu W, Bai B, Song C et al (1997) The role of periaqueductal gray neurotensin in electroacupuncture analgesia. Chung Kuo Ying Yung Sheng Li Hsueh Tsa Chih 13(3):253-256
10. Chen XH, Geller EB, Adler MW (1998) CCK (B) receptors in the periaqueductal grey are involved in electroacupuncture antinociception in the rat cold water tail-flick test. Neuropharmacology 37(6):751-757
11. Tang NM, Dong HW, Wang XM et al (1997) Cholecystokinin antisense RNA increases the analgesic effect induced by electroacupuncture or low dose morphine: conversion of low responder rats into high responders. Pain 71(1):71-80
12. Xu W, Lin Y, Chen ZQ, Zhang YF (1984) The effect of EA points on nociceptive responses of Pf and CM neurones of the thalamus. In: Second National Symposium on Acupuncture, Moxibustion and Acupuncture Anaesthesia. Paper No 350
13. Chang KJ, Cooper BR, Hazum E, Cuatrecasas P (1979) Multiple opiate receptors: differential regional distribution in the brain and differential binding of opiates and opioid peptides. Molecular Pharmacology 16:91-104
14. Zhu JQ, Li CB, Xu F, Liang WJ (1984) Relationship of the metabolism of GABA in mice brain to electroacupuncture analgesia. In: Second National Symposium on Acupuncture, Moxibustion and Acupuncture Anaesthesia. Paper No 490
15. Dong X, Wang S, Wang Y (1996) Effects of electrical stimulation of SII and electroacupuncture on beta-endorphin contents in the perfusate from the nucleus centrum medianum of the thalamus in cats. Chen Tzu Yen Chiu 21(4):25-27
16. Wang S, Liu G, Liu W et al (1987) Habenula and acupuncture analgesia. World Federation of Acupuncture and Moxibustion Societies, First World Conference. 215-217
17. Yin QZ, Duanma ZX, Guo SY et al (1984) Role of the hypothalamic arcuate nucleus in AA; A review of behavioural and electrophysiological studies. J Tradit Chin Med 4(2):103-110
18. Finley JCW, Lindstrom P, Petrusz P (1981) Immunocytochemical localisation of beta-endorphin-containing neurones in the rat brain. Neuroendocrinology 33(1):28-42

19. Wang CY, Yu B, Liu XC (1979) The influence of acupuncture on the Ach level in variuos regions of rat brain. In: National Symposium on Acupuncture, Moxibustion and Acupuncture Anaesthesia. Paper No 453
20. Zhang J, Wang M, He L (1996) Coexistence of Fos protein and proopiomelanocortin mRNA in hypothalamic arcuate nucleus following electroacupuncture. Acupunct Electrother Res 21(1):1-5
21. Pan B, Castro-Lopes JM, Coimbra A (1996) Activation of anterior lobe corticotrophs by electroacupuncture or noxious stimulation in the anaesthetized rat, as shown by colocalization of Fos protein with ACTH and beta-endorphin and increased hormone release. Brain Res Bull 40(3):175-182
22. Cheng RS, Pomeranz B, Yu G (1979) Dexamethasone partially reduces and 2% saline treatment abolishes electroacupuncture analgesia: these findings implicate pituitary endorphins. Life Sci 24:1481-1486
23. Sjolund B, Terenius L, Eriksson M (1977) Increased cerebrospinal fluid levels of endorphins after electroacupuncture. Acta Physiol Scand 100:382-384
24. Han JS (1984) On the mechanism of acupuncture analgesia. Acupuncture Research 3(9):236-245
25. Wang S, Fang K, Xia Y (1984) The role of nucleus accumbens stimulation on discharges of the PAG matter in AA. In: Second National Symposium on Acupuncture, Moxibustion and Acupuncture Anaesthesia, paper No 397
26. Wu MT, Hsieh JC, Xiong J et al (1999) Central nervous pathway for acupuncture stimulation: localization of processing with functional MR imaging of the brain—preliminary experience. Radiology 212(1):133-141
27. Li XY, Zhu CB, Zhu YH, Xu SF (1995) Expressions of preproenjephalin mRNA during electroacupuncture analgesia enhanced by fenfluramine. Chung Kuo Yao Li Hsueh Pao 16(5):431-434
28. He LF, Xu SF (1981) Caudate nucleus and acupuncture analgesia. Acupunct Electrother Res 6/2-3:169-182
29. He L, Ho X, Si C (1979) Effect of intracaudate microinjection of scopolamine on EA in the rabbit. Acta Physiologia Sinica 31:47-52
30. Portig PJ, Vogt M (1984) Release into the cerebral ventricles of substances with a possible transmitter function in the caudate nucleus in AA. Second National Symposium on Acupuncture, Moxibustion and Acupuncture Anaesthesia, paper No 471
31. Liu X (1996) The modulation of cerebral cortex and subcortical nuclei on NRM and their role in acupuncture analgesia. Chen Tzu Yen Chiu 21(1):4-11
32. Lupi G, Allais G, Quirico PE, Roccia L (1994) Aspetti modulatori dell'agopuntura sul sistema degli oppioidi endogeni. G Ital Riflessot Agopunt 6:29-36
33. Cheng R, Pomeranz B (1980) A combined treatment with D-amino acids and electroacupuncture produces a greater anesthesia than either treatment alone: naloxone reverses these effects. Pain 8:231-236
34. Cheng R, Pomeranz B (1981) Monoamineergic mechanisms of electroacupuncture analgesia. Brain Res 215:77-92
35. Han JS, Xie GX, Din XG, Fan SG (1984) High and low frequency electroacupuncture analgesia are mediated by different opioid peptides. Pain (Suppl)369:543
36. Price DD, Rafii A et al (1984) A psychophysical analysis of acupuncture analgesia. Pain 19:27-42
37. Chen XH, Han JS (1992) Analgesia induced by electroacupuncture of different frequencies is mediated by different types of opioid receptors: another cross tolerance study. Behav Brain Res 47:143-149
38. NIH Consens Statement (1997) Acupuncture 15(5):1-34

RELAZIONI

LA RICERCA FARMACOLOGICA
SUL DOLORE IN ITALIA: UNA PROPOSTA

Role of PAG glutamate receptors for the modulation of pain

S. Maione

Dipartimento di Medicina Sperimentale, Sezione di Farmacologia "L. Donatelli",
II Università degli Studi di Napoli

Nociceptive input is integrated at multiple peripheral, spinal and supraspinal synaptic junctions in neural pathways. Conditions like desease or injury at any of these sites may contribute to abnormalities in the procesing of nociceptive input (i.e. hyperlgesia, allodynia or atypical referral of pain). Considerable attention has been focused over the past decade on the contribution of glutamate receptors in the mechanisms which convey nociceptive input from the periphery to the CNS (ascending pathways) [1]. In particular, spinal and supraspinal neural sensitization seems to rely on a functional interaction between NMDA and group I metabotropic glutamate receptors (mGluRs). However, group II and III mGluRs stimulation prevents spinal sensitization [2]. Few studies have examined the contribution of glutamate to the central hyperexcitability at the endogenous antinociceptive pathway. In fact, some forms of chronic, ongoing spontaneous pain may result from insufficient activity in this pathway. A major area involved in processing endogenous antinociception is the periaqueductal gray (PAG), whose stimulation generates either opioid- or glutamate-induced analgesia. In our laboratory, we evaluated the interactive role of glutamate and other neurotransmitters (i.e. GABA, glycine, serotonin, endocannabinoids, etc.) at the level of the PAG for the modulation of acute and chronic pain. We observed that stimulation of PAG group I mGlu receptors (mGlu1 and mGlu5) may prevent the appearance of acute nociceptive behaviours [3]. In particular, mGlu5 subtype receptors seem tonically involved in processing nociception at this level: a selective antagonist for mGlu5 receptors, MPEP, induces *per se* hyperalgesia/allodynia when injected into the PAG [4]. Stimulation of PAG mGlu1 and/or mGlu5 did inhibit the late nociceptive behaviours induced by a subcutaneous formalin injection [5], a model of persistent pain. No change was observed on the early phase. Moreover, by using microdialysis, we also showed that intraplantar formalin injection was able to decrease GABA in the PAG, both during the early and the late nociceptive phases [6]. This effect was possibly mediated by a release of endogenous opioids, since naloxone prevented the formalin-induced GABA decrease. In contrast, opioids do not participate in decreasing PAG glycine extracellular concentrations in the formalin test [7]. In contrast to mGlu1 and mGlu5 receptors, the stimulation of mGlu group II (mGlu2 and mGlu3) and group III (mGlu4, mGlu6, mGlu7 and mGlu8) receptors in the PAG may potentiate both phasic and tonic nociceptive behaviours and this may be the consequence of their preferential expression at presynaptic level.

The functional interaction of mGlu receptors with the ionotropic glutamate receptors (i.e. NMDA and AMPA) in the PAG, also seems to be a crucial event in the processing of endogenous antinociception [8]. In conclusion, there is evidence that glutamate may play a major role in modulating the endogenous antinociceptive pathways. However, because of the complexity of such a large receptors family, the full understanding of their role in the PAG-mediated antinociception is difficult and more studies are required to further clarify their participation in the brainstem nociceptive process.

References

1. Fisher and Coderre (1996) Pain 68: 255-263
2. Dolan and Nolan (2000) Neuropharmacology 39: 1132-1138
3. Maione et al. Neuropharmacology (1998) 37: 1475-1483
4. Palazzo et al. (2001) Neuropharmacology 40: 319-324
5. Maione et al. (2000) Pain 85: 183-189
6. Maione et al. (1999) NeuroReport 10: 1-5
7. Maione et al. (2000) Neuroscience 97: 311-316
8. Berrino et al. (in press) NS Arch Pharmacol

Ruolo delle proteine Gi nella modulazione del dolore

A. BARTOLINI, N. GALEOTTI, C. GHELARDINI

Dipartimento di Farmacologia, Università degli Studi di Firenze

Temi di ricerca sul dolore

Identificazione del meccanismo post-recettoriale coinvolto nella modulazione della soglia al dolore e nel meccanismo d'azione di farmaci analgesici: modelli animali

Tali studi sono mirati alla determinazione del ruolo delle proteine G inibitorie (Gi), sia nella percezione algica che nel meccanismo con cui i farmaci esplicano il loro effetto analgesico, allo scopo di chiarire i processi coinvolti nella percezione dolorosa e di identificare i farmaci analgesici più appropriati da impiegare nelle varie sindromi dolorose. Questi studi vengono condotti su animali in cui si effettua una inattivazione farmacologa oppure si previene l'espressione delle proteine Gi. L'inattivazione farmacologica si ottiene a seguito di somministrazione i.c.v. di tossina della pertosse, composto che inattiva selettivamente le proteine Gi tramite una ADP-ribosilazione della subunità a. L'inibizione dell'espressione si effettua tramite somministrazione i.c.v. di oligonucleotidi antisenso diretti contro l'mRNA codificante per la subunità α dei singoli sottotipi delle proteine Gi (Gi$_1$, Gi$_2$ e Gi$_3$). Dopo il suddetto pretrattamento viene valutata la soglia algica di tali animali tramite l'uso di vari test (hot-plate, writhing, tail flick) sia in assenza che in presenza di trattamento con farmaci analgesici.

Identificazione di alterazioni nei meccanismi di trasduzione del segnale in soggetti affetti da patologie algiche: studi su linfociti umani

Tali studi sono mirati alla determinazione di una variazione della funzionalità delle proteine G inibitorie (Gi) in soggetti affetti da sindromi dolorose croniche allo scopo di chiarire l'eziologia di tali patologie e, conseguentemente, di applicare il trattamento terapeutico più efficace. Le suddette ricerche vengono effettuate su linfociti umani provenienti da sangue periferico in considerazione del fatto che le proteine Gi hanno una distribuzione ubiquitaria. I linfociti vengono isolati tramite una centrifugazione in gradiente di concentrazione. La valutazione della funzionalità delle proteine Gi si effettua determinando la loro capacità di inibire l'attività dell'enzima adenilato ciclasi e, quindi, di ridurre i livelli intracellulari di cAMP. Prima di effettuare il test le cellule vengono permeabilizzate tramite l'impiego di digitonina. Dovendo valutare un'inibizione dell'attività adenilciclasica, si provoca inizialmente una stimolazione dell'enzima con forskolina. Successivamente si aggiungono dosi scalari di Gpp(NH)p, analogo non idrolizzabile del GTP, in un range di concentrazioni in cui esplichi un'interazione selettiva con le proteine Gi. Tramite un dosaggio immunoenzimatico si determina infine il contenuto di cAMP nei singoli campioni.

Neuropeptidi e modulazione della trasmissione nocicettiva

S. Candeletti

Dipartimento di Farmacologia, Università di Bologna

Lo studio del coinvolgimento dei neuropeptidi nella modulazione della trasmissione nocicettiva, inserito nel più ampio tema del ruolo biologico dei neuropeptidi stessi, costituisce da tempo uno degli interessi di ricerca primari dei nostri laboratori.

In questo ambito, i neuropeptidi oppioidi (e tra questi in particolare la dinorfina) rappresentano il soggetto privilegiato del nostro interesse, accanto al sistema peptidergico costituito dalla nocicettina (o orfanina FQ) e dal suo recettore NOP (o ORL-1) che si è recentemente proposto all'attenzione come un sistema sicuramente coinvolto nella trasmissione del dolore ed in grado di svolgere un ruolo funzionale anti-oppioide a livello cerebrale.

Le indagini, in gran parte condotte sul ratto, sono sviluppate secondo linee di ricerca tese a definire, da un lato, il profilo farmacodinamico dei neuropeptidi nelle differenti condizioni di dolore sperimentale e, dall'altro, il loro coinvolgimento nei fenomeni di neuroplasticità che sottendono differenti condizioni di dolore o lo sviluppo di fenomeni di tolleranza e dipendenza a farmaci oppiacei.

Nel primo caso, vengono impiegate metodiche di determinazione delle risposte nocicettive secondo modelli sperimentali di dolore acuto, prolungato o cronico. In quest'ultimo caso può essere ricordata, a titolo di esempio, la metodica di resezione delle radici afferenti dorsali per lo studio della sindrome di deafferentazione, una condizione di dolore cronico caratterizzata da un substrato neurofisiopatologico non ancora sufficientemente chiarito e, conseguentemente, di difficile trattamento clinico. Date le caratteristiche farmacocinetiche dei neuropeptidi, che rendono per lo più impraticabili le vie sistemiche, la somministrazione delle sostanze viene effettuata direttamente nel SNC, mediante cannule permanenti posizionate a differenti livelli del nevrasse, come nel caso della cateterizzazione cronica dello spazio subaracnoideo, nel ratto.

Nel secondo caso, le variazioni dell'assetto dei sistemi neuropeptidergici di interesse, causate in precise aree cerebrospinali da manipolazioni farmacologiche (somministrazioni acute e croniche di farmaci analgesici e non) e non farmacologiche (quali condizioni sperimentali di dolore), vengono indagate mediante la determinazione dei livelli di neuropeptidi (RIA), degli RNA messaggeri responsabili della biosintesi dei loro precursori e di quelli dei loro recettori (analisi Northern), nonché tramite lo studio dei recettori stessi (binding).

In questo quadro, collaborazioni scientifiche tra questo tipo di ricerca farmacologica di base e la clinica potrebbero tendere, ad esempio, ad indagare la situazione di particolari sistemi neuropeptidergici correlati con la trasmissione nocicettiva, secondo i parametri appena ricordati, in idonei campioni biologici umani riferibili a specifici quadri patologici di natura algica. Tramite strategie simili a quella citata si potrebbero acquisire informazioni scientifiche utili per lo sviluppo di nuovi farmaci ed approcci terapeutici innovativi per il controllo del dolore.

Studio degli effetti anti-iperalgesici dei FANS

M. Bianchi

Dipartimento di Farmacologia, Chemioterapia e Tossicologia medica
Università degli Studi di Milano

Molto frequentemente, lo studio sperimentale dei farmaci analgesici viene effettuato valutando la loro capacità di innalzare le soglie di percezione di stimoli nocivi applicati a tessuti sani o, in altri termini, di indurre un effetto antinocicettivo. Oltre ad essere suscettibile di alcune critiche sul piano concettuale, questa modalità non risulta del tutto soddisfacente sotto il profilo applicativo. Ad esempio, tale modo di procedere non consente di studiare le proprietà analgesiche degli anti-infiammatori non-steroidei (FANS), in quanto questi farmaci sono in grado di indurre un effetto antinocicettivo solo se somministrati in dosi molto più elevate rispetto a quelle necessarie per ridurre l'infiammazione. Oltre che da questa considerazione, l'approccio sperimentale qui brevemente illustrato e proposto nasce innanzitutto dall'esigenza di non trascurare le profonde differenze che sussistono fra il dolore "fisiologico" o nocicettivo (provocato dall'esposizione a stimoli dolorifici transitori e finalizzato alla sopravvivenza dell'individuo mediante l'evocazione di riflessi di allontanamento dallo stimolo nocivo) ed il dolore "patologico". In particolare, poiché il fenomeno dell'iperalgesia costituisce l'elemento caratterizzante il dolore patologico rispetto alla semplice percezione nocicettiva, è ragionevole ipotizzare che modelli sperimentali o clinici di iperalgesia siano particolarmente utili per studiare i FANS come analgesici e che i farmaci capaci di indurre il maggiore effetto anti-iperalgesico possano garantire i migliori risultati terapeutici. In base a queste premesse, abbiamo recentemente messo a punto alcuni modelli di iperalgesia nel ratto ed utilizzato quello più affidabile per studiare gli effetti anti-iperalgesici di numerosi FANS somministrati a dosi aventi uguale efficacia anti-infiammatoria (riduzione dell'edema da carragenina).

Si apre ora la prospettiva e la necessità di confrontare il profilo di efficacia anti-iperalgesica ottenuto nell'animale con quello relativo all'uomo.

In quest'ottica, viene offerta e richiesta la disponibilità per realizzare collaborazioni orientate allo studio degli effetti della somministrazione di FANS in pazienti con iperalgesia su base infiammatoria o di altra origine.

MODULAZIONE ORMONALE DEL DOLORE

Introduzione

M.L. SOTGIU

Istituto di Neuroscienze e Bioimmagini, CNR di Milano

È abbastanza recente l'interesse della comunità scientifica algologica per la problematica inerente la differenza nella percezione del dolore o nella risposta a segnali dolorosi legata al diverso bagaglio ormonale o in altri termini al sesso, sia negli esseri umani che nel mondo animale.

In precedenza questo argomento, quando trattato, era in genere caratterizzato da un connotato più aneddotico che scientifico.

Oggi numerose evidenze sia cliniche che sperimentali supportano una diversa sensibilità al dolore nei due sessi con forti riferimenti al ruolo che in questa diversità ricopre l'attività ormonale [1-3].

In ambito clinico, è noto che nelle donne vi è una maggiore prevalenza di alcune sindromi dolorose come l'emicrania, la cefalea di tipo tensivo, la fibromialgia, il dolore temporomandibolare. Sempre in ambito clinico differenze legate al sesso emergono anche per quanto riguarda le risposte ai trattamenti antalgici e le strategie attuate per fronteggiare il dolore.

Se ci si domanda quali siano i meccanismi che sottendono a queste osservazioni cliniche, si rileva che il tema richiede ancora studi approfonditi per avere risposte sufficientemente esplicative per tutti i suoi aspetti, ma che, sulla base dei dati disponibili in letteratura, alcuni meccanismi sembrano chiariti. Uno di questi riguarda il ruolo rilevante che la modulazione ormonale ha in questo fenomeno, fermo restando il fatto che la varietà delle osservazioni cliniche suggerisce integrazioni con altri meccanismi.

Ad esempio è intrigante che, oltre alle sindromi dolorose puramente femminili legate a organi sesso-specifici, vi sia una diversa incidenza nei due sessi delle sindromi a cui abbiamo accennato prima, mentre sembra non vi siano differenze per quanto riguarda altri tipi di dolore anche molto diffusi come il dolore neoplastico o il dolore neuropatico.

In realtà le varie ipotesi proposte dagli studiosi interessati al tema prendono in considerazione diversi fattori. Questi possono, da soli o interagendo tra di loro, dare un quadro interpretativo dei fenomeni osservati e sono:
1) differenze anatomiche e funzionali del sistema nervoso centrale (SNC)
2) differenze legate agli ormoni sessuali e/o ai sistemi neurotrasmettitoriali
3) differenze psicosociali.

Informazioni relative ai primi due punti derivano dalla ricerca sperimentale associata o meno alle osservazioni cliniche. Anche se il trasferimento dei risultati sperimentali dal laboratorio agli umani non sempre risulta significativo, tuttavia un notevole progresso nelle conoscenze, almeno per quanto riguarda il ruolo degli ormoni sessuali, è dovuto proprio alla ricerca con la sperimentazione animale [1].

Da tali esperimenti si sono ricavati dati importanti sulla relazione tra gli effetti degli ormoni sessuali non solo rispetto alla sensibilità nocicettiva, ma anche rispetto ai processi analgesici.

I dati si integrano con i risultati di studi sui soggetti umani rivolti all'analisi dell'influenza degli ormoni gonadotropi sulle risposte al dolore sperimentale, nonché degli effetti ormonali sulle vie nervose periferiche e centrali coinvolte nella trasmissione del dolore [2].

Dai due tipi di approcci risulta un'importante partecipazione degli ormoni gonadotropi nella trasmissione del segnale nocicettivo dalla periferia ai centri superiori e, come punto fermo, si può considerare il ruolo cruciale del livello degli estrogeni nella differente risposta al dolore nei due sessi [1, 3] e il coinvolgimento del sistema limbico [1].

Si possono riportare due esempi ben documentati: il legame tra gli estrogeni e l'emicrania, infatti nell'età prepubere non vi sono differenze nell'incidenza di questa sindrome dolorosa tra i due sessi, mentre nell'età adulta le donne sono colpite molto più dei maschi; il fatto che l'uso degli estrogeni nella terapia sostitutiva ormonale durante la menopausa aumenta in modo significativo la probabilità di avere dolori temporomandibolari.

Nel SNC gli estrogeni possono modulare circuiti implicati nei processi nocicettivi. I dati sperimentali suggeriscono che vi sia una stretta relazione tra gli estrogeni e il sistema oppioide e che il sistema beta-endofinergico possa rappresentare il legame tra gli estrogeni e il dolore.

Questa indicazione si basa su diversi dati: il nucleo arcuato dell'ipotalamo invia terminazioni endofinergiche a strutture coinvolte nella trasmissione del segnale nocicettivo come il setto, il grigio periacqueduttale (PAG) e il talamo; sintesi e secrezione delle beta-endorfine nell'ipotalamo sono influenzate dai livelli di estrogeni circolanti; i livelli delle beta-endorfine crescono con l'aumento della concentrazione plasmatica degli estrogeni e diminuiscono durante il flusso mestruale quando i livelli degli estrogeni sono al minimo.

Altri dati indicano un coinvolgimento periferico degli estrogeni attraverso un'azione di vasodilatazione della parete vascolare che svolge un ruolo fondamentale nella sensibilizzazione periferica indotta da una stimolazione nocicettiva.

Un'ultima considerazione riguarda la nozione che tra i due sessi vi sono differenze in diverse regioni del SNC, come l'ipotalamo, il nucleo soprachiasmatico, il nucleo interstiziale, oltre a differenze nelle connessioni sinaptiche in varie parti del sistema limbico, come il nucleo arcuato e l'amigdala. Inoltre, sono descritte differenze funzionali, ad es. è stato riportato che in seguito alla somministrazione di estrogeni, le femmine ma non i maschi, producono recettori progestinici, aumentano i recettori muscarinici e serotoninergici, gli enzimi colinergici e i peptidi oppioidi in diverse aree del SNC.

In questa breve nota introduttiva si è voluto solo presentare una sorta di elenco delle evidenze di varia natura che supportano l'esistenza di una diversità tra i due sessi rispetto alla sensazione dolorifica.

Questo tema sarà trattato in modo più approfondito dai relatori, a ognuno dei quali è riconosciuta a livello nazionale e internazionale una specifica competenza sull'argomento.

Bibliografia

1. Aloisi AM (1999) Role of the lymbic system in sex, gender and pain. In: . M Devor, MC Rowbotham, Z Wiesenfeld-Hallin (eds) Proceed. 9th Word Congress on Pain, pp. 567-579
2. Fillingrim RB (2000) Sex, gender, and pain: women and men really are different. Curr Rev Pain 4:24-30
3. Fillingrim RB, Ness TU (2000) Sex-related hormonal influences on pain and analgesic responses. Neurosci Biobehav Rev 24:485-501

Ormoni ipofisari e gonadici nel dolore

A.M. Aloisi, I. Ceccarelli

Istituto di Fisiologia Umana, Università di Siena

Introduzione

Studi epidemiologici rivelano una netta prevalenza delle donne rispetto agli uomini, sia nella frequenza che nell'intensità, di sindromi dolorose soprattutto di origine muscolo-scheletrica, o viscerale, o ad eziologia autoimmune.

Studi effettuati su animali da esperimento hanno chiaramente dimostrato come la modulazione dei livelli di estrogeni o androgeni (circolanti e/o presenti nel sistema nervoso centrale) sia in grado di modificare le risposte comportamentali, ormonali e neuronali a stimoli nocicettivi persistenti. Nel nostro laboratorio abbiamo recentemente osservato come i livelli fisiologici di androgeni siano necessari per permettere l'adattamento del sistema nervoso centrale ad uno stimolo doloroso ripetuto; infatti, ratti maschi intatti, cioè con livelli fisiologici di androgeni, sottoposti a 2 o 3 iniezioni di formalina, mostrano una minore attività dell'asse ipotalamo-ipofisi-surrene, una minore attivazione neuronale (c-Fos), ed una minore durata del leccamento della zampa, rispetto agli animali gonadectomizzati [1]. Inoltre, il coinvolgimento dell'asse ipotalamo-ipofisi-surrene è stato studiato nel nostro laboratorio per valutare i livelli di stress indotti da una stimolazione nocicettiva. I risultati hanno dimostrato che le femmine hanno livelli basali di corticosterone e ACTH più alti dei maschi; una stimolazione nocicettiva induce un aumento dei livelli circolanti di ACTH nelle femmine, ma non nei maschi; al contrario, i livelli di corticosterone determinati dopo una stimolazione nocicettiva non sono diversi dai controlli in entrambi i sessi [2].

Anche se i dati ottenuti su animali da esperimento sono abbastanza chiari, i dati clinici ottenuti su pazienti sofferenti di varie sindromi dolorose croniche, continuano a non chiarire il quadro per la grande variabilità delle procedure sperimentali e dei risultati ottenuti.

Qui di seguito sono riportati alcuni dei dati presenti in letteratura da cui appare evidente la necessità di uno studio più approfondito di queste tematiche.

Asse ipotalamo-ipofisi-surrene e dolore

Recentemente, l'ipocortisolismo è stato riportato oltre che in pazienti che sviluppano disordini in seguito a stress postraumatico, anche in pazienti che soffrono di fibromialgia, sindrome da fatica cronica e dolore pelvico cronico. Lo sviluppo dell'ipocortisolismo può essere dovuto ad alterazioni dell'asse ipotalamo-ipofisi-surrene, a fattori genetici e ad esperienze stressanti caratterizzate da una minore disponibilità del cortisolo dovuta ad una minore secrezione surrenalica, alla diminuzione della reattività surrenalica, alla maggiore sensibilità al feedback negativo dell'asse, all'aumento della clearance e del legame del cortisolo sulle cellule bersaglio [3]. In accordo con queste osservazioni, gli studi di Dessein mostrano, in pazienti fibromialgici, la riduzione del cortisolo urinario nelle 24 ore probabilmente dovuto a ipersecrezione dell'ormone corticotropo (CRH) con down-regulation dei recettori del CRH nell'ipofisi, a resistenza ai glucocorticoidi o a variazioni morfologiche a diversi livelli dell'asse [4].

In contrasto con queste osservazioni, è stato osservato in pazienti fibromialgici un'iperattività dell'assi ipotalamo-ipofisi-surrene, con livelli elevati di cortisolo frequentemente associati con il grado di severità della depressione, che rappresenta un sintomo comune della fibromialgia [5].

Asse ipotalamo-ipofisi-gonadi e dolore

Nella donna, l'osservazione di un peggioramento del dolore con la menopausa, quando i livelli di estrogeni sono bassi, ha suggerito un'associazione di questi ormoni con l'analgesia; d'altro canto, anche per quanto riguarda il testosterone, il consistente aumento di alcune condizioni di dolore, come l'angina negli uomini più anziani fa ipotizzare un suo ruolo analgesico [6]. Per ognuno di questi quadri clinici però può essere trovato l'opposto, come l'aumento del mal di testa nella pubertà, quando il testosterone aumenta, o la diminuzione in uomini più anziani e donne dopo la menopausa di alcuni tipi di dolore quali quello addominale, emicrania, mal di testa tensivo; inoltre nuove evidenze in donne sottoposte a terapia ormonale sostitutiva mostrano un aumento del rischio di dolore temporo-mandibolare [7].

Sebbene i pazienti fibromialgici siano in maggioranza donne, pochi studi hanno posto l'attenzione sull'influenza dei livelli di ormoni gonadici su questa patologia. È stato osservato come nella fibromialgia sia presente un'alterata regolazione della produzione di ormoni sessuali con diminuzione degli estrogeni plasmatici, aumento dell'FSH e diminuzione della secrezione dell'LH; in queste alterazioni potrebbe essere coinvolto il CRH, in quanto è stato dimostrato che questo è in grado di ridurre le funzioni gonadiche inibendo la liberazione di LHRH [8].

Inoltre, è stato descritto un aumento dell'incidenza della fibromialgia e della sindrome da fatica cronica in donne nel periodo peri e postmenopausale [9], suggerendo che una deficienza estrogenica o una ipoattività dell'asse ipotalamo-ipofisi-gonadi possano partecipare all'insorgenza di queste sindromi [10]. Studd e Panay [10] hanno dimostrato che nel caso di una bassa concentrazione di estrogeni si è ottenuto un miglioramento con terapia ormonale sostitutiva. D'altra parte Korkzun [11] ha osservato in pazienti fibromialgici o con sindrome da fatica cronica che la pulsatilità dell'LH durante la fase follicolare ed i livelli di estrogeni e progesterone non sono diversi da quelli dei controlli.

Bibliografia

1. Ceccarelli I, Scaramuzzino A, Aloisi AM (2001) Effects of repetitive nociceptive stimulation on hormonal, behavioural and neural responses in male rats. SIF, Firenze
2. Aloisi AM, Albonetti ME, Carli G (1996) Formalin-induced changes in adrenocorticotropic hormone and corticosterone plasma levels and hippocampal choline acetyltransferase activity in male and female rats. Neuroscience 74:1019-1024
3. Heim C, Ehlert U, Hellhammer DH (2000) The potential role of hypocortisolism in the pathophysiology of stress- related bodily disorders. Psychoneuroendocrinology 25:1-35
4. Dessein PH, Shipton EA, Stanwix AE, Joffe BI (2000) Neuroendocrine deficiency-mediated development and persistence of pain in fibromyalgia: a promising paradigm? Pain 86:213-215
5. Neeck G (2000) Neuroendocrine and hormonal perturbations and relations to the serotonergic system in fibromyalgia patients. Scand J Rheumatol 113:8-12
6. Berkley K, Holdkroft A (1999) Sex and gender differences in pain. In: P Wall and R Melzack (eds) Texbook of pain. Harcourt, London, pp 951-965
7. LeResche L, Saunders K, Von Korff MR et al (1997) Use of exogenous hormones and risk of temporomandibular disorder pain. Pain 69:153-160
8. Roozendaal MM, Swarts JJ, van Maanen JC et al (1997) Inhibition of the LH surge in cyclic rats by stress is not mediated by opioids. Life Sci 60:735-742
9. Wolfe F, Ross K, Anderson J et al (1995) The prevalence and characteristics of fibromyalgia in the general population. Arthritis Rheum 38:19-28
10. Studd J, Panay N (1996) Chronic fatigue syndrome. Lancet 348:1384
11. Korszun A, Young EA, Engleberg NC et al (2000) Follicular phase hypothalamic-pituitary-gonadal axis function in women with fibromyalgia and chronic fatigue syndrome. J Rheumatol 27:1526-1530

Il dolore muscoloscheletrico

M.A. Giamberardino, J. Vecchiet

Dipartimento di Medicina e Scienze dell'Invecchiamento, Università "G. D'Annunzio", Chieti

Introduzione

Il dolore muscolare è una delle evenienze più frequenti nella vita di un individuo in rapporto ad un elevato numero di condizioni sia fisiologiche – come ad esempio l'esercizio fisico – sia patologiche che possono provocarne l'insorgenza. Il dolore muscoloscheletrico di origine patologica può configurarsi come primitivo o secondario a seconda che l'evento morboso si esprima primariamente a livello del tessuto o sia localizzato in altra struttura [1].

Nel contesto della tematica della modulazione ormonale del sintomo dolore, particolare interesse rivestono alcune condizioni algogene muscoloscheletriche che si presentano con netta prevalenza nel sesso femminile nella fase fertile della vita. Tali condizioni propongono infatti con specifica evidenza la problematica delle interazioni fra gli ormoni sessuali, le loro cicliche fluttuazioni e la percezione del sintomo [2, 3]. È sembrato pertanto opportuno trattare specificatamente di queste forme, ovvero dei dolori muscoloscheletrici primitivi a causa organica apparentemente non identificabile – sindorme fibromialgica (FS) e sindrome da fatica cronica (CFS) – e dei dolori muscolari secondari a patologie algogene degli organi della riproduzione femminile [4, 5].

Dolore muscoloscheletrico primitivo

Sindrome fibromialgica

La sindrome fibromialgica è una malattia reumatologica di comune riscontro clinico (2-4%) che colpisce preferenzialmente il sesso femminile (75-95%) nell'età media della vita [6]. Secondo i criteri stabiliti dall'American College of Rheumatology nel 1990, essa si caratterizza per la presenza di dolore muscoloscheletrico cronico, diffuso e simmetrico che dura da più di 3 mesi e di dolorabilità elettiva in almeno 11 su 18 siti corporei predeterminati definiti *tender points* (TePs). Sintomi aggiuntivi sono rappresentati da astenia generalizzata, rigidità mattutina, disturbi del sonno (sonno non ristoratore) e della sfera affettiva, prevalentemente in senso depressivo. Altre manifestazioni patologiche a carattere doloroso concomitano spesso con i sintomi della FS: cefalea, sindrome del colon irritabile, dismenorrea, cistite interstiziale [4].

A fronte di un corredo sintomatologico imponente, i soggetti fibromialgici non mostrano alcuna specifica alterazione degli esami ematochimici, radiologici o elettromiografici (a meno di un'altra concomitante patologia). Essi presentano però, nella quasi totalità dei casi, un netto incremento della sensibilità nei confronti degli stimoli dolorosi (iperalgesia) che non è confinato alle strutture muscolari o alle aree spontaneamente dolenti, ma interessa tutte le strutture somatiche parietali (cute, sottocute e muscolo) sia nelle aree dolenti e nei TePs che nelle aree non dolenti e non sede di *tender* [7]. Tale quadro di generalizzata ipersensibilità nei confronti degli stimoli dolorosi ha fatto supporre una genesi centrale della sintomatologia algogena nella FS [4]. Questa ipotesi è suffragata dall'obiettivo riscontro nei pazienti FS rispetto ai normali, di alterazioni del metabolismo di alcuni mediatori implicati nei processi della nocicezione nel sistema nervoso centrale (SNC), ovvero la sostanza P (concentrazioni più elevate nel liquor), la serotonina (concentrazione ridotta nel siero in associazione a concentrazione ridotta nel siero e nel liquor del suo precursore, il triptofano), il nerve growth factor (NGF) (aumentata concentrazione nel liquor) o le endorfine (livelli di dinorfina A aumentati nel liquor) [8]. Fra tutte, le alterazioni del metabolismo della serotonina (deficit del sistema serotoninergico) sembrano rivestire il ruolo più importante, tanto è vero che le terapie maggiormente efficaci nei pazienti fibromialgici sono quelle volte ad incrementare la biodisponibilità del mediatore nel SNC (inibitori del re-uptake della serotonina a livello sinaptico – agonisti recettoriali serotoninergici) [8].

Ci si è per lungo tempo interrogati sulle ragioni della impressionante predominanza della sindrome fibromialgica nel sesso femminile, soprattutto nella fase fertile della vita. In tempi in cui la malattia era ancora in fase di definizione clinica e veniva prevalentemente attribuita a fattori psicogeni, si è ritenuto che essa si manifestasse preferenzialmente nelle donne a causa della maggior "predisposizione" del sesso femminile a disturbi della sfera emotiva [4]. Le attuali conoscenze sulle modalità di presentazione della sindrome e sulle sue origini fisiopatologiche, benché ancora incomplete, permettono di escludere tale ipotesi. Esse consentono invece di ritenere che un ruolo importante nella genesi dei sintomi sia rivestito dagli ormoni sessuali femminili. È ormai noto che tali ormoni agiscono a più livelli del SNC ed interferiscono in varia misura con la produzione a l'azione di molti mediatori più o meno direttamente implicati nei processi nocicettivi [9]. Alcune specifiche interazioni sono state in particolare dimostrate proprio per quei mediatori il cui metabolismo risulta alterato nella FS, come più sopra ricordato. Per quanto riguarda la serotonina, ad esempio, è stato visto che i suoi livelli si modificano significativamente in rapporto alle concentrazioni plasmatiche di estrogeni [2]. L'interazione della serotonina con gli ormoni sessuali femminili è ulteriormente illustrata da studi che dimostrano come il numero dei recettori serotoninergici disponibili, la loro capacità di legare il mediatore, come pure il loro stato funzionale sono tutti associati a cambiamenti significativi dei livelli di estrogeni [10, 11]. Influenze significative degli ormoni sessuali femminili sono state riscontrate anche sui livelli di sostanza P [9] e numerosi studi recenti hanno inoltre dimostrato una specifica correlazione fra i tassi estrogenici e l'NGF

[12-14]. Tale correlazione è stata inizialmente proposta quale possibile spiegazione per le mialgie masticatorie, ma viene attualmente suggerita anche per altre forme di dolore muscoloscheletrico, in particolare proprio la fibromialgia. L'NGF è attivamente coinvolto in molti aspetti della nocicezione, l'iniezione endovenosa o sottocutanea del composto in volontari sani causa dolore muscolare nella regione mandibolare, nucale e del tronco, con modalità dose-dipendente. È interessante rilevare come le donne siano apparse maggiormente suscettibili degli uomini all'NGF [12, 13]. È stato visto che gli estrogeni possono modificare l'efficienza del meccanismo di *binding* dell'NGF e regolare la sensibilità all'NGF nei target neurotropinici dei gangli delle radici dorsali dell'adulto. Esiste inoltre anche una co-localizzazione dei recettori per gli estrogeni ed i recettori per l'NGF in alcune aree del sistema nervoso centrale, ad esempio nei neuroni colinergici della parte basale del proencefalo [14].

Specifiche correlazioni sono state anche dimostrate fra gli ormoni sessuali femminili ed il sistema oppioide. L'LH desensibilizza i recettori per gli oppiacei a livello cerebrale e l'elevazione preovulatoria dell'LH è caratteristicamente seguita da una diminuzione del tono oppioide e da una aumentata sensibilità al dolore che persiste a lungo durante la fase luteinica del ciclo [15]. Ricerche animali hanno dimostrato inoltre una co-localizzazione dei peptidi oppioidi endogeni e degli estrogeni in alcuni nuclei ipotalamici [16] come pure aumenti estrogeno-mediati dei livelli dell'mRNA per il recettore oppioide mu [17].

L'insieme di tali dati è fortemente a sostegno dell'ipotesi che variazioni del tasso degli ormoni femminili si associno a modificazioni del metabolismo dei mediatori centrali che sono stati chiamati in causa nella genesi della FS. Secondo Bradley [4, 6], tuttavia, questi avvenimenti neurochimici potrebbero prodursi unicamente in individui geneticamente predisposti. Sebbene le indagini nel campo siano ancora in fase iniziale, alcune recenti evidenze sperimentali indicherebbero nella FS una malattia genetica correlata al sesso, a trasmissione autosomica dominante [18].

Sindrome da fatica cronica

La CFS è una malattia caratterizzata da fatica muscolare generalizzata e persistente associata ad una serie di sintomi secondari quali artromialgie, disturbi del sonno e della sfera affettiva. Essa ha spesso un esordio postinfettivo e si manifesta con netta prevalenza nel sesso femminile (70%) nell'età giovane-media della vita (20-40 anni) [6]. La CFS è stata per lungo tempo oggetto di controverso inquadramento nosografico, da molti considerata un tutt'uno con la sindrome fibromialgica. Da oltre un decennio, però, CFS ed FS sono state chiaramente differenziate e vengono diagnosticate in base a criteri clinici distinti. La diagnosi di CFS si pratica attualmente secondo i criteri di Fukuda (1994) secondo cui un paziente viene inquadrato come affetto dalla sindrome se presenta fatica generalizzata da più di 6 mesi e manifesta, da almeno lo stesso periodo di tempo, quattro o più di una serie di sintomi secondari aspecifici, tra cui, come già accennato nelle definizione, i disturbi del sonno e della sfera affettiva, nonché linfoadenopatia, difetti di concentrazione e, soprattutto, artralgie e mialgie diffuse. Malattie definite e codificate che possono presentarsi con sintomatologia analoga (ad esempio patologie psichiatriche maggiori, obesità severa, narcolessia, etc.) rappresentano criteri di esclusione della sindrome.

Malgrado il fatto che il sintomo cardine della CFS sia la fatica e non il dolore, le più recenti statistiche dimostrano che la prevalenza dei dolori muscolari nella sindrome è elevatissima (94%) [4], per cui il quadro clinico complessivo di un tipico paziente CFS è nella maggior parte dei casi quello di dolore e fatica muscolare generalizzati, similmente a quanto osservato nella FS. A differenza che in quest'ultima, però, i pazienti con CFS non manifestano un'ipersensibilità generalizzata nei confronti degli stimoli dolorosi, quanto piuttosto un'iperalgesia selettiva muscolare, con normosensibilità a livello cutaneo e sottocutaneo [19]. L'iperalgesia muscolare è diffusa e simmetrica ed interessa il ventre muscolare a tutto campo, senza esprimersi elettivamente in punti specifici come i TePs dei fibromialgici. Accanto all'ipersensibilità, i pazienti CFS presentano anche alterazioni morfostrutturali e biochimiche a livello muscolare, ovvero danneggiamento delle fibre, fenomeni di fusione di fibra con centralizzazione dei nuclei, infiltrazione grassa, degenerazione fibrosa e fenomeni rigenerativi, nonchè alterazioni mitocondriali (pleio-polimorfismo, ispessimento delle creste, riduzione del patrimonio enzimatico ossidativo, alterazioni del DNA mitocondriale con aumento notevole della delezione comune 4799). Le alterazioni muscolari dei pazienti CFS farebbero configurare un quadro di "invecchiamento precoce" delle fibre, con un danno elettivo e primitivo a livello mitocondriale [19]. Nell'insieme, il quadro delle alterazioni sensitive-morfofunzionali del muscolo deporrebbe per un contributo periferico alla genesi dei sintomi muscolari (dolore, fatica) della CFS. Secondo una delle ipotesi più accreditate, il *primum movens* della sintomatologia della CFS sarebbe rappresentato da una infezione – prevalentemente virale – che scatenerebbe un'attivazione cronica di bassa entità del sistema immunitario, a sua volta responsabile di un'autoaggressione nei confronti dei mitocondri delle cellule muscolari [4]. In tale contesto, il ruolo degli ormoni sessuali femminili sarebbe non trascurabile, tenuto conto del fatto che tali ormoni sono provvisti di una documentata significativa influenza sulle capacità reattive del sistema immunitario [4], come dimostra anche il fatto che le malattie autoimmunitarie a carattere doloroso sono sino a nove volte più frequenti nelle donne rispetto agli uomini [20].

Come per la FS, comunque, anche per la CFS si ritiene che l'intera sequenza degli eventi che porta alla sintomatologia dolorosa muscolare sia in grado di attivarsi unicamente in soggetti geneticamente predisposti [4]. Tale ipotesi avvicina ancora una volta le due sindromi, portando nuovamente alla ribalta l'idea, sostenuta fino a tempi relativamente recenti, che esse rappresentino due aspetti di uno spettro patologico comune.

In relazione proprio all'interazione fra le due sindromi, le più recenti statistiche riferiscono infatti che una percentuale piuttosto elevata di pazienti con CFS (fino al 70%) soddisfa anche i criteri diagnostici per la FS (pazienti con CFS + FS) [4, 8]. L'esperienza della nostra scuola, su pazienti reclutati attraverso il Centro per lo Studio della Sindrome da Fatica Cronica dell'Università "G. D'Annunzio" di

Chieti, ha evidenziato un ulteriore gruppo che è possibile definire come CFS/FS. Si tratta di pazienti, quasi esclusivamente di sesso femminile, che soddisfano i criteri per la CFS ma non per la FS, in cui esiste purtuttavia un quadro clinico estesiologico di passaggio fra le due sindromi. Essi presentano infatti un numero di TePs positivi molto vicino al numero minimo necessario per porre la diagnosi di FS (8-10/18) ed una situazione di iperalgesia diffusa sottocutanea e muscolare (abbassamento significativo delle soglie del dolore alla stimolazione elettrica) ma non cutanea, che si pone come intermedia fra quella della CFS (iperalgesia solo muscolare) e quella della FS (iperalgesia dei tre tessuti parietali). Questo gruppo di pazienti rappresenta nella nostra casistica il 19% circa (su un totale di 115 pazienti con CFS accertata esaminati dal 1995 al 2000). Il fatto che tale gruppo CFS/FS sia costituito pressoché esclusivamente da donne sembra far ipotizzare che queste tendano più facilmente degli uomini a sviluppare un quadro di fibromialgia a partire da un quadro già codificato di sindrome da fatica cronica e quindi ad evolvere dalla CFS alla FS nel tempo.

Dolore muscoloscheletrico secondario

La forma in assoluto più paradigmatica di dolore muscolare secondario è rappresentata dal dolore riferito da strutture viscerali. Come è noto, il dolore viscerale dopo una prima fase in cui viene percepito come diretto, in regione centrale toracica o addominale, tende ad essere riferito in aree somatiche distanti dalla propria sede, ma neuromericamente connesse. Nell'area di riferimento della sensazione, al dolore si accompagna con estrema frequenza una condizione di iperalgesia (dolore riferito con iperalgesia) che coinvolge prevalentemente le strutture muscolari. In tale circostanza, il dolore muscolare percepito in quelle zone è del tutto simile al dolore muscolare primitivo e pertanto va con esso posto in diagnosi differenziale [1].

Il dolore muscolare riferito da organi interni è un fenomeno ampiamente diffuso in medicina: il riferimento della sensazione algogena è infatti la regola nella nocicezione viscerale. Esistono però differenze nella manifestazione di tale dolore negli uomini e nelle donne che riflettono differenze nell'incidenza di diverse patologie algogene viscerali nei due sessi. Innanzitutto esistono dolori viscerali sesso-specifici in quanto a partenza dagli organi della riproduzione, che sono ovviamente distinti nel maschio e nella femmina. Tali forme di dolore sono percentualmente molto più frequenti nelle donne, la cui funzione ormononale/riproduttiva è di gran lunga più complessa di quella degli uomini. Le donne sono pertanto soggette a dolori mestruali, eventualmente ai dolori da parto e del postparto, nonché a tutta una serie di dolori pelvici spesso successivi ad infiammazioni ed infezioni ascendenti delle vie genitali. Di conseguenza, dolori muscolari riferiti dagli organi della riproduzione – percepiti a livello addominale, inguinale, sacrolombare – sono estremamente frequenti e si associano ad ipersensibilità muscolare che perdura a lungo – anche nelle fasi intercritiche. Un esempio classico è rappresentato dalla dismenorrea che produce violenti dolori addominali o lombari in fase mestruale e lascia una ipersensibilità della stessa muscolatura anche fra un flusso e l'altro. Per quanto riguarda i dolori viscerali non sesso-specifici, la diversità di presentazione fra uomini e donne è variabile: ad esempio, gli ormoni sessuali femminili proteggono nei confronti della patologia ateromasica coronarica durante la fase fertile della vita. Le donne presentano quindi percentualmente meno dolore riferito a partenza cardiaca nella fase fertile rispetto agli uomini, anche se, contemporaneamente, lamentano più spesso dolori muscolari toracici di natura muscolare primitiva [5].

Variazioni della sensibilità algogena muscolare in funzione del ciclo mestruale

I dati sulla fluttuazione del dolore muscolare in funzione delle fasi del ciclo ovarico nella donna nel corso della fase fertile della vita sono a tutt'oggi poco numerosi e frammentari. Gli studi che sono stati effettuati sinora nel campo sono essenzialmente di due tipi: sperimentali (ad es. valutazione delle soglie del dolore muscolari in varie fasi del ciclo) e clinici in corso di varie patologie (ad es. valutazione della fluttuazione del dolore muscolare spontaneo in relazione alle fasi del ciclo). I primi sono relativamente scarsi poiché la maggior parte dei lavori sperimentali che hanno esaminato i rapporti fra fase del ciclo mestruale e percezione del dolore si è concentrata sulla sensibilità superficiale (cutanea e sottocutanea) [9]. I dati disponibili a tutt'oggi si riferiscono all'impiego di stimoli pressori ed elettrici applicati al muscolo in diverse fasi del ciclo; alcuni autori hanno riscontrato una maggiore sensibilità al dolore in fase premestruale e mestruale nei confronti di entrambi i tipi di stimolo [21, 22], mentre altri non hanno rilevato alcun cambiamento significativo di sensibilità nelle varie fasi [23].

Per quanto riguarda gli studi clinici, è stato riportato recentemente che il dolore della sindrome fibromialgica subisce un incremento in fase premestruale e mestruale e che le fluttuazioni cicliche del dolore spontaneo scompaiono se le pazienti sono sottoposte a trattamento ormonale con farmaci contraccettivi. In altre parole, i livelli di dolore muscoloscheletrico in tali pazienti sarebbero significativamente più stabili nel corso del tempo rispetto ai livelli riportati da pazienti che non fanno uso di contraccettivi [2]. Nel complesso, gli studi sia clinici che sperimentali suggeriscono un'influenza della fase del ciclo mestruale (e quindi del corrispondente assetto degli ormoni sessuali) sulla percezione del dolore muscolare, anche se la direzione e l'entità di tali variazioni dovrà essere meglio indagata in futuro su campioni più vasti sia di soggetti asintomatici che affetti da patologie dolorose muscoloscheletriche.

Conclusioni

Il dolore muscoloscheletrico può presentarsi sotto diverse forme. Il dolore muscoloscheletrico diffuso e cronico a carattere primitivo prevale nettamente nel sesso femminile nell'età fertile della vita, una circostanza che ha fatto considerare con sempre maggiore insistenza l'ipotesi di un significativo ruolo rivestito dagli ormoni sessuali femminili nella genesi del sintomo. Seppur indirettamente, si ritiene oggi che tali ormoni intervengano effettivamente se non sull'insorgenza, certamente nella modulazione del dolore in varie sindromi cliniche (fibromialgia e sindrome da fatica cronica in modo particolare). Gli ormoni femminili sarebbero infatti in grado di influenzare nettamente il metabolismo di svariati mediatori centrali della nocicezione – quali la serotonina, l'NGF, la sostanza P o le endorfine – che sono stati in varia misura implicati nella fisiopatogenesi della FS e di intervenire significativamente nella modulazione delle risposte immunitarie che rivestirebbero un ruolo chiave nello scatenamento dei sintomi della CFS. Per quanto riguarda il dolore muscolare a carattere secondario, particolare importanza assume il dolore riferito da viscere. Sebbene non si possa ritenere che tale tipo di dolore sia complessivamente più frequente nel sesso femminile rispetto al maschile – in quanto esistono variabilità notevoli fra i due sessi in rapporto allo specifico tipo di patologia – può essere senza dubbio affermato che almeno il dolore riferito dagli organi della riproduzione prevale nettamente nelle donne rispetto agli uomini per la maggiore complessità della funzione riproduttiva nel sesso femminile. In questo caso, il ruolo degli ormoni sessuali nel determinismo del dolore è più che evidente, trattandosi di eventi fisiopatologici (ad es. mestruazioni, parto) che specificatamente coinvolgono organi e funzioni legate al sesso. Sia sul dolore muscolare diffuso primitivo, che sul dolore riferito distrettuale, infine, gli ormoni sessuali femminili nella fase fertile della vita esercitano un effetto di modulazione; la loro fluttuazione con il ciclo ovarico è infatti associata a significative variazioni dell'intensità del dolore percepito.

Poiché spesso il dolore riferito a partenza dagli organi della riproduzione femminile (dismenorrea) si associa a forme di dolore muscolare generalizzato (fibromialgia) si fa sempre più strada l'ipotesi che i due fenomeni siano collegati e che dipendano almeno in parte da un processo di sensibilizzazione centrale nei confronti degli stimoli dolorosi, probabilmente iniziato dalla patologia viscerale ed evoluto a coinvolgere la sensibilità somatica a tutto campo.

Il futuro della ricerca sulle forme di dolore muscoloscheletrico cronico e diffuso nel sesso femminile sembra pertanto sempre più rivolto ai meccanismi centrali di produzione e modulazione del dolore e alla ricerca di presidi terapeutici efficaci nel ristabilire un equilibrio neurochimico alterato nel SNC.

Bibliografia

1. Vecchiet L, Giamberardino MA (1990) Il dolore somatico e viscerale. In: L Vecchiet et al (eds), Trattato di medicina dello sport applicata al calcio. Menarini, Firenze, pp 217-228
2. Dao TT, LeResche L (2000) Gender Differences in Pain. J Orofacial Pain 14:169-184
3. Rollman GB, Lautenbacher S (2001) Sex differences in musculoskeletal pain. Clin J Pain 17:20-24
4. Bradley LA, McKendree-Smith NL, Alarcón GS (2000) Pain complaints in patients with fibromyalgia versus chronic fatigue syndrome. Curr Rev Pain 4:148-157

5. Giamberardino MA (2000) Sex-related and hormonal modulation of visceral pain. In: RB Fillingim (ed), Sex, gender, and pain, progress in pain research and management. IASP Press, Seattle, pp 135-163
6. Bradley LA, Alarcón GS (2000) Sex-related influences in fibromyalgia. In: RB Fillingim (ed), Sex, gender, and pain. Progress in Pain Research and Management, IASP Press, Seattle, pp 281-307
7. Vecchiet L, Giamberardino MA, de Bigontina P, Dragani L (1994) Comparative sensory evaluation of parietal tissues in painful and nonpainful areas in fibromyalgia and myofascial pain syndrome. In: GF Gebhart et al (eds), Progr Pain Res Man. IASP Press, Seattle, Vol 2, pp 177-185
8. Russell IJ (2001) Fibromyalgia Syndrome. In: S Mense, DG Simons (eds) Muscle Pain – Understanding its nature, diagnosis and treatment. Lippincott Williams & Wilkins, Baltimore, pp 289-337
9. Fillingim RB, Ness TJ (2000) The influence of menstrual cycle and sex hormones on pain responses in humans. In: RB Fillingim (ed), Sex, gender, and pain, progress in pain research and Management. IASP Press, Seattle, pp 191-207 20. Fox HS (1995) Sex steroids and the immune system. In: GR Bock, JA Goode (eds). Non-reproductive actions of sex steroids. John Wiley, Chichester, pp 203-217
10. Gundlah C, Simon LD, Auerbach SB (1998) Differences in hypothalamic serotonin between estrous phases and gender: An in vivo microdialysis study. Brain Res 785:91-96
11. Maswood S, Stewaer G, Uphouse L (1995) Gender and estrous cycle effects of the 5-HT1A agonist, 8-OH-DPAT, on hypothalamic serotonin. Pharmacol Biochem Behav 51:807-813
12. Petty BG, Cornblath DR, Adornato BT et al. (1994) The effect of systemically administered recombinant human nerve growth factor in healthy human subjects. Ann Neurol 36:244-246
13. Stohler CS (1997) Masticatory myalgias. Emphasis on the nerve growth factor-estrogen link. Pain Forum 6:169-174
14. Toran-Allerand CD, Miranda RC, Bentham WD et al (1992) Estrogen receptors in cholinergic neurons of the basal forebrain. Proc Natl Acad Sci USA 89:4668-4672
15. Berglund LA, Simpkins JW (1988) Alterations in brain opiate receptor mechanisms on proestrous afternoon. Neuroendocrinology 48:394-400
16. Morrell JI, McGinty JF, Pfaff DW (1985)A subset of beta-endorphin- or dynorphin-containing meurons in the medial basal hypothalamus accumulates estradiol. Neuroendocrinology 41:417-426
17. Quinones-Jenab V, Jenab S, Ogawa S et al. (1997) Estrogen regulation of mu-opioid receptor mRNA in the forebrain of female rats. Brain Res Mol Brain Res 47:134-138
18. Buskila D, Neumann L (1997) Fibromyalgia syndrome (FM) and non-articular tenderness in relatives of patients with FM. J Rheumatol 24:941-944
19. Vecchiet L, Montanari G, Pizzigallo E et al (1996) Sensory characterization of somatic parietal tissues in chronic fatigue syndrome. Neurosci Lett 208:117-120
20. Fox HS (1995) Sex steroids and the immune system. In: Bock GR, Goode JA (eds). Nonreproductive actions of sex steroids. Chichester, John Wiley, pp 203-217
21. Giamberardino MA, Berkley KJ, Iezzi S et al (1997) Pain threshold variations in somatic wall tissues as a function of menstrual cycle, segmental site and tissue depth in non-dysmenorrheic women, dysmenorrheic women and men. Pain 71:187-197
22. Kuczmierczyk AR, Adams HE (1986) Autonomic arousal and pain sensitivity in women with premenstrual syndrome at different phases of the menstrual cycle. J Psychosom Res 30:421-428
23. Amodei N, Nelson-Gray RO (1989) Reactions of dysmenorrheic and nondysmenorrheic women to experimentally induced pain throughout the mesntrual cycle. J Behav Med 12:373-385

Differenze di genere nella percezione del dolore: aspetti epidemiologici, clinici e psicopatologici

G. De Benedittis

Centro per lo Studio e la Terapia del Dolore (CSTD), Istituto di Neurochirurgia, Università di Milano, Policlinico IRCCS, Milano

Introduzione

L'International Association for the Study of Pain (IASP) definisce il dolore come un'esperienza spiacevole, complessa e privata, primariamente associata ad una lesione somatica o descritta in tali termini. In quanto tale, l'esperienza del dolore é universale, interessando la specie umana (e non solo questa) in tutte le epoche, latitudini e culture [1].

Ma il dolore è anche un'esperienza multidimensionale, le cui componenti sensoriale-discriminativa, motivazionale-affettiva e cognitiva [2], sono l'espressione di complesse interazioni tra fattori neurobiologici, psicobiologici e sociali.

Tra queste variabili, il ruolo del sesso, come dimorfismo sessuale, e, ancor più del genere, inteso come identità psicobiologica, nella percezione e nell'esperienza del dolore è stato un argomento per troppo tempo negletto e che solo negli ultimi anni ha attirato una crescente attenzione da parte della comunità scientifica internazionale. Esiste dunque, in aggiunta al dimorfismo sessuale, anche un dimorfismo algologico?

In altre parole, le donne soffrono in maniera differente dagli uomini? E se sì, perché?

Innanzitutto è opportuno distinguere l'ambito clinico da quello sperimentale. In quest'ultimo, l'evidenza di differenze di sensibilità nocicettiva e di risposta comportamentale agli stimoli nocicettivi legate al sesso è incerta ed inconclusiva allo stato attuale della ricerca. Nel complesso, gli studi sperimentali suggeriscono una maggiore sensibilità nocicettiva (dolorifica) nelle donne rispetto agli uomini in risposta a stimoli meccanici o elettrici (ma non termici), prevalentemente di tipo fasico, con conseguenti minori soglia e tolleranza al dolore [3, 4]. Studi di imaging con la tomografia ad emissione di positroni (PET) hanno rilevato una maggiore attivazione dell'insula e della corteccia prefrontale nelle donne in condizioni di dolore sperimentale acuto [5], mentre altri studi sottolineano il ruolo del sistema setto-ippocampale [6]. Ciò suggerirebbe differenze tra uomini e donne nella integrazione a livello centrale degli stimoli nocicettivi e/o nei sistemi endogeni di modulazione del dolore. Le differenze, tuttavia, appaiono modeste.

In ambito clinico, invece, tali differenze risultano decisamente più rilevanti.
Studi epidemiologici compiuti su ampi strati della popolazione generale e clinica documentano una maggiore prevalenza nelle donne rispetto agli uomini di sin-

dromi dolorose croniche cosiddette "benigne" (ma non oncologiche). Una recente rassegna della letteratura [7] riassume le principali differenze di genere emerse da indagini epidemiologiche, con particolare riferimento al sesso femminile: (a) prevalenza sistematica di sindromi dolorose nelle donne; (b) dolore più severo, più frequente, più protratto nel tempo; (c) maggior numero di punti e/o aree dolorose somatiche; (d) maggior consumo di farmaci da banco (OTC); (e) minore attenzione alle richieste antalgiche da parte del personale medico-infermieristico.

Sul piano clinico, si distinguono [8]: (a) sindromi dolorose esclusivamente femminili, basate sulle differenze anatomiche (come, ad es., il dolore da parto, il dolore ginecologico, ecc.); (b) sindromi dolorose prevalenti nel sesso femminile (come, ad es., le cefalee croniche primarie, quali l'emicrania e la cefalea di tipo tensivo, la fibromialgia, l'artrite reumatoide, la sindrome dolorosa dell'articolazione temporomandibolare e le algie facciali atipiche). Anche in talune forme di dolore postoperatorio, come, ad es. quello neurochirurgico, l'incidenza, l'intensità e la durata del dolore risultano maggiori nelle donne rispetto agli uomini.

Infine, sembrano emergere delle differenze legate al sesso anche in rapporto alla risposta ai trattamenti antalgici (ad es. con oppiacei, FANS) ed alle strategie poste in atto per fronteggiare il dolore (maggiore uso nelle donne di coping strategies, come il rilassamento, e maggiore abilità nel ridurre l'impatto emotivo del dolore nella propria vita di ogni giorno) [8].

Il presente studio si propone di valutare le differenze di genere nella percezione del dolore acuto e cronico dal punto di vista epidemiologico, clinico e psicopatologico.

Materiali e metodi

Studio epidemiologico

Su 4280 pazienti afferiti al Centro per lo Studio e la Terapia del Dolore (CSTD) dell'Università di Milano nel periodo 1990-2000, la prevalenza femminile è stata del 65,7% (n=2812) contro una prevalenza maschile del 34,3% (n = 1468).

La Figura 1 illustra la distribuzione percentuale per sesso in otto tra le più rappresentative sindromi dolorose croniche (cefalea di tipotensivo, emicrania, cefalea a grappolo, algie facciali, low back pain, back pain, dolore neuropatico, dolore muscoloscheletrico, dolore oncologico). Come si può osservare, in tutte le sindromi dolorose croniche non oncologiche la prevalenza femminile è più elevata, sistematica e, in taluni casi, come ad es. nell'emicrania, nel back pain e nel dolore muscoloscheletrico (ad es. dolore miofasciale, fibromialgia), è particolarmente rilevante (70-80%). Unica, ben nota eccezione, è la maggiore prevalenza maschile nella cefalea a grappolo. Nel dolore oncologico, invece, viene registrata una prevalenza maschile più alta, anche se la relativa modestia del campione (n = 118) non consente di trarre conclusioni definitive. In ogni caso, si conferma che la maggiore prevalenza femminile riguarda le sindromi algologiche non oncologiche.

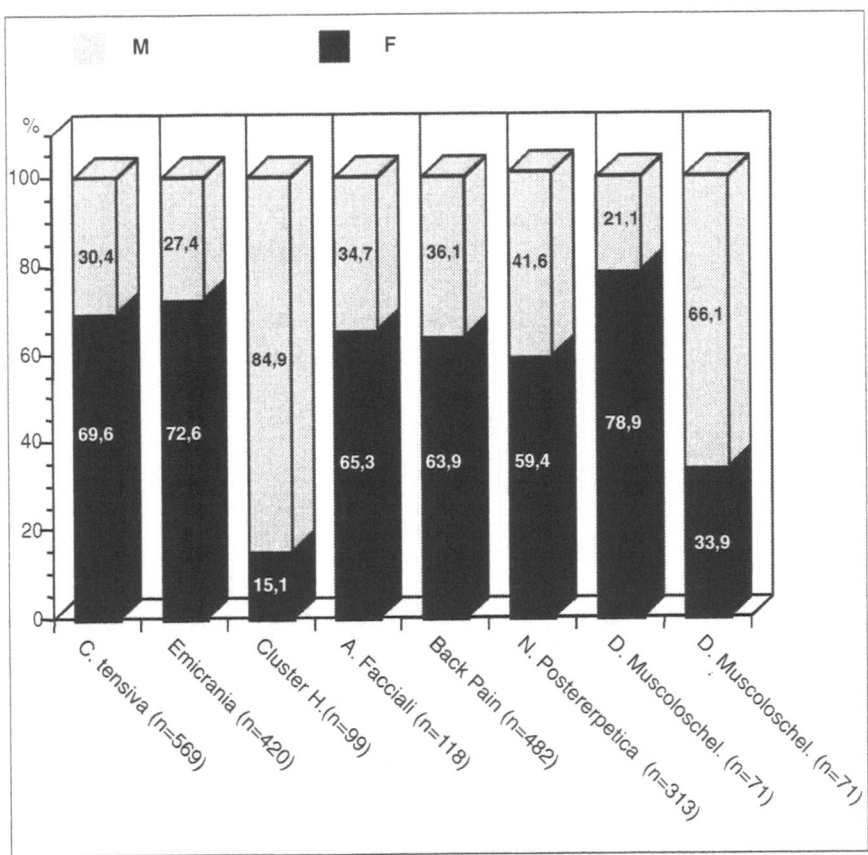

Fig. 1. Distribuzione percentuale per sesso in otto tra le più rappresentative sindromi dolorose croniche

Differenze algologiche e psicopatologiche di genere

Pazienti. Sono stati esaminati n. 756 pazienti algologici consecutivi, rappresentativi di alcune tra le più importanti sindromi dolorose croniche (cefalee primarie, *low back pain* and *failed back syndrome*, nevralgia posterpetica) (n = 629) ed acute (dolore postoperatorio in neurochirurgia cerebrale e spinale) (n = 127).

Metodo. Sono stati valutati i seguenti parametri d'intensità del dolore: scala analogica visiva (VAS) e Present Pain Intensity (PPI). Per i pazienti cefalalgici, sono stati inclusi anche l'Headache Index (HI), o frequenza mensile degli attacchi, e l'Headache Density (HD), o frequenza per intensità media mensile.

Il profilo algologico è stato integrato dalla somministrazione del Questionario Italiano del Dolore (QUID) [9, 10], del quale sono stati considerati i seguenti parametri: PRI-T (Pain Rating Index Globale), PRI-A (Pain Rating Index Affettivo), PRI-E (Pain Rating Index Valutativo) e PRI-M (Pain Rating Index Misto).

Il profilo psicopatologico è stato esaminato mediante il Minnesota Multiphasic

Tabella 1. Differenze di genere per parametri algologici nelle principali sindromi dolorose croniche ed acute. **, p<01; *, p<0.5 (test di Mann-Whitney)

Sindromi	VAS	PPI	PRI-S	PRI-A	PRI-E	PRI-M	PRI-T
Cefalee (n=100)	F 6.79±1.05 M 6.38±1.20	F 3.30±1.42 M 2.96±0÷74	F 10.23±3.05 M 8.93±2.45	F 5.33±2.72 M 5.04±2.90	F 7.46±3.20 M 7.52±3.70	F 4.76±5.01* M 3.18±1.82	F 27.41±6÷96 M 24.67±7.24
N. Posterpetica (n=313)	F 6.09±1.07 M 5.94±1.77	F 2.84±0.76 M 2.76±0.77	F 10.94±3.46 M 11.89±4.48	F 5.12±2.83** M 3.54±2.01	F 6.88±2.69 M 7.19±3.81	F 4.55±2.74 M 4.11±2.28	F 28.07±8.32 M 26.21±8.66
Failed Back S. (n=170)	F 6.74±1.45** M 6.27±1.42	F 3.27±1.05 M 2.94±1.03	F 11.31±2.77 M 11.56±2.81	F 5.32±2.14 M 3.94±1.76	F 7.84±1.71 M 9.17±2.20	F 4.58±2.04 M 4.22±2.132	F 29.05±6.40 M 28.89±6.53
Low Back Pain (n=70)	F 6.08±1.54 M 5.39±2.01	F 2.86±0.76 M 2.75±0.75	F 10.59±3.45 M 9.44±2.28	F 5.73±3.28 M 3.89±2.26	F 7.41±3.05 M 6.11±3.89	F 4.91±2.69 M 5.33±2.60	F 28.46±9.87 M 24.89±5.67
D. Post-Operatorio (n=127)	F 6.30±1.90 M 6.62±2.14	F 3.00±0.71 M 3.12°±.08	F 10.23±4.41 M 9.38±4.94	F 4.55±2.27 M 4.24±2.66	F 5.89±3.00 M 5.47°±4.00	F 4.08±2.07 M 3.29±2.59	F 22.46±10.77 M.38±11.81

Personality Inventory (MMPI) (versione ridotta) [11], con particolare riferimento alle prime tre scale cliniche (la cosiddetta "triade nevrotica").

Statistica. È stata eseguita una statistica descrittiva per le frequenze. Per le differenze di genere in rapporto alle variabili dipendenti, sono state eseguite ANOVA CR per dati non appaiati e il test di Mann-Whitney per l'analisi inferenziale.

Risultati

La Tabella 1 mostra i risultati per quanto attiene ai parametri algologici nelle diverse sindromi cliniche.

Se consideriamo l'intera popolazione di pazienti con dolore cronico (n=629), le donne (n = 397) presentano un'intensità media del dolore significativamente superiore a quella degli uomini (n = 232) : VAS (F 6,39 ± 1.55 vs M 6,04 ± 1,65, $p < .01$); PPI (F 2.96 ± 0,97 vs M 2.77 ± 0.76, $p < .05$) (test di Mann-Whitney).

Suddividendo l'intensità media del dolore in tre categorie (lieve, VAS 0-3, moderato, VAS 4-6, e severo, VAS 7-10), si osserva come le donne mediamente lamentino un dolore severo in proporzione significativamente superiore a quella degli uomini (χ^2 84, g.l. 2, $p = 0,015$) (Fig. 2).

La Figura 3 illustra le differenze medie di genere nelle sottoscale del QUID (PRI-S, PRI-A, PRI-E, PRI-M) e nel PRI-T (Pain Rating Index Globale). L'unica differenza statisticamente significativa è stata osservata per la sottoscala affettiva (PRI-A) ($p < .01$).

La Figura 4 infine mostra i profili (medi) MMPI per genere. I punteggi al di sopra del 70° percentile sono da considerarsi patologici. Le differenze clinicamente e statisticamente significative riguardano le scale D e Hy ($p < .01$), con punteggi più elevati nelle donne.

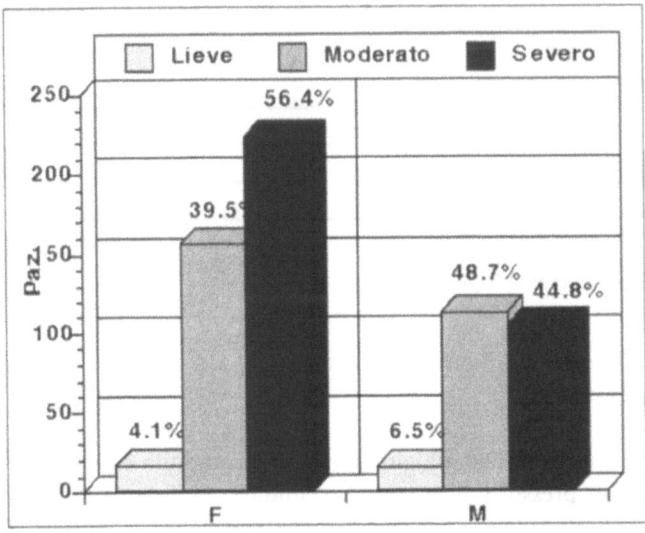

Fig. 2. Differenze medie di genere nell'intensità del dolore

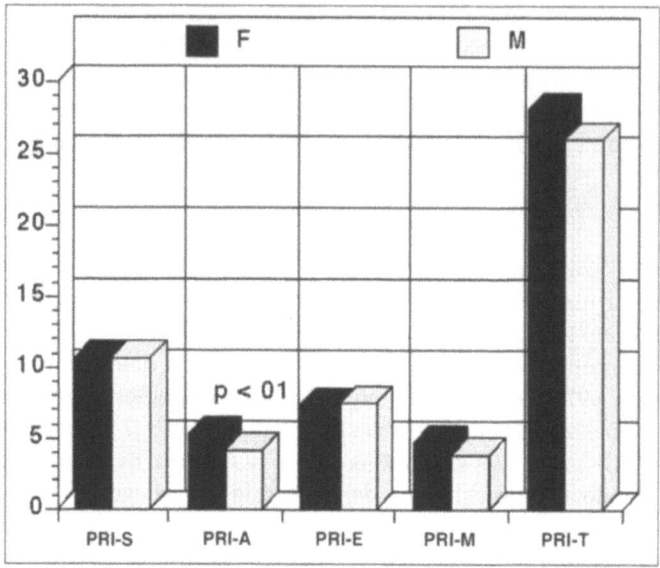

Fig. 3. Differenze medie di genere nelle sottoscale del QUID

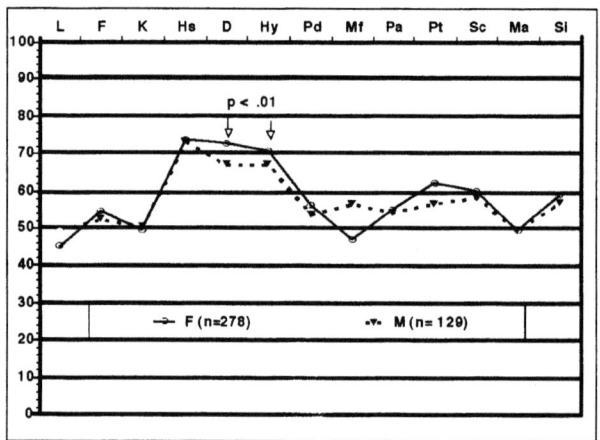

Fig. 4. Profili (medi) MMPI per genere

Discussione

Dal punto di vista epidemiologico, l'in agine compiuta su 4280 pazienti continuativi afferiti presso il Centro per lo Studio e la Terapia del Dolore (CSTD) dell'Università di Milano conferma la netta prevalenza femminile (65,7%). Tale prevalenza attraversa sistematicamente quasi tutte le principale categorie diagnostiche, con un range compreso tra il 59% (dolore neuropatico erpetico e posterpetico) ed il 79% (dolore muscoloscheletrico). Uniche due eccezioni sono la cefalea a grappolo, che conferma la netta maggiore prevalenza maschile (84,9%), ed il dolore oncologico, nel quale è stata riscontrata una maggiore prevalenza maschile, ancorché in un campione non particolarmente rappresentativo sul piano numerico.

I dati epidemiologici dunque segnalano come tre pazienti su quattro, afferenti ad un Centro del Dolore, siano rappresentati da donne. Questa incidenza copre quasi tutte le sindromi dolorose non oncologiche, ma, laddove il quadro clinico comporta il rischio di vita (come nel caso del dolore oncologico), la distribuzione tra sessi appare più equilibrata, come indicato in letteratura [3, 8, 12].

Il maggior ricorso a strutture e cure specialistiche da parte delle donne significa necessariamente che queste percepiscano un più elevato livello di dolore?

Se consideriamo il dolore cronico ed il parametro della intensità, le donne percepiscono il dolore ad un livello significativamente più elevato (VAS, $p < .01$; PPI, $p < .05$) e in maggior proporzione rispetto agli uomini lamentano un dolore severo ($p = .01$, ma sul piano clinico le differenze tra donne e uomini sembrano modeste, confermando quanto suggerito in letteratura [3, 12, 13].

Se tuttavia analizziamo l'esperienza del dolore all'interno della sua struttura multidimensionale, osserviamo che, mentre le componenti sensoriale e valutativa, misurate col PRI-S e PRI-E del QUID, non risultano significativamente differenti tra uomini e donne, la componente affettiva invece, misurata col PRI-A, segnala livelli significativamente più elevati nelle donne (PRI-A, F 5.3 ± 2.74 vs M 4.11 ± 2.39, $p < .01$), con una varianza del 22,4%.

Questo dato è congruo con i profili MMPI, con riferimento alla prime tre scale, ovvero la cosiddetta "triade nevrotica". Sia uomini che donne presentano punteggi medi patologici (al di sopra del 70° percentile) nella scala Hs (ipocondria), ma solo le seconde presentano punteggi medi patologici anche nelle scale D (depressione) e Hy (isteria o ansia somatizzata), significativamente superiori a quelli degli uomini ($p < .01$). La tipica "V-psicosomatica" (o reazione di somatizzazione, o depressione mascherata), caratterizzata da punteggi elevati nelle scale Hs e Hy, e meno elevati nella scala D, è rilevabile nella popolazione maschile, mentre nelle donne il meccanismo di difesa della somatizzazione sembra deragliare o essere comunque meno efficiente, con conseguente slatentizzazione della depressione.

Un'interpretazione parsimoniosa dei dati epidemiologici, algologici e psicopatologici sembra dunque suggerire le seguenti conclusioni:
1. La popolazione clinica di un centro del dolore (quindi una struttura specializzata con verosimile autoselezione dei pazienti più impegnativi) presenta una marcata prevalenza femminile (65,7%).
2. La maggiore prevalenza femminile si associa ad una percezione dolorosa moderatamente ma significativamente più elevata nelle donne. Inoltre le donne lamentano, proporzionalmente, un dolore più severo degli uomini (56,4% vs 44,8%).
3. La componente affettiva del dolore, la sua risonanza emotiva, unitamente alla reazione ansiosa, e non la componente sensoriale-discriminativa, sembra esse-

re la variabile di mediazione più significativa tra intensità del dolore e ricorso alle cure mediche.
4. E lecito supporre che il "dimorfismo algologico", ovvero il differente vissuto dell'esperienza del dolore tra uomini e donne, possa determinare risposte terapeutiche differenziate, delle quali bisogna cominciare a tenere conto. Non è improbabile ipotizzare, per un prossimo futuro, una terapia del dolore a geometria variabile, con strategie terapeutiche calibrate a meglio rispondere alle emergenti differenze di genere.

Bibliografia

1. Merskey H, Bogduk N (eds) (1994) Classification of Chronic Pain. Descriptions of chronic pain syndromes and definitions of pain terms. IASP, Elsevier, New York
2. Melzack R, Casey KL (1968) Sensory, motivational, and central determinants of pain: a new conceptual model. In: D Kenshalo (Ed.) The Skin Senses. C.C. Thomas, Spingfield, pp. 423-443
3. Fillingim RB, Maixner W (1995) Gender differences in the responses to noxious stimuli. Pain Forum 4:209-221
4. Riley JL, Robinson ME, Wise EA et al (1998) Sex differences in the perception of noxious experimental stimuli: a meta-analysis. Pain 74:181-187
5. Attal N (1999) The response to pain: a gender effect? Sever'algia 65
6. Aloisi AM (1997) Sex differences in pain-induced effects on the septo-hippocampal system. Brain Res Reviews 25:397-406
7. Unruh A (1996) Gender variations in clinical pain experience. Pain 65:123-167
8. De Benedittis G (2000) Il dolore al femminile. Pathos 7:120-121
9. De Benedittis G, Massei R, Nobili R, Pieri A (1988) The Italian Pain Questionnaire Pain 35:53-62
10. De Benedittis G, Massei R, Nobili R, Pieri A, Corli O (1988) Il Questionario Italiano del Dolore (QUID). Algos 5:50-63
11. Hathaway SR, McKinley JC (1943) The Minnesota Multiphasic Personality Inventory. New York, The Psychological Corporation
12. Fillingim RB (2000) Sex, gender and pain: a biopsychosocial framework. In: RB Filling (Ed), Sex Gender and Pain. Pain Research and Management.Vol. 17, IASP Press, Seattle, pp 1-6
13. Robinson ME, Riley JL, Myers CD (2000) Psychoscial Contrubutions to Sex-Related Differences in Pain Responses. In: RB Filling (Ed), Sex Gender and Pain. Pain Research and Management.Vol.17, IASP Press, Seattle, pp. 41-68

OSTEOPOROSI, DOLORE BENIGNO?

Il parere del ginecologo

C. Benedetto, C. Monzeglio, G. Grassi, L. Bonino, G. Parise

Dipartimento di Discipline Ginecologiche e Ostetriche, Cattedra C, Università di Torino

L'osteoporosi è definita come riduzione della massa ossea per unità di volume in presenza di un rapporto normale tra matrice e fase minerale. Essa è quindi correlata ad una ridotta deposizione ossea o ad un aumento del riassorbimento [1].

Le alterazioni anatomo-patologiche dell'osso sono rappresentate da:
1. allargamento dei canali vascolari con ridotto numero e ampiezza delle trabecole;
2. aumento del numero di osteomi incompleti;
3. aumento del numero di lacune osteocitarie disabitate, riempite cioè da sali minerali;
4. aumento della superficie di riassorbimento [2].

Quando tali lesioni superano un punto critico, l'osso può non resistere più alle sollecitazioni meccaniche e subire una frattura che sarà la causa del dolore acuto e/o cronico e dell'eventuale deformazione: queste sono le uniche manifestazioni cliniche del fenomeno.

In base all'eziologia, l'osteoporosi è definita primitiva o secondaria, in relazione alla presenza o all'assenza di malattie associate, interventi chirurgici o trattamenti farmacologici. L'osteoporosi primitiva comprende una forma idiopatica ed una involutiva [3]. La forma involutiva è distinta in un tipo I post-menopausale e un tipo II senile. Il tipo post-menopausale è caratterizzato da una rapida perdita ossea, con riduzione della secrezione dell'ormone paratiroideo e conseguente riduzione della produzione di 1,25-diidrossi- vitamina D e deficit dell'assorbimento del calcio.

La vicinanza temporale della menopausa ed il fatto che l'osteoporosi sia più comune tra la popolazione femminile fa pensare all'esistenza di un rapporto di causa-effetto tra la malattia ossea e le modificazioni che avvengono negli steroidi sessuali con l'avanzare dell'età. Dopo la menopausa ogni anno c'è una perdita dell'1-3% di osso corticale e del 5% di osso trabecolare. La durata della vita media di una donna nei paesi industrializzati è di 78,5 anni e dopo la menopausa 1/4 delle donne risulta affetto da osteoporosi vertebrale. Approssimativamente, il 12-20% muore per le conseguenze dirette o indirette di una frattura del collo femorale, entro 6 mesi dalla frattura stessa [1]. In Italia, l'osteoporosi è responsabile approssimativamente di 60.000 fratture del collo femorale e 100.000 fratture dell'avambraccio ogni anno con conseguente altissimo costo sociale ed elevato tasso di mortalità [4].

Possibili fattori di rischio per l'osteoporosi sono, oltre alla razza bianca ed allo stato post-menopausale, la familiarità, la menopausa precoce, la magrezza, l'alimentazione con scarsa assunzione di calcio, la vita sedentaria, il fumo di sigaretta, l'abuso di alcol, la resezione gastrica o intestinale, la terapia corticosteroidea a lungo termine e la tireotossicosi. Il momento patogenetico principale per l'osteoporosi post-menopausale è comunque il deficit estrogenico conseguente alla cessazione dell'attività ovarica. Il tasso di riduzione dell'osso periferico è legato alla riserva endogena di estrogeni, che nella donna in post-menopausa proviene principalmente dalla conversione periferica degli androgeni di origine surrenalica, che avviene soprattutto nel tessuto adiposo. Il meccanismo d'azione attraverso il quale gli estrogeni prevengono la perdita dell'osso è legato alla presenza di recettori per gli estrogeni nelle cellule di questo tessuto [5]. La menopausa naturale è associata alla riduzione dei livelli estrogenici con conseguente incremento della perdita di massa ossea. Altre cause di carenza estrogenica, quali l'amenorrea ipotalamica e l'amenorrea dovuta ad iperprolattinemia, producono un effetto simile alla menopausa sul metabolismo dell'osso. L'ovariectomia bilaterale, anche in menopausa, determinando una riduzione degli androgeni circolanti dovuta alla perdita della quota di produzione ovarica di questi ormoni, è un evento critico per l'instaurarsi di osteoporosi.

Il sintomo della perdita di massa ossea è il dolore, che può essere acuto se causato da una frattura, o cronico se provocato da una deformazione dell'osso con possibili esiti invalidanti; per questa ragione è importante che il ginecologo individui le donne a rischio di sviluppare un'osteoporosi post-menopausale. Queste donne devono essere sottoposte a terapia ormonale sostitutiva allo scopo di rallentare il tasso di perdita ossea e quindi prevenire l'osteoporosi. Numerosi studi hanno dimostrato che gli estrogeni riducono l'incidenza di fratture dell'anca [6]. I dati cumulativi della letteratura mostrano una riduzione del 50 % delle fratture nelle pazienti trattate con estrogeni per un lungo periodo di tempo [7]. Per identificare le donne a rischio di osteoporosi post-menopausale è utile il rilevamento della densità minerale ossea, oltre all'attenta valutazione dei fattori di rischio risultanti dall'anamnesi.

Nelle pazienti nelle quali la terapia estrogenica presenta delle controindicazioni è possibile un adeguato trattamento alternativo di ugual sicurezza ed efficacia con alendronati o raloxifene. Un ampio studio internazionale ha dimostrato che la terapia giornaliera con alendronato aumenta la densità minerale ossea nelle donne in post menopausa con meno di 60 anni di età [8]. La terapia con raloxifene è in grado di mimare l'azione estrogenica sull'osso, aumentandone la densità minerale, riducendo il rischio di fratture, con il vantaggio di non stimolare l'endometrio [9].

Bibliografia

1. Di Renzo GC, Coata G, Cosmi EV et al (1994) Management of postmenopausal osteoporosis. Europ J Obstet and Gynecol Reprod Biol 56: 47-53
2. Rugarli C (1986) Manuale di medicina interna sistematica. Masson, Milano

3. Rigg BL (1991) Eziologia, diagnosi e terapia dell'osteoporosi. Micarelli Edizioni
4. Bottiglioni F, De Aloysio D, Mauloni M (1992) Estrogen replacement therapy and postmenopausal osteoporosis. It J Gynecol Obstet 1:27-31
5. Christiansen C, Riis BJ, Rodbro P (1987) Prediction of rapid bone loss in postmenopausal women. Lancet 1: 1105-1108
6. Lindsay (1987) Estrogen therapy in the prevention and management of osteoporosis. Am J Obstet Gynecol 156 (5):1347-1351
7. Genant HK, Baylink DJ, Gallagher JC (1989) strogen in the prevention of osteoporosis in post menopausal women. Am J Obstet Gynecol 161:1842-1846
8. Hosking D, Chilvers CE, Christiansen C et al (1998) Prevention of bone loss with alendronate in postmenopausal women under 60 years of age. Early Postmenopausal Intervention Cohort Study Group. N Engl J Med 338(8):485-492
9. Delmas PD, Bjarnason NH, Mitlak BH et al (1997) Effects of raloxifene on bone mineral density, serum cholesterol concentrations, and uterine endometrium in postmenopausal women. N Engl J Med 337:1641-1647

Prevenzione e terapia dell'osteoporosi: aspetti endocrino-ginecologici

C. CAMPAGNOLI

UOA Ginecologia Endocrinologica, Azienda Ospedaliera OIRM-Sant' Anna, Torino

L'osteoporosi è una malattia che, anche nelle sue espressioni minori (ad es. le microfratture a livello vertebrale), presenta rilevanti conseguenze algiche. La prevenzione verte fondamentalmente sui fattori di rischio modificabili (magrezza, sedentarietà, difetto di calcio alimentare) ed anche, in casi selezionati e con ben precise motivazioni, sull'impiego di farmaci. Questi sono gli stessi impiegati anche nel trattamento. Essi agiscono, in genere, frenando i processi di riassorbimento, il cui prevalere sui processi di riformazione determina assottigliamento e infragilimento dell'osso.

Alcune di tali sostanze sono state impiegate su un numero adeguato di pazienti e per periodi sufficientemente lunghi da permettere l'evidenziazione della loro capacità di ridurre l'incidenza di fratture o di ulteriori fratture: estrogeni, raloxifene, alendronato, risedronato e, nelle donne più anziane, calcio + vitamina D3. Per altre, l'evidenza di azione sulle fratture è più limitata, mentre è disponibile la documentazione di un effetto sulla massa ossea: tibolone, ipriflavone, etidronato, nandrolone e, soprattutto, calcitonina. Quest'ultima è di interesse per la sua rapida azione antalgica, in gran parte indipendente dall'azione a livello osseo.

L'entità del difetto di massa ossea, stabilita dalla densitometria, e l'età sono gli elementi determinanti per la scelta del farmaco. Un quadro ben preciso di osteoporosi, con rischio incombente di fratture o cedimenti ossei, impone la scelta dei preparati a documentato effetto sull'incidenza delle fratture, eventualmente in sequenza. Un quadro di tal genere già all'epoca della menopausa (evento non rarissimo) deve far prevedere un trattamento protratto per decenni: innanzitutto con la terapia ormonale (soprattutto se concomitano, come spesso succede, altre motivazioni, quali le vampate), da proseguirsi poi per alcuni anni a dosaggio lentamente declinante (con aggiunta degli integratori ed eventualmente, quando il dosaggio estrogenico sia molto ridotto, dei bifosfonati), in modo tale da superare senza ricadute la fase dei disturbi soggettivi del climaterio; successivamente, quando non vi siano più vampate, il raloxifene; quindi, eventualmente, i bifosfonati. Ovviamente, a fianco dell'eventuale uso dei farmaci e degli integratori, deve essere mantenuto nel tempo un particolare impegno di attività fisica o di fisioterapia, elementi essenziali della strategia di prevenzione e trattamento.

Semeiologia e diagnosi della dispareunia

A. Graziottin

Centro di Ginecologia e Sessuologia Medica, Ospedale San Raffaele Resnati, Milano

La dispareunia è descritta come un dolore ricorrente o persistente che compare durante il rapporto sessuale. La nuova Classificazione sui Disturbi Sessuali Femminili [1] colloca la dispareunia nel gruppo dei "Sexual Pain Disorders" – ossia dei disturbi sessuali caratterizzati da dolore – che include il vaginismo, la dispareunia e i dolori sessuali non coitali. La classificazione include per la prima volta i sottogruppi etiologici "organico, psicogeno, misto, sconosciuto", indicando finalmente l'importanza di una diagnosi medica del dolore che compare in un contesto sessuale. La dispareunia colpisce il 15-19% delle donne in età fertile [2], fino al 33-45% di quelle in post-menopausa. Nonostante l'alta prevalenza del disturbo, quasi tutti gli studi si sono concentrati sugli aspetti psicodinamici e relazionali. Solo recentemente la dispareunia ha ricevuto una maggiore attenzione medica da parte dei clinici [3-5]. L'obiettivo del lavoro è discutere i maggiori aspetti biologici che consentono una diagnosi articolata e una terapia mirata.

Le cause principali della dispareunia superficiale introitale e mediovaginale possono essere [3-9]: ormonali (perdita di estrogeni e di androgeni), con conseguenti distrofie vulvo-vaginali; psicosessuali (vaginismo; disturbi dell'eccitazione, perdita di desiderio); infiammatorie (vaginiti, vestiboliti, cistiti post-coitali, usualmente secondarie al trauma "meccanico" del rapporto quando l'eccitazione è scarsa, quando l'elevatore dell'ano è teso e contratto e quando l'ipoestrogenismo aumenta la vulnerabilità della vescica); muscolari (ipertono, mialgia tensiva del pavimento pelvico); iatrogene (effetti collaterali della chirurgia perineale, episiotomia ed episiorrafia, in primis, nonché colpoplastiche anteriori e posteriori, e pelvica); neurologiche (neuropatie sistemiche e periferiche); connettive e immunitarie (sindrome di Sjogren). Cause vascolari anatomiche sono state solo recentemente studiate. Fattori relazionali possono contribuire al persistere e all'aggravarsi della percezione del dolore, e al peggioramento della dispareunia stessa, attraverso l'ansia, la depressione, l'inibizione dell'eccitazione e della lubrificazione, la tensione fisica ed emotiva.

Le cause di dispareunia profonda [3] includono l'endometriosi; la malattia infiammatoria pelvica (PID); il varicocele pelvico; i dolori riferiti, soprattutto a genesi mialgica da trigger points, specie sull'elevatore; esiti di radioterapia; sindrome da intrappolamento dei nervi cutanei addominali (ACNES).

Sede e caratteristiche del dolore sono i fattori predittivi più importanti della etiologia organica della dispareunia [10]. Un'accurata anamnesi (quando, dove, quanto a lungo prova dolore, quali sono i sintomi associati) e un esame obiettivo finalizzato a riconoscere la "mappa del dolore" [4, 5, 10] consentono di definire l'etiologia, la prognosi e la terapia della dispareunia, con piena risoluzione del sintomo nell'80-92% dei casi.

Conclusioni

Raramente il dolore è puramente psicogeno. La dispareunia non fa eccezione. Questo sintomo merita accurata attenzione clinica, in quanto può essere il denominatore comune di una varietà di condizioni mediche diverse, spesso sovrapponentesi, che debbono essere riconosciute e adeguatamente trattate, con equilibrio di sguardo clinico e semeiologico tra aspetti psicodinamici e aspetti biologici.

Bibliografia

1. Basson R, Bertian J, Burnett A et al (2000) Report of the International Consensus Development Conference on Female Sexual Dysfunction: Definitions and Classifications. J Urol 163:888-893
2. Laumann EO, Paik A, Rosen RC (1999) Sexual dysfunction in the United States. Prevalence and predictors. JAMA 281: 537-544
3. Levin RJ (1992) The mechanisms of human female sexual arousal. Ann Rev Sex Res 3:1-48
4. Graziottin A, Castoldi E (1999) Dyspareunia: what should we look for? In: Graziottin A (ed) Menopause and Sexuality. Menopause Review IV(4):33-42
5. Graziottin A (1998) Organic and psychologic factors in vulval pain: implications for management. Sexual Marital Ther 13(3):329-338
6. Goldstein I, Berman J (1998) Vasculogenic Female Sexual Dysfunction: vaginal engorgement and clitoral erectile insufficiency syndrome. Int J Imp Res 10:S84-S90
7. Tarcan T, Park K, Goldstein I et al (1999) Histomorphometric analysis of age related structural changes in human clitoral cavernosal tissue. J Urol 161:940-944
8. Dennerstein L, Dudley EC, Hopper JL, Burger H (1997) Sexuality, hormones and the menopausal transition. Maturitas 26:83-93
9. Levin RJ (1999) The impact of the menopause on the physiology of genital function. in Graziottin A. (Ed) Menopause and Sexuality. Menopause Review IV(4): 23-32
10. Meana M, Binik YM, Khalife S, Cohen D (1997) Dyspareunia: sexual dysfunction or pain syndrome? J Nerv Ment Dis 185(9): 561-569

Il parere dell'algologo

G. Caminiti

Azienda ospedaliera Bianchi Melatrino Morelli, Reggio Calabria

Introduzione

L'osso (spongioso e corticale) è composto da una fase organica e da una fase inorganica.

La fase organica è costituita da *tessuto osteoide* che rappresenta la *matrice dell'osso* (le lamelle). Il tessuto osteoide è l'insieme di collagene, glicoproteine fosfoproteine, mucopolisaccaridi.

Tale tessuto è prodotto dagli osteoblasti.

La fase inorganica, detta anche minerale, è costituita da *idrossiapatite* che è depositata nella matrice sotto forma di *fosfato tricalcico*, poi trasformato in cristalli di *apatite*.

L'osteoporosi è una malattia caratterizzata da diminuzione globale della quantità di tessuto osseo e quindi da una rarefazione delle trabecole o lamelle nell'osso spongioso e da un assottigliamento dello spessore della corticale nelle ossa lunghe, con normale calcificazione della matrice ossea.

La ridotta massa ossea si accompagna anche a deterioramento microarchitettonico del tessuto osseo stesso, che induce un aumento di fragilità e conseguentemente rischio di fratture.

La diminuzione di massa ossea si manifesta lentamente nel tempo ed è dapprima dovuta ad un processo di involuzione fisiologica, al quale vanno incontro tutti i tessuti dell'organismo, per poi aggravarsi bruscamente e divenire malattia, nella donna dopo la menopausa, nell'uomo dopo la terza età.

L'osteoporosi, a differenza dell'osteomalacia, è contraddistinta dal permanere di una composizione chimica normale dell'osso con progressivo impoverimento sia della quota mineralizzata che della matrice proteica.

Secondo il criterio topografico, si possono distinguere forme di osteoporosi localizzate e forme di osteoporosi generalizzate.

Le prime comprendono le osteoporosi da immobilizzazioni, le sindromi algodistrofiche riflesse (malattia di Sudek) e le osteoporosi concomitanti a processi infiammatori articolari, quali ad esempio l'artitre reumatoide o le spondiloartriti.

Le osteoporosi generalizzate vengono a loro volta suddivise in forme primitive e forme secondarie.

Nella prima forma, la maggior parte degli Autori è oggi concorde nel riconoscere due entità diverse:

a) osteoporosi postmenopausale propriamente detta, o osteoporosi di tipo 1;
b) osteoporosi senile, o osteoporosi di tipo 2.

Il capitolo dell'*osteoporosi secondaria* comprende tutte quelle forme di *osteopenia* in cui esiste una documentata patologia di base, che ne giustifica il manifestarsi.

Va comunque precisato che il termine *osteoporosi* dovrebbe essere utilizzato, a rigore, esclusivamente per la forma primaria, mentre per le forme secondarie bisognerebbe parlare di *osteopatie rarefacenti* dal momento che riconoscono un'etiopatogenesi differente, così come dei quadri istologici molto spesso peculiari.

Nella terminologia corrente, tuttavia, si continua a parlare di *osteoporosi secondaria*. Queste sono causate principalmente da malattie endocrine, da carenza di vitamina C, da malattie della nutrizione, da malattie dell'apparato gastroenterico, da malattie renali croniche, da malattie artroreumatiche, oncologiche, emopatiche e da cause iatrogene (terapia steroidea, eparinica, ecc.).

Ad ogni modo, non c'è dubbio che l'osteoporosi di tipo 1 rappresenti una grave insidia che minaccia la donna in uno dei momenti delicati della sua esistenza.

La malattia che aggredisce il tessuto osseo esponendolo a rischio di gravi fratture, si accanisce essenzialmente nelle donne dopo la menopausa per la conseguente ridotta capacità di produrre estrogeni, ormoni fondamentali per fissare il calcio nello scheletro, per mantenere in equilibrio il rimodellamento osseo, in una parola per proteggere l'integrità strutturale dell'osso.

In Italia e nel mondo finalmente questa malattia è divenuta allarme sociale per le conseguenze che ne derivano alle popolazioni e alle finanze degli Stati.

L'allarme è stato lanciato dall'Organizzazione Mondiale della Sanità (OMS) che ha collocato l'osteoporosi tra le patologie di rilevanza sociale e fra le grandi sfide dei prossimi decenni. In particolare, si stima che il 30% delle donne di età superiore ai cinquant'anni sia affetto da osteoporosi, con una percentuale che supera il 70% nell'ottava decade di vita.

La grande maggioranza delle fratture osteoporotiche si verifica nelle donne anziane e la frequenza aumenta con l'età.

Si stima quindi che il 33% delle donne e il 17% dei maschi vada incontro a frattura dell'anca. Fratture di natura osteoporotica si verifica con frequenza anche a livello vertebrale e ai polsi.

Eziopatogenesi

La perdita progressiva di massa ossea è causata da un'alterazione del fisiologico processo di turnover osseo legato al continuo rimodellamento o rimaneggiamento specifico di questo particolare tipo di tessuto connettivale.

Le cellule preposte al rimaneggiamento osseo sono: gli *osteoblasti* e gli *osteoclasti*.
- Gli *osteoblasti* sono cellule che producono il tessuto osseo dal quale sono separate da un sottile orletto (10 micron) di sostanza preossea. Queste cellule secer-

nono il tropocollagene, i mucopolisaccaridi della sostanza fondamentale, le fosfatasi alcaline, elaborano la sostanza preossea od osteoide e ne assicurano la mineralizzazione.
- Gli *osteoclasti* riassorbono l'osso. Sono cellule giganti (20-100 micron) plurinucleate, molto mobili e ricche di fosfatasi acide. Il riassorbimento si fa per ampliamento delle lacune dell'osso (lacune di Howship). L'attività degli osteoblasti (osteoformazione) e degli osteoclasti (riassorbimento osseo) è strettamente legata.

Ad ogni fase di riassorbimento osteoclastico segue una fase di formazione dell'osso, si crea così un'unità di rimaneggiamento (*basic multicellular unit* di Frost, o BMU, unità cellulare di rimaneggiamento). La vita dell'unità di rimaneggiamento è, in genere di 3 mesi con una fase iniziale di riassorbimento di 1 mese seguita da una fase di formazione di 2 mesi.

Il rimodellamento dell'osso è quindi un processo che dura tutta la vita, ma, a partire da 40-50 anni, la massa scheletrica incomincia a diminuire – più nelle donne che negli uomini – con velocità ed intensità differenti nei diversi segmenti scheletrici e nei diversi soggetti.

Questa diminuzione in conclusione è dovuta ad uno squilibrio tra la quantità di osso riassorbito dagli osteoclasti e le quantità di nuovo materiale depositato dagli osteoblasti.

Questo squilibrio può dipendere da una diminuzione funzionale e/o numerica degli osteoblasti o da un'accelerazione delle attività osteoclastica.

Nella maggior parte dei pazienti, quindi, l'osteoporosi è secondaria a due principali fattori: l'età e la menopausa.

La perdita ossea legata all'età (sopra i 70 anni) è da ricondursi ad una diminuita attività osteoblastica legata ad un alterato metabolismo della vitamina D, con correlata diminuzione dell'assorbimento di calcio e con conseguente iperparatiroidismo secondario che stimola gli osteoclasti.

La perdita ossea postmenopausale (5-10 anni dopo la menopausa) comincia precocemente dopo la caduta degli estrogeni circolanti. In questa particolare fase della vita della donna, a livello osseo aumentano sia il riassorbimento che la neoformazione, tuttavia il riassorbimento supera la deposizione provocando una alterazioni come suddetto della struttura del tessuto osseo.

Questo aumentato riassorbimento sembra riconducibile alla scomparsa degli effetti protettivi esercitati dagli estrogeni sul tessuto osseo.

Ci sono infatti alcune evidenze che suggeriscono che gli estrogeni, da un lato, provocano una "apoptosi" degli osteoclasti condizionando una loro minore attività, dall'altro, stimolano la liberazione di trasforming growth factor – beta da parte degli osteoblasti.

Un altro ormone che inibisce l'attività degli osteoclasti e stimola la funzione degli osteoblasti è la *calcitonina*. Con l'età e la menopausa evidentemente anche l'azione di questo ormone è alterata o diminuita.

Per quanto riguarda il paratormone, abbiamo visto che la sua concentrazione aumenta in presenza di diminuito assorbimento di calcio.

È a fronte di questi differenti meccanismi fisiopatologici e dei differenti aspetti clinico costituzionali (Tab. 1) che si distinguono, come abbiamo già detto, due forme di osteoporosi: a) l'osteoporosi postmenopausale, o di tipo 1 e b) l'osteoporosi senile di tipo 2.

Tabella 1. Meccanismi fisiopatologici e aspetti clinico-costituzionali delle osteoporosi di tipo 1 e 2

Osteoporosi di tipo 1 o post-menopausale	
Eccessiva perdita di osso trabecolare	
Maggiore frequenza frattura corpi vertebrali e polso	
Maggiore frequenza schiacciamento delle vertebre	
Rapporto donna/uomo:	6/1
Eziologia ipotizzata:	deficit di estrogeni
	diminuita produzione di calcitonina
Età insorgenza:	peri-postmenopausa
Durata perdita ossea:	si riduce attorno ai 65 anni
Rischio di frattura:	picco di massa ossea raggiunto in giovane età
Velocità perdita ossea:	accelerata

Osteoporosi di tipo 2-o senile	
Perdita principale a carico dell'osso corticale ma anche trabecolare	
Maggiore frequenza frattura di femore. Vertebre a cuneo	
Rapporto donna/uomo:	2/1
Eziologia ipotizzata:	invecchiamento
	diminuita produzione di vitamina D
	diminuita produzione di calcitonina
	iperparatiroidismo
Età insorgenza:	30-40 anni
Inizio fratture:	da 70 anni in su
Durata perdita ossea:	tutta la vita
Rischio di frattura:	picco di massa ossea raggiunto in giovane età
Velocità perdita ossea:	non accelerata

Clinica

Se l'ipertensione è un killer silenzioso; l'osteoporosi è un ladro silenzioso.

Infatti depaupera insidiosamente lo scheletro dei suoi depositi, spesso per decenni, prima che lo scheletro divenga abbastanza debole per sviluppare fratture spontanee.

Sintomi:
- dolore spontaneo e provocato;
- impotenza funzionale;
- rigidità e alterazioni morfologiche del rachide;
- disturbi statici;
- limitazione delle attività quotidiane.

Complicanze:
- fratture.

Diagnosi:
- all'RX è evidente quando si arriva ad una perdita della massa ossea attorno al 30%;
- l'RX è valido per seguire nel tempo i cedimenti;
- utile l'indice di Singh;
- TAC;
- bilancio fosfocalcico (generalmente normale) (utile per diagnosi differenziale);
- MOC (misurazione non invasisa massa ossea).

Il dolore

Il dolore è il sintomo che il paziente avverte per primo e che lo porta a farsi visitare dal medico.

La sintomatologia compare dapprima subdolamente alla colonna vertebrale (dorsale o lombosacrale), specie dopo prolungata stazione eretta o dopo essere stati molto seduti.

A volte il dolore è a rapida insorgenza, intenso, acuto e ben localizzato sopra una vertebra: questo succede in conseguenza di una frattura o di un crollo di una vertebra con interessamento acuto del periostio e con relativo spasmo muscolare.

I dolori toracici sono legati alla dinamica respiratoria effettuata con una gabbia toracica osteoporotica e quindi non nel pieno della sua armonica struttura.

Il movimento, il tossire, il carico, lo strapazzo aggravano i dolori osteoporotici.

Tali dolori, tipicamente somatici, si attenuano con il riposo a letto, ma ricompaiono quando il paziente cambia posizione.

Con il progredire e l'aggravarsi della malattia, il dolore spontaneo, specie ai movimenti diviene continuo, sordo, diffuso e si riesacerba ancor di più anche dopo piccoli movimenti attivi e passivi. In questa fase la pressione sulle apofisi spinose o la compressione trasversale della gabbia toracica o la pressione intensa sulle ossa lunghe suscitano vivo dolore. Come abbiamo già detto, il dolore è sostenuto anche dalle deformità scheletriche tipiche dell'osteoporosi, quali l'incurvamento rachideo, la riduzione staturale, le fratture patologiche.

Eziopatogenesi del dolore

I meccanismi che agiscono a diversi livelli isolatamente o congiuntamente, per il determinismo del dolore osteoporotico possono essere compresi in:
- meccanismi periferici;
- meccanismi riflessi;
- meccanismi centrali;
- meccanismi psicologici.

Meccanismi periferici

Nel dolore osteoporotico i meccanismi periferici sono sicuramente quelli più frequentemente chiamati in causa.

Si può avere infatti stimolazione e/o sensitivizzazione persistente dei nocicettori in rapporto con microprocessi flogistici di natura cronica iustaperiostei a genesi varia.

Lo stimolo flogistico cronico (anche se in questa affezione non rilevante) porta lentamente ad un danneggiamento delle terminazioni nervose e ad un abbassamento della soglia di eccitazione dei nocicettori.

Un'altra causa periferica del dolore osteoporotico (evidentemente la più importante) è costituita dai fattori meccanici. Si parla quindi di dolore osteoporotico meccanico, in quanto esso è sostenuto da trazioni e/o stiramenti continui delle capsule articolari per disallineamento dei capi ossei, ratture o microfratture intraarticolari (classico il dolore vertebrale per disallineamento delle faccette articolari delle articolazioni interapofisarie vertebrali), o irritazione continua dei nocicettori periostei per cedimento della normale architettura dell'osso.

Meccanismi riflessi

La stimolazione nocicettiva può essere provocata anche da alterazioni locali indotte da meccanismi riflessi.

Lo spasmo muscolare riflesso, presente in molte malattie artoreumatiche e quindi anche nell'osteoporosi, è alla base del circolo vizioso *dolore – spasmo – dolore cronico*.

Ed ancora: sensibilizzazione cronica dei nocicettori articolari e iuxta-articolari si può avere per liberazione locale di sostanze algogene provenienti dai tessuti danneggiati da ischemia conseguente a vasospasmo simpatico riflesso.

Meccanismi centrali

Questo meccanismo si verifica a livello del midollo spinale, ove viene a mancare la modulazione dell'input nocicettivo operata dal traffico afferenziale non algogeno veicolato dalle grosse fibre nervose. Questa situazione si realizza quando le grosse fibre nervose sono danneggiate a causa di malattie metaboliche (diabete, neuropatie tossiche) o per problemi meccanici (trauma, compressione) o da cause di altra natura (infezioni, disturbi vascolari).

Un'altra frequente causa è costituita dalla limitata motilità articolare, come avviene nel dolorante osteoporotico, che si accompagna ad assenza di stimolazione dei meccanocettori.

Meccanismi psicologici

I fattori psicologici influiscono notevolmente nell'elaborazione del dolore, cioè nell'interpretazione dell'input nocicettivo.

Sia l'habitus psichico di base del paziente, che condizioni psichiche del momento (tono dell'umore stato dell'attenzione, ecc.) possono minimizzare o amplificare il dolore.

Particolari condizioni psichiche possono provocare alterazioni anatomopatologiche locali quali spasmo muscolare, vasocostrizione localizzata e relativa liberazione di sostanze algogene e conseguente stimolazione cronica dei nocicettori.

Queste alterazioni sono seguite da risposte riflesse e reazioni affettive. Si instaura quindi un circolo vizioso che si autoperpetua: alterazioni locali – stress emotivo – alterazioni locali – dolore cronico.

In conclusione, i quattro meccanismi, isolatamente o congiuntamente, modificano la reattività e la suscettibilità al dolore e portano, se manca un adeguato trattamento, alla cronicizzazione del dolore.

Conclusioni

Dopo quanto fin qui esposto, alla domanda "l'osteoporosi, dolore benigno?", si può rispondere affermativamente, in quanto, alla luce delle conoscenze attuali, questo tipo di dolore è prevenibile e curabile.

L'intervento del fisiatra nella cura dell'osteoporosi

M. MAINI

Fondazione S. Maugeri, IRCCS Istituto di Riabilitazione di Montescano, Pavia

L'osteoporosi, malattia di impatto sociale e costo sanitario in progressivo incremento, può essere definita come patologia scheletrica caratterizzata da riduzione di massa ossea e deterioramento microstrutturale del tessuto osseo, con conseguente aumento della fragilità ossea e del rischio di frattura [1]. Secondo i criteri dell'Organizzazione Mondiale della Sanità (OMS), la diagnosi si fonda sulla valutazione della densitometria ossea espressa in deviazioni standard rispetto al picco medio di massa ossea in soggetti adulti sani (T-score), o al valore medio di soggetti di pari età e sesso (Z-score). Valori di densità minerale ossea (BMD) inferiori a -2.5 DS rispetto al picco medio di soggetti adulti sani sono considerati indicativi di osteoporosi; valori compresi fra -1 e -2.5 DS orientano verso una diagnosi di osteopenia, condizione a potenziale rischio per successiva insorgenza di osteoporosi.

Gli studi epidemiologici sull'osteoporosi sono concordi nel segnalare dati allarmanti sulla diffusione della malattia. La prevalenza dell'osteoporosi in Italia, recentemente valutata in uno dei primi studi ben condotti nel nostro Paese, evidenzia dati compresi fra il 40 ed il 50% nelle donne oltre i 60 anni [2]. Nello studio EVOS, attuato in 19 paesi europei, la prevalenza di fratture vertebrali in soggetti fra i 50 ed i 79 anni è del 15,5% per gli uomini e del 17,2% nelle donne [3]. Per quanto riguarda le fratture di femore, l'altra principale sede di frattura osteoporotica, l'incidenza calcolata sulla popolazione femminile del Nord America e dell'Europa è di 600 fratture per 100.000 abitanti per anno nel 1990, e quella prevista nel 2050 di 1300 fratture per 100.000 abitanti per anno [4, 5].

Di fronte a questo tipo di dati, e considerato che l'aspetto preventivo basato sull'individuazione precoce dei soggetti a rischio assume particolare importanza poiché l'avvenuta perdita di massa ossea è difficilmente e solo in parte recuperabile, si pongono notevoli problematiche di individuazione dei criteri di screening, da un lato, e di contenimento dei costi di intervento, dall'altro. Gli orientamenti più recenti portano a valorizzare l'impiego dei fattori di rischio (quadro anamnestico e stili di vita), e dei dati bio-umorali relativi al metabolismo fosfo-calcico ed al turnover osseo, come punti di riferimento nei percorsi di screening diagnostico.

Traendo spunto anche da studi che avevamo precedentemente attuato sui temi suddetti [6, 7], le modalità di intervento da noi proposte sono così sintetizzabili: 1) individuazione precoce dei soggetti a rischio; 2) inquadramento diagnostico; 3) terapia e follow-up.

Individuazione precoce dei soggetti a rischio

Modalità d'intervento: Criteri di screening per individuare i soggetti con indicazione a valutazione mineralometrica (con DXA):
- donne oltre i 60 anni;
- donne sotto i 60 anni con uno o più dei fattori di rischio sotto elencati;
- maschi con sospetta osteoporosi (Rx, quadro clinico);
- donne con sospetta osteoporosi secondaria a: iperparatiroidismo, ipertiroidismo, mieloma, morbo di Cushing, insufficienza renale, malassorbimento intestinale o malnutrizione, terapie prolungate con cortisonici, anticonvulsivanti, eparine.

Fattori di rischio che consigliano l'esecuzione di mineralometria in donne sotto i 60 anni:
- *Principali*: menopausa precoce, scarsa attività fisica e/o periodi prolungati di ipomobilità o immobilità, dieta a scarso contenuto calcico, abitudine al fumo;
- *Secondari*: storia famigliare di osteoporosi o fratture, magrezza accentuata, costituzione longilinea, assunzione stabile di alcolici, menarca tardivo e/o storia di prolungati periodi di amenorrea.

Inquadramento diagnostico

Modalità di intervento: Valutazione di T-SCORE
A) T-SCORE superiore a -1 DS.
  Valutazione fattori di rischio:
  - se assenti: diagnosi di osteoporosi da escludere;
  - se presenti: rivalutare MOC a distanza di 1 anno.
B) T-SCORE compreso fra -1 e -2.5 DS.
  Valutazione dei marker bioumorali di turnover osseo:
  - se normali: rivalutare MOC e marker a distanza di 1 anno;
  - se turnover elevato: eseguire esami per diagnosi differenziale osteoporosi secondarie; iniziare eventuale terapia preventiva (tenuto conto dei fattori di rischio).
C) T-SCORE inferiore a -2.5 DS.
  - Valutare marker di turnover osseo ed esami per diagnosi differenziale osteoporosi secondarie;
  - Impostare terapia specifica in relazione a quadro clinico e risultato indagini.

Terapia e follow-up

A) Terapia farmacologica (schemi da elaborare in relazione alle caratteristiche individuali):
  - preparati a base di calcio;

- preparati a base di vitamina D nelle sue varie forme;
- estroprogestinici;
- SERMS (modulatori selettivi dei recettori estrogenici);
- bifosfonati;
- sali di Fluoro;
- anabolizzanti steroidei.

B) Intervento terapeutico riabilitativo.
  1) Prevenzione:
     - intervento sui fattori di rischio modificabili;
     - prescrizione di programmi individualizzati di attività fisica;
     - eventuale terapia farmacologica preventiva.
  2) Terapia dell'osteoporosi in atto:
     - intervento sui fattori di rischio modificabili;
     - terapia farmacologica;
     - apprendimento norme igienico-comportamentali e norme per la prevenzione delle cadute;
     - terapia fisica antalgica (massoterapia, elettroanalgesia, endotermoterapia);
     - attuazione di programmi di cinesiterapia mirata, che possono comprendere:
       - esercizi per miglioramento resistenza e capacità aerobiche,
       - esercizi per miglioramento sensibilità propriocettiva e controllo posturale,
       - esercizi per miglioramento escursione articolare,
       - esercizi di stretching e potenziamento muscolare (per addominali, estensori rachide dorsale, glutei),
       - esercizi di ginnastica respiratoria,
     - interventi di tutela ortesica.
  3) Terapia dopo frattura osteoporotica:
     - interventi specifici relativi al tipo di frattura, avendo comunque come concetto di riferimento la necessità di ridurre al minimo il periodo di immobilizzazione (danni secondari da immobilità).

C) Follow-up:
In assenza di complicanze (eventi fratturativi), vengono programmati controlli annuali con valutazione di:
- quadro clinico complessivo;
- mineralometria ossea;
- indici bioumorali di turnover osseo.

Gli schemi di intervento sopra descritti sono diretta conseguenza di un approccio riabilitativo al problema dell'osteoporosi fondato non solo sui danni primari indotti dalla malattia, ma anche sulle concause e sui danni secondari, e di cui si possono sottolineare alcune peculiarità:
1) Il dolore da osteoporosi è primariamente provocato dalle micro- o macrolesioni strutturali ossee conseguenti alla minor resistenza indotta dalla ridu-

zione di massa ossea; la sede prevalente di questo dolore è il tratto dorsale medio-basso ed il tratto lombare alto della colonna, poiché in queste sedi la parte trabecolare dei corpi vertebrali è maggiormente soggetta al rischio di cedimento strutturale [8]. È interessante notare che esiste una correlazione fra integrità strutturale del disco intervertebrale e rischio di lesione ossea vertebrale; un disco integro determina infatti maggior sollecitazione dei corpi vertebrali, mentre un disco alterato produce un sovraccarico sulle articolazioni posteriori dell'arco vertebrale accentuandone il rischio degenerativo, ma preservando in qualche misura l'assetto strutturale del corpo vertebrale [9]. Questo fatto concorre a determinare una relativa maggior frequenza di lesioni vertebrali nell'osteoporosi post-menopausale rispetto all'osteoporosi senile cui più spesso si associano alterazioni discali; l'altro fattore che entra in gioco è il maggior interessamento dell'osso trabecolare nell'osteoporosi post-menopausale rispetto alla senile, in cui è invece coinvolto in modo più significativo l'osso corticale (maggior frequenza di fratture femorali). Ovviamente tali aspetti devono essere attentamente considerati al momento dell'impostazione dei programmi riabilitativi.

2) Esistono poi e, in molti soggetti osteoporotici, sono prevalenti, cause di dolore definibili come secondarie, in quanto legate ad interessamento articolare conseguente a:
   a) alterazioni della biomeccanica articolare indotte dalle alterazioni posturali tipiche dell'osteoporosi; esempi classici sono rappresentati dalla lombalgia da sovraccarico articolare posteriore per iperlordosi lombare di compenso a ipercifosi dorsale, e dalle algie scapolo-omerali conseguenti ad alterata posizione scapolare sempre per ipercifosi dorsale;
   b) danni strutturali dei tessuti articolari conseguenti all'ipomobilità o immobilità da osteoporosi; le sedi tipiche di queste alterazioni sono rappresentate dalla cartilagine articolare (le cui funzioni anaboliche e cataboliche sono, in assenza di vascolarizzazione propria, legate al liquido sinoviale ed al movimento articolare), e dalle strutture capsulo-legamentose che possono subire danni delle componenti costitutive legate alla riduzione di mobilità (trasformazione fibrosa di componenti elastiche);
   c) danni articolari indotti da movimenti incongrui conseguenti alla perturbazione delle afferenze propriocettive dopo periodi di ipomobilità o immobilità. La riduzione del patrimonio afferenziale proveniente da articolazioni, muscoli, cute, può provocare alterazioni della gestualità, dell'equilibrio, e della protezione da movimenti articolari incongrui [10].

   Tutte queste cause di dolore articolare secondario devono essere attentamente considerate per orientare in modo corretto i programmi riabilitativi nel paziente osteoporotico.

3) Un altro dei motivi che giustificano il particolare coinvolgimento fisiatrico nell'osteoporosi è rappresentato dalla correlazione, documentata in numerosissimi studi, fra attività fisica e massa ossea.
   Sia in fase di prevenzione, che nell'impostazione di programmi terapeutici, il mantenimento di un buon trofismo delle strutture ossee appare strettamente

connesso ai carichi di lavoro cui le strutture stesse sono sottoposte. In particolare, è da sottolineare l'importanza degli esercizi in carico (cioè con le strutture ossee sottoposte all'azione della forza di gravità), nel prevenire la riduzione di massa ossea ed il dolore da osteoporosi [11]; soggetti allettati vanno incontro a rapido decremento di BMD (fino al 5% mensile) ed il semplice mantenimento della stazione eretta per almeno due ore al giorno inverte i cambiamenti nel metabolismo fosfo-calcico indotti dall'immobilità [12]. Esercizi in posizione supina, anche per tempi prolungati, risultano invece inefficaci nel prevenire la perdita di massa ossea in soggetti allettati [13]. L'efficacia di esercizi specifici nell'aumentare la massa ossea a livello lombare e ridurre l'incidenza di dolore da osteoporosi è documentata da Krolner [14], e la correlazione positiva fra forza dei muscoli estensori del rachide e la massa ossea lombare da Sinaki [15]; la stessa autrice sottolinea poi il minor rischio di cedimento dei corpi vertebrali in schemi riabilitativi che utilizzano esercizi in estensione del rachide, rispetto a quello provocato da esercizi in flessione [16]. Una recente revisione di Layne e Nelson, che prende in esame 19 studi longitudinali eseguiti dal 1987 al 1998, conferma che un esercizio fisico di intensità superiore ad una soglia minima (con variabilità interindividuale) è in grado di indurre una risposta di neoformazione ossea sede-specifica, ed inoltre che l'incremento di forza che ne consegue garantisce all'anziano miglior controllo posturale e conseguente riduzione del rischio di fratture da caduta [17].

4) Quest'ultimo aspetto può essere considerato un altro dei fattori che caratterizzano l'approccio fisiatrico al problema dell'osteoporosi. Come è noto, il rischio di caduta rappresenta la condizione che maggiormente incide, unitamente alle decadute condizioni strutturali del tessuto osseo, nel produrre l'evento fratturativo. Le cause di caduta nel soggetto anziano, contro le quali è possibile una programmazione di interventi preventivi, possono essere schematicamente distinte in intrinseche ed estrinseche. Fra le prime si comprendono le superfici sdrucciolevoli, i terreni o pavimenti sconnessi, l'usura dei gommini dei bastoni utilizzati durante il cammino, la scarsa illuminazione degli ambienti domestici, l'attuazione di attività comportanti equilibrio precario. Fra le seconde si distinguono cause generiche (astenia, riduzione del visus, ridotto controllo posturale) e cause specifiche (malattie degenerative o infiammatorie articolari, patologie cerebrovascolari, morbo di Parkinson, assunzione di farmaci sedativi, antiipertensivi, antidiabetici). Un'efficace azione preventiva non può prescindere dall'individuazione delle cause suddette e dalle misure attuabili contro di esse. Di particolare importanza, a questo proposito, appaiono gli interventi terapeutici volti a migliorare qualità e quantità del patrimonio afferenziale (in particolare propriocettivo), che, specie nel soggetto anziano, tende ad alterazioni che comportano diverse e meno efficaci strategie di mantenimento dell'equilibrio (passaggio dalla cosiddetta "strategia della caviglia" nel soggetto giovane alla "strategia dell'anca" nel soggetto anziano) [18, 19]. Nuove tecniche di bio-feedback posturale, unitamente agli interventi riabilitativi già consolidati, garantiscono significativi miglioramenti del controllo posturale e conseguente riduzione del rischio di lesione ossea da caduta [20].

Una considerazione conclusiva sui rapporti fra dolore e patologia osteoporotica è la seguente. L'osteoporosi è stata definita un "ladro silenzioso" stabilendo un parallelo con l'ipertensione ("killer silenzioso"), e sottolineandone in tal modo la pericolosità relativa alle possibilità di frattura ossea, in analogia al rischio di infarto o ictus legato all'ipertensione; in questa particolare ottica, il dolore da osteoporosi, unico sintomo clinico nelle fasi iniziali e a volte anche intermedie, può essere considerato "benigno" nella misura in cui consente interventi terapeutici il più possibile precoci che possano prevenire i danni tipici delle fasi avanzate della malattia. Per contro, è giusto sottolineare che il dolore, inducendo ipomobilità o immobilità, è causa indiretta di una serie di ulteriori alterazioni, sia a livello delle stesse strutture ossee, che a livello articolare, muscolare, e nervoso periferico; di qui, la sua possibile "malignità" in rapporto alla funzionalità complessiva ed alla qualità di vita del paziente.

Bibliografia

1. ANON (1993) Consensus development conference: diagnosis, prophylaxis and treatment of osteoporosis. Am J Med 94:646-650
2. Epidemiological study on the prevalence of osteoporosis (ESOPO)
3. Lunt M, Felsenberg D, Reeve J, et al (1997) Bone density variation and its effects on risk of vertebral deformity in men and women studied in thirteen european centers; the EVOS study. J Bone Miner Res 12:1883-1994
4. Lyritis GP (1996) Epidemiology of hip fractures; the MEDOS study-Mediterranean Osteoporosis Study. Osteoporos Int 6 (suppl 3):11-15
5. Melton LJ III (1996) Epidemiology of hip fractures: implications of the exponential increase with age. Bone 18 (suppl 3): 1215-1255
6. Maini M, Brignoli E, Felicetti G, Bozzi M (1996) Correlazioni fra fattori di rischio e massa ossea in periodo pre- e post-menopausale. Minerva Med 87,9:385-399
7. Maini M, Brignoli E, Felicetti G, Bozzi M (1996) Variazioni di fattori del metabolismo fosfo-calcico in funzione della velocità di turnover osseo. Minerva Med 12:565-576
8. Jensen GF, Christiansen C, Boesen C, et al (1982) Epidemiology of postmenopausal spinal and long bone fractures. Clin Orthop 166:75-81
9. Dai L (1998) The relationship between vertebral body deformity and disc degeneration in lumbar spine of the senile. Eur Spine J 7:40
10. Lord SR, Castell S (1994) Physical activity program for older persons: effect on balance, strength, neuromuscular control, and reaction time. Arch Phys Med Rehabil 75, 6:648-652
11. Whedon DG (1984) Disuse osteoporosis; physiological aspects. Calcif Tissue Int 36:S146-S150
12. Issekutz B, Blizzard JJ, Birkhead NC, et al (1996) Effect of prolonged bed rest on urinary calcium output. J Appl Physiol 21:1013-1020
13. Saville PD (1973) The syndrome of spinal osteoporosis. Clin Endocrinol Metab 2:177-185
14. Krolner B, Toft B, Pors Nielsen S, Tondevold E (1983) Physical exercise as prophylaxis against involutional vertebral bone loss: a controlled trial. Clin Sci 64:541-546
15. Sinaki M, McPhee MC, Hodgson SF et al (1986) Relationship between bone mineral

density of spine and strength of back extensors in healthy postmenopausal women. Mayo Clin Proc 61:116-122
16. Sinaki M, Mikkelsen BA (1984) Postmenopausal spinal osteoporosis: flexion versus extension exercises. Arch Phys Med Rehabil 65:593-596
17. Layne JE, Nelson ME (1999) The effects of progressive resistance training on bone density: a review. Med Sci Sports Exerc 31:25
18. Nashner LM, Mc Collum G (1985) The organization of human postural movements: a formal basis and experimental synthesis. Behav Brain Sci 8:135-167
19. Woollacott MH (1986) Gait and postural control in the aging adult. In: Disorders of posture and gait. Elsevier, Amsterdam, pp 325-336
20. Hamman RG, Mekiavic I, Mallison AI (1992) Training effect during repeated therapy sessions of balance training using visual feedback. Arch Phys Med Rehabil 73:738-744

Epidemiologia dell'osteoporosi in Italia. Recente studio multicentrico sulla prevalenza

G. ROBERTI, P. BAGNASACCO

UONA Terapia antalgica, Ospedale Civile Chivasso, Torino

Introduzione

L'osteoporosi rappresenta una problematica a forte ricaduta socio-sanitaria, in quanto generatrice di invalidità o disabilità anche di grado elevato.

Infatti, l'osteoporosi, che si caratterizza per riduzione della massa ossea e deterioramento della microarchitettura scheletrica, induce una maggiore fragilità dell'osso con aumentato rischio di frattura, anche per traumi normalmente inefficienti.

Le fratture osteoporotiche più frequenti nella popolazione femminile sono a carico di vertebre, polso e femore prossimale.

Nella popolazione femminile, la sede di frattura osteoporotica presenta diversa incidenza a seconda della fascia d'età; le fratture vertebrali aumentano linearmente a partire dai 40 anni di età, quelle del polso aumentano tra i 50 ed i 70 anni, mentre le fratture di femore subiscono una sensibile impennata dopo i 70, colpendo 30 donne su 1000 dopo gli 80 anni.

Allo scopo di quantificare la prevalenza in Italia dell'osteoporosi, condizione preclinica di frattura ossea, è stato progettato e realizzato uno studio epidemiologico multicentrico randomizzato sulla popolazione generale, maschile e femminile (Epidemiological Study on the Prevalence of Osteoporosis: ESOPO).

Obiettivi dello Studio

Primario: valutazione della prevalenza della osteopenia e della osteoporosi nelle donne italiane di età compresa tra i 40 e i 79 anni e negli uomini di età compresa tra i 60 e i 79 anni.

Secondario: identificazione delle variabili clinico-anamnestiche correlate in modo statisticamente significativo alla osteopenia e alla osteoporosi.

Materiali e metodi

Struttura logistica dello studio

L'organizzazione dello studio ha previsto la partecipazione di:
- medici di Medicina Generale per il reclutamento dei pazienti in base a criterio di randomizzazione;
- medici specialisti (investigator) distribuiti in 83 centri, individuati su tutto il territorio nazionale in base a criterio di omogeneità;
- centri di supervisione regionale;
- commissione-guida.

Descrizione del campione nazionale

Il campione totale prevede 20.000 soggetti: 10.000 uomini e 10.000 donne.
Contando statisticamente su un'attesa di adesione del 66%, sono stati reclutati 220 soggetti per centro: 110 uomini e 110 donne.

Descrizione della procedura

Per ciascun soggetto, individuato con metodo random dal medico di medicina generale e inviato presso il centro investigativo, si è proceduto a:
- somministrazione di un questionario per l'indagine sui fattori di rischio;
- misurazione della pressione arteriosa, della statura e del peso con calcolo del BMI;
- esame di densitometria ossea a livello del calcagno con tecnica ad ultrasuoni.

La scelta dell'ultrasonometria, quale strumento di indagine, è stata dettata dalle caratteristiche di tale tecnica, la quale:
- non espone il soggetto a radiazioni ionizzanti;
- non richiede ambiente protetto per l'esecuzione;
- sembra mostrare precisione e sensibilità sovrapponibili alla DEXA (a raggi x), considerata attuale golden standard per la diagnosi di osteoporosi;
- si presta opportunamente al monitoraggio terapeutico.

Il calcagno si presta adeguatamente alla misurazione ultrasonica di densità ossea in quanto, rappresentando il sito scheletrico a maggior turnover per l'elevata componente trabecolare, permette di identificare con buon anticipo ed evidenza le modificazioni qualitative e quantitative di un aumento patologico del rimodellamento osseo.

La FDA ha approvato l'utilizzo di tale metodica per le rilevazioni di densitometria ossea già dal 1998.

L'ultrasonometria ossea per lo studio Esopo è stata eseguita con lo strumento Lunar Achilles Express, che è in grado di misurare direttamente 2 parametri:
- broadband ultrasound attenuation (BUA) pendenza della curva di attenuazione/frequenza;

- speed of sound (SOS) velocità di passaggio delle onde acustiche tra due sonde fisse poste ai lati del calcagno.

Grazie ad un software, i parametri BUA e SOS vengono normalizzati ed espressi in una terza variabile relazionale detta indice di stiffness, la quale viene misurata in variazione percentuale rispetto al valore medio presunto nella popolazione normale giovane (al picco di massa ossea) e può essere tradotta in un valore di più facile interpretazione pratica che è il T-score.

Il T-score, come proposto dai criteri di diagnosi dell'OMS, rappresenta lo scostamento della densità minerale ossea del soggetto in esame dal valore medio osservato nei soggetti giovani sani e viene espresso in numero di deviazioni standard. T-score = stiffness index- 100/14.

L'OMS ha scelto il T-score come indice numerico per definire la gamma di possibilità che vanno dalla condizione di normalità a quella di osteoporosi conclamata:
- T-score tra   valori positivi e - 1 SD   normalità
- T-score tra   -1 e -2,5 SD   osteopenia
- T-score inferiore a -2,5 SD   osteoporosi conclamata.

La definizione della condizione densitometrica risulta rilevante ai fini della previsione del rischio di frattura ossea, che è moderatamente aumentato in presenza di osteopenia e significativamente elevato in presenza di osteoporosi conclamata.

In linea con quanto stabilito dalla OMS, nello studio Esopo sulla prevalenza è stato utilizzato sia l'indice di Stiffness che il corrispettivo T-score per discriminare la popolazione normale da quella osteopenica ed osteoporotica, secondo la seguente equivalenza:
- Stiffness uguale o maggiore dell'86%   T-score > - 1
- Stiffness tra 65% e 86%   T-score tra -1 e - 2,5
- Stiffness uguale o minore del 65%   T-score < - 2,5

Risultati preliminari

Riferiti ad un campione di 1784 donne e 699 uomini.

Nella popolazione femminile la prevalenza di osteoporosi risulta del 4,4 % nella fascia di età 40-49 anni; del 12,8% nella fascia 50-59 anni; del 26,5 % nella fascia 60-69 anni e del 41,3% nelle settantenni.

Dato rilevante è una prevalenza del 39,2% di osteopenia già nella fascia femminile 40-49 anni.

Nella popolazione maschile la prevalenza di osteoporosi risulta del 7,9 % tra i 60 e i 69 anni, per arrivare al 13,3% nella decade successiva. I soggetti osteopenici sono circa il 33-34% in entrambe le decadi.

La raccolta di dati anamnestici, rilevati contestualmente all'esecuzione della densitometria, consente di ricavare interessanti correlazioni fra la prevalenza di osteoporosi e abitudini alimentari (intake di Ca), eventi fisiologici (menarca-menopausa), stile di vita (attività fisica), patologie concomitanti con relative terapie.

Commento

Gli studi sulla prevalenza dell'osteoporosi sulla popolazione italiana generale testimoniano in misura sempre più significativa la rilevanza nel nostro Paese di questa patologia ad alta ricaduta sociosanitaria. La presenza di osteopenia, infatti, in giovani donne in età premenopausale induce a serie riflessioni di carattere preventivo. Non trascurabile appare, inoltre, il dato relativo alla popolazione maschile, che si tende in genere ad ignorare o a sottostimare rispetto a quello riguardante la popolazione femminile, pur rimanendo quest'ultima la più interessata.

L'importanza dell'osteoporosi risiede certamente nella sua capacità di aumentare il rischio di fratture ossee e di indurre conseguentemente inabilità, anche permanente.

In questa sede si intende sottolineare come le fratture ossee ripetute siano causa di algie croniche, prevalentemente vertebrali, e di sofferenza globale invalidante.

In quest'ottica appare certamente meritevole di considerazione uno screening ad ampio raggio con relativo percorso operativo di prevenzione primaria e secondaria.

L'utilizzo dei centri di Terapia antalgica, in quanto luoghi di afferenza clinica per patologie dolorose osteoarticolari, potrebbe auspicabilmente essere considerato un momento importante di questo percorso di prevenzione.

Letture consigliate

Cepollaro C, Agnusdei D, Gonnelli S et al (1995) Ultrasonographic assessment of bone in normal Italian males and females. British J Radiol 68:910-914

Cooper C, Melton U III (1996) Magnitude and impact of osteoporosis and fractures. In: Marcus R (ed), Osteoporosis. Academic Press, San Diego pp 419-434

Delmas PD, Woolf AD (1997) Osteoporosis:outstanding issues. Baillieres Clin Rheumatol 11:645-649

Ebeling PR (1998) Osteoporosis in men. New insights into aetiology, pathogenesis, prevention and management. Drugs Aging 13 (6): 421-434

Ettinger B, Black D, Nevitt M et al (1992) Contribution of vertebral deformities to chronic back pain and disability. J Bone Miner Res 7(4)

Goddard D, Kleerekoper M (1998) The epidemiology of osteoporosis. Practical implications for patient care. Postgrad Med 104:54-72

Hawker GA (1996) The epidemiology of osteoporosis. J Rheumatol (Suppl)45:2-5

Langton CM, Langton DK (1997) Male and female normative data for ultrasound measurement of the calcaneus within the UK adult population. British J Radiol 70:580-585

Melton LJ III (1995) How many women have osteoporosis now? J Bone Miner Res 10: 175-177

Scheidt-Nave C, Ziegler R, Raspe H (1998) Epidemiology of Osteoporosis. Med Klin 93(Suppl 2):7-11

Scott AM, Weill-Engerer S, Hans D et al (1995) Ultrasound discriminates patients with hip fracture equally well as dual energy X-ray absorptiometry and indipendently of bone mineral density. J Bone Miner Res 10:243-249

Wu C, Gluer C, Lu Y et al (1998) Ultrasound characterization of bone demineralization. Calcif Tissue Int 62:133-139

OSPEDALE SENZA DOLORE: ASPETTI ORGANIZZATIVI, GENERALI E SPECIALISTICI

Il dolore da parto: problematiche e aspetti organizzativi nel creare un servizio di Analgesia da parto

I. Castelletti, R. Morra, E. Sabbia, T. Borsatti

II Servizio Anestesia e Rianimazione, Ospedale S. Anna, Torino

Introduzione

Perché l'analgesia da parto?
Controllare il dolore del travaglio da parto è sempre stato un problema molto discusso.

Da un lato vi è la convinzione che il travaglio e il parto debbano essere eventi naturali e come tali essere accompagnati dal dolore (che svolgerebbe forse una sua funzione biologica), dall'altra il desiderio della donna di affrontare il parto senza dolore è sempre più vivo, è ciò ha stimolato lo sviluppo e il perfezionamento di tecniche specifiche di anestesia e analgesia. Le più recenti acquisizioni scientifiche dimostrano che l'analgesia in travaglio da parto, abolendo il dolore, determina la riduzione delle richieste metaboliche materne e l'aumento della perfusione placentare con ovvi benefici sull'omeostasi materno-fetale [1].

L'intensità del dolore differisce in modo significativo da una donna all'altra e, nella stessa donna, da un parto all'altro, in quanto è una sensazione estremamente dipendente dalle precedenti esperienze, dal livello culturale e dalla soglia individuale; la sua componente affettiva è una complessa reazione nella quale hanno parte importante l'insieme delle informazioni ricevute, l'età, le condizioni fisiche e psichiche, la cultura e le credenze religiose.

Inoltre, il dolore da parto presenta caratteristiche che lo differenziano dal dolore acuto proveniente da altri distretti dell'organismo: l'aspettativa e l'ansia giocano un ruolo importante nell'atteggiamento della paziente.

Un'adeguata informazione, un'esperienza precedente positiva e senza traumi si riflettono in un comportamento rilassato; la paura del dolore o un eventuale esito infausto per sé o il bambino, l'insicurezza che ne deriva, il sentirsi abbandonata, sono stati d'animo che possono amplificare la reazione emozionale al dolore.

La popolazione femminile, per quanto riguarda l'atteggiamento nei confronti del dolore da parto, può essere suddivisa in due gruppi: un I gruppo (pari al 40%) in cui i fenomeni dolorosi legati al parto non sono imponenti e comunque dominabili, ed un II gruppo (circa il 60%) in cui la sintomatologia algica è francamente importante e, per il 25% intollerabile [2].

Melzack ha dimostrato che il dolore da parto è superiore in intensità al dolore neoplastico ed al dolore da frattura ossea ed è secondo solo al dolore da amputazione di un dito [3].

Inoltre, l'intensità del dolore percepito varia in funzione della parità delle donne, essendo maggiore nelle primipare rispetto alle multipare [4].

Il dolore, quando molto intenso, può indurre modificazioni significative nella fisiologia e nell'omeostasi materna, tali da influire in modo negativo sia sul benessere del neonato che sull'andamento del travaglio.

Il dolore da parto si configura come un perfetto modello di dolore acuto [5]; esso è infatti l'unico esempio di presenza contemporanea delle tre componenti del dolore, viscerale, riferito e somatico, che si presentano nelle varie fasi del travaglio.

Lo scopo dell'analgesia è quello di ridurre il dolore e l'ansia della paziente permettendo un'evoluzione fisiologica del travaglio e garantendo il massimo benessere materno-fetale.

Con un'analgesia epidurale correttamente condotta si è dimostrato di poter controllare l'acidosi metabolica e l'iperventilazione, di migliorare l'ossigenazione e di ridurre il consumo di ossigeno, con decremento degli ormoni legati allo stress.

Tutti questi effetti determinano benefici tanto a livello dell'attività contrattile uterina che del circolo placentare, già migliorato dal blocco del simpatico indotto dall'epidurale.

Vari sono i fattori che possono influire sull'intensità del dolore percepito (6):
- dimensioni del feto;
- tipo di presentazione;
- intensità e durata delle contrazioni;
- rapidità della dilatazione del collo dell'utero;
- durata della fase di riposo.

Inoltre, il dolore può essere amplificato da:
- fattori psicologici;
- esperienze precedenti;
- fatica;
- ansia;
- mancanza di sonno.

Il dolore ostetrico emerge come un problema di notevole entità.

Risulta infatti che la quasi totalità delle donne in sala parto ha un dolore medio che raggiunge quasi sempre il valore massimo alla scala analogica visiva (VAS) [7].

Dall'analisi dei dati raccolti nel corso di una ricerca svolta presso l'Ospedale Ostetrico Ginecologico di Sant'Anna di Torino si evidenzia che non vi è informazione, né cultura di massa su questo problema: solo il 53% delle donne gravide infatti frequenta il corso di preparazione psicofisica al parto e solo il 15% richiede l'analgesia.

Appare interessante il dato che le donne che seguono il corso di preparazione non dimostrino valori VAS significativamente inferiori a quelle delle donne che scelgono di non partecipare.

L'informazione quindi agisce prevalentemente sulla partecipazione psicologica al dolore più che sull'intensità del dolore stesso.

Restano da indagare le motivazioni per le quali il 74% delle donne affermi di non volere l'analgesia.

Sicuramente una ragione è di ordine culturale: per molte popolazioni, in cui possiamo includere anche la nostra, il parto è strettamente legato al concetto di sofferenza di biblica memoria e non viene facilmente accettato che l'analgesia interferisca in qualche modo.

Non da ultimo coloro i quali sarebbero deputati ad informare le future mamme lo fanno in modo impreciso, generando in alcuni casi disinformazione.

Quindi, ogni messaggio dovrebbe essere dato in maniera corretta e rigorosa con la valutazione dei rischi e dei benefici.

L'analgesia, sia essa inalatoria, endovenosa o peridurale non deve essere né imposta, né negata, ma sicuramente proposta.

L'analgesia peridurale è la tecnica che dà il miglior pain relief [8].

La realtà italiana nell'anno 2001 non è rosea.

Infatti vi è carenza di centri dove si pratichi l'analgesia peridurale per il parto e il punto focale di questa carenza è di tipo economico-organizzativo.

La percentuale di parti in analgesia è esigua, in quanto l'analgesia non viene praticata in modo sistematico, ma occasionale.

Aspetti organizzativi-economici

Nell'Ospedale Ostetrico-Ginecologico Sant'Anna di Torino l'analgesia peridurale in travaglio da parto viene garantita 24 ore su 24 a tutte le partorienti che lo richiedono.

L'organizzazione di questo servizio ha richiesto tempo e tenacia per affrontare e risolvere tutti i problemi che si sono presentati e che possono essere così schematizzati:
- informazione corretta alle gravide;
- creazione di una cartella di analgesia;
- istituzione di protocolli;
- creazione di un servizio di analgesia da parto attivo 24 ore su 24;
- laboratorio attivo 24 ore su 24;
- acquisizione delle attrezzature e del materiale necessario;
- organizzare la raccolta dati;
- follow-up;
- rianimazione materna-fetale.

Il primo punto è di fondamentale importanza, in quanto il colloquio diretto gravida-anestesista permette di chiarire dubbi e ansie e fornisce un'informazione rigorosa e corretta senza sovrastimare o sottostimare vantaggi e svantaggi.

Per questo si deve organizzare la partecipazione dell'anestesista ai corsi pre-parto e la visita anestesiologica ambulatoriale all'avvicinarsi del termine.

L'organizzazione di questo servizio incontra comunque degli ostacoli:
- carenza di anestesisti;
- difficoltà tecniche;

- necessità di aggiornamento continuo;
- sovrapposizione di lavoro;
- aumentata richiesta di consulenze;
- mancanza di incentivi.

Dal punto di vista prettamente economico è sicuramente un costo aggiuntivo, anche perché non è previsto un ritorno all'Azienda, mediante DRG, dell'analgesia da parto in qualsiasi forma sia essa praticata.

Sono stati effettuati, specie negli Stati Uniti, studi volti a valutare il costo effettivo di questo servizio [9-11].

Il problema dei costi, dei benefici e dell'outcome può essere analizzato da diversi punti di vista:
- della paziente;
- dell'ente che eroga la prestazione;
- della società;
- dal beneficio ottenuto con ogni singola tecnica;
- dalle complicanze legate alla singola tecnica (ad es. cefalea postpuntura durale).

Analizziamo ad esempio quali voci incidano sul costo totale della prestazione dell'anestesista: in base al tempo medio utilizzato per ogni singola paziente:
- la valutazione preparto;
- la visita e l'informazione per ottenere il consenso informato;
- l'esecuzione del blocco, la verifica della buona riuscita del blocco e la compilazione della cartella;
- la rivalutazione del blocco ad ogni singolo top-up;
- la rimozione del catetere peridurale;
- il controllo postpartum il giorno seguente e la valutazione delle possibili complicanze;
- l'anestesista dedicato al servizio di analgesia o anestesista presente, ma disponibile per tutte le emergenze (si deve considerare che la copertura di 24 ore su 24 della sala parto richiede un organico di 7 anestesisti).

Se si analizzano i dati in base solo a questi punti, si deduce che il costo legato a questa tecnica è piuttosto elevato (circa 700$ con l'anestesista dedicato, ridotto ad 1/3 se l'anestesista si occupa anche di altre incombenze).

Altri sono comunque i parametri da tenere presenti: ad esempio, l'impatto che un inadeguato pain relief può avere dal punto di vista psicologico (stress post-traumatico) su pazienti particolarmente vulnerabili, o problemi di sicurezza che sono stati messi in evidenza in numerose ricerche su questo tema. In un lavoro pubblicato nel 1997 [12] in cui si analizza la mortalità materna legata al tipo di anestesia utilizzato per l'intervento di taglio cesareo negli Stati Uniti dal 1979 al 1990, si vede come per l'anestesia generale sia di 32 casi per milione contro gli 1,9 casi per milione per l'anestesia periferica.

Questa disparità può essere spiegata con l'utilizzo dell'anestesia periferica nei cesarei d'elezione a basso rischio o con la riduzione della morbilità materna quando sia già posizionato un cateterino peridurale per analgesia e si renda necessario un taglio cesareo d'emergenza per sofferenza fetale acuta, situazione che si verifica con una frequenza variabile nei vari studi [13, 14] dal 2% all'8,7%.

L'organizzazione di un efficiente Servizio di Analgesia per il parto ottiene quindi anche l'effetto positivo di diminuire i rischi materno-fetali in caso di taglio cesareo d'emergenza.

L'analgesia non è più un lusso nel terzo millennio: è stata infatti approvata una legge (1 Gennaio 1999, Los Angeles USA) che fa espressamente divieto agli Ospedali di rifiutare alle donne un'anestesia durante il travaglio da parto a seconda delle loro disponibilità economiche.

In Italia siamo ancora indietro di almeno 10 anni, ma i mezzi di comunicazione attualmente a disposizione rendono la crescita culturale più semplice e rapida: speriamo quindi che in un prossimo futuro anche nel nostro Paese l'analgesia da parto venga ufficialmente valutata e riconosciuta, affrancando le donne dalla maledizione biblica.

Bibliografia

1. Bocci A (1995) In: Margaria E (ed), Protocolli di analgesia, anestesia e rianimazione in ostetricia. Torino, p 11
2. Brown ST (1989) Characteristics of labor pain at two stages of cervical dilatation. Pain 38(3):289-295
3. Melzak R (1984) The myth of painless childbirth. Pain 19:321
4. Gaston-Johansson F, Fridh G, Turner-Norvell K (1988) Progression of labor pain in primiparas and multiparas. Nurs Res 37:86
5. Margaria E et al (1993) Gynecological and obstetrical pain. In: Vecchiet L et al (eds), New trends in referred pain and hyperalgesia. Elsevier, Amsterdam 7:299-307
6. Huffnagle S, Huffnagle HJ (1993) Mechanisms of labor pain. In: Norris MC (ed), Obstetric anesthesia. Lippincott, Philadelphia, p 225
7. Margaria E et al (1999) Il dolore del parto e il suo controllo. In: L'etica del nascere. Minerva Medica, pp 72-79
8. Halpern S et al (1998) Effect of epidural vs parenteral opioid analgesia on the progress of labor: a meta-analysis. JAMA 280: 2105-2110
9. Macario A et al (2000) Analgesia for labor pain. Anesthesiology 92(3): 841-850
10. Bell ED et al (2000) How much labor is in a labor epidural? Anesthesiology 92(3) : 851-858
11. Chestnut DH (2000) How do we measure (the cost of) pain relief? Anesthesiology 92 (3): 643-645
12. Hawkins J et al (1997) Anesthesia related deaths during obstetric delivery in United States, 1979-1990. Anesthesiology 86: 277-284
13. Eskw P et al (1994) Trends in the ferquency of cesarean delivery. A 21 year experience, 1970-1990. J Reprod Med 39: 809-817
14. Paul R, Miller D (1995) Cesarean birth: How to reduce the rate. Am J Obstet Gynecol 1903-1907

Il dolore nel bambino

P. Busoni

Ospedale Infantile Meyer, Firenze

Una delle ragioni di insufficiente trattamento del dolore da procedura è la tradizionale concezione presso molti curanti che, mentre certi dolori, come il postoperatorio o la sutura di ferite, richiedono un trattamento aggressivo, altri, per esempio il dolore legato ad una iniezione, sono poco importanti se non clinicamente insignificanti. In pediatria, si è dato per lungo tempo la preferenza a farmaci analgesici non oppiacei e la dizione "al bisogno" è stata costantemente interpretata come "il meno possibile" [1]. In tempi recenti, tuttavia, si è fatta strada la convinzione, particolarmente tra gli infermieri, che i bambini avvertono il dolore come gli adulti e che farmaci analgesici ed altre misure atte a combattere il dolore possano e debbano venir adoperate più frequentemente [2].

Si crede comunemente che traumi minori, ad esempio il prelievo di sangue, sia cosa poco importante e che del dolore e della paura legati a questa esperienza si perda rapidamente la memoria. Sfortunatamente, vi è evidenza del contrario. La memoria del dolore si incastona nel sistema nervoso del bambino e ne influenza le reazioni individuali in occasione di successive esperienze dolorose [3].

Il dolore di per sé potrà anche non essere ricordato a livello conscio dal bambino, ma l'esperienza dolorosa è un potente determinante di comportamenti successivi. Basta pensare, ad esempio, al comportamento di bambini che hanno subito esperienze dolorose in ospedale, in occasione di un successivo intervento chirurgico. Queste memorie possono inoltre avere effetto sul temperamento personale ed influenzare altri aspetti della vita [4].

La percezione del dolore nel neonato può essere addirittura più intensa di quella di bambini più grandi [5]. Tutte le strutture anatomiche, fisiologiche, e biochimiche per avvertire il dolore sono presenti nei neonati, ma il loro sistema nervoso centrale può essere meno efficace rispetto quello dell'adulto nel bloccare gli impulsi nocicettivi [5]. Il cervello del neonato e del lattante si trova ad un livello alto di plasticità, poiché si trova in una fase di sviluppo molto attiva. Pertanto, esperienze dolorose possono in maniera sottile influenzare l'architettura finale del cervello adulto [5].

I bambini al di sotto degli 8 anni non sono in grado di capire che un disagio a breve termine può comportare benefici a lungo termine. Pertanto, ripetute procedure dolorose possono portare ad uno stato di crescente ansia, che a sua volta può influenzare, accrescendolo, il dolore [4]. In una ricerca in bambini al di sotto degli 8 anni sottoposti a puntura lombare e/o ad aspirazione midollare o biopsie, in cui fu usato fentanyl per via orale transmucosa, nel gruppo trattato con placebo si mise in evidenza una percezione dolorosa maggiore durante procedure successive, nonostante fosse messa in opera un'adeguata protezione analgesica [6]. Il terrore e l'ansia instillati da precedenti procedure senza protezione analgesica non furono cancellati anche quando procedure dolorose successive venivano adeguatamente trattate con farmaci analgesici.

Per tutti questi motivi pensiamo che sia importante *l'ospedale senza dolore*. Il concetto di ospedale senza dolore è in realtà molto semplice: si tratta di misurare il dolore mediante scale opportune in tutti i pazienti ed intervenire quando il dolore superi i limiti di accettabilità. Questo approcio richiede un notevole sforzo di sensibilizzazione e di formazione da parte di tutto il personale medico ed infermieristico. L'ospedale senza dolore riguarda marginalmente il servizio di terapia antalgica o il servizio di cure palliative, che debbono intervenire nei dolori maggiori e nelle terapie domiciliari. Si tratta qui essenzialmente di adottare piccoli accorgimenti per alleviare quei dolori ritenuti minimi e privi di significato, ma che pure sempre di più l'evidenza clinica dimostra importanti.

Nel bambino i soli interventi cognitivi non sono sufficienti ad eliminare il dolore. Pertanto, interventi farmacologici debbono essere aggiunti al fine di diminuire il dolore e la paura associati alle procedure. Tuttavia gli interventi cognitivi sono molto importanti, e debbono essere previsti ed attuati nell'ospedale senza dolore.

Le tecniche cognitive includono:
- spiegare cosa succede;
- incoraggiare i bambini ad esprimere i loro sentimenti e a fare domande (pupazzi, bambole, disegni possono essere di aiuto);
- dare al bambino qualche possibilità di scelta se, ad esempio, seder in grembo al genitore oppure su un tavolo durante la procedura. Il bambino può ad esempio essere incoraggiato ad aiutare durante l'applicazione di una fasciatura. Più controlli il bambino sente di possedere, meno paurosa risulterà l'esperienza;
- promettere piccole ricompense per cooperare con una procedura. L'inverso, minacciare una puntura per un cattivo comportamento, è inaccettabile;
- incoraggiare profonde inspirazioni, che inducono rilassamento. Anche bambini piccoli possono fare lo stesso soffiando bolle di sapone o immaginare di spegnere candeline di compleanno;
- incoraggiare i bambini ad usare l'immaginazione. Intraprendere conversazioni sui giocattoli favoriti, o sulla storia preferita;
- distrarre il bambino con giochi, TV. Musica, libri o altre preferite distrazioni;
- usare contatti di conforto. Il cullare, il carezzare leggermente la cute da parte di un genitore o di un assistente è appropriato in ogni situazione;
- bambini piccoli rispondono molto meglio ad una procedura quando sono tenuti in posizione eretta. Usare "l'abbraccio terapeutico" per la venipuntura o per le iniezioni.

Nei bambini in età prescolare o scolare recente, interventi cognitivi includono:
- ascoltare musica con auricolari;
- guardare cartoni animati;

- giocare con videogame;
- coinvolgere i bambini in conversazioni umoristiche o divertenti (ma non dare eccessive assicurazioni da parte dei genitori, né scuse per la procedura, né manifestare eccessivo criticismo);
- bambini con sufficiente maturità possono imparare ad usare l'immaginario: scene piacevoli o attività che fanno loro piacere.

Oltre a queste tecniche, adoperate per i bambini piccoli, per bambini in età scolare e adolescenti, molto più maturi da un punto di vista cognitivo, può essere incoraggiato l'uso della tecnica del "parlare a se stesso". Il ripetere sistematico del "io posso farlo", o, usando precedenti sperimentati metodi, imparare a rilassarsi, ricorrere all'immaginario, all'autoipnosi possono essere di aiuto.

L'effetto delle tecniche cognitivo-comportamentali è ulteriormente aumentato quando combinato con interventi farmacologici. Un recente studio ha dimostrato un diminuito stress quando le tecniche di distrazione erano combinate con l'uso di EMLA per la venipuntura e l'inserzione di cateteri venosi [7].

Per ridurre il dolore associato con punture venose, prelievi, iniezioni:
- applicare la crema EMLA per il tempo necessario (un'ora per la venipuntura, 2 ore e mezzo per l'iniezione intramuscolare);
- usare metodi non farmacologici (inspirazioni profonde al momento dell'inserzione dell'ago e di nuovo quando l'ago viene ritirato; invitare il bambino a "soffiare via" il dolore, invitare il bambino a contare alzando la voce quando il dolore è avvertito);
- non tenere in vista gli strumenti che inspirano paura;
- trattenere il bambino solo se necessario, usare "l'abbraccio terapeutico";
- aspettare che il disinfettante sulla cute si asciughi completamente prime di introdurre l'ago. Usare aghi sottili;
- evitare di pungere l'arto dominante o la mano che il bambino usa per succhiarsi il dito;
- usare medicazioni leggere sopra la puntura in modo che i cerotti possano essere agevolmente rimossi.

Per suturare le ferite:
- adoperare tecniche di distrazione;
- usare acqua calda invece che fredda, fisiologica per lavare la ferita. Anestetizzare la ferita prima di lavarla.

Fino ad epoca recente, l'attenzione al dolore del bambino e le ricerche in questo campo sono state limitate. La formazione medica ed infermieristica sul dolore pediatrico è limitata. Tuttavia, recentemente l'evoluzione in questo campo è stata positiva. I semplici metodi elencati prima dovrebbero essere automaticamente usati da tutti negli spazi ospedalieri ove si applicano procedure sul bambino, anche quelle ritenute (erroneamente) poco dolorose. È evidente che queste misure da sole possono non bastare e che interventi farmacologici da adoperare in combinazione sono spesso necessari. Protocolli di sedazione e di analgesia debbono essere approntati nei vari reparti ospedalieri-ed è qui che la collaborazione con servizio di terapia antalgica può risultare utile.

Bibliografia

1. Schechter NL (1989) The undertreatment of pain in children: an overview. Pediatr Clin North Am 36:781-794
2. Porter FL, Wolf CM, Gold J et al (1997) Pain and pain management in newborn infants: a survey of physicians and nurses. Pediatrics 100:626-632
3. Whitfield MF, Grunau RE (2000) Behavior, pain perception and the extremely low-birth weight survivor. Clin Perinatol 27:363-379
4. Schechter NL (1997) The status of pediatric pain control. Child Adolesc Psychiatr Clin North Am 6:687-702
5. Golianu B, Krane EJ, Galloway KS et al (2000) Pediatric acute pain management. Pediatr Clin North Am 47:559-587
6. Weisman SJ, Bernstein B, Schchter NL (1998) Consequences of inadequate analgesia during painful procedures in children. Arch Pediatr Adolesc Med 152:147-149
7. Fanurik D, Koh JL, Schmitz ML (2000) Distraction techniques combined with EMLA: effects on IV insertion pain and distress in children. Child Health Care 29:87-101

Controllo del dolore nei pazienti pediatrici

G. Ivani

Servizio di Anestesia e Rianimazione, Ospedale Infantile Regina Margherita, Torino

Introduzione

Solo negli ultimi anni è risultato evidente che il controllo del dolore nel bambino è stato spesso insufficiente, se non addirittura ignorato. Lo studio di Anand del 1987 [1] e tutte le altre ricerche sull'argomento hanno completamente modificato questa tendenza: il dolore nel neonato, nel lattante o nel bambino più grande non è più un semplice sintomo, ma una sindrome che deve essere trattata, non solo per motivi etici, ma perché il dolore/stress può causare danni ormonali, metabolici e cardiovascolari andando ad influenzare l'outcome (morbidità, mortalità e costi) [2, 3]. La maggior parte delle procedure chirurgiche è connessa al dolore e le conseguenze psicologiche e fisiologiche di un inadeguato trattamento sono evidenti nei primi anni di vita; il rapido sviluppo del sistema eccitatorio e la ritardata maturazione delle vie inibitrici esagerano la trasmissione del dolore nel midollo spinale del neonato ed è necessario attendere settimane per un effettivo sistema di controllo; i neonati avvertono dolore con una maggiore intensità rispetto agli adulti [4, 5].

Due studi di Giannakoulopoulos e coll. e di Taddio e coll. evidenziano il fatto che anche nella vita fetale vi è una risposta allo stress determinata da uno stimolo doloroso e che anche una circoncisione senza alcuna analgesia alla nascita può portare ad una più bassa soglia del dolore nella vita futura [6, 7].

Il controllo del dolore è obbligatorio e l'approccio multimodale è probabilmente il migliore per ottenerlo sia negli adulti che nei bambini; inoltre vi è bisogno di linee guida efficaci per aiutare coloro che sono impegnati nel trattamento del dolore perioperatorio a raggiungere l'obiettivo.

Il primo passo è abbandonare luoghi comuni come: i bambini non provano dolore, o non hanno memoria del dolore, o tollerano il dolore molto bene, o meglio non usare gli oppioidi perché vi è un rischio di dipendenza; solo una visione scientifica del problema porta ad un valido controllo del dolore [8, 9].

Valutazione del dolore

Per ottimizzare un corretto trattamento del dolore nei bambini abbiamo bisogno di un'accurata valutazione attraverso scale e linee adeguate alle differenti età dei bambini; infatti, mentre nei bambini in età scolare è facile ottenere risposte riguardo al loro dolore, anche se qualche volta essi negano il dolore per timore di siringhe ed aghi spesso usate per il trattamento, diventa difficile valutarlo correttamente nei bambini in età preverbale.

È ovvio che sono necessari metodi differenti adatti all'età.

Nei bambini in età prescolare sono usate scale comportamentali e fisiologiche e il loro grado è basato sul pianto, sulla posizione del paziente sull'espressione della faccia ecc., per le prime, e su parametri fisiologici come la frequenza cardiaca e la pressione sanguigna, la frequenza respiratoria, la sudorazione ecc., per le seconde.

Numerose scale sono disponibili ma per il momento le più popolari sono la Scala del dolore dell'Ospedale Pediatrico dell'Est Ontario (Cheops) e la Scala del dolore oggettivo di Hannallah-Broadman (OPS).

I gradi di autovalutazione sono molto più appropriati per i bambini che possono esprimere la loro sensazione del dolore e possono essere usate differenti scale analogiche visive (VAS): la scala "delle faccette sorridenti" (dalle facce sorridenti a quelle tristi e poi piangenti corrispondenti a differenti stati dolorosi) e la scala "dei colori" (dal rosso al verde, nessun dolore-dolore più intenso).

È imperativo che, qualunque sia la scala utilizzata, le valutazioni siano effettuate da infermieri e medici esperti per evitare si sottostimare o soprastimare il dolore. Abbiamo bisogno di parlare lo stesso linguaggio: un efficiente controllo del dolore inizia con una corretta valutazione del dolore.

Vie di somministrazione

Come negli adulti, nei bambini sono possibili differenti vie di somministrazione; solo la somministrazione intramuscolare dovrebbe essere evitata, non solo a causa della sensazione dolorosa e dell'impatto psicologico, ma perché vi è un'imprevedibilità dell'effetto clinico.

Le vie orali e rettali sono le più comunemente usate nei bambini, seguite dalla terapia infusionale e.v. o epidurale, entrambe in dosi ripetute o in infusione continua con pompe – siringhe, supporti meccanici o elettronici.

La patient controlled analgesia (PCA) è valida anche nei pazienti pediatrici, ma solitamente nei bambini di età superiore a 5-6 anni; le vie sublinguale, transdermica e transmucosa così come quella infiltrativa sono anche alternative efficienti per il controllo del dolore post-operatorio.

Anche la via sottocutanea è usata per un trattamento del dolore e la morfina è stata impiegata con successo, ed efficacia simile alla e.v., ma con un più basso consumo dell'oppiaceo e riduzione degli episodi ipossici [10].

La via s.c. è particolarmente importante per produrre analgesia in pazienti come gli ustionati i pazienti cronici o terminali nei quali le vene sono difficilmente reperibili.

Selezione dei farmaci

FANS

I primi ad essere descritti sono stati i FANS, seguiti dagli oppioidi e dagli anestetici locali. Va ricordato che spesso l'uso di combinazioni di farmaci offre un'analgesia efficace con più basse dosi di singoli farmaci.

Una terapia combinata con Ketorolac e oppioidi permette una riduzione della richiesta di oppioidi, dei loro effetti collaterali ed un precoce ritorno della funzione gastrointestinale.

Esempio di dosaggio di Paracetamolo
Paracetamolo 40mg/kg pr o 20mg/kg per os seguito da 30m /kg/ 8 h
nel neonato 40mg/kg pr seguito da 30mg/kg / 12 h o 30mg/kg per os seguito da 20mg/kg/ 8h
meglio 100-120 mg/kg/ 24h

Oppioidi

Sono la base del trattamento postoperatorio moderato-severo; la loro azione si svolge a livello di recettori specifici lungo il SNC inibendo la liberazione di neurotrasmettitori eccitatori.

Le vie orale, rettale, e.v., sottocutanea e spinale permettono un ambio range di usi terapeutici; essi non hanno un effetto tetto e la dose è incrementata fino ad ottenere una valida azione analgesica; la questione principale è legata alla crescita proporzionale dei loro effetti collaterali: depressione respiratoria, nausea e vomito, prurito, ritenzione urinaria e ritardate funzioni gastrointestinali; questi effetti sono dose-dipendenti, ma sono presenti anche ai normali dosaggi terapeutici.

La depressione respiratoria, causata da un'azione a livello centrale può evidenziarsi anche parecchie ore dopo la somministrazione, per cui un monitoraggio accurato dei parametri vitali, come la frequenza respiratoria e la saturazione di ossigeno, è obbligatorio, così come una valutazione del grado di sedazione, poiché un sovradosaggio di narcotici è connesso con un alto livello di sedazione

Esempio di valutazione della sedazione
0 occhi aperti
1 dorme ma è facilmente risvegliabile
2 dorme ed è difficilmente risvegliabile
3 non risvegliabile

Esempio di dosaggio:
Fentanyl
Dosaggi 2-10 µg/kg/ev come analgesico in rapporto al tipo di intervento
2-5 µg/kg/h come sedazione in Terapia Intensiva in pazienti in ventilazione controllata

Morfina
Dosaggi: 0,02-0,07 µg/kg/8 ore (neonato) per via endovenosa o intramuscolare
0,05-0,1 µg/kg/6 ore (bambino) per via endovenosa o intramuscolare
5-15 µg/kg/h (neonato) in infusione continua
10-30 µg/kg/h (bambino)

Sufentanil
Dosaggi: 1-3 µg/kg/ev
2 µg/kg/h in infusione continua
> 5-8 µg/kg/ev con un effetto ipnotico

Alfentanil
Dosaggi: 20-30 µg/kg/ev
1 µg/kg/m

Remifentanil
Dosaggi 0,5-1 µg/kg/m'
0,125-0,05 µg/kg/m' come analgesia in pazienti in ventilazione meccanica.

Tramadolo
Dosaggi: 1-2 mg/kg/6 ore

Anestetici locali

L'anestesia pediatrica regionale ha un'ampia diffusione e gioca un grande ruolo nel controllo del dolore postoperatorio.

Blocchi centrali epidurali (a livello caudale, lombare, toracico), anestesia subdurale, blocchi periferici, infiltrazioni, applicazioni topiche sono efficaci sia nella chirurgia minore che in quella maggiore; è noto che anche nei bambini l'anestesia regionale, con l'uso di differenti anestetici locali in associazione o no con adiuvanti, in iniezione singola o in infusione continua in relazione al tipo di chirurgia ed alla qualità ed intensità del dolore postoperatorio, è la tecnica migliore per il controllo dello stress chirurgico.

Inoltre i bambini hanno bisogno, prima di eseguire un blocco, di una sedazione/leggera anestesia per poter effettuare con sicurezza ed efficacia il blocco stesso [11].

Gli standard validi per gli adulti non sempre sono utilizzabili per i bambini e sono necessari sistemi di monitoraggio diversi da quelli per verificare il blocco in un paziente sveglio; comunque la sicurezza dell'anestesia pediatrica e regionale è fuor di dubbio come dimostrato da anni di pratica clinica in molti paesi.

Va ricordato che nei neonati e nei i lattanti i sistemi immunitari sono immaturi e che l'albumina e l'alfa 1 glicoproteina hanno basse concentrazioni ematiche alla nascita, aumentando il rischio di tossicità. Ad ogni modo, noi possiamo utilizzare tutti gli anestetici locali usati per gli adulti adattando la dose all'età del paziente e al tipo di chirurgia.

Per un efficace e sicuro controllo del dolore è consigliabile effettuare il blocco vicino all'area chirurgica al fine di ridurre la quantità di farmaco; per queste ragioni il catetere epidurale dovrebbe essere posizionato nello spazio così determinato, avanzando solo 2-3 cm nello spazio epidurale, anche per evitare il rischio di piegamenti e malposizionamenti.

Blocchi caudali danno una sufficiente analgesia nella chirurgia sottombelicale, mentre l'approccio lombare o toracico è necessario per la chirurgia maggiore addominale superiore o toracica.

Naturalmente, più alto è il blocco, più grande è l'esperienza richiesta e blocchi toracici devono essere eseguiti solo da anestesisti con consolidata preparazione a causa delle diverse condizioni anatomiche.

Nei bambini (piccoli diametri dei nervi, breve distanza tra i nodi di Ranvier ecc.) grandi volumi e base concentrazioni di anestetici locali sono la chiave per ottenere un'efficace analgesia.

Blocchi centrali

Singole iniezioni:
- Bl. Caudale 1% mepivacaina 7-10 mg/kg, 0,25% bupivacaina 2,5 mg/kg 0,2% ropivacaina 2 mg/kg
- Bl. lombare 1% mepivacaina 5-7 mg/kg, 0,25% bupivacaina 2 mg/kg 0,2% ropivacaina 1,4 mg/kg
- Anestesia topica (spray) 1% lidocaina 1-2 mg/kg
  Infusione continua via catetere epidurale
- 0,125% bupivacaina, 0,1% ropivacaina 0,2 mg/kg/h in neonati e infanti, 0,3-0,4 mg/kg/h nei bambini più grandi
  Infiltrazioni sottocutanee.
- 0,25% bupivacaina 0,5 ml/kg.

L'applicazione cutanea di una miscela di lidocaina-prilocaina (EMLA) dà analgesia per venipuntura, per posizionamento cateteri centrali percutanei, puntura lombare, circoncisione evitando l'azione stressante e dolorosa di queste procedure.

Adiuvanti degli anestetici locali

La durata di un blocco "single-shot", generalmente sufficiente nella chirurgia minore, spesso ha una durata troppo breve per il controllo del dolore a lungo termine.

Per prolungare l'effetto analgesico degli anestetici locali è usata l'associazione di adiuvanti; essi provvedono ad un più lungo controllo del dolore evitando, allo stesso tempo, il rischio di tossicità connesso con dosi aumentate di anestetici locali. Attualmente la clonidina, alfa2 agonista utilizzata un tempo solamente come antipertensivo, si è dimostrata l'adiuvante più valido in pediatria, da potersi utilizzare sia in single shot sia in infusione continua, con un buon potenziamento dell'analgesia e senza effetti collaterali, determinando anche un effetto sedativo che ben si associa all'analgesia stessa [12-16].

Bibliografia

1. Anand KJ, Phil D, Mickey PR (1987) Pain and its effects in the neonate and fetus. N Engl J Med 317:1321-1329
2. Wolf AR (1997) Development of pain and stress responses. In: Dalens B, Murat I, Bush G (eds) Advances in Paediatric Anaesthesia.Clermont-Ferrand, pp 33-56
3. Ivani G (1997) Modification of the stress response by regional analgesia in children. In: Van Zundert A (ed) Highlights in paintherapy and regional anesthesia. VI Permanyer Publications, Barcelona, pp 199-202
4. Dickenson AH (1997) Developmental pharmacology of pain and analgesia. Proceedings of the IV Int Symposium on Pediatric Pain. Helsinki, pp 71-72
5. Lloyd-Thomas AR (1997) Paediatric pain management-the next step? Paed Anaesth 7:487-493
6. Giannakoulopoulos X, Sepulveda W, Kourtis P et al (1994) Fetal plasma cortisol and beta-endorphinresponse to intrauterine needling. Lancet 344:77-81
7. Taddio A, Katz J, Ilersich A, Koren G (1997) Effect of neonatal circumcision on pain response during subsequent routine vaccination. Lancet 349:599-603
8. Ivani G, Lampugnani E (1997) Postoperative pain treatment in children. Medical Science Monitor, suppl 1:71-75
9. Ivani G (ed) (2000) Terapia del dolore nel bambino. SEE editrice, Firenze
10. Ivani G, De Negri P (1999) Techniques of continuous or intermittent analgesia. In: Salvo I, Vidyasagar D (eds) Anaesthesia and Intensive Care in Neonates and Children. Spinger Verlag Berlin Heidelberg New York, pp 151-159
11. Bosenberg AT, Ivani G (1998) Regional Anaesthesia: children are different. Paed Anaesth 8:447-450
12. Ivani G, Mattioli G, Rega M et al (1996) Clonidine-mepivacaine mixture vs. plain mepivacaine in paediatric surgery. Paediatr Anaseth 6:111-114
13. Ivani G, Bergendahl HTG, Lampugnani E et al (1998) Plasma levels of clonidine following epidural bolus injection in children. Acta Anaesth Scand 42:306-311
14. Ivani G, De Negri P, Conio A et al (2000) Ropivacaine-Clonidine combination for caudal blockade in children. Acta Anaesth Scand 44:446-449
15. De Negri P, Ivani G, Visconti C et al (2001) How to prolong postoperative analgesia after caudal anaesthesia with ropivacaine in children: S-ketamine vs clonidine. Paediatr Anaesth (in press)
16. De Negri P, Ivani G , Visconti C et al (2001) Dose-response relationship for clonidine added to a postoperative continuous epidural infusion of ropivacaine in children. Anesth Analg (in press)

Il dolore cronico da cancro del bambino

E. MADON, S. LIJOI

Dipartimento di Scienze Pediatriche e dell'adolescenza, Università degli Studi di Torino

Il dolore oncologico

Ogni anno circa 130 bambini su un milione di età compresa tra 0-14 anni si ammalano di tumore.

La frequenza della comparsa di dolore nel bambino con patologia oncologica è alta. In più del 50% dei casi compare dolore come segno o sintomo della patologia di base, nel 100 % dei bambini si valuta la presenza di dolore iatrogeno.

Nel corso della malattia, quindi, tutti i bambini hanno esperienza di dolore e nel 70% circa dei casi il dolore è di tipo severo, spesso sottovalutato ed altrettanto spesso non adeguatamente trattato.

Molteplici sono le cause del dolore nel paziente affetto da patologia neoplastica.

Le situazioni a cui più frequentemente ci si trova di fronte sono:
- dolore provocato dalla neoplasia;
- dolore associato alla tossicità da chemioterapia;
- dolore associato alla tossicità da radioterapia;
- dolore post-operatorio;
- dolore provocato dalle procedure invasive diagnostiche e terapeutiche (ad es. aspirato midollare, puntura lombare).

Principali quadri clinici caratterrizzati da dolore del bambino oncologico

Il dolore osseo
- lesioni da tumori ossei primitivi (Osteosarcoma, Sindrome Ewing-PNET osseo);
- metastasi ossee di tumori solidi (NB, SPM, TW);
- leucemie.

Dolore viscerale
- neuroblastoma;
- tumore di Wilms;
- sarcomi parti molli;
- linfomi.

Il dolore da lesione del sistema nervoso centrale

Sindrome da ipertensione endocranica:
- tumori cerebrali.

Sindrome da compressione midollare:
- tumori primitivi del midollo spinale;
- disseminazioni asse spinale di tumori cerebrali primitivi;
- neuroblastoma;
- sarcoma Ewing-Pnet extraosseo;
- lesioni metastatiche vertebrali.

Mucosite:
Aspetti peculiari della percezione del dolore del bambino in fase avanzata di malattia.

Cognitivi:
- conoscenza inadeguta dell'evoluzione della malattia;
- limitazione delle scelte;
- aspettativa di dolore cronico;
- disinformazione sugli oppioidi e sugli analgesici in generale;
- significato della morte.

Comportamentali:
- inattività fisica;
- incapacità a valutare e documentare il dolore.

Emozionali:
- ansietà per la morte;
- paura della separazione;
- ansia nei confronti del significato della vita;
- paura per un inadeguto controllo del dolore;
- paura per la famiglia;
- collera;
- tristezza e depressione;
- distacco dallo staff.

Terapia del dolore oncologico

Il dolore oncologico nella maggior parte dei casi è il risultato dunque di molteplici fattori: la malattia stessa, le procedure diagnostiche, la terapia, l'immobilità. Diventa pertanto essenziale proporre un intervento globale, inteso come un equilibrato compendio fra metodiche farmacologiche e non. L'obiettivo deve essere quello di togliere il dolore, ottimizzare il livello di vita del bambino, minimizzare lo stress e la paura. L'approccio deve essere individualizzato ed efficace e deve tenere conto dei molteplici fattori in grado di modulare, sia in eccesso che in difetto, la sensazione dolorosa stessa.

L'approccio terapeutico può essere riassunto in alcuni punti:
- Se e quando possibile, il trattamento deve essere in primo luogo quello della causa che ha generato il dolore.
- Se il dolore è prevedibile, deve essere prevenuto.
- La scelta del trattamento dipende, oltre che dall'eziologia, dalla localizzazione del dolore, dalla sua intensità ed eventualmente dalla precedente durata.

I principali presidi terapeutici sono rappresentati da:
- terapia citoriduttiva a scopo antalgico (farmacologica, radioterapica, chirurgica);
- terapia antalgica farmacologica propriamente detta;
- terapie non farmacologiche;
- tecniche invasive: oppiacei per via spinale, blocchi nervosi, terapia neurolesiva.

Terapia farmacologica

L'approccio ottimale al controllo del dolore nei bambini include la terapia farmacologica con farmaci analgesici, di solito considerati la parte principale del trattamento.

Un corretto uso è in grado di controllare il dolore nella maggior parte dei bambini e si basa sui seguenti concetti chiave: scelta del farmaco appropriato in base al dolore; somministrazione adeguata.

La terapia dovrebbe essere somministrata seguendo uno schema regolare ovvero ad orari fissi e non "al bisogno", a meno che gli episodi di dolore siano veramente intermittenti ed imprevedibili. Con il controllo del dolore al bisogno, i bambini devono averlo prima di richiedere il trattamento, altrimenti temono che il loro dolore non sia controllabile e quindi tendono a diventare sempre più apprensivi.

È utile somministrare gli analgesici ad intervalli prefissati, con dosi " di salvezza" per il dolore intermittente e per il dolore che insorge tra le dosi. L'intervallo tra le dosi dovrebbe essere determinato in accordo con l'intensità del dolore e la durata dell'effetto analgesico del farmaco in questione.

I farmaci dovrebbero essere somministrati ai bambini secondo la via più semplice, più efficace e meno dolorosa.

Le dosi di ogni medicamento devono basarsi sul caso di ogni singolo bambino: non ci sono singole dosi che possono essere appropriate per tutti i bambini.

Altri elementi importanti sono:
- anticipazione degli effetti collaterali;
- monitoraggio ed eventuale aggiustamento della terapia;
- spiegazione e discussione del programma antalgico con il paziente e/o genitori.

La terapia farmacologica del dolore segue le linee guida dell'OMS relative alla terapia del dolore da cancro. Tali linee guida identificano tre livelli di dolore e per ciascuno di essi indicano i presidi farmacologici a disposizione.

I Livello: Dolore lieve

I farmaci da utilizzare sono rappresentati da paracetamolo e FANS (o analgesici non oppioidi). Ad essi è possibile associare i farmaci adiuvanti.

II Livello: Dolore moderato o dolore non controllato con i farmaci indicati nel primo livello.
I farmaci da utilizzare sono rappresentati dagli analgesici non oppioidi in associazione con gli oppioidi deboli (strategia terapeutica da privilegiare) oppure dai soli oppioidi deboli. In entrambe i casi è possibile associare i farmaci adiuvanti.
III Livello: Dolore severo o dolore non controllato con i farmaci indicati nel secondo livello. I farmaci da utilizzare sono rappresentati dagli oppioidi forti anche in associazione con gli analgesici non oppioidi. Ad essi è possibile associare i farmaci adiuvanti.
Farmaci specifici pe il controllo del dolore di più frequente impiego in oncologia pediatrica.
Analgesici non oppioidi (Paracetamolo, FANS).
Analgesici oppioidi deboli (Tramadolo).
Analgesici oppioidi forti (Morfina).
Adiuvanti: antidepressivi, anticonvulsivanti, neurolettici, antiemetici, sedativi, ipnotici e ansiolitici, antistaminici, corticosteroidi.

Terapie non farmacologiche

Devono costituire una parte integrante del controllo del dolore, in modo particolare del bambino con neoplasia, dal momento della diagnosi e durante il trattamento. Esse devono affiancare le terapie farmacologiche, ma non sostituirle.
Queste metodiche possono essere distinte come terapie di supporto, cognitive, comportamentali e fisiche.
Le terapie di supporto sostengono e danno forza al bambino ed alla famiglia, le terapie cognitive influenzano i pensieri, le terapie comportamentali modificano i comportamenti e le terapie fisiche interessano il sistema sensoriale.

Metodiche di supporto

Le metodiche di supporto mirano innanzitutto a prendersi cura della famiglia aiutandola ad assumere un ruolo nella strategia terapeutica della neoplasia. La famiglia va adeguatamente informata circa la diagnosi ed il piano terapeutico.

Metodi cognitivi

I metodi cognitivi consistono nel coinvolgere i bambini in attività che distraggano il malato dal dolore. I giochi, la musica, la conversazione sono importanti strumenti di coinvolgimento dei bambini. Nell'ambito delle metodiche cognitive ne esistono alcune più specialistiche, quali l'immaginazione e l'ipnosi autentica.

Metodi comportamentali

Respirare profondamente è un modo semplice di aiutare un bambino a ridurre il dolore e a migliorare il controllo di sé. Il respiro profondo localizza l'attenzione, riduce la tensione muscolare e rilassa il diaframma.

Il rilassamento progressivo, ovvero la tensione ed il rilassamento sequenziale di gruppi di muscoli mentre si è sdraiati per terra, è una tecnica utile per gli adolescenti. Il rilassamento è spesso associato a tecniche di suggestione e alla respirazione profonda; questi metodi possono ridurre l'ansia anticipatoria ed aiutare a ridurre nausea e vomito.

Metodi fisici

Il contatto fisico è importante per tutti i bambini, particolarmente in età preverbale, che comprendono il mondo prevalentemente attraverso il toccare ed il sentire emozioni. Il toccare deve essere appropriato ai bisogni del bambino, cioè non deve essere troppo invasivo, né a livello fisico né psicologico. Questo contatto include carezze, abbracci, dondolii, massaggi della schiena, delle mani, dei piedi, della testa e dello stomaco, come pure movimenti ondulatori.

Il controllo del dolore in corso di procedure diagnostiche e terapeutiche

Il dolore provocato dalle procedure diagnostiche e terapeutiche è in alcuni casi maggiore di quello provocato dalla stessa malattia neoplastica.

Le procedure effettuate senza il controllo del dolore causano ansietà nel bambino che aumentano il dolore provocato dalle procedure stesse e alterano la relazione tra il medico e il bambino.

I bambini devono essere adeguatamente informati sulla procedura a cui saranno sottoposti. È preferibile che i genitori, anch'essi adeguatamente informati, siano presenti al momento della procedura. Le procedure vanno eseguite in un ambiente diverso dalla stanza del bambino.

Nella pratica, molteplici sono i farmaci di impiego per la premedicazione delle procedure. In letteratura si ritrovano numerosi schemi. In alcuni casi si tratta di soli sedativi, in altri di soli analgesici, in altri di associazioni tra sedativi ed analgesici. Alcuni esempi:

Puntura lombare
- Anestesia topica con EMLA in ogni caso.
- Se il bambino è collaborante e l'ansia è contenuta: *Midazolam x OS (0,5 mg/Kg 30' prima)*.
- Se il bambino non è collaborante o in presenza di alti livelli di ansia: *Midazolam EV (0,05-0,1 mg/Kg)* oppure *Midazolam/Fentanyl EV* oppure *Ketamina EV*.

Aspirato midollare
- Anestesia topica con EMLA in ogni caso.
- Se il bambino è collaborante e il livello d'ansia è basso: *Midazolam EV* oppure *Midazolam/Fentanyl EV.*
- Se il bambino non è collaborante o in presenza di alti livelli di ansia: *Midazolam/Fentanyl EV* oppure *Ketamine EV (1-1,5 mg/Kg).*

Prevenzione e terapia della stomatite

La stomatite rappresenta uno degli effetti collaterali più frequenti della terapia antineoplastica.

In conseguenza del maggior indice mitotico della mucosa orale nei soggetti in età pediatrica, l'incidenza della stomatite risulta essere maggiore in tale epoca di vita rispetto all'età adulta.

La stomatite si instaura come conseguenza della tossicità diretta dei chemioterapici sulla mucosa orale e in seguito alle infezioni che si sviluppano nella cavità orale come conseguenza dell'immunosoppressione e dell'interruzione dell'integrità della mucosa.

Valutazione della gravità della stomatite:
Grado 1: Eritema. Assenza di ulcere.
Grado 2: Eritema con ulcere focali. Di solito possibilità all'assunzione di liquidi e solidi.
Grado 3: Ulcere confluenti. Incapacità ad assumere cibi solidi.
Grado 4: Ulcere massive. Incapacità ad assumere liquidi e solidi.

Misure preventive in corso di chemioterapia
- Corretta igiene orale.
- Uso di soluzioni a base di antimicrobici ed antinfiammatori mediante sciacqui del cavo orale per due-tre volte al giorno, oppure pulizia del cavo orale mediante garze imbevuta della stessa soluzione.

Terapia della stomatite:
Grado 1 e 2
- Igiene orale con spazzolino.
- Sciacqui per tre volte al giorno con soluzioni contenenti antimicrobici, antinfiammatori ed anestetici locali, oppure pulizia del cavo orale mediante garze imbevute della soluzione sopraindicata per tre volte al giorno a cui farà seguito.
- Eventuale terapia antidolorifica.
Grado 3 e 4
- Terapia antidolorifica.
- Supporto nutrizionale parenterale.
- Somministrazione di fattore di crescita laddove previsto dal protocollo.

Raccomandazioni OMS

- L'intensità del dolore dei bambini con cancro è un'emergenza e deve essere trattata con sollecitudine.
- Usare un approccio multidisciplinare che offra cure palliative onnicomprensive.
- Combinare terapie di conoscenza pratica, comportamentali, fisiche e di supporto con i trattamenti farmacologici appropriati.
- Il dolore e l'efficacia del suo controllo devono essere valutati a intervalli regolari durante tutto il corso del trattamento.
- Determinare la causa che sta alla base del dolore e avviare un trattamento.
- Il dolore derivante dalle terapie deve essere trattato con aggressività.
- Utilizzare la scala analgesica dell'OMS per selezionare i farmaci per il controllo del dolore.
- Utilizzare la via orale ogni volta possibile.
- Correggere le idee errate sulla dipendenza da oppiacei e sull'abuso di farmaci. La paura della dipendenza da oppiacei è un problema che deve essere evidenziato.
- La "dose appropriata" di un oppiaceo è quella che effettivamente dà sollievo dal dolore.
- Dosi adeguate di analgesici devono essere somministrate a orari regolari e non al bisogno.
- Deve essere fornita una dose di analgesico sufficiente a consentire ai bambini di dormire per tutta la notte.
- Gli effetti collaterali vanno prevenuti e trattati con aggressività.
- Quando si riduce la somministrazione di oppiacei, le dosi vanno diminuite gradatamente per non causare un improvviso aumento del dolore o sintomi di astinenza.
- Le cure palliative per i bambini che stanno morendo di cancro devono far parte di un approccio omnicomprensivo che si focalizza sui loro sintomi fisici, sulle loro necessità psicologiche, culturali e spirituali. Deve essere possibile, se lo desiderano, fornire tali cure in casa dei bambini.

Raccomandazioni essenziali per assistere un bambino malato in fase terminale e la sua famiglia (comitato della Siop per i problemi psicosociali)

- Sviluppare un comportamento e un approccio uniforme all'interno del centro.
- Raggiungere una decisione di gruppo con l'intera equipe di assistenza per un piano specifico di cura palliativa, il migliore per ogni singolo bambino.
- Evitare un approccio di accanimento terapeutico; essere consapevoli di spostarsi da una terapia orientata alla guarigione a una palliativa.
- Ascoltare il bambino, tenersi in contatto con la famiglia, e cercare di sviluppare e mantenere una buona relazione con tutte le persone coinvolte.
- Includere nel processo di decisione finale i genitori, i fratelli, il bambino (in funzione della sua età e del suo livello di maturità), e il medico di base.

Tabella 1. Vie di somministrazione, dosaggi e numero di somministrazioni

Fans

		< 50 Kg (mg/Kg/dose)	n° somm.
Paracetamolo	OS	10-15	4-6
	PR	15-20	4-6
	EV	10	4
Ibuprofene	OS	5-10	3-4
Naprossene	OS	5	2-3
Noramidopirina	OS,EV	10	3-4
Ketorolac	IM,EV	0,5	2-3
Indometacina	OS,PR	1	2-3

Vie di somministrazione, dosaggi e numero di somministrazioni

Oppiodi deboli

		< 50 Kg (mg/Kg/dose)	> 50 Kg	n° somm.
Codeina	OS	0,5-1	30	6-8
Tramadolo	OS,EV	1-2	50	3-4

Oppioidi forti

		< 50 Kg (mg/Kg/dose)	> 50 Kg	n° somm.
Morfina solfato (MLR)	OS	0,6	3	
	OS	0,9	30-60	2
Morfina cloridrato	EV,SC (bolo)	0,05-0,1	5-10	6-12
	EV,SC (I.C.)	0,03 (mg/Kg/ora)	1 (mg/ora)	
Metadone	OS	0,2	5-10	3-6
	EV, SC	0,1	5-10	3-6
Idromorfone	OS	0,06	2	6-8
	EV	0,015	1-1,5	6-12
Ossimorfone	EV	0,02	1	6-12
Fentanyl	EV,SC (I.C.)	0,5-2 mcg/Kg/ora	25-75 mcg /ora	

- Controllare sia il dolore fisico sia quello psicologico così come altri sintomi disturbanti.
- Aiutare il bambino a morire a casa quando possibile e se egli stesso e la famiglia lo desiderano.
- Condividere i problemi del lutto con i componenti dell'équipe assistenziale.
- Incoraggiare le visite, dopo la morte, per i genitori e i fratelli, riflettendo sulla storia medica del bambino e aggiornandosi sui bisogni subentranti dei genitori, dei fratelli e di altri componenti della famiglia (per esempio i nonni).

Conclusioni

Il dolore del bambino ha un grosso impatto sociale e, se non controllato, accentua di gran lunga i limiti relazionali che già di per sé la malattia comporta. Tale situazione ricade su genitori, famiglia ed ambiente dove il bambino vive. E' opportuno dunque che un approccio antalgico corretto diventi parte integrante della strategia terapeutica e non sia solo un "atteggiamento personale".

Passaggio dall'anestesia generale con oppioidi esterici (emo) ad un postoperatorio senza dolore

E. POLATI, G. FINCO, L. GOTTIN, V. SCHWEIGER

Istituto di Anestesiologia e Rianimazione, Centro di Terapia del Dolore, Ospedale Policlinico, Università degli Studi di Verona

Il remifentanil è un nuovo oppioide m-agonista analogo dal punto di vista farmacodinamico agli altri oppioidi 4-anilidopiperidinici trdizionalmente usati in anestesia (fentanyl, alfentanil e sufentanil). Esso presenta nella sua struttura chimica un legame esterico che lo rende suscettibile all'idrolisi da parte di esterasi nonspecifiche del sangue e dei tessuti [1-3]. Contrariamente agli altri oppioidi, il farmaco va incontro solo in minima parte a metabolismo epatico. A conferma di questo, le clearance del remifentanil riportate in letteratura (34.7-71.4 ml/kg/min) sono superiori di tre-quattro volte al flusso sanguigno epatico e risultano molto più elevate rispetto agli altri oppioidi anilido-piperidinici (alfentanil 4.2-9.0 ml/kg/min, sufentanil 10-15 ml/kg/min e fentanyl 10-20 ml/kg/min) [1-3]. Il remifentanil unisce pertanto la nota brevità di azione dei farmaci metabolizzati dalle esterasi con le potenti proprietà analgesiche della classe delle piperidine. È inoltre dotato di un rapido inizio di azione [4].

I vantaggi clinici che derivano da queste sue caratteristiche consistono in una riduzione dei tempi di induzione, risveglio e dismissione dei pazienti dalle sale operatorie e in un più veloce e facile titraggio del farmaco ad ogni minima variazione degli stimoli algogeni intraoperatori [5]. Inoltre, l'assenza di una ridistribuzione del farmaco dai tessuti al sangue ed il suo metabolismo non organo dipendente riducono i rischi legati ad eventuali azioni ritardate del farmaco, anche dopo somministrazioni prolungate o in pazienti con insufficienza d'organo [6].

Nella pratica clinica quotidiana ciò che può creare i problemi maggiori, soprattutto a chi non ha una sufficiente esperienza nell'impiego del remifentanil, è la straordinaria rapidità con cui si esaurisce l'effetto analgesico del farmaco una volta sospesa la sua somministrazione. Questo può risultare assai fastidioso nell'immediato postoperatorio, periodo nel quale il paziente percepisce il dolore con la massima intensità. Risulta pertanto opportuno utilizzare il farmaco in infusione continua durante tutto l'intervento chirurgico ai dosaggi riportati in Tabella 1 e, almeno trenta minuti prima della fine, fare una transizione ad altri analgesici a più lunga durata d'azione. La transizione può essere fatta impiegando:
- FANS;
- oppioidi a più lunga durata d'azione;
- anestetici locali;

- remifentanil (in infusione a più bassi dosaggi) più oppioidi a più lunga durata d'azione;
- associazione di questi farmaci e/o tecniche, ricorrendo al cosiddetto trattamento multimodale del dolore postoperatorio.

In interventi chirurgici minori, generalmente associati con un dolore postoperatorio di intensità lieve o moderata, il raggiungimento di un'adeguata analgesia postoperatoria dopo anestesia con remifentanil si può ottenere con la semplice somministrazione di un FANS [7] oppure somministrando un oppioide a basso dosaggio [8].

Diversa è invece la situazione riguardante la chirurgia maggiore, di lunga durata ed associata con un dolore postoperatorio generalmente di forte intensità. Un recente studio multicentrico europeo riguardante 551 pazienti sottoposti a interventi di chirurgia addominale maggiore di lunga durata e ad anestesia con remifentanil+propofol o remifentanil+isoflurano ha evidenziato che la somministrazione di morfina 15 mg ev o di fentanyl 0,15 mg ev eseguita circa 25 minuti prima della fine dell'intervento è in grado di garantire al risveglio un soddisfacente controllo del dolore nel 42-51% dei pazienti senza interferire significativamente sui tempi di risveglio [9]. In due altri studi [10, 11], invece, l'infusione continua di remifentanil è stata proseguita nel paziente sveglio estubato a basso dosaggio: sono stati impiegati due diversi dosaggi iniziali 0.05 e 0.1 mg/Kg/min che potevano poi essere aumentati o diminuiti nel tentativo di garantire un'adeguata copertura analgesica e di evitare nel contempo l'insorgenza di depressione respiratoria. Dopo 30 minuti di titraggio del remifentanil e prima di somministrare morfina come analgesico postoperatorio di più lunga durata d'azione, i risultati sono stati i seguenti: 53-59% dei pazienti che erano partiti con il dosaggio iniziale più basso e 67-74% dei pazienti che erano partiti con il dosaggio iniziale più alto hanno ottenuto un soddisfacente controllo del dolore. Tuttavia, l'insorgenza di depressione respiratoria (10-29%) e di apnea (7-11%) sono risultate elevate e pertanto gli Autori concludono affermando che tale tipo di analgesia, anche se fattibile, richiede un monitoraggio costante ed un'assistenza continua del paziente in un reparto specialistico. Questi risultati sono stati sostanzialmente confermati da uno studio successivo [12], mentre molto più promettente sembra essere la transizione che preveda, specialmente nella chirurgia maggiore, il ricorso a tecniche di anestesia loco-regionale.

Oggetto di questa relazione è il confronto tra una transizione polifarmacologica (morfina+ketorolac endovena) ed una transizione multimodale (morfina+ketorolac endovena, associati a morfina+mepivacaina peridurali) in chirurgia addominale maggiore dopo anestesia mantenuta con remifentanil e isoflurano. I dati di questo nostro studio prospettico randomizzato dimostrano che il controllo del dolore postoperatorio dopo anestesia con remifentanil, analogamente a quanto accade anche dopo altri tipi di anestesia, viene ottenuto più facilmente ricorrendo ad un trattamento multimodale del dolore postoperatorio che prevede l'impiego di tecniche di anestesia loco-regionale.

Bibliografia

1. Glass PSA, Hardman D, Kamiyama Y et al (1993) Preliminary pharmacokinetics and pharmacodynamics of an ultra-short-acting opioid: remifentanil (GI87084B). Anesth Analg 77:1031-1040
2. Egan TD, Lemmens HJM, Fiset P, Hermann DJ et al (1993) The pharmacokinetics of the new short-acting opioid remifentanil (GI87084B) in healthy adult male volunteers. Anesthesiology 79:81-892
3. Westmoreland CL, Hoke JF, Sebel PS et al (1993) Pharmacokinetics of remifentanil (GI87084B) and its major metabolite (GI90291) in patients undergoing elective inpatient surgery. Anesthesiology 79:893-903
4. Egan TD, Minto CF, Hermann DJ et al (1996) Remifentanil versus alfentanil: comparative pharmacokinetics and pharmacodynamics in healthy adult male volunteers. Anesthesiology 84:821-833
5. Finco G, Polati E, Rigo V et al (1997) New opioids in 1-day surgery. Ambulatory Surgery 4:125-129
6. Patel SS, Spencer CM (1996) Remifentanil: new drug profile. Drugs 52:417-427
7. Davis PJ, Lerman J, Suresh S et al (1997) A randomized multicenter study of remifentanil compared with alfentanil, isoflurane, or propofol in anesthetized pediatric patients undergoing elective strabismus surgery. Anesth Analg 84:982-989
8. Philip BK, Scuderi PE, Chung F et al (1997) Remifentanil compared with alfentanil for ambulatory surgery using total intravenous anesthesia. Anesth Analg 84:515-521
9. Kochs E, Còtè D, Deruyck L et al (2000) Postoperative pain management and recovery after remifentanil-based anaesthesia with isoflurane or propofol for major abdominal surgery. Br J Anaesth 84:169-173
10. Schüttler J, Albrecht S, Breivik H et al (1997) A comparison of remifentanil and alfentanil in patients undergoing major abdominal surgery. Anaesthesia 52:307-317
11. Bowdle TA, Camporesi EM, Maysick L et al (1996) A multicenter evaluation of remifentanil for early postoperative analgesia. Anesth Analg 83:1292-1297
12. Yarmush J, D'Angelo R, Kirkhart B et al (1997) A comparison of remifentanil and morphine sulfate for acute postoperative analgesia after total intravenous anesthesia with remifentanil and propofol. Anesthesiology 87:235-243

Postoperative epidural analgesia in thoracic surgery

G. Della Rocca, F. Ruberto, P. Pietropaoli

Istituto di Anestesiologia e Rianimazione Università degli Studi di Roma "La Sapienza", Roma

Introduction

Morbidity and mortality from major surgery have shown a continual decline in the last years [1]. It is now becoming evident that improvements in postoperative care, specifically in pain management, are the major cause of this decline [2]. Pain after major surgery is considered an important factor for postoperative impairment of breathing and coughing. If airway secretions are not sufficiently cleared, they can lead to endobronchial plugs, resulting in pulmonary complications such as hypoxaemia, hypercapnia and high risk of infections. Epidural analgesia provides more effective analgesia with reduced adverse effects. Thus, epidural analgesia offers the potential for improving outcome. The major unresolved issue associated with the use of epidural analgesia is the choice of drugs for epidural administration: local anesthetic, opioids or local anesthetic + additional opioid (lipophilic or hydrophilic).

Currently the most commonly utilized opioid in combination is fentanyl. Unresolved issues are whether sufentanil is indeed the ideal lipophilic agent, and what the optimal concentrations of drugs are when opioids are used in association with local anesthetics, the latter issue requiring isobolographic studies.

The evolution of routine epidural analgesia has been delayed pending advances in technology and knowledge. The technology required is the development of portable, safe and reliable infusion pumps that do not delay postoperative ambulating.

The aim of this study is to compare the effects of continuous epidural infusion of sufentanil, ropivacaine and combination of ropivacaine-sufentanil for postoperative analgesia in patients undergoing major thoracic surgery.

Methods

One hundred-ten patients were included in this study and randomized in three groups: group A (sufentanil) 45 pts, group B (sufentanil+ropivacaine) 40 pts and group C (ropivacaine) 25 pts. The Institutional Ethical Committee approved the protocol and all patients gave informed consent. All patients received 0.04 mg/kg diazepam orally, before surgery. An epidural catheter through a 17 gauge Tuohy needle was placed at T6-T7 and tested with lidocaine 2% 2 mL. Before induction of anesthesia, in **group A**, a sufentanil bolus (1 mcg/kg in normal saline 15 mL) was administered and a sufentanil continuous infusion of 10 mcg/h for 48 postoperative hours (500 mcg in 250 mL of normal saline at 5 mL/h) started, through an elastic recoil device connected to the epidural catheter (infusor LV 5, Baxter Helthcare Corporation, Deerfield IL, USA). In **group B**, the bolus consisted of sufentanil 0.5 mcg/kg and ropivacaine 0.5 mg/kg in 15 mL normal saline followed by a continuous infusion for 48 postoperative hours of sufentanil 5 mcg/h and 5 mg/h of ropivacaine 0.1% at 5 ml/h (250 mcg and ropivacaine 250 mg in 250 mL normal saline). In **group C**, the bolus consisted of ropivacaine 1 mcg/kg in 15 mL normal saline followed by a continuous infusion for 48 postoperative hours of ropivacaine 0.2% at 5 ml/h (10 mg/h, with Infusor Baxter LV5) and then modified to 10 ml/h (20 mg/h)(infusor LV 10, Baxter Healthcare Corporation, Deerfield IL, USA). After preoxygenation, general anesthesia was induced with STP 3-5 mg/kg, alfentanil 10-20 mcg/kg and maintained with isoflurane 0.5-1% in O2:N2O (50:50) and, if necessary, alfentanil 10 mcg/kg. Muscle relaxation was obtained with vecuronium or rocuronium br. (0.1 or 0.6 mg/kg respectively) at the induction of anesthesia. Numeric Ordinal Verbal Scale (by Keele, modified) was used for the assessment of pain degree at rest, on coughing and after active movements: 0 = no pain; 1 = smooth pain; 2 = moderate pain; 3 = strong pain; 4 = severe pain. The level of sedation was assessed using the Ramsay scale (0 = alert; 1 = drowsy; 2 = very drowsy and disoriented; 4 = stuporousus). Motor blockade was evaluated with the modified Bromage scale (0 = normal flexion; 1 = moderate flexion; 2 = slight flexion; 3 = no flexion). Pain intensity, systemic arterial pressure,-heart rate, respiratory rate, blood gas sample (BGS), sedation, additional analgesic drugs, incidence of adverse effects were assessed at: T0 (end of surgery, patients awake), 6, 12, 24, 48, 72 postoperatively hours.

Data obtained were statistically analyzed with Student T test and values of $p < 0.05$ were considered significant.

Results

The three groups were homogeneous for demographic data and surgical procedures. Mean patients age was 61.6 years (range 22-79): group A; 60.3 (range 35-83) group B; 59.3 (range 36-63) group C. In group C, the ropivacaine 0.2% flow was modified from 5 to 10 ml/h as the first 3 pts treated with 5 ml/h suffered from strong to severe pain.

Mean pain score during the 72 postoperative hours is reported in Fig. 1. Sedation score is showed in Fig 2. During the first 48 postoperative hours, 9 pts in group A, 7 pts in group C, and only 4 pts in group B required supplemental analgesic drugs (ketorolac). After 72 postoperative hours, 11 pts in group A, 7 in group B, and only 3 in group C. During the first 12 hours, nausea was observed in 11 pts in group A, 10 pts in group B and 2 in group C; vomitus in 3 pts in group A and 2 pts group B. Pruritus was present in group B 3 pts and group C 1 pts. At the end of surgery, naloxone was administered only in 3 patients of group A with respiratory depression. Motor blockade was observed in 3 patients of group C (superior limbs, degree 2 of Bromage score).

Discussion

Several techniques for postoperative pain relief are currently used. Many studies showed superior analgesia with the epidural technique. Opioids, local anesthetics or association of drugs are currently used for postoperative analgesia. Bupivacaine is the most commonly used agent worldwide; even if there are important theoretical advantages in using the new long-acting local anesthetic, ropivacaine, such as:
- a favorable balance between sensory and motor block [3, 4];
- reduced cardiotoxicity [5];
- an established pharmacokinetics for prolonged infusion for up to 72 hours [6].

Ropivacaine, due to its lower lipid solubility, offers a more favorable balance between sensory and motor block, compared to bupivacaine. Two studies, one in healthy volunteers [3] and one in surgical patients [4], have demonstrated a lower degree of motor block following 21-24 hour epidural infusion of ropivacaine, compared to subjects who received bupivacaine infusion.

The single enantiomer of ropivacaine exhibits significantly reduced cardiotoxicity in comparison to the racemic bupivacaine [5, 7]. This may be of clinical importance in the case of accidental intravenous administration or erroneous overdose.

The pharmacokinetics for prolonged infusion of ropivacaine over periods of up 72 hours is well established, while comparable data for bupivacaine are not available. A study by Scott et al [6] in 11 patients who had undergone major orthopedic surgery showed that epidural ropivacaine titrated to achieve stable sensory block over period of 72 postoperative hours, provided effective analgesia, low incidence of motor block and free plasma ropivacaine concentrations well below the threshold for systemic toxicity. There was no accumulation of active metabolites. Clearly, the role of ropivacaine in epidural analgesia warrants further assessment, particularly with regard to the use of low concentration infusion for postoperative analgesia in major surgery.

Sufentanil is a very potent and predictable synthetic opioid that is widely used in various indications, both intravenously and epidurally.

The relevant properties of sufentanil are [8]:
- high affinity for m_1 receptors;
- high analgesic potency: sufentanil is 5-10 times as potent as fentanyl;
- high liposolubility, resulting in rapid passage to the brain;
- the therapeutic index of sufentanil is more than 25,000 times greater than of any other opioid;
- minimal or absent organ toxicity;
- cardiovascular and hemodynamic stability;

– faster redistribution and a higher rate of clearance than fentanyl prevent accumulation when given to long term.

Combination of local anesthetics with opioids may improve the quality of analgesia and reduce the frequency of motor blockade [9]. An important issue to be resolved relates to the actions of lipophilic vs. hydrophilic opioids. Available data suggest that hydrophilic opioids may be best for single agent use, while lipophilic agents may be the first choice for combination use with local anesthetics [10]. This study, conducted specifically in thoracic surgical cases, suggests that epidural sufentanil and a combination of sufentanil-ropivacaine, administered as a bolus followed by continuous infusion is safe and effective for postoperative pain relief. The analgesic efficacy of epidural sufentanil, in thoracic surgery, was clearly enhanced when combined with ropivacaine compared to sufentanil alone. When ropivacaine and sufentanil were associated, analgesia was superior at rest and even during movements and coughing, despite lower concentration of drugs. Furthermore, there was minimal need of supplemental analgesic drugs. As a consequence of lower dosage of drugs, sedation was rarely present in group B. Thus, in view of the potential association between sedation and respiratory depression, ropivacaine added to epidural sufentanil should improve the safety margin for avoiding respiratory depression. The hypothesis that the potency of epidural opioids is enhanced by combination with local anesthetics is supported also by animal and human studies [11, 12].

There was no major side effect in this study. In group A (sufentanil), 3 patients experienced high sedation and low respiratory rate at the end of surgery, but this was discovered with routine monitoring and properly solved. In C group, motor blockade was completely recovered after ropivacaine continuous infusion was suspended. Nausea and vomitus occurred with similar frequency in group A and B (23% group A, 19% group B).

Conclusion

The mixture of opioid and local anesthetic gave higher level of analgesia at rest during the first 24 postoperative hours and better analgesia during coughing and movements for 72 hours. During the first postoperative hours, sedation is a well-known side effect of epidural sufentanil, but not always undesired. No patient was unrousable; sedation did not delay weaning from mechanical ventilation at the end of surgery during anesthesia emergence nor did it complicate nurse procedures or pulmonary physiotherapy. Epidural analgesia produces significant improvements in many of the major components of outcome, such as post-thoracotomy pulmonary function and cardiovascular stress response. This favorable effects may be particularly evident in high-risk patients undergoing procedures with higher risk of postoperative complications.

References

1. Cerfolio RJ et al (1996) Lung resection in patients with compromised pulmonary function. Ann Thorac Surg 62:348-351
2. Karmy-Jones R et al (1997) Staging lung cancer: clinical controversies and strategies. Can Respir J 4:297-305
3. Zaric D et al (1996) The effect of continuous lumbar infusion of ropivacaine (0.1%, 0.2% and 0.3%) and 0.25% bupivacaine on sensory and motor block in volunteers: a double blind study. Reg Anesth 21
4. Muldoon T et al (1998) Comparision between extradural infusion of ropivacaine or bupivacaine for the prevention of postoperative pain after total knee arthroplasty. Br J Anaesth 80: 680-681
5. Reiz S et al (1989) Cardiotoxicity of ropivacaine a new amide local anesthetic agent. Acta Anaesthesiol Scand 33: 93-98
6. Scott DA et al (1997) Pharmacokinetics and efficacy of long-term epidural ropivacaine infusion for postoperative analgesia. Anesth Analg 85:1322-1330
7. Scott B et al (1989) Acute toxicity of ropivacaine compared with that of bupivacaine. Anesth Analg 69: 563-569
8. Shafer SL et al (1991) Pharmacokinetics, pharmacodynamics and rational opioid selection. Anesthesiology 74: 56-63
9. Sidebotham DA et al (1997) Low dose fentanyl improves continuous bupivacaine epidural analgesia following orthopaedic, urological or general surgery. Acute Pain 1:27-32
10. De Leon-Casasola et al (1996) Postoperative epidural opioid analgesia: what are the choices? Anesth Analg. 83 867-875
11. Hansdottir V et al (1996) The pharmacokinetics of continuous epidural sufentanil and bupivacaine infusions after thoracotomy. Anesth Analg 83:394-406
12. Tejwani GA et al (1992) Role of spinal opioid receptors in the antinociceptive interactions between intrathecal morphine and bupivacaine. Anesth Analg 84:726-734

Linee-guida per il dolore post-operatorio

G. Savoia, M. Loreto[1]

AO "A. Cardarelli", IV Servizio di Anestesia e Rianimazione Pediatrica, Napoli
[1] Scuola di Specializzazione in Anestesia e Rianimazione, SUN, Napoli

Nelle linee guida sono contenute raccomandazioni che riguardano le decisioni da prendere di fronte a determinate situazioni cliniche. Le raccomandazioni possono essere adottate, modificate o rifiutate secondo le necessità e le circostanze, poiché esse non definiscono standard o requisiti assoluti e non possono garantire nessun risultato specifico. Esse sono soggette a revisione nel tempo in base all'evoluzione delle conoscenze mediche, ai progressi tecnologici ed alla pratica. Le linee guida sono basate sull'evidenza, quindi forniscono raccomandazioni di base supportate dall'analisi della letteratura corrente.

Lo scopo delle linee guida è quello di favorire l'efficacia e la sicurezza del trattamento del dolore acuto nel periodo perioperatorio e di ridurre il rischio di eventi avversi.

Un determinato numero di eventi avversi può essere provocato dal trattamento inadeguato del dolore postoperatorio (aumento della durata del ricovero in terapia intensiva o in reparto, insoddisfazione del paziente, complicanze polmonari e tromboemboliche, etc.), mentre i principali eventi avversi associati al trattamento del dolore postoperatorio comprendono (anche se non sono i soli) depressione respiratoria, danno cerebrale, altri danni neurologici, sedazione, depressione cardiaca, nausea e/o vomito, riduzione della peristalsi, prurito e ritenzione urinaria [1, 2].

Vengono qui esaminate le principali linee guida internazionali sul dolore acuto, pubblicate negli ultimi 5 anni, sintetizzandone i tratti salienti.

La Società Americana di Anestesia Regionale (ASA) [3] ha stabilito che:
- l'associazione di oppioidi per via epidurale ed anestetici locali da un migliore controllo del dolore con pochi effetti collaterali rispetto ai soli oppioidi per via epidurale o sistemica;
- l'analgesia epidurale è più efficace se il catetere viene posizionato in prossimità dei dermatomeri interessati dalla nocicezione chirurgica somatica e viscerale;
- l'anestesia epidurale (intraoperatoria) e l'analgesia epidurale (postoperatoria) riducono le complicanze tromboemboliche, sono associate con un più rapido recupero della funzione intestinale, probabilmente preservano anche la funzione immunitaria e riducono le complicanze cardiovascolari, inibiscono la risposta da stress endocrino-metabolica alla chirurgia e possono ridurre l'incidenza e la gravità di sindromi dolorose croniche.

Le linee guida per il monitoraggio della depressione respiratoria includono il controllo della frequenza e la valutazione dello stato di sedazione (non c'è evidenza che supporti l'utilizzo di controlli più sofisticati). Durante il blocco neuroassiale devono essere valutati il livello di blocco sensitivo e la stabilità emodinamica.

Hall e Bowden [4] hanno proposto degli step da seguire per la formazione di un APS (Servizio per trattamento del dolore acuto):
- formare un gruppo multidisciplinare;
- condurre una sorveglianza della pratica corrente;
- educare lo staff;
- monitorare dolore e sedazione;
- introdurre nuove tecniche in maniera graduale e controllata;
- sviluppare linee-guida (in particolare per il dolore intervallare e per il controllo degli effetti collaterali più frequenti);
- offrire informazioni ai pazienti;
- verificare l'efficacia.

Le linee guida ASA [1, 5] comprendono:
I) Piano attivo professionale individualizzato *proactive*.

Raccomandazioni: un piano attivo professionale individualizzato *proactive* (per esempio: strategia predeterminata per l'analgesia post-operatoria) deve essere considerato per tutti i pazienti che hanno avuto un intervento chirurgico. Le attività comunemente comprese dal piano *proactive* includono:
1. elaborazione di una storia del dolore basata sulle esperienze fornite dai pazienti;
2. terapia del dolore preoperatoria quando appropriata e fattibile;

Tabella 1. Registrazione del dolore a letto del paziente

Cosa scrivere in cartella

---
1. valutazione del paziente ad intervalli regolari
    secondo i protocolli internazionali (es.: livelli del dolore, attività respiratoria, sedazione, etc.)

2. somministrazione di farmaci
    patient-controlled analgesia (PCA) e.v.
    incremento della dose
    intervalli liberi
    limite 1-4 h
    velocità dell' infusione continua (se applicabile)
    dosi supplementari per il dolore intervallare
    utilizzo totale di farmaco per turno

3. Analgesia epidurale
    dose bolo e tempo (se applicabile)
    velocità di infusione (se applicabile)
    dosi supplementari per il dolore intervallare

3. procedure intraoperatorie (es.: infiltrazione della ferita) quando appropriata e fattibile;
4. preparazione dei pazienti intraoperatoria o postincisionale per il trattamento del dolore postoperatorio (es.: iniziare EA prima del termine dell'intervento).

Qualsiasi piano di trattamento richiede valutazioni regolari e raffinatezze basate sulle diverse risposte dei singoli pazienti.

II) Educazione e training del personale ospedaliero;

Tabella 2. Elementi importanti della PCA e.v.

Ordini prestampati

1. Farmaco/i, concentrazione /i

2. Setting pompa
   incremento della dose
   intervalli liberi
   altri limiti (es.: 4h, 1h, etc.)

3. Modalità d'uso
   solo PCA
   infusione continua

4. Istruzioni per il caricamento della dose iniziale

5. Istruzioni per il trattamento del dolore intervallare

6. Evidenziare gli effetti dovuti alla depressione del SNC

7. Istruzioni per il monitoraggio

8. Disponibilità di farmaci per il trattamento degli effetti collaterali

9. Istruzioni per il trattamento degli effetti collaterali:
   depressione respiratoria
   nausea e/o vomito
   prurito
   ritenzione urinaria

10. Istruzioni sull'uso concomitante di altri farmaci che deprimono il SNC

11. Istruzioni su chi contattare se insorgono problemi

12. Data, Ora, Firma

Tabella 3. Elementi importanti dell'analgesia epidurale

Ordini prestampati

1. Farmaco/i, concentrazione /i

2. Istruzioni per la somministrazione
   Se boli: dose e intervallo tra le iniezioni
   Se infusione (caricamento dosi, velocità di infusione)

3. Istruzioni per il trattamento del dolore intervallare

4. Mantenimento della somministrazione e.v. e di un accesso per i farmaci di uso immediato

5. Evidenziare gli effetti dovuti alla depressione del SNC

6. Istruzioni per il monitoraggio:
   per gli effetti degli oppioidi
   per gli effetti degli anestetici locali (bradicardia, ipotensione, estensione del blocco sensitivo e motorio)

7. Osservazioni che devono essere comunicate all'anestesista (es.: PA sist. >.......mmHg)

8. Istruzioni per il trattamento degli effetti collaterali:
   depressione respiratoria
   nausea e/o vomito
   prurito
   ritenzione urinaria

9. Istruzioni sull'uso concomitante di altri farmaci depressori del SNC

10. Istruzioni su chi contattare se insorgono problemi

11. Data, Ora, Firma

Tabella 4. Educazione e coinvolgimento dei pazienti e dei familiari nel controllo del dolore peri-operatorio

Durante la valutazione a letto del paziente (pz) devono essere analizzati i seguenti punti almeno una volta al giorno durante la somministrazione di PCA e.v.:

1. Nota la dose di analgesico somministrata nelle 24 h precedenti, ed i parametri di setting della PCA (incremento della dose, intervalli liberi, altri limiti)

2. Valuta l'intensità del dolore a riposo e durante fisiochinesiterapia attiva. Se il dolore è sproporzionato rispetto alla procedura chirurgica, al numero di giorni trascorsi dall'intervento chirurgico, alla terapia analgesica somministrata, considera se è presen-

te un'altra causa ed inizia una valutazione appropriata, includendo il dialogo con i chirurgi e gli altri medici

3. Determina se sono presenti effetti collaterali. Valuta ciascun effetto nel contesto del tipo di intervento e di giorni trascorsi dall'operazione. Decidi se l'effetto collaterale è proporzionato all'intervento, al numero di giorni trascorsi, ed alla quantità di oppioidi ed altri farmaci somministrati. Per la sedazione , così come per altri segni clinici, nota se viene somministrata una terapia farmacologica concomitante e decidi se sottoporre il pz ad esami ematochimici addizionali (es.: EAB, elettrolitemia, glicemia, etc.)

4. Esegui un esame fisico orientato al problema (es.: sito chirurgico, trombosi venosa, etc.). nota i segni vitali (HR, BP, RR) e confrontali con la valutazione precedente,. Se sono instabili ed insoddisfacenti considera gli esami diagnostici supplementari adatti

5. Considera se il pz avrebbe benefici dal cambiamento del setting della pompa di PCA o degli oppioidi PCA

6. Nota i farmaci di cui fa uso in concomitanza e considera se il pz avrebbe benefici dal cambiamento di tutto il regime, o dall'utilizzo di farmaci analgesici adiuvanti o di terapie non farmacologiche, e se così, quelle principali

7. Valuta la soddisfazione generale del pz con la terapia corrente

8. Valuta le risposte del pz ai primi cambiamenti della terapia analgesica o all'associazione di adiuvanti

10 Discuti la valutazione ed il piano con il pz, con l'infermiere e il chirurgo del pz, quando è appropriato

11. Documenta i riscontri, l'impressione ed il piano nella cartella ospedaliera

12 Assicurati la disponibilità di personale con esperienza appropriata che si occupi di domande o problemi in un altro momento

---

III) Valutazione e documentazione del trattamento del dolore peri-operatorio;
IV) Utilizzo di procedure istituzionali standardizzate per gli ordini, la somministrazione, l'interruzione e il trasferimento di responsabilità per il trattamento del dolore peri-operatorio;
V) Disponibilità di anestesisti 24 h;

Tabella 5. Elementi della cura quotidiana dell'Analgesia Epidurale da parte degli anestesisti

Durante la valutazione a letto del pz devono essere analizzati i seguenti punti almeno una volta al giorno durante la somministrazione di PCA e.v.:

1. Nota la dose di analgesico somministrata nelle 24 h precedenti, ed i parametri della somministrazione di boli o di setting della pompa di infusione (se utilizzata)

2. Valuta l'intensità del dolore a riposo e nell'attività da convalescente. Se il dolore è sproporzionato rispetto alla procedura chirurgica, al numero di giorni trascorsi dall'intervento chirurgico, alla terapia analgesica somministrata, considera se è presente un'altra causa ed inizia una valutazione appropriata, includendo il dialogo con i chirurgi e gli altri medici

3. Determina se sono presenti effetti collaterali. Valuta ciascun effetto nel contesto del tipo di intervento e dei giorni trascorsi dall'operazione. Decidi se l'effetto collaterale è proporzionato all'intervento, al numero di giorni trascorsi, ed alla quantità di oppioidi ed altri farmaci somministrati. Per la sedazione, così come per altri segni clinici, nota se viene somministrata una terapia farmacologica concomitante e decidi se sottoporre il pz ad esami ematochimici addizionali (es.: EAB, elettrolitemia, glicemia, etc.)

4. Esegui un esame fisico orientato al problema (es.: sito chirurgico, trombosi venosa, etc.). Incluso nell'esame fisico ci deve essere un esame del sito del catetere e la valutazione dei segni neurologici per evidenziare complicanze legate al catetere (es.: dislocazione, infezione, ematoma) come anche una valutazione della stabilità cardiovascolare (specialmente in pz che hanno ricevuto an. locali). Nota i segni vitali (HR, BP, RR) e confrontali con la valutazione precedente, se sono instabili ed insoddisfacenti considera gli esami diagnostici supplementari adatti

5. Aggiusta le dosi dei farmaci, l'intervallo di somministrazione, il setting della pompa di infusione, o modifica la terapia con un analgesico differente, se appropriato

6. Nota i farmaci di cui fa uso in concomitanza e considera se il pz avrebbe benefici dal cambiamento di tutto il regime, o dall'utilizzo di farmaci analgesici adiuvanti o di terapie non farmacologiche, e se così, quelle principali

7. Valuta la soddisfazione generale del pz con la terapia corrente

8. Valuta le risposte del pz ai primi cambiamenti della terapia analgesica o all'associazione di adiuvanti. Induci modifiche al dolore e alla terapia adiuvante come indicato

9. Valuta l'adattabilità (la compliance) del pz per indurre il passaggio ad alternative più semplici (es.: analgesici orali)

10. Discuti la valutazione ed il piano con il pz, con l'infermiere e il chirurgo del pz, quando è appropriato

11. Documenta i riscontri, l'impressione ed il piano nella cartella ospedaliera

12. Assicurati la disponibilità di personale con esperienza appropriata che si occupi di domande o problemi in un altro momento

VI) Utilizzo di tre tecniche specifiche per il trattamento del dolore perioperatorio;

Tabella 6. Foglio prestampato note cliniche giornaliere

TECNICA PCA
Oppioide:
❏ morfina ❏ meperidina ❏ idromorfone ❏ altro........................
Concentrazione: ....mg/ml
Incremento dose: ....mg
Infusione: ....mg/h ❏ continua ❏ solo di notte
Totale utilizzo oppioidi: mg/8h

EPIDURALE
❏ Bolo: .... mg/ .... h ❏ Infusione: .... ml/h
Oppioide
❏ morfina (1 mg/ml) ❏ meperidina (2 mg/ml) ❏ fentanyl (4 mg/ml) ❏ altro ....
Anestetici locali
❏ bupivacaina 0,0625% ❏ bupivacaina 0,125% ❏ altro........................
Atra terapia ....

ANAMNESI ED ESAME FISICO ORIENTATO AL PROBLEMA
Livelli del piano (scala 0-10)
A riposo: .... durante l'attività: .... ❏ pazienti incapaci di riportare
Pazienti soddisfatti dal trattamento corrente del dolore ❏ Si ❏ No

Catetere Epidurale
Sito pulito e indolente ❏ Si ❏ No Soddisfazione ❏ Si ❏ No
❏ rimosso intatto

Funzione Neurologica
Blocco sensitivo e motorio limitante funzioni ❏ Si ❏ No
Effetti collaterali: (0: assente, 1: presente, nessun trattamento necessario, 2: presente, trattamento efficace, 3: presente, trattamento non efficace)

Depressione respiratoria: .... N&V: .... Prurito: ....

Ritenzione urinaria: .... Sedazione:........................

PIANO DI TRATTAMENTO
❏ continua la terapia attuale per mantenere il controllo del dolore severo
❏ modifica la terapia attuale per migliorare il controllo del dolore severo
❏ discontinua la terapia attuale; l'analgesia deve essere prescritta dal *team responsabile*
Commenti ....
....
Paziente visto ed esaminato

Data: .... Ora: .... Firma: .... (Medico)

VII) Approccio multimodale al trattamento del dolore perioperatorio;

Tabella 7. Considerazioni per il passaggio da tecniche più sofisticate a tecniche meno sofisticate per la terapia del dolore

1. Review dell'efficacia e della dose richiesta della tecnica sofisticata
2. Considerare il dolore atteso dopo variazioni di via durante il piano terapeutico: tipo di procedura, livello di attività (compreso la terapia fisica), ed altre cause di discomfort (es.: sondino nasogastrico)
3. Raccolta dell'esperienza passata del pz con gli analgesici orali. Quale è stato efficace? Quale ha provocato effetti collaterali?
4. In base alle informazioni precedenti, usare la tecnica semplice con analgesico e dose calcolata in modo da ottenere un'adeguata analgesia. Aggiustare la dose se necessario al regolare controllo
5. Sovrapporre la terapia durante le variazioni di via durante il piano terapeutico, per es.: non discontinuare la terapia iniziale finché la terapia sostituita non ha dato un effetto terapeutico
6. Provvedere per il trattamento del dolore intervallare usando un metodo più semplice
7. Quando si verifica che un analgesico è prescritto da un medico diverso dal responsabile, lo stesso deve assicurarsi che il cambiamento terapeutico venga comunicato e che il farmaco sia somministrato dai responsabili dei turni successivi

VIII) Approccio multidisciplinare organizzato per il trattamento del dolore perioperatorio;

Tabella 8. Aspetti organizzativi di un programma anestesiologico per il dolore postoperatorio

1. Formazione: anestesisti, chirurghi, infermieri, farmacisti, pazienti e familiari, amministratori di ospedali, compagnie assicuratrici della salute
2. Aree di regolare attività amministrativa: mantenimento di linee di comunicazione semplici, risorse umane: disponibilità 24h del personale per il servizio dolore, controllo del materiale (es.: pompe), supporto di segreteria, bilancio economico, miglioramento continuo della qualità, corsi ai medici della struttura, ricerca orientata al trattamento del dolore
3. Collaborazione con i servizi infermieristici: descrizione del lavoro per l'infermiere del sevizio del dolore, controlli e procedure infermieristiche, educazione continua ed in servizio degli infermieri, definizione dei ruoli nella cura dei pz, attività istituzionali amministrative, miglioramento continuo della qualità, attività di ricerca (se applicabile)
4. Elementi di documentazione: ordini prestampati, controlli, procedure, trattamento dolore a letto del pz, note di consulti giornalieri, pacchetti educazionali

IX) Ricognizione e controllo delle caratteristiche speciali del trattamento del dolore pediatrico perioperatorio;
X) Ricognizione e controllo delle caratteristiche speciali del trattamento del dolore geriatrico perioperatorio;
XI) Ricognizione e controllo delle caratteristiche speciali del trattamento del dolore perioperatorio nei pz sottoposti a chirurgia ambulatoriale.

Algoritmo per la valutazione ed il trattamento dell'analgesia epidurale inadeguata.

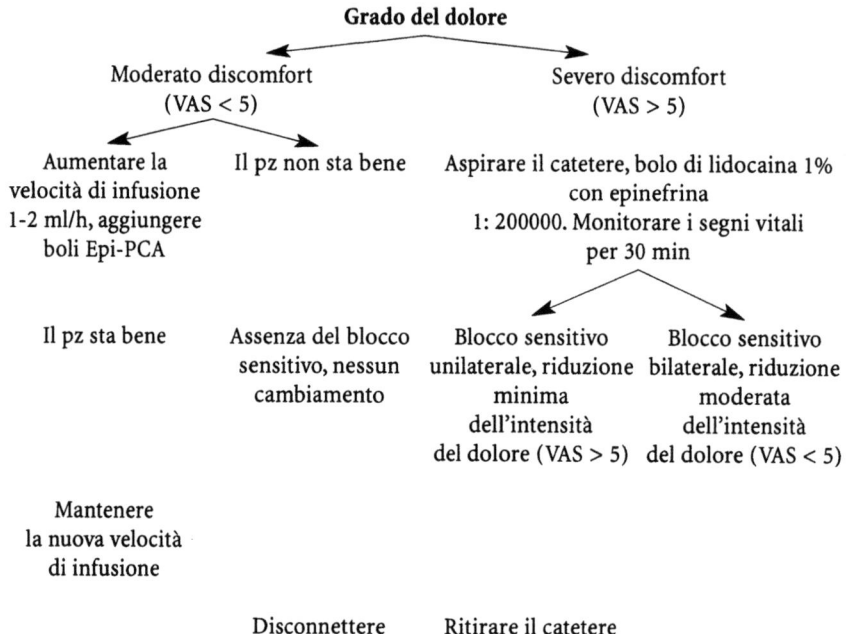

Considerare l'utilizzo analgesici IV PCA o IM

Riposizionare e testare il catetere epidurale
Bolo con 50 mcg di fentanyl o 100 mcg di idromorfone in 10 ml di soluzione non salina

Aumentare la quantità dei boli Epi-PCA
Il pz continua ad avere discomfort da moderato a severo (VAS > 5)
Il pz ha discomfort moderato (VAS < 5)
Il pz sta bene

Considerare l'utilizzo di farmaci ansiolitici specialmente in pz con storia di ansia o abuso di etanolo/cocaina
Aumentare la concentrazione di Bupivacaina 0,2% e aggiungere Ketorolac 15-30 mg/q 6hr
Aumentare la velocità di infusione 1-2 ml/hr
Continuare l'infusione iniziale

Gli standard europei [6] per il controllo del dolore postoperatorio prevedono:
1. Organizzazione
    - questi standard devono essere interpretati nel contesto delle regolazioni nazionali riguardo la prescrizione e la somministrazione di farmaci;
    - alleviare il dolore acuto è un processo multi dimensionale che richiede un approccio multidisciplinare;
    - idealmente in una recovery room si dovrebbe provvedere a monitorare i pz durante la prima ora subito dopo l'intervento;
    - un membro nominato dallo staff deve essere il responsabile che stabilisce l'inizio del trattamento del dolore in ciascuna unità;
2. Informazione e training
    - i pazienti devono essere completamente informati prima dell'intervento sui trattamenti disponibili e sui loro effetti collaterali;
    - tutto lo staff coinvolto nel trattamento del dolore acuto deve essere sottoposto a regolare training;
3. Valutazione
    - la severità del dolore postoperatorio deve essere valutata dal paziente;
    - il dolore deve essere misurato durante la fisiochinesiterapia ed a riposo utilizzando una scala analogico-visiva o verbale o scale simili;
    - deve essere stabilito un score massimo del dolore come standard per iniziare il trattamento: 3 (0-10) par il dolore a riposo, > 3 (0-10) per il dolore durante l'attività [7].
    - il dolore postoperatorio deve essere valutato a riposo e durante l'attività, la frequenza delle valutazioni deve essere appropriata alle necessità individuali, al tipo ed alla severità del dolore ed alla procedura chirurgica;
    - il dolore deve essere valutato prime e dopo un appropriato intervallo di tempo dal trattamento per determinare se esso è efficace oppure deve essere modificato;
    - la soddisfazione del paziente deve essere valutata e documentata;
4. Documentazione
    - le valutazioni del dolore del paziente devono essere documentate in una cartella clinica;
5. Chirurgia ambulatoriale
    - i pz sottoposti a chirurgia ambulatoriale devono essere valutati e documentati allo stesso modo degli altri pz; viene valutato il livello di dolore prima della dimissione e vengono somministrati appropriati analgesici;
    - dopo la dimissione, attraverso contatti telefonici, i pz possono comunicare il loro sollievo dal dolore ed eventualmente avere informazioni scritte sull'uso degli analgesici;
6. Verifica
    - in base al tipo di cura, all'esperienza dei pz ed ai costi, il servizio deve essere modificato in base all'outcome;
7. Trattamento farmacologico
    - il tipo di farmaco e la via di somministrazione devono essere selezionati secondo la necessità e la preferenza individuale;

- gli analgesici devono essere somministrati regolarmente ma la dose e la frequenza di somministrazione devono basarsi sulla necessità individuale;
- gli oppioidi sono spesso somministrati per via i.m. ma la somministrazione è associata a ridotta compliance in pz sottoposti a chirurgia maggiore, particolarmente difficile la titration delle dosi;
- il rischio della dipendenza con gli oppioidi è praticamente assente, il rischio di depressione respiratoria è basso se la dose è tritata in base alla necessità individuale, il rischio aumenta se sedativi e/o analgesici sono somministrati in associazione agli oppioidi, in questi casi deve essere considerato un particolare monitoraggio;
- gli analgesici e le tecniche di somministrazione possono essere somministrati gerarchicamente;
- idealmente tecniche di somministrazione specializzata, come epidurale e PCA devono essere disponibili, e sviluppati i protocolli per il loro utilizzo.

Le linee guida ESRA per l'utilizzo degli oppioidi per via epidurale [8] sono comunemente utilizzate in Europa per il trattamento del dolore postoperatorio, in particolar modo dopo interventi di chirurgia maggiore. Gli oppioidi epidurali sono stati somministrati per più di 15 anni, ancora controverse risultano le indicazioni, i farmaci, la dose e, in particolare, il monitoraggio dei pazienti.

Il monitoraggio dell'analgesia con oppioidi per via epidurale richiede:
- valutazione del dolore e sorveglianza dell'incidenza e della severità degli effetti collaterali;
- per il monitoraggio degli effetti collaterali bisogna includere: SaO_2, $EtCO_2$, frequenza respiratoria e sedazione; il monitoraggio pulsossimetrico della saturazione di ossigeno non è raccomandato perché la depressione della funzione respiratoria può presentarsi senza desaturazione arteriosa e poi perché la desaturazione può essere dovuta ad un'alterazione del rapporto ventilazione/perfusione polmonare e non alla depressione respiratoria. In tutti i casi i pz che ricevono oppioidi per via epidurale possono avere episodi di ipossiemia e l'ossigenoterapia per maschera facciale o con sondino nasale può essere consigliata specialmente di notte; l'$EtCO_2$ sarebbe un parametro utile ma non è facile da monitorare nei pz in respiro spontaneo. La frequenza respiratoria è, invece, un parametro semplice da monitorare ed indicativo di depressione respiratoria (quando la Fr < 10 atti/min è richiesto il trattamento specifico per es. con naloxone).
- La depressione respiratoria da oppioidi non compare all'improvviso ma è preceduta da forte sedazione (monitorata con una semplice scala a 4-5 gradi).

Per la somministrazione di oppioidi per via epidurale non è necessario il ricovero del pz in una unità di terapia intensiva se le condizioni di monitoraggio nel reparto risultano adeguate.

Le raccomandazioni chiave della SIAARTI [9] per i servizi che si occupano del trattamento del dolore acuto postoperatorio prevedono:
- processo di formazione continua per modificare i trattamenti inefficaci;
- misura dell'intensità e del tipo di dolore come per gli altri parametri vitali;
- individuazione del team leader per il trattamento standard del dolore, controllo della qualità della terapia ed educazione continua;

- tutti gli ospedali (con numero di posti letto > 400) devono essere dotati del servizio per il trattamento del dolore acuto, tale servizio deve permettere un approccio multidisciplinare (medico di famiglia, chirurgo, altri specialisti, infermieri, etc.);
- in base all'evidenza: la PCA e.v. con oppioidi sistemici, l'analgesia epidurale con miscela di oppioidi ed anestetici locali ed i blocchi loco-regionali continui non aumentano l'incidenza di eventi avversi (livello b);

La analgesia "pre-emptive" ritarda la comparsa del dolore postoperatorio e riduce la sua intensità, prevenendo l'innesco delle reazioni correlate allo sviluppo della cosiddetta "memoria spinale del dolore". Il trattamento del dolore postoperatorio prevede contemporaneamente: analgesia multimodale, mobilizzazione precoce, precoce nutrizione enterale e fisiochinesiterapia attiva.

Le tecniche disponibili per il trattamento del dolore acuto postoperatorio possono essere raggruppate in tre livelli:

I livello:
- Paracetamolo o NSAIDs al tempo stabilito, +/-oppioidi per via orale o sottocutanea;
- FANS in infusione continua e/o deboli oppioidi;
- PCA ad infusione continua e/o perinervosa con anestetici locali;

II livello:
- PCA e.v. senza infusione basale continua (bolo di morfina < 1 mg; intervallo tra i boli: 5-7 min);
- Analgesia epidurale continua con boli intermittenti o infusione continua, o PCEA con anestetici locali e/o oppioidi e/o clonidina;
- Bolo singolo di morfina per via spinale < 0,5 mg;

III livello:
- Alte dosi di oppioidi in infusione continua ev;
- PCA con infusione basale;
- Infusione spinale continua (epidurale o subaracnoidea) di alte dosi di oppioidi.

Bibliografia

1. American Society of Anesthesiologists Task Force on Pain Management, acute pain section (1995) Practice guidelines for acute pain management in the perioperative setting. Anesthesiology 82:1071-1081
2. Wulf H, Neugebauer E (1997) Guidelines for postoperative pain therapy. Current Opin Anesthes 10: 380-385
3. Carpenter RL, Abram SE, Bromage RP, Rauck RL (1996) Consensus statement on acute pain management. Reg Anesth 21 (suppl. 6):152-156
4. Hall PA, Bowden MI (1996) Introducing an acute pain service. Br J Hosp Med 55:15-17
5. American Pain Society Quality of care Committee (1995) Quality improvement guidelines for the treatment of acute pain and cancer pain. JAMA 274:1874-1880
6. European Minimum Standards for the Management of Postoperative Pain (1998)
7. Murphy DF, McDonald A, Power C et al (1988) Measurement of pain: a comparison of the visual of analogue scale with nonvisual analogue scale. Pain 3:197-199

8. Aguilar JL, Benhamou D, Bonnet F et al (1997) ESRA Guidelines for the Use of Epidural Opioids. The International Monitor 9(2):3-8
9. SIAARTI group for acute and chronic pain treatment (2001) Italian guidelines for postoperative pain treatment. 55° Congresso Nazionale SIAARTI (in corso di pubblicazione)

TERAPIA MULTIMODALE NEL TRATTAMENTO DEL DOLORE DA CANCRO

Modalità di relazione medico-paziente nella fase avanzata e terminale della malattia

A. LAMBERTO, D. BELTRUTTI[1]

Centro di Algologia e Cure Palliative, A.O. Santa Croce e Carle, Cuneo
[1] Servizio di Anestesia e rianimazione, Ospedale S. Spirito, ASL 18, Alba/Bra, Cuneo

Premessa

Il tema della relazione medico-paziente è uno dei punti forti della discussione relativa alla malattia in fase avanzata e terminale. L'accento viene posto sull'importanza che questa relazione riveste nella complesso della comunicazione fra le tre componenti principali: i curanti, il malato e i parenti. Quando le terapie mediche cessano la loro funzione di cura, emergono prepotenti le emozioni che circolano in modo rapido e vigoroso fra il medico, il paziente e tutte le persone significative che lo circondano. Lavorare con i pazienti morenti è un'esperienza ricca di emozioni. Il paziente vive un vero e proprio isolamento emotivo che non sa a chi comunicare. L'apertura è impedita dalla paura che i parenti soffrano troppo a sentire le proprie apprensioni e dalla percezione che i curanti operino tecnicamente bene, ma oppongano una barriera più o meno conscia alle emozioni.

Entrare in contatto con il paziente richiede tre elementi sostanziali.

Il primo è riuscire a sviluppare un rapporto empatico, cioè rispondere alle emozioni che sorgono e che vengono percepite durante la visita. Il secondo elemento è scambiare informazioni e offrire supporto professionale. Il terzo è promuovere la collaborazione del paziente alla terapia e al recupero della qualità di vita.

Obiettivo

La disanima del problema si arena spesso nelle secche della discussione di tipo filosofico o propositivo. Riteniamo che sia opportuno passare ad una fase tecnico-pratica per modificare gli atteggiamenti che innescano una relazione medico-paziente poco produttiva.

La comunicazione è parte integrante della pratica medica ed ha aspetti tecnici che si possono imparare. L'uso di termini come empatia e relazione spesso viene interpretato come legato al possedere capacità personali di tipo quasi innato. Invece la psicologia ci aiuta a capire che l'innatismo non ha pressoché alcun legame con la comunicazione, che invece viene prevalentemente appresa, imparata. Cade completamente la difesa della propria incapacità personale alla relazione e alla comunicazione come dovuta a doti non possedute. La comunicazione si impara perché segue delle regole scientifiche legate all'apprendimento.

La comunicazione

In etologia, la comunicazione è un fenomeno per cui un animale produce uno stimolo capace di modificare il comportamento di un altro animale. In sociologia, la comunicazione è intesa come elemento basilare di un sistema di interazione sociale. In psicologia, è un processo attraverso cui il comportamento di un organismo costituisce uno stimolo per un altro organismo.

Da queste definizioni si comprende come la comunicazione abbia come obiettivo di modificare il comportamento del ricevente. Il motivo per cui questo obiettivo non viene sempre raggiunto è riscontrabile nella teoria psicologica della comunicazione quando sostiene e dimostra che la risposta ai messaggi nell'interazione umana può essere non solo di conferma, ma anche di rifiuto o smentita.

La comunicazione e la variabile tempo

Gli studi sul modo di porsi del medico rispetto al paziente hanno evidenziato due gruppi sostanzialmente opposti: autoritario-paternalistico o confidenziale-amichevole. La comunicazione autoritaria è efficace nel breve periodo. Infatti le ricerche hanno stabilito che se la visita dura meno di nove minuti è preferito il medico autoritario, mentre oltre i nove minuti è meglio l'altro atteggiamento. Le visite sotto i nove minuti sono quelle che permettono prescrizioni semplici, puramente farmacologiche. Se il caso è più complesso, e nove minuti non sono più sufficienti, il paziente dovrà presumibilmente collaborare, e non sarà più disposto a farlo in una posizione di subordinazione cieca. Inoltre, è stato notato che, dopo una settimana dalla prima visita, i pazienti mostrano come la soddisfazione per il medico paternalista diminuisca drasticamente, a causa dello stemperarsi del potere suggestivo.

Inevitabilmente queste considerazioni portano alla conclusione che la visita medica in un paziente in fase avanzata o terminale entra nella tempistica superiore ai 9 minuti, perché è prevalente l'aspetto comunicativo delle emozioni su quello delle prescrizioni farmacologiche.

Inoltre, le visite domiciliari hanno una gestione del tempo estremamente diversa. I familiari o il paziente stesso fanno accomodare in casa, offrono un caffè, vogliono parlare. Spesso il medico si siede sulla sponda del letto e parla a lungo con il paziente. Il tema è la malattia, con gli esami clinici da sostenere o la terapia, ma il processo sottostante sono le emozioni sotto forma di ansia, paure, angosce, depressione.

I linguaggi

La comunicazione avviene attraverso il linguaggio verbale e non verbale.

Al primo (comunicazione verbale - CV) appartengono le seguenti categorie comunicative:

a) Domande chiuse e aperte.

Le domande chiuse sono quelle cui si risponde con un "sì" o con un "no", con un "così, così", con un "forse". Quella aperte sono quelle che favoriscono risposte continue e comunque lunghe che hanno il vantaggio di stimolare attivamente il destinatario a fornire più informazioni, dalle quali potranno essere tratti spunti a continuare il dialogo.

b) Libere informazioni.

La base di apertura deve essere tale da contenere un'informazione che ci qualifichi, dando, nel momento in cui rivolgiamo all'esterno il nostro interesse, notizia di noi, del nostro atteggiamento, delle nostre emozioni e intenzioni.

c) Autoapertura.

È un'abilità che insegna ad iniziare una conversazione sia sugli aspetti positivi che negativi della nostra personalità, del nostro stile di vita, del nostro comportamento.

d) Domande e risposte riflesse.

Si riconoscono, all'interno dei segmenti finali dell'intervento altrui, stimoli d'aggancio intorno ai quali costruire un'informazione da rilanciare.

e) Cambio di argomento e interruzione della conversazione.

La volontà di cambiare argomento oppure di concludere la conversazione dovranno essere espresse con chiarezza e decisione. In particolare, la seconda non prevede il ricorso a false giustificazioni, ma una franca dichiarazione della propria intenzione di porre fine alla conversazione. È necessario far precedere il congedo da un'affermazione rassicurante e gratificante per l'incontro avuto.

f) Annebbiamento.

È la tecnica del "forse". Abilità che insegna ad accettare le critiche manipolative ammettendo alla persona che ci critica la probabilità che ci possa essere qualcosa di vero in ciò che dice.

Questo permette di rimanere della nostra opinione circa ciò che dobbiamo fare.

Occorre ancora distinguere fra comunicazione verbale e comunicazione vocale (tono, enfasi, pause, errori). Quando le due si contraddicono, prevale la vocale, che appartiene al gruppo della comunicazione non verbale (CNV)

Il linguaggio verbale può essere usato per comunicare qualsiasi cosa.

Invece la CNV è apparentemente più limitata perché serve a rafforzare sentimenti, preferenze, simpatie già espressi in forma verbale.

Alla CNV appartengono le seguenti categorie comunicative:
- espressione del viso;
- tono delle voce;
- distanza fisica;
- modo di toccare il paziente;

- atteggiamento del corpo;
- modo di parlare (lento, veloce, ecc.);
- contatto oculare;
- gestualità delle mani.

La comunicazione emotiva

Nella relazione circolare fra paziente, curante e familiari c'è l'intromissione di questi ultimi nel processo informativo e di cura, soprattutto in relazione alla gravità del problema. Si rischia di dimenticare la figura del malato che diventa l'elemento passivo di tutto il processo. Quindi occorre una particolare cura nella trasmissione delle informazioni. Il medico è il conduttore del colloquio, quindi deve mettere il paziente in condizione di esprimere le proprie aspettative, premesse e convinzioni in un vero e proprio processo di negoziazione.

La specifica attenzione alle emozioni richiama ancora il concetto di empatia e della variabile tempo. Il paziente deve poter raccontare la sua storia ed avere tutto il tempo per farlo. Si è già detto che, al di là della storia clinica, il racconto è soprattutto emozionale.

Infine, nella comunicazione emotiva gioca un ruolo essenziale il linguaggio del corpo di tutte le persone emotivamente coinvolte, compreso il medico.

L'apprendimento

La formazione alla comunicazione e alla relazione è un'importante opportunità alla quale soprattutto i medici che si occupano di malattia terminale e di cure palliative non possono rinunciare.

Come la maggior parte degli apprendimenti, gli stili comunicativi si possono apprendere attraverso esercitazioni guidate, seguite dall'esercizio personale. Comunicare e ricevere comunicazioni sul piano emotivo richiede anche una preparazione necessaria per evitare la sindrome del burn-out.

Ruolo della chemioterapia nel trattamento del dolore da cancro

A. COMANDONE, O. DAL CANTON, , S. CHIADÒ CUTIN, A. BOGLIONE,
C. OLIVA, P. BERGNOLO

Servizio di Oncologia Medica, Ospedale Gradenigo, Torino

La chemioterapia (CT) antiblastica viene classificata, a seconda delle finalità, in curativa o palliativa. Nel primo caso il trattamento ha come scopi l'eradicazione della malattia e la guarigione del paziente, nel secondo la riduzione del volume di malattia, il suo controllo temporaneo e il prolungamento della sopravvivenza. Solo recentemente il beneficio palliativo della CT è stato valutato anche nel controllo dei sintomi che fa seguito alla riduzione del volume tumorale e alla modificazione della biologia neoplastica, senza incidere in modo significativo sulla sopravvivenza.

Negli ultimi anni dunque, la CT da trattamento ritenuto doloroso e talora pericoloso, è divenuta un'utile arma aggiuntiva nel controllo del dolore neoplastico, anche in fase terminale di malattia.

Il dolore, la dispnea e altri sintomi possono infatti essere controllati dalla riduzione della massa tumorale indotta dalla CT, ottenendo un miglioramento della qualità di vita del paziente. Ovviamente, l'estensione dell'utilizzo della CT anche nelle fasi finali di malattia deve essere attentamente valutata, per evitare inutili accanimenti terapeutici, ricordando che la stessa CT può divenire causa di sofferenza.

Soltanto in una visione pluridisciplinare dei problemi del paziente neoplastico e in stretta collaborazione con il Radioterapista e l'Anestesista, la CT può essere prescritta razionalmente in fase avanzata di malattia come terapia antalgica. È ben comprensibile come, a differenza dei normali farmaci antidolorifici, la CT non ha solo finalità sintomatiche, ma agisce nella patogenesi del dolore, rendendo più duraturo l'effetto antalgico degli altri farmaci.

Prima di giungere alla prescrizione di una CT con finalità antalgiche, occorre valutare adeguatamente il performance status del paziente, la funzionalità residua degli organi emuntori, l'aspettativa di vita del malato, le sue attese terapeutiche, la sensibilità alla CT della neoplasia in esame, le dosi di farmaco da praticare, le sue tossicità e le alternative terapeutiche. L'analisi della letteratura su questo argomento evidenzia come la sua valutazione sia assai recente: solo negli ultimi 3-4 anni, dagli studi pubblicati, si può desumere il reale effetto antalgico della CT, grazie soprattutto all'utilizzo dei questionari sulla qualità di vita.

Inoltre, in una stessa neoplasia i sintomi indotti dalla malattia possono essere alleviati in modo assai differente dal trattamento. Nella tabella seguente abbiamo cercato di riassumere il beneficio indotto dalla CT nel dolore da cancro:

Tabella 1. Benefici della chemioterapia nel dolore da cancro

Neoplasia	Causa del dolore	Efficacia antalgica della CT
Ca mammella	Recidiva toracica, ulcerazione	+++
	Metastasi ossee	++
	Linfedema all'arto	+
Linfomi	Dolore da adenopatie	+++
	Sindrome mediastinica	++
	Compressione midollare	+++
Tumori del testicolo	Dolore da adenopatia	+++
Tumori testa e collo	Dolore da ulcerazione	+
	Dolore da invasione nervosa	+
SCLC	Dispnea	++
	Sindrome mediastinica	++
NSCLC	Dispnea	+
	Sindrome mediastinica	+
	Pancoast	±
Ca colon	Dolore addominale	+
	Dolore da occlusione	–
Sarcoma di Ewing	Dolore osseo	++
Ca vescica	Dolore pelvico	++
Ca portio	Dolore pelvico	±
Ca pancreas	Dolore dorsale	+
Osteosarcoma	Dolore osseo	++
Tumori cerebrali	Ipertensione endocranica	–
Ca prostata	Dolore osseo	++ (ormonoterapia)
Neuroblastoma	Dolore da compressione	+++
	Dolore osseo	++

CT, chemiterapia; *Ca*, cancro; *SCLC*, carcinoma polmonare a piccole cellule; *NSCLC*, carcinoma polmonare non a piccole cellule

La disponibilità di nuovi agenti chemioterapici ha reso possibile l'ottenimento di significativi risultati sul controllo dei sintomi anche in tumori ritenuti chemioresistenti. A tale riguardo gli studi più recenti pubblicati in letteratura sono relativi al carcinoma del colon e al carcinoma del pancreas.

Nel primo caso, Cunningham e coll. nel 1998 dimostrarono la netta superiorità della CT con Irinotecan nel controllo dei sintomi rispetto alla sola terapia di supporto.

Nel carcinoma del pancreas in fase avanzata, la Food and Drug Administration ha approvato il farmaco Gemcitabina come prima linea di trattamento perché, a parità di risultati terapeutici con il 5Fluorouracile, il nuovo citostatico ha dimostrato un superiore effetto antalgico e un miglioramento del performance status del paziente.

Questi ed altri numerosi esempi ci permettono di concludere che la CT antiblastica, determinando una riduzione del volume di malattia, può rivestire un importante ruolo nel controllo del dolore da cancro.

Il ruolo della radioterapia nel trattamento del dolore da cancro

P. Gabriele, D. Badii, G.L. Moroni

UO.A di Radioterapia, Ospedale Mauriziano Umberto I e IRCC Candiolo, Torino

Introduzione

Il controllo del dolore da cancro rappresenta un aspetto importante della terapia radiante. Nel 1985 JJ. Bonica ha pubblicato uno degli studi più completi sull'incidenza del dolore nella malattia neoplastica: il dolore è presente nel 50% dei pazienti considerando tutto il percorso della malattia ed aumenta al 70% nelle fasi avanzate. Quanto alla sede della neoplasia, la maggior frequenza del dolore si verifica nella localizzazione ossea, seguita da quella di pertinenza ORL, genitourinaria e polmonare.

Il dolore da cancro è di due tipi:
- somatico/viscerale;
- neuropatico.

Il primo deriva da una stimolazione diretta dei nervi afferenti causata da infiltrazione tumorale della cute, dei tessuti molli, dei visceri. È il dolore delle metastasi ossee, epatiche (con distensione capsulare), delle ostruzioni biliari, ureterali, intestinali. Il secondo si sviluppa dopo trauma o compressione cronica dei nervi periferici.

È causato dall'invasione tumorale dei plessi (brachiale, lombare, sacrale), dalla compressione midollare, dal tumore di Pancoast o dall'invasione endocranica, come l'otalgia dei tumori del testa-collo.

Metastasi ossee

Tutte le neoplasie possono potenzialmente metastatizzare allo scheletro: con maggior frequenza lo fanno i tumori della mammella, della prostata e del polmone, con minor frequenza le neoplasie del tratto gastroenterico, renale, endometriale, tiroidee e della vescica. Dolore e peggioramento della motilità si hanno nel 65%-75% dei pazienti. Le metastasi ossee sono, dopo l'osteoporosi la causa più comune di frattura patologica.

Le indicazioni alla radioterapia (RT) sono:
- dolore;
- rischio di frattura;
- compressione midollare.

Gli obbiettivi sono:
- migliorare la sintomatologia dolorosa;
- ridurre la terapia medica antalgica;
- migliorare la motilità e la funzionalità dell'articolazione e prevenire le complicanze.

Nel pianificare il trattamento terapeutico bisogna considerare che l'aspettativa di vita dei pazienti con metastasi ossee varia molto a seconda del tumore primitivo: per la prostata 29,3 mesi, per la mammella 22,6 mesi, per il rene 11,8 mesi, per il polmone 3,6 mesi.

Radioterapia esterna

Local Field Ebrt

È l'irradiazione della singola lesione ossea metastatica con RT localizzata e consente la riossificazione nel 65%-85% delle lesioni litiche. L'80%-90% dei pazienti trattati ottiene un miglioramento della sintomatologia dolorosa, con risposta completa nel 50% dei casi. Sono in uso molti tipi di frazionamento (dose/fraz.): si può usare un frazionamento convenzionale, 2Gy/die, fino ad una dose totale che varia dai 20 ai 40 Gy a seconda dell'ampiezza del campo e dell'aspettativa di vita del paziente. In molti casi si può decidere per un frazionamento alternato, dosi singole più elevate (3-4-5 Gy per fraz. o anche più) per pochi giorni la settimana (da 1 a 3 settimane) quando la finalità è chiaramente palliativa (breve aspettativa di vita).

Gli schemi più utilizzati sono: 30 Gy in 10 fraz; 8 Gy in unica frazion; 40 Gy in 20 fraz (in caso di metastasi unica con malattia primitiva in controllo locale).

Wide Field EBRT-HBI (half body irradiation)

Trova indicazione, soprattutto con finalità palliative, per tumori già diffusamente metastatici. Con due grandi campi contrapposti, anteriore e posteriore, si irradiano separatamente e in fase successiva la metà superiore ed inferiore del corpo. Può essere effettuata in dose singola (6-8 Gy). È importante lasciare un intervallo di tempo di 4 settimane circa per il recupero midollare tra il trattamento di una metà del corpo e l'irradiazione dell'altra.

Terapia sistemica

Per terapia sistemica si intende la RT metabolica. La terapia sistemica ha un ruolo importante nel trattamento delle metastasi ossee, perché in pazienti con dolore da metastasi ossee, l'80% ha più di una sede di dolore e il 34% ha 4 o più sedi di dolore.

La RT metabolica utilizza radioisotopi (soprattutto lo Stronzio 89) che si fissano selettivamente nelle sedi di rimaneggiamento osseo, presentano un elevato gradiente di dose con i tessuti normali e permettono un'irradiazione selettiva con risparmio dei tessuti adiacenti. Hanno un'emivita fisica superiore o uguale all'emivita biologica ed un'emissione di radiazione beta con energia compresa tra 0.8 e 2 MV. Studi clinici controllati hanno dimostrato un'efficacia antalgica equivalente alla RT esterna.

La RT metabolica è controindicata come unico trattamento nel caso di paziente con fratture o frattura imminente e compressione midollare; non sono candidati a questa terapia pazienti con insufficienza renale ed epatica, ipercalcemia, emocromo non adeguato e con un'aspettativa di vita inferiore alle 6 settimane. Prima della terapia è indicata la scintigrafia ossea con difosfonati per rilevare la presenza di reazione osteoblastica, condizione necessaria perché lo Stronzio 89 abbia effetto. La probabilità di risposta sembrerebbe associata al tempo di comparsa delle metastasi ossee: la risposta migliore si ha nei pazienti con localizzazioni presenti da più di 24 mesi.

La durata della risposta varia da 3 a 12 mesi con una media di 6 mesi.

Compressione midollare

La compressione midollare è provocata da tessuto tumorale invasivo a seguito di metastasi vertebrali, oppure da una metastasi nel canale midollare con rachide indenne. Il fattore prognostico più importante è la diagnosi precoce, prima che i deficit neurologici siano manifesti. Il segmento toracico è quello più frequentemente interessato (70%).

La RT, da sola o dopo laminectomia decompressiva, associata sempre a trattamento cortisonico è la terapia di elezione.

Le indicazioni principali sono quindi:
- tumori radioresponsivi (linfomi, seminomi, cancro alla mammella e alla prostata, mieloma);
- sintomatologia clinica modesta o che dimostra una lenta progressione;
- blocco mielografico incompleto;
- compressione a livello della cauda equina.

La dose (calcolata a 5-6 cm di profondità per il tratto cervicale e 8-10 per il tratto lombo-sacrale) dipende dal tipo di neoplasia: per i linfomi e seminomi, dose focolaio 25-30 Gy in 2-3 settimane. Fino a 40 Gy per metastasi carcinomatose. Il frazionamento convenzionale (2 Gy) è preferito nei tumori radioresponsivi, in cui è associata chemioterapia e in quelli in cui c'è una giustificata aspettativa di lunga sopravvivenza.

Tumore di pancoast

Pazienti con neoplasia polmonare interessante l'apice polmonare e/o la parete toracica manifestano una sindrome caratteristica che ha preso il nome dal radiologo Pancoast che per primo la descrisse nel 1932.

Questa neoplasia, durante la sua progressione clinica, invade la porzione inferiore del plesso brachiale, le coste, i corpi vertebrali, il ganglio stellato e i vasi sottoclaveari, spesso dando luogo alla sindrome di Horner che produce una caratteristica compressione e conseguente sintomatologia algica nei territori innervati dalle radici nervose T1/C8.

Prima del 1950, il tumore di Pancoast era invariabilmente infausto nonostante il trattamento radiante o chirurgico. Gli studi di Paulson del 1967 hanno permesso di acquisire una serie di informazioni sulla storia naturale della malattia, quali una sopravvivenza media compresa tra 12-14 mesi dalla diagnosi e la comparsa di dolore severo e spesso incoercibile. La radioterapia palliativa si è ricavata un ruolo importante e consolidato nel trattamento di questa patologia. Il primo studio importante sul trattamento radiochirurgico del tumore di Pancoast è quello di Shaw (1961) condotto su 18 pazienti radiotrattati e operati, 12 dei quali risultano liberi da malattia anche a 51 mesi dal termine della terapia. Una buona palliazione dei sintomi è ottenibile in circa l'80% dei pazienti, con trattamento radiante esclusivo, o combinato radiochirurgico. Van Houtte et al hanno ottenuto una buona palliazione nel 75% dei casi di radioterapia esclusiva.

Maggi, Komaki e Ahmad hanno riportato, usando la terapia di combinazione radiochirugica, un'eccellente palliazione nell'80% e una buona palliazione nel 90% dei pazienti.

Il controllo dei sintomi è abitualmente inferiore ad un anno e può essere perseguito erogando dosi di radioterapia superiori a 50 Gy, secondo quanto riportato dalle esperienze di Van Houtte e di Morris.

Dal 1980 al 1999 sono stati pubblicati nella letteratura internazionale 14 studi che hanno arruolato almeno 20 pazienti con tumore di Pancoast trattato con radioterapia esclusiva; nella maggior parte di questi contributi non è chiaro se la radioterapia sia erogata con intento curativo o palliativo-sintomatico, ma rimane evidente come la radioterapia rivesta un ruolo cruciale nel trattamento di questa patologia.

Trattamento del dolore nei pazienti con CA cervico-cefalico

F. Debernardi, L. Moreschi Bonanni, N. Moselli, C. Redi

Servizio Anestesia e Rianimazione, IRCC, Candiolo, Torino

Incidenza e prevalenza

I tumori della testa e del collo sono neoplasie relativamente rare (5-10% dei tumori maligni) e le caratteristiche del dolore e le alterazioni funzionali che ne derivano non sono ancora bene studiate [1]. La prevalenza della sintomatologia dolorosa nei pazienti con neoplasia cervico-faciale avanzata si aggira sull'80-83% [2, 3], l'intensità media, calcolata attraverso le comuni scale del dolore, è del 5,0+/-2,7 [2] con circa un 50% circa di pazienti che riferisce dolore grave [1].

Eziopatogenesi

La sintomatologia algica nei tumori cervico-cefalici è di solito localizzata in prossimità della sede della neoplasia e riconosce schematicamente quattro cause principali [1]:
1) la naturale evoluzione della crescita neoplastica o ricomparsa del tumore responsabile di compressione o infiltrazione delle strutture sensitive dolorifiche (circa 35%);
2) la componente iatrogena correlata agli eventuali trattamenti del tumore: radioterapia, chirurgia o chemioterapia (circa 30%);
3) eziologia multipla e concomitanza di malattie disabilitanti: nevralgia posterpetica, piaghe da decubito, ecc. (circa 25%);
4) cause non correlate al tumore o al suo trattamento: artrite, emicrania o neuropatia (10%).

Dolore legato alla crescita tumorale [4]

Il decorso e le cause del dolore in questi tumori si possono schematicamente suddividere in quattro fasi: stimolazione delle terminazioni nocicettive superficiali, ulcerazione ed infezione, compressione ed infiltrazione di strutture nervose ed invasione ossea.
1) *Stimolazione delle terminazioni nocicettive superficiali*: la crescita in superficie della neoplasia, che non ha ancora infiltrato i tessuti profondi, determina sensibilizzazione e stimolazione meccanica delle terminazioni nocicettive

della mucosa e sottomucosa delle vie respiratorie e digestive. In questa fase il dolore è caratteristicamente urente, spesso accessionale e evocato da stimoli meccanici e fisiologici come il contatto delle mucose con i liquidi ed i solidi.

2) *Ulcerazione ed infezione*: frequente nei tumori endocavitari, è causata da necrosi ischemica e microtraumatismo cronico, specialmente nelle neoplasie del cavo orale. La flora batterica residente è a sua volta responsabile della sovrinfezione batterica con accentuazione della reazione infiammatoria e dell'edema della mucosa e sottomucosa e conseguente ipersensibilizzazione delle terminazioni nervose. Il dolore diventa sordo e subcontinuo ed è esacerbato dalle azioni meccaniche delle strutture mobili: funzioni elementari come masticazione e deglutizione possono diventare molto difficoltose o addirittura impossibili.

3) *Compressione ed infiltrazione di strutture nervose*: l'invasione delle strutture profonde da parte della crescita tumorale comporta anche infiltrazione e compressione delle strutture nervose profonde, blocco della trasmissione sensitiva e fenomeni di deafferentazione. Il dolore diventa adesso diffuso, topograficamente mal definito, intenso e persistente con crisi episodiche di recrudescenze lancinanti e trafittive e spesso cefalea diffusa.

4) *Invasione ossea*: il periostio dell'osso è una struttura fortemente algogena e il suo interessamento da parte dell'avanzata dell'infiltrazione neoplastica provoca dolore circoscritto alla sede della lesione con possibile dolore riferito a distanza. A volte, a complicare la sintomatologia dolorosa, interviene l'osteomielite da sovrinfezione batterica. L'interessamento osseo di certe regioni particolari di passaggio dei nervi cranici può determinare la loro compressione o infiltrazione (V°, VII°, IX°, X°) con sindromi tipiche di questi nervi cranici e dolore caratteristicamente riferito al territorio di distribuzione dei suddetti nervi.

Dolore di origine [4]

1) Sindromi algiche post-chirurgiche: sono soprattutto dovute alla formazione di neurinomi da amputazione dei nervi cranici e di rami del plesso cervicale. Molto frequente è anche il dolore post-dissezione del collo. Il dolore ha distribuzione locale, diffusa, è subcontinuo, persistente con crisi di dolore lancinante nel territorio di distribuzione del nervo coinvolto.

2) Sindromi dolorose post-chemioterapia/post-radioterapia: sono legate ai processi di flogosi, disepitelizzazione e sovrinfezione delle mucose e sono di tipo urente diffuso con esacerbazioni da contatto con i liquidi e i solidi. Successivamente prevalgono fenomeni di necrosi e fibrosclerosi con compromissione delle terminazioni nervose e dolore meno localizzato e più persistente.

3) Sindromi dolorose post-terapia antalgica: possono comparire in seguito alla deafferentazione per sezione chimica delle fibre nervose come ad esempio in seguito a blocchi periferici ripetuti.

Sindromi distrettuali

Le algie cranio-cervico-facciali sono dovute a neoplasie interessanti sia le strutture extracraniche sia craniche [5, 6]. I tumori delle strutture extracraniche sono quelli della cavità orale (labbra, pavimento della bocca, corpo della lingua, gengive e palato duro), dell'orofaringe (base della lingua, regione tonsillare, palato molle), del vestibolo del naso, cavità nasali e seni paranasali, del rinofaringe, dell'ipofaringe, delle ghiandole, della laringe, dell'occhio ed i cancri cutanei della testa e del collo.

- *Tumori del labbro*: i tumori vegetanti sono quasi sempre indolori anche nelle fasi avanzate; quelli ulcero-infiltranti sono invece precocemente molto dolorosi con possibili gravi limitazione delle comuni funzioni fisiologiche: parlare, masticare e deglutire.
- *Tumori del cavo orale*: all'inizio provocano sensazioni aspecifiche di bruciore esacerbato dal contatto delle mucose con liquidi e solidi, poi, con il progredire dei processi ulcerativi e infettivi il dolore diventa lancinante e continuo, dapprima localizzato alla sede della lesione poi diffuso, ed è esacerbato dai movimenti della lingua e del palato molle. Tipica è la comparsa di odontalgia nevralgica, parestesie ed anestesie del labbro inferiore da interessamento del nervo linguale e/o mandibolare e di otalgia.
- *Tumori del piano glottico*: il dolore compare solo tardivamente quando sono interessate le sottosedi più craniali o sono invase le strutture cartilaginee limitrofe.
- *Tumori dei seni paranasali*: il dolore è locale con evoluzione in nevralgie, disestesie e paralisi dei nervi cranici interessati:
  - tumori seno mascellare: quelli del tetto provocano dolore infra-orbitario, quelli della parete laterale danno dolore al di sotto dell'angolo laterale dell'occhio;
  - tumori dell'etmoide: dolore nella regione naso-frontale;
  - tumori del seno sfenoidale: producono cefalea ingravescente con paralisi multiple dei nervi cranici.
- *Tumori del rinofaringe*: talora viene riferita faringodinia, ma più spesso è presente dolore facciale nel territorio di distribuzione di una o più branche del nervo trigemino. Le metastasi al linfonodo di Krause a livello del forame lacero si accompagnano a dolore riferito al cuoio capelluto o alla regione mastoidea. L'infiltrazione dei muscoli prevertebrali causa dolore cervicale esacerbato dai movimenti di flesso-estensione del capo, mentre l'infiltrazione della fossa pterigoidea causa trisma e dolore in regione infratemporale [4].

Le neoplasie delle strutture craniche sono i tumori primitivi delle ossa craniche, i tumori cerebrali primitivi e metastatici, e i tumori della base cranica. Le sindromi ad essi correlati sono:
- Sindrome di Vernet o del foro giugulare, per invasione metastatica o per tumori primitivi del foro giugulare e del canale del nervo ipoglosso.
- Sindrome del clivo per metastasi al clivo e disfunzione dei nervi cranici inferiori.

- Sindrome orbitaria per tumori o lesioni metastatiche dell'orbita con disfunzione del III° - IV° - VI° nervo cranico e della Iª branca del V°.
- Sindrome della fossa pterigopalatina con disfunzioni interessanti il territorio di distribuzione dei rami della IIª branca del V°, del II° e la parte inferiore dell'orbita.
- Sindrome del seno cavernoso, per tumori primitivi o metastatici della regione sellare o parasellare, della fossa cranica media con interessamento della Iª e IIª branca del V°.
- Sindrome retrosfenoidale o di Jacod, per tumori della fossa cranica media in prossimità del seno cavernoso che si espandono al foro rotondo, ovale, alla fessura orbitaria superiore ed alla base cranica.
- Sindrome del condilo occipitale con dolore elettivo alla regione occipitale.
- Sindrome retrofaringea o di Villaret, per tumori dello spazio retroparotideo con algie specifiche della regione e possibilità di nevralgia glossofaringea.
- Sindrome di Garcin-Hartmann, per tumori nasofaringei e della base cranica che interessano l'intera metà del cranio.
- Sindrome del ventricolo di Morgagni, per neoplasie della parete laterale del rinofaringe con disfunzione particolare dell'VIII° e della IIIª branca del V°.
- Sindrome di Gradenigo-Lannois, per tumori dell'apice della rocca petrosa con sintomatologia algica a carico di tutte le branche del V° [5, 6].

La valutazione esatta del tipo di dolore è importante per allestire la terapia sintomatica appropriata, mentre l'accertamento delle cause consente la scelta del trattamento adeguato della malattia sottostante.

Il dolore nelle neoplasie del capo e del collo può essere classificato in nocicettivo (76%) e in non-nocicettivo (23%).

Il dolore nocicettivo è causato dalla stimolazione delle terminazioni nervose libere delle fibre A-δ e C e può essere ulteriormente suddiviso in tre categorie:
- Dolore nocicettivo reale: si tratta di un dolore di nuova insorgenza ed è legato al danno tessutale secondario alla ricomparsa del tumore (64%), a infiammazione associata al tumore, ischemia, trauma (non necessariamente correlati alla neoplasia) o infezione subclinica o nervosa.
- Dolore nocicettivo del nervo: dolore a lenta insorgenza che si localizza a livello della distribuzione sensoriale di uno dei nervi cranici, nervi periferici o radici nervose che innervano il cranio, la faccia, la spalla e riconosce una causa accertata di danno attivo tessutale come la ricomparsa del tumore o un'infiammazione benigna.
- Dolore riferito: dolore di nuova comparsa senza causa locale a livello della sede del dolore.

I dermatomeri cutanei delle corrispondenti superfici mucose del territorio cranio-cervico-facciale sono innervati dal trigemino, dall'intermediario del VII°, dal glossofaringeo, dal vago e dai primi nervi cervicali. Tipico delle sindromi dolorose nei tumori del capo e del collo è l'impossibilità da parte del paziente di stabilire con certezza la distribuzione topografica, perché ad un dolore in parte localizzabile si associa la descrizione d'irradiazioni algiche più o meno estese alle parti vicine. Questo aspetto riconosce un importante dato anatomo-funzionale nel territorio cefalico, rappresentato dal fatto che le terminazioni distribuite alle mucose, cute e periostio sono particolarmente presenti nella ricchissima rete vasale a livello dell'avventizia delle arterie. Pertanto al dolore neurogeno principale si associa spesso il dolore vascolare, sia primitivo che come evento riflesso [6].

Connessa con la genesi vascolare (per stimolazione del sistema arterioso superficiale e profondo) è la possibile contrazione spastica dei muscoli masticatori e nucali di origine riflessa responsabile di un dolore molto sordo, non pulsante [6].

Il dolore flogistico che compare nel corso delle ulcerazioni dei tumori della mucosa della cavità orale e del faringe è conseguenza della stimolazione diretta delle terminazioni nervose relative. Inizialmente produce un dolore molto intenso e preciso che, con l'evolversi della malattia, assume rapidamente un carattere diffuso ed atipico per il coinvolgimento delle strutture vascolari e delle contrazioni riflesse dei muscoli della faccia e della nuca.

Particolarmente nel caso dei tumori intracranici, l'aumento di volume della massa dà sempre luogo all'insorgenza di intensa e grave cefalea che peggiora ulteriormente la sintomatologia algica di base [6].

Il dolore non nocicettivo: il dolore neuropatico (da deafferentazione) come il dolore osseo è piuttosto comune [7] nel cancro cervicofaciale avanzato e spesso è secondario alla dissezione del collo. Dopo la lesione delle afferenze periferiche da infiltrazione neoplastica i neuroni del relais spinali o sopraspinali possono divenire ipereccitabili per meccanismi ancora poco conosciuti: mancanza di inibizione, liberazione di connessioni eccitatrici, ipersensibilità. Alcuni dati recenti dimostrano la presenza di meccanismi periferici nella genesi di dolori da lesione periferica: ipersensibilità delle terminazioni lesionate, trasmissione per contiguità di informazioni da fibra a fibra.

Un aspetto importante è rappresentato dallo stadio della malattia che è intimamente correlata con la sintomatologia algica. Questa coincide con uno stato terminale caratterizzato dall'invasione diretta e dalla diffusione ai tessuti contigui. Infatti la maggior parte delle lesioni neoplastiche producono dolore solo quando hanno raggiunto una certa estensione e profondità e abbiano coinvolto tronchi nervosi di un certo calibro (in genere del V-X) [6].

Valutazione del dolore

L'esperienza dolorosa è un evento non facilmente classificabile perché estremamente variabile da individuo a individuo. I meccanismi fisiopatologici delle sindromi dolorose da cancro sono molto complessi. La componente nocicettiva organica è complicata da alterazioni funzionali come la disfagia, l'ostruzione delle vie aeree e le lesioni micotiche. Inoltre diversi e importanti fattori intervengono nel modificare e influenzare la componente dolorosa: fattori individuali psicologici, familiari, culturali, socioeconomici, ecc. A maggiore ragione si deve tenere conto di questi elementi nel dolore da cancro della testa e del collo dove ancora più evidente è l'impatto sul paziente delle lesioni anatomiche talora accompagnate a gravi deturpazioni del volto e perdita dell'immagine corporea, delle alterazioni funzionali con difficoltà alla nutrizione e alla comunicazione e delle alterazioni estetiche.

La valutazione del dolore nei tumori della testa e del collo deve tenere perciò conto di diverse componenti.
- valutazione il più obiettiva possibile del tipo, delle caratteristiche, dell'intensità, della distribuzione, della cronologia del dolore e dei trattamenti già sperimentati;
- valutazione della percezione del dolore da parte del paziente e del significato del dolore per il paziente;
- valutazione delle risposte fisiche, emozionali, cognitive e comportamentali che si associano al dolore.

Lo strumento più efficace per la valutazione globale di tutti questi fattori è la raccolta dell'anamnesi, la visita medica del paziente, accompagnata dall'utilizzo di questionari, scale analogiche visive, sistemi a punteggi per la corretta determinazione dell'intensità del dolore. Anche la condizione psicologica va attentamente valutata contest appropriati: Middlesex Hospital Questionnaire (MHQ) per la dimensione affettiva, l'Hamilton test per l'ansia e la depressione e, in caso di grave depressione, il Minnesota Multiphasic Personality Inventory (MMPI) [4]. Tutti i dati vanno opportunamente raccolti in una scheda personale del paziente che di volta viene ampliata e aggiornata.

Terapia

Il trattamento del dolore del cancro della testa e del collo richiede un approccio multidisciplinare che comprenda: scelta del farmaco, della dose ottimale, della via appropriata di somministrazione e del controllo degli effetti collaterali; uso di farmaci adiuvanti; terapie di supporto psicologiche e fisiatriche; tecniche più o meno invasive come blocchi nervosi periferici, impianto di dispositivi per la somministrazione di farmaci nello spazio peridurale, subaracnoideo o intraventricolare o tecniche neurolesive [7].

Come per le altre forme di dolore da cancro, anche il trattamento analgesico nelle neoplasie cervico-facciali si ispira alle linee guida proposte dalla World Health Organisation (WHO) [3].

La suddivisione del dolore in nocicettivo e in neuropatico non è rappresenta solo una mera classificazione accademica, ma può essere di grande aiuto nella scelta della strategia terapeutica [8].
1) *dolore nocicettivo*: risponde meglio ai trattamenti analgesici classici suggeriti dalle linee guida proposte dalla WHO e, in seconda battuta, ai blocchi nervosi.
2) *dolore neuropatico (dolore non nocicettivo)*: In questo tipo di dolore è illogico prescrivere analgesici periferici [9]; al contrario, il trattamento di prima scelta avrà attività centrale come antidepressivi triciclici (amitriptilina, clomimipramina e imipramina) [9, 10] e anticonvulsivanti (carbamazepina [9], gabapen-

tin, lamotrigina). Analogamente si potranno proporre delle tecniche di neurostimolazione, ricusando quelle di sezione controindicate poiché suscettibili di aggravare la deafferentazione.

Per comodità suddividiamo la terapia in farmacologica in senso stretto e in invasiva (blocchi nervosi periferici e/o centrali, neuromodulatori o neurolesivi).

Farmacologia

Il primo approccio, nel caso di dolore lieve, è l'utilizzo di FANS per os accompagnato da un'adeguata protezione gastrica.

Quando non è più possibile ottenere sollievo dal dolore con farmaci non narcotici o il dolore è forte, si passa all'associazione di oppioidi + FANS per via orale. Questa combinazione è quasi sempre raccomandabile per l'effetto di potenziamento tra i due farmaci basato sulla capacità tipica dei FANS di agire sulla componente periferica del dolore e degli oppioidi di agire su quella centrale.

In talune circostanze la somministrazione orale può dimostrarsi inadeguata. Può infatti risultare impraticabile fin dall'inizio quando esistano controindicazioni anatomiche, funzionali e gestionali come interventi ampiamente demolitivi del cavo orale e ipofaringe, presenza di sondino naso-gastrico, scarsa compliance del paziente, ecc. Nei casi di dolore di maggiore intensità, invece, la somministrazione orale può, in un secondo tempo, diventare inefficace nel controllo del dolore, se non a scapito di un notevole incremento delle dosi e quindi degli effetti collaterali. In queste circostanze trova allora indicazione la via di somministrazione continua *sottocutanea*, attraverso pompe elastomeriche settimanali. Tale forma di terapia antidolorifica non solo è in grado di produrre sufficiente analgesia, di consentire la cosomministrazione di più farmaci e di produrre effetti collaterali minori o comparabili alla via orale, ma consente maggior comodità e semplicità di gestione e maggiore gradimento da parte dei pazienti rispetto alla precedente via orale [11].

Nei casi terminali della malattia, l'infusione *intravenosa* continua di morfina ad alte dosi, in combinazione con la terapia di supporto consente un buon sollievo dal dolore e una riduzione dell'ansia [12].

Il trattamento del dolore attraverso la somministrazione di oppioidi può essere studiato attraverso l'Opioid Excalation Index (OEI), cioè l'indice di incremento medio del dosaggio iniziale di oppioidi, espresso in percentuale o in milligrammi. Tale indice risulta ridotto nell'età avanzata, nel sesso femminile e in caso di precedente chemioterapia [13].

I *corticosteroidi*, specialmente desametasone e metilprednisolone, trovano larga applicazione come farmaci adiuvanti: il loro effetto antiinfiammatorio e antiedemigeno è più che mai importante nei tumori della testa e del collo, dove per le stesse caratteristiche anatomiche di queste sedi è più frequente è la componente infiammatoria ed edematosa. Da non trascurare poi i benefici effetti euforizzante, di stimolo all'appetito e di normalizzazione dell'ipercalcemia tipici di questa classe di farmaci. Da tenere sempre sotto controllo gli inevitabili effetti collaterali associati all'uso prolungato o ad alti dosaggi degli steroidi: l'attento monitoraggio del trattamento riduce comunque l'insorgenza e l'intensità di tali complicanze.

Anche gli *antidepressivi triciclici*, in special modo l'amitriptilina, possono essere utilmente impiegati come farmaci di supporto grazie al loro effetto analgesico indipendente dalla loro attività antidepressiva che, d'altra parte, ha il vantaggio di migliorare il sonno e aumentare la sensazione di benessere del paziente.

Altri adiuvanti come lassativi, antiemetici, antagonisti H2, antiacidi, antipsicotici concorrono nell'ottimizzare la terapia analgesica attraverso il controllo dei sintomi collaterali o degli effetti collaterali dei diversi farmaci.

La radioterapia è il trattamento di scelta nei pazienti con dolore grave da metastasi ossee [14].

Terapia invasiva

Blocchi periferici

1) Blocco nervo occipitale
È il trattamento di scelta per le cefalee occipitali che talvolta rappresentano la manifestazione clinica di invasione neoplastica della base cranica.
Tecnica
Si introduce l'ago 2 cm lateralmente all'inserzione del muscolo trapezio sulla base della scatola cranica. L'ago viene fatto avanzare in direzione cefalica finché non raggiunge il cranio, per poi essere ritirato di 2 mm. A questo punto si inietta l'anestetico locale.
2) Infiltrazione punti Trigger
Spesso è presente dolore di tipo miofasciale nell'area dello sternocleidomastoideo e del trapezio, specialmente dopo dissezione radicale del collo: in tale circostanze può trovare indicazione l'infiltrazione dei punti trigger con anestetico locale (AL) ed eventualmente steroidi.
3) Blocco plesso cervicale superiore
Dà buoni risultati nel ridurre il dolore dopo dissezione chirurgia radicale del collo e che presenta di solito una distribuzione in C2, C3.
Inoltre, ha una certa indicazione nel trattamento della radicolopatia e plessopatia cervicale. La prima si realizza in seguito alla invasione neoplastica delle vertebre cervicali con possibilità di frattura patologica e quindi compressione nervosa o a causa di metastasi epidurali. La seconda si verifica nell'invasione della regione latero-cervicale, con insorgenza del classico edema e piastrone, cui segue la distensione dei tessuti e dolore.
Tecniche
Vie di accesso per il blocco paravertebrale cervicale sono:
- via laterale per il blocco dei singoli nervi;
- via posteriore, per l'analgesia plurisegmentaria, con unica iniezione ed inserimento del catetere.

La via laterale prevede il reperimento della punta della mastoide e del tubercolo di Chassignac: sulla linea che li unisce si trovano le apofisi trasverse. L'ago viene avanzato perpendicolarmente con una lieve inclinazione in senso caudale fino ad incontrare il processo trasverso dove verrà iniettato l'anestetico locale (di solito 2 ml per ogni nervo cervicale). Quando tale via non è perseguibile (interessamento tumorale della regione laterocervicale) è preferibile l'accesso posteriore mediante l'inserimento di un catetere paravertebrale cervicale. Tale tecnica prevede, previa anestesia locale, l'inserimento di un ago di Tuohy a circa 3 cm dalla linea mediana, a livello di C6, con una leggera inclinazione craniale di circa 30°, fino a raggiungere il processo trasverso. Ritirato lievemente l'ago, lo si reintroduce facendolo scivolare nello spazio fra le due apofisi trasverse contigue fino a raggiungere lo spazio interscalenico, tra i muscoli scaleni anteriore e medio, posizione che viene repertata a mezzo della mancata resistenza all'iniezione simile a quella dello spazio peridurale. Si procede quindi all'introduzione del catetere.

4) Blocco neurologico del ganglio di Gasser o delle sue branche
Tecniche
I principi base per l'attuazione del blocco per via anteriore (approccio classico di Hartel) possono essere così riassunti:
sotto controllo radiologico (TC o fluoroscopia della zona) per via transgeniena si inserisce l'ago (calibro 22G, lunghezza 10 cm) a lato della rima labiale a livello del II° molare superiore, si penetra nel forame ovale dopo una progressione in cui l'ago incontra la lamina infratemporale (a circa 7 cm) e scatena una parestesia del ramo mandibolare; l'ulteriore avanzamento di circa 1 cm avviene dopo l'iniezione di anestetico locale per ridurre il dolore. Si inietta quindi, dopo controllo radiologico per la posizione intraganglionare dell'ago, 0.2- 0.3 ml di alcool assoluto.

La *termorizotomia percutanea selettiva* consente di graduare la lesione limitandola alle fibre della nocicezione valutando, inoltre, quale porzione della radice sarà interessata. Questa selettività è possibile in virtù della somatotopia delle fibre a livello del ganglio di Gasser e del danno selettivo apportato da una temperatura di 60-80 °C sulle fibre nocicettive di piccolo calibro A-δ e C. Il procedimento tecnico, su guida radiologica, si svolge in 3 tempi:
- inserimento dell'ago-elettrodo nel forame ovale;
- localizzazione della sede della lesione;
- termocoagulazione.

Quando non è possibile eseguire i blocchi del ganglio (crescita neoplastica, alterazioni della anatomia, componente psicoemotiva molto importante), è bene effettuare dei blocchi di prova onde poter fornire un'indicazione sui disturbi sensitivi derivanti ad una denervazione. I blocchi selettivi delle 2 branche sono:
Mandibolare: indicato nel tumore della mandibola, delle gengive inferiori, del pavimento della bocca che ha invaso le strutture vicine. Si realizza per via extraorale con accesso laterale avendo come punti di repere l'arcata zigomatica, il condilo mandibolare ed il coronoideo mandibolare. L'ago viene introdotto livello di questo angolo, orizzontalmente, indietro e leggermente in dentro: il nervo viene quindi bloccato alla sua uscita dal forame ovale quando la punta dell'ago è situata ad una profondità di circa 5 cm dalla cute (tecnica di Bonica).

Mascellare: la tecnica è simile a quella usata per il mandibolare, con la differenza che, quando l'ago a 3-4 cm dalla cute urta il plateau pterigoideo, va tirato leggermente indietro e reinserito in alto e indietro con un angolo di 20° onde bloccare il nervo all'uscita del forame rotondo entro la fossa pterigopalatina (attenzione ai suoi rapporti con la fessura infraorbitaria e l'arteria mascellare).
5) Blocco del nervo glossofaringeo.

Evenienza piuttosto rara è l'interessamento di questo nervo. La sintomatologia è molto complessa per la compartecipazione di altri nervi, tra i quali il più coinvolto è il vago.

Tecniche

La tecnica di blocco è quella descritta da Bonica che prevede l'inserzione dell'ago posteriormente all'angolo della mandibola e orientato postero-medialmente per circa 4 centimetri.
6) Blocco del simpatico cervicale inferiore (ganglio stellato).

La realizzazione iterativa del blocco simpatico cervicale con anestetico locale è utile nelle neoplasie di questa regione, anche in funzione della scarsa quantità di anestetico necessaria per ottenere la sindrome di Claude-Bernard-Horner.

Tecnica

La tecnica di blocco prevede l'inserimento di un ago da anestesia regionale a lato della cartilagine cricoide, 4 cm circa al di sopra dell'estremità sternale della clavicola, fra due dita dell'altra mano dell'operatore (che in questo modo reperta il processo trasverso di C6) ed il bordo del muscolo sternocleidomastoideo e la pulsazione dell'arteria carotide che così viene lateralizzata. L'ago viene introdotto perpendicolarmente fino al punto in cui contatta la superficie ossea del processo trasverso di C6; si ritira l'ago di qualche millimetro e, dopo l'aspirazione, si inietta l'anestetico locale.

La difficoltà di ottenere un risultato antalgico soddisfacente attuando esclusivamente la terapia di blocchi anestetici è dovuta alla ricchezza di varietà di strutture nervose, così che nessun blocco antalgico sarà sufficiente ad eliminare completamente la sensazione dolorosa. Talvolta l'indicazione ai blocchi nervosi trova invece limitazione pratica dovuta all'ostacolo delle procedure tecniche. Infatti, la crescita tumorale o le sequele di radioterapia possono direttamente rendere impossibile la progressione degli aghi o indirettamente rendere impraticabile la tecnica di blocco per grave alterazione dei rapporti e reperi anatomici. In considerazione di questi fattori è allora preferibile, fin dalle prime fasi della malattia e di sintomatologia algica, adottare una tecnica meno mirata e più globale rispetto ad una tecnica invasiva parziale e con un dolore che progressivamente sconfina da una zona all'altra.

Blocchi centrali

Cateterizzazione cervicale per analgesia spinale selettiva

Selective spinal analgesia (SSA) è la terminologia coniata dagli autori anglosassoni negli anni 80 per indicare la soppressione, a livello midollare, delle afferenze dolorose mediante somministrazione di dosaggi minimi di oppioidi. Tale tecnica permette di realizzare completamente il concetto di analgesia perché agisce selettivamente sulla nocicezione senza compromettere la sensibilità, la motilità ed il sistema simpatico [6].

1) Via epidurale: Trova indicazione di scelta nel dolore da tumore cervicocefalico, specialmente se esteso o con MTS regionali [15,16,17].

La durite per sclerosi con iperplasia del sacco durale, unitamente alla formazione di sinechie ed ampia fuoriuscita della soluzione analgesica dai forami intervertebrali, costituisce l'elemento principale della "falsa tolleranza" alla somministrazione spinale di oppioidi che porta l'operatore ad un aumento progressivo dei dosaggi, senza peraltro ottenere risultati ottimali; la soluzione è rappresentata dalla somministrazione a giorni fissi di un cortisonico attraverso il catetere peridurale.

2) Via intratecale

3) Via interventricolare: Nel dolore resistente agli analgesici e a partenza dalla dura per infiltrazione della base cranica trova indicazione la somministrazione intraventricolare di oppiodi [14, 18, 19]. L'analgesia intracisternale è indicata per il numero rilevante di recettori mu (ulteriore riduzione del dosaggio dei morfinici) e per la commistione tra liquor proveniente dalle cavità interne dell'encefalo e liquor già presente nello spazio subaracnoideo che permette la distribuzione del farmaco non solo all'encefalo, ma anche al midollo spinale. In uno studio di Mocavero-Ramaioli è stato dimostrato che l'anestetico somministrato per via intracisternale si ridistribuisce a tutte le cisterne della base ed alle fibre dolorifiche del V°, VII°, IX° e X° [20].

Tecnica

Si introduce l'ago di Tuohy, dopo il pomfo con anestetico locale, al livello cervicale scelto, con inclinazione di 45-60° sul piano orizzontale e con il bisello rivolto in senso craniale. Si reperta lo spazio peridurale con la metodica della perdita di resistenza (soprattutto nei pazienti che sono stati sottoposti a radioterapia o con metastasi) per la maggiore sensibilità nei confronti delle varie resistenze incontrate nel passaggio dell'ago. Si introduce quindi il catetere peridurale, si esegue il controllo peridurografico, lo si tunnellizza parzialmente o totalmente. Nel caso di impianto di catetere subaracnoideo l'ago viene introdotto ulteriormente fino alla fuoriuscita di liquor (è necessario un accesso venoso periferico per la somministrazione rapida di liquidi e di cortisonici) e si procede all'introduzione del catetere, alla sua totale tunnellizzazione e connessione al reservoir sottocutaneo. Il posizionamento di un catetere subaracnoideo nella cisterna magna si ottiene ruotando la punta dell'ago di Touhy verso l'alto e controllando la sede della punta con mezzo di contrasto.

L'orientamento attuale è quello del bolo induttivo seguito dalla somministrazione continua di morfina ed anestetici locali mediante pompa elastomerica o computerizzata su cui è possibile inserire il programma patient-controlled analgesia (PCA).

La scelta dei sistemi impiantabili è strettamente correlata ad un protocollo impostato su criteri di base quali infezioni della cute del dorso, alterazioni della coagulazione, psicopatie, etilismo, malformazioni dello scheletro, ecc.

Oggetto di dibattito è l'indicazione all'analgesia spinale selettiva in tempi relativamente precoci ancora prima di utilizzare i narcotici per os, in quanto un loro utilizzo rende problematica la fase di analgesia segmentaria selettiva secondo alcuni. In tale ottica, la cateterizzazione sia peridurale che subaracnoidea cervicale è da noi considerata non come un provvedimento da utilizzare dopo il fallimento delle altre tecniche antalgiche [21,18], ma come uno dei primi presidi da considerare allo scopo di ottenere una riduzione importante del dolore ed un conseguente miglioramento della qualità di vita. In particolar modo, la via di somministrazione intracisternale sembrerebbe un metodo semplice e sicuro per il trattamento palliativo del dolore intrattabile. Tuttavia, sebbene la complicanza più temibile, cioè la depressione respiratoria, sembri essere più frequente con la via intratecale, diversi Autori suggeriscono l'infusione intraventricolare solo nei casi di dolore intrattabile e solo dopo il fallimento o l'efficacia limitata delle altre strategie terapeutiche ed in particolare della via intratecale [18]. Nella nostra esperienza invece l'infusione per via intraventricolare può, in casi selezionati, essere l'indicazione di prima scelta proprio per i suoi vantaggi di selettività, di ridotto dosaggio dei farmaci e conseguenti minori effetti collaterali.

Cordotomia cervicale percutanea

Per completezza si accenna anche alla cordotomia che è oggetto di dibattito per i suoi rilevanti effetti collaterali, la selettività delle indicazioni, la sua efficacia non accettata da tutti gli autori.

È l'operazione antalgica per interrompere le afferenze nocicettive del lemnisco spinale nel quadrante anterolaterale del midollo. Attualmente è l'intervento antalgico più efficace e codificato per il pregio di produrre una persistente ed obiettivabile interruzione della nocicezione. La necessità di un lungo tirocinio la riserva ai Centri dove può essere eseguita di routine. Le sue indicazioni si distinguono in assolute e relative:
- assolute: dolore incident non controllato dalle altre terapie tra cui le radicolopatie cervicobrachiali, metastasi vertebrali con secondaria compressione e/o infiltrazione dei nervi radicolari nei forami di coniugazione, invasione neoplastica della cute e delle mucose;
- relative: dolore unilaterale anche controllabile con la morfina, ma in pazienti con aspettativa di vita discreta (deve scegliere il paziente opportunamente informato).

Qualità di vita nei pazienti con cancro cervico-facciale

La sofferenza presente nei tumori del capo-collo non è rappresentata dal solo dolore fisico, ma è anche e soprattutto determinata da un corteo di sintomi collaterali (astenia, vomito, stitichezza, bruciori, anoressia) che sono causa di isolamento, perdita del proprio ruolo e dell'affermazione della personalità, ansia e depressione reattiva per la riduzione dell'autonomia e dalla constatazione che, nonostante ogni terapia, la malattia si aggrava inesorabilmente fino a delinearsi il quadro clinico definito come "dolore totale". Per combatterlo è quindi estremamente importante la qualità della vita.

Diversi studi hanno proposto sistemi a punteggio, scale, questionari quali strumenti validi e sensibili a disposizione per la valutazione della qualità di vita dei pazienti con cancro della testa e del collo [21,14]. La misura della qualità di vita nei pazienti con neoplasia del capo e collo migliora con il tempo ed è correlata al dolore, alla difficoltà di parola e alla disfagia. Anche la mancanza di un adeguato supporto familiare è un fattore importante, ma raro [23].

Dalle interviste con i pazienti emerge che le più comuni preoccupazioni riguardano l'inquietudine per il futuro (64%), l'alterata immagine fisica soggettiva (60%), la situazione economica (56%), lo stato di angoscia, l'incapacità di comunicazione (54%), la malattia corrente (52%) e l'incapacità a fare cose (50%). I più frequenti meccanismi di reazione sono impotenza ed il fatalismo [24].

È indispensabile un'organizzazione sanitaria adeguata ai bisogni di tali pazienti ottenuta attraverso l'assistenza domiciliare e, quando necessario, il ricovero presso un hospice specializzato nelle cure palliative. All'interno delle cure palliative, l'assistenza domiciliare offre, rispetto all'assistenza ospedaliera e perfino nei confronti dell'hospice, una maggiore attenzione ai dettagli, ai desideri del paziente, un approccio costruttivo e soprattutto la valutazione del trattamento in termini di qualità di vita.

Conclusioni

Nei tumori cervico-cefalici il dolore non è un aspetto precoce della malattia, ma con la sua evoluzione tende inevitabilmente a comparire e a presentarsi con molteplici problemi. Oltre alla componente di sofferenza organica oggettiva, il dolore da cancro si accompagna a fattori emotivi, psicologici, sociali e comportamentali che possono notevolmente influenzare l'esperienza dolorosa e renderla molto soggettiva e poco riducibile a schemi generali. Inoltre, nelle neoplasie della testa e del collo più che in altri tumori è evidente il peso che le lesioni anatomico-estetiche e le alterazioni funzionali hanno sul paziente che vede alterata la sua immagine corporea e trova difficoltoso espletare funzioni normali come deglutire, mangiare, parlare e comunicare con gli altri. Un'attenta e globale valutazione del dolore in tutte le sue componenti rappresenta allora la premessa imprescindibile per l'impostazione di una corretta strategia terapeutica. Efficacia, semplicità, personalizzazione, razionalizzazione e selettività sono i principi basilari per l'impostazione della terapia analgesica e le linee guida proposte dalla WHO rappresentano la base di partenza anche per il trattamento del dolore nelle neoplasie della testa e del collo.

D'altra parte, i tumori cervico-facciali sono meritevoli di alcune considerazioni particolari. Queste neoplasie si sviluppano in regioni caratterizzate da strutture mucose racchiuse in stretti confini ossei e da molteplici e articolate reti nervose. Tali peculiarità anatomiche spiegano sia le complesse e intense sindromi dolorose associate a questi tumori, sia le difficoltà che si possono incontrare nel trattamento antalgico [25]. Le terapie sistemiche infatti, col progredire della malattia, diventano spesso inefficaci, se non a spese di alti dosaggi e conseguenti effetti collaterali, mentre i blocchi nervosi possono essere fin da subito impraticabili per le alterazioni strutturali causate dal tumore stesso oppure essere incompleti per le ricche connessioni nervose. Sulla base di queste osservazioni e della nostra esperienza riteniamo quindi che tecniche considerate da molti di secondo livello o di seconda scelta [21,18], come l'analgesia per via epidurale, subaracnoidea e intraventricolare, possano, in casi selezionati, rappresentare l'indicazione in prima istanza proprio per la loro selettività, semplicità, ridotto dosaggio farmacologico e quindi minori effetti collaterali, per il trattamento adeguato del dolore e per il raggiungimento di un'accettabile qualità di vita nei pazienti con neoplasia della testa e del collo.

Bibliografia

1. Chua KS, Reddy SK, Lee MC, Patt RB (1999) Pain and loss of function in head and neck cancer survivors. J Pain Simptom Manage 18 (3):193-202
2. Saxena A, Gnanasekaran N, Andley M (1995) An epidemiologicstudy of prevalence of pain in head and neck cancers. Indian J Med Res 102:28-33
3. Grond S, Zech D, Lynch J et al (1993) Validation of WHO guidelines for pain relief in head and neck cancer. A prospective study. Ann Otol Rhinol Laryngol 102 (5):342-348
4. Marzetti F, Ducci M (1995) Aspetti del dolore neoplastico nel distretto cervico-facciale. Camaioni D (1995) Terapia del dolore nelle forme neoplastiche. In: A Di Gerolamo (ed) (1995) Il dolore in otorinolaringoiatria
5. Bonica JJ (1990) Cancer pain. In: The management of pain. Lea & Febiger, Philadelphia, pp 400-460
6. Branca L (1997) Imaging di blocco nervoso nella terapia del dolore. Ed GDS, pp 31-60
7. Chiarini L, Stacca R, Bertoldi C et al (1997) Managment of facial pain resulting from cancer in oral and maxillofacial surgery. Minerva Stomatol 46(1-2):27-38
8. Vecht CJ (2000) Cancer pain: a neurological prospective. Curr Opin Neurol 13(6):649-653
9. Bowsher D (1993) Pain syndromes and their treatment. Curr Opin Neurol Neurosurg 6(2):257-263
10. Vecht CJ, Hoff AM, Kansen PJ et al (1992) Types and causes of pain in cancer of head and neck. Cancer 1; 70 (1):178-184
11. Gralow I, von Hornstein W, Hidding J (1991) Pain treatment in advanced head and neck tumors. Pilot study with continous subcutaneous administration of morphine. Dtsch Z Mund Kiefer Gesichtschir 15(2):85-89
12. Hashimoto Y, Takarada M, Tanioka H, Rigor BM (1990) Treatment of cancer pain of head and neck by contimous intravenous infusion of high- dose morphine: report of two cases. J Oral Maxillofac Surg 48(4):398-400
13. Mercadante S, Dardanoni G, Salvaggio L et al (1997) Monitoring of opioid therapy in advanced cancer pain patients. J Pain Simptom Manage 13(4):204-12
14. Luckhaupt H, Keil K, Rose KG (1991) Drug and non-drug tumor pain therapy in ENT medicine. Laryngorhinootologie 70(12):683-5

15. Hashimoto Y, Utsumi T, Tanioka H, Rigor BM (1991) Epidural buprenorphine or morphine for the relief of head and neck cancer pain. Anesth Prog 38(2):69-71
16. Georgiou L, Louizos A, Sklavou C et al (2000) Cevical versus thoracic epidural morphine for the tratment of head and neck cancer pain. Ann Otol Rhinol Laryngol 109(7):676-678
17. Kayahara H, Hamakawa H, Fykuzumi M, Tanioka K (2000) Indication for epidural morphine for the relief of intractable pain in advanced oral cancer: report of four cases. Br J Oral Maxillofac Surg 38(5):546-549
18. Andersen PE, Cohen JI, Everts EC et al (1991) Intrathecal narcotics for relief of pain from head and neck cancer. Arch Otolaryngol Head Neck Surg (11):1277-1280
19. Schramm J, Neidhardt J, Spitzer W (1990) Intrathecal morphine administration for oral and maxillofacial malignomas. Dtsch Zahnarztl Z 45(1):53-55
20. Mocavero G, Ramaioli F et al (1991) Nuove prospettive nella terapia del dolore. Giornale di Medicina critica, Terapia Antalgica e Cure palliative 3:149-160
21. Cramond T, Stuart G (1993) Intraventricoular morphine for intractable pain of advanced cancer. J Pain Symptom Manage 8(7):465-473
22. Lakdja F, Lobera A, Faucher A et al (1992) Symptomatic treatment of pain in cervicofacial cancers. Rev Laryngol Otol Rhinol (Bord) 113(3):165-71
23. Morton RP (1995) Life-satisfaction on patients with head and neck cancer. Clin Otolaryngol 20 (6): 499-503
24. Chaturvedi SK, Shenoy A, Prasad KM et al (1996) Concerns, coping and quality of life in head and neck cancer patients. Support Care Cancer 4(3):186-90
25. Sist T, Wong C (2000) Difficult Problems and Their Solutions in Patients with Cancer Pain of the Head and Nack Areas. Curr Rev Pain 4(3):206-14

Letture consigliate

Bond MR Cancer pain; psycological substrates and therapy (1985) In: Fields HL, Dubner R, Cervero F (Eds)
Advances in pain researches and therapy; vol 9. Raven press, New York, pp 559-567
Cousins MJ (1984) Intrathecal and epidural administration of opioids. Anaesthesiology 61:276-310
Gautier-Lafaye P (1993) Manuale di anestesia locoregionale. Masson
Gestin Y (1987) A totally implantable multi-dose pump allowing cancer patients intrathecal access for self-administration of morphine at home. A follow-up of 30 cases. Anaestetist 36:391
Hardy PAJ (1990) Patient-controlled intrathecal morphine for cancer pain. Clinical J Pain 6:5-59
IASP (1986) Definition of pain terms. Pain suppl 3, S215
Krames ES (1993) Intrathecal infusional therapies for intractable pain: patient management guidelines. J Pain Symptom Management 8, 1:36-46
Moore DC (1969) Anestesia regionale. Piccin
Redi C, Larghero E, Debernardi F (1997) Gli analgesici per via spinale ed i sistemi Impiantabili di somministrazione di farmaci. In: Beltrutti D, Lamberto A, Aspetti psicologici nel dolore cronico. Dalla valutazione alla terapia. C.E.L.I., pp 225-234
Ricci V (1999) Analgesia intratecale continua con pompe totalmente impiantabili nel dolore cronico incoercibile. Pathos 6:12-16
Saunders CM The management of terminal desease.

Nuove modalità di approccio al paziente sofferente in fase avanzata

A. DE LUCA, L. CIUFFREDA[1], M. CASTELLANO, L. FILIPPI, C. CALIA, G. MONTANARI

U.O.A. Terapia del Dolore e Cure Palliative, [1]U.O.A. Oncologia Medica, Azienda Ospedaliera S. Giovanni Battista di Torino

La validità delle cure palliative nel trattamento del paziente neoplastico trae origine dalla capacità di identificare e di valutare sul nascere le molteplici sindromi invalidanti connesse con il cancro e nella possibilità di formulare una strategia di cure adeguata a raggiungere gli obbiettivi terapeutici e a soddisfare le necessità del paziente e dei suoi familiari.

La sofferenza è conseguenza della percezione dell'afflizione causata da tutti quei fattori che insieme compromettono la qualità della vita. Il dolore può contribuire fortemente alla sofferenza, ma possono avere uguale, se non addirittura maggior rilevanza anche numerosi altri fattori, quali la presenza di sintomi invalidanti, il progressivo decadimento fisico o le turbe psico-sociali. La sofferenza e il dolore sono generalmente considerati tra loro strettamente correlati, ma occorre qui ricordare che essi possiedono implicazioni cliniche ben distinte e che il trattamento del dolore, da solo non può eliminare la sofferenza.

Far ricorso, contemporaneamente o in maniera sequenziale, a diverse procedure terapeutiche tra esse interagenti permette di ridurre l'impatto che la malattia, attraverso la sofferenza e il dolore, ha sulla qualità della vita.

Sappiamo che il dolore rappresenta uno dei sintomi di più frequente riscontro nella malattia neoplastica ed è quello che più affligge i malati e i loro familiari e pertanto il suo trattamento, quando esso è presente, deve essere considerato non solo parte integrante, ma soprattutto come un punto critico nel programma globale della cura di questi pazienti e la terapia antalgica, oltre ad essere multimodale, dovrà rivestire anche caratteri di multidisciplinarietà.

Alla luce di queste considerazioni, la collaborazione e l'integrazione fra l'anestesista, algologo e i vari specialisti (oncologo, radioterapista, ortopedico, fisiatra) i medici di medicina generale e le altre figure professionali (infermiere, psicologo, assistente sociale e spirituale) sono essenziali.

Tale collaborazione deve essere configurata attraverso modalità operative ben codificate:
- Visite collegiali multidisciplinari durante le quali è possibile valutare e discutere, anche con il paziente, le differenti opzioni terapeutiche per alleviare il dolore e gli altri sintomi.
- Elaborazione di una cartella clinica modulare, che permetta l'identificazione dei problemi, la puntualizzazione della priorità degli interventi terapeutici. È importante che detta cartella sia adottata concordemente dai componenti l'e-

quipe multidisciplinare e che accompagni il malato, durante il suo iter terapeutico, non solo all'interno dell'ospedale, ma anche al proprio domicilio.

Infatti, sovente nelle cartelle cliniche il dolore non viene neanche menzionato, (manca una sia pur semplice valutazione quantitativa da parte dei medici e non vengono riportati i dosaggi realmente assunti e l'entità degli effetti collaterali) e non sono descritti i bisogni psicologici, socio-assistenziali e spirituali dei malati.

- Organizzare un percorso terapeutico orientato al miglioramento della qualità delle cure mediante:
- l'integrazione tra le varie unità operative, tra queste e i servizi di assistenza residenziale (domicilio, hospice);
- l'interazione tra il team dei professionisti, il malato e i familiari.

Come opera l'Unità Operativa di Terapia del Dolore e Cure Palliative delle Molinette (Fig. 1).

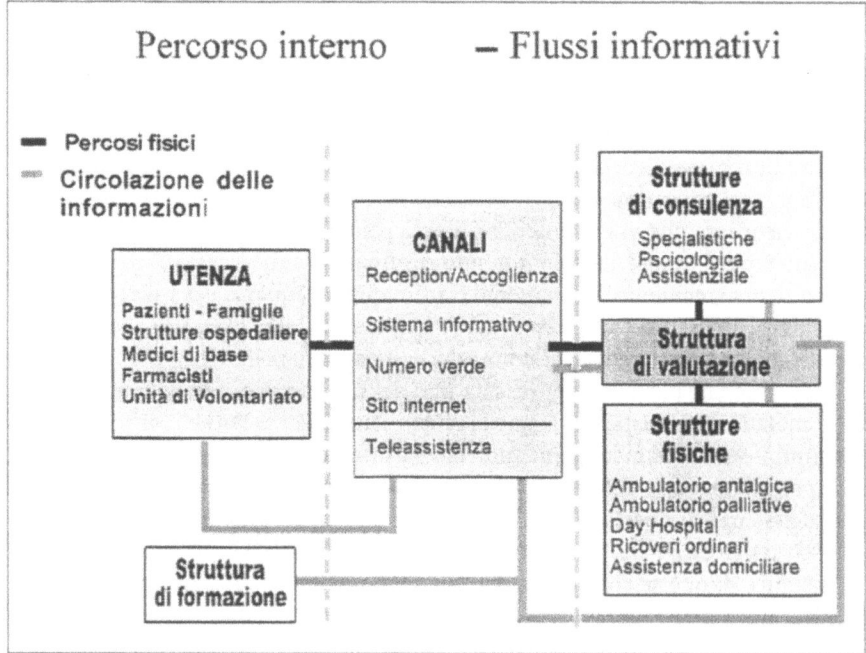

Fig. 1. Percorso interno e flussi informativi della U.O. di Terapia del Dolore e Cure Palliative delle Molinette

IL DOLORE A 360 GRADI: NOVITA

Introduzione

C. Aurilio, M.C. Pace, G. Apetino, E. Grella

Dipartimento di Scienze Anestesiologiche, Chirurgiche e dell'Emergenza,
II Università degli Studi di Napoli

Il dolore presenta una dimensione ubiquitaria ed investe diversi aspetti della vita dell'uomo. Un insulto nocicettivo non provoca soltanto dolore, ma induce anche uno stress [1] a cui l'organismo risponde cercando di raggiungere un'omeostasi. A questo processo partecipano meccanismi neuronali, ormonali e comportamentali, oltre che fattori culturali, passate esperienze, differenze genetiche, che ne modulano le varie forme.

Nella pratica clinica si osservano molti tipi di dolore che possono essere meglio compresi mediante l'identificazione di quattro processi che lo caratterizzano: la nocicezione, la percezione del dolore, la sofferenza ed il comportamento doloroso.

La nocicezione rappresenta tutti quegli eventi bioelettrici, ionici, molecolari, di espressione genetica, trasmissione sinaptica, produzione ormonale e di neurotrasmettitori che, a seguito di uno stimolo nocicettivo, si producono nel sistema nervoso, dal recettore alla corteccia.

Con percezione del dolore si definisce la percezione sensoriale e le alterazioni emotive e cognitive provocate dalla nocicezione.

La sofferenza si identifica con il dolore che dà luogo ad una risposta affettiva negativa generale, non dissociata da eventi emozionali quali la depressione, l'ansia e l'isolamento. Essa rappresenta un evento personale ed interiore la cui intensità è modificata dalle esperienze prioritarie di ogni singolo individuo e dalla propria cultura.

Il comportamento doloroso è il risultato del dolore e della sofferenza e rappresenta quelle azioni che un individuo manifesta in presenza di un danno tessutale. Esempi di comportamento doloroso includono espressioni verbali di lamento, smorfie, spossatezza. L'individuo fa ricorso a cure mediche che spesso lo allontanano dal lavoro e tale comportamento è osservabile dagli altri e può essere quantificato.

Questi processi si riflettono nei vari tipi di dolore che, dal punto di vista clinico, possono essere distinti in acuto e cronico.

Negli ultimi anni sono stati fatti grandi passi in avanti nelle nostre conoscenze circa i meccanismi che sottendono il dolore, riducendo sempre di più il divario che esiste tra clinica e scienza di base [2]. La comprensione della plasticità del dolore e dell'analgesia presente in differenti stati dolorosi ha posto le basi per migliorare le terapie per i due maggiori tipi di dolore: il dolore neuropatico ed il dolore infiammatorio, nei quali il danno ai nervi ed ai tessuti induce alterazioni a livello centrale e periferico [3]. Nel midollo spinale i peptidi e gli aminoacidi eccitatori rilasciati dalle fibre afferenti primarie svolgono un ruolo importante nei meccanismi spinali della trasmissione dolorosa [4]. Vari sono i recettori e i sottotipi coinvolti a livello spinale: AMPA, metabotropici, kainato, ma è il recettore dell'NMDA che ha richiamato maggiormente l'interesse dei ricercatori. Il recettore dell'NMDA per il glutammato è importante, in quanto, insieme con altri sistemi spinali, genera ipersensibilità. Il rilascio dei peptidi, come la sostanza P nel midollo spinale, rimuove il blocco del magnesio dal canale del recettore dell'NMDA e questo permette al glutammato di attivare il recettore dell'NMDA in uno stato di dolore persistente che genera ipersensitività spinale e amplificazione degli stimoli periferici. D'altronde l'attivazione del recettore dell'NMDA provoca l'ingresso di calcio nel neurone e permette la produzione di altri mediatori dai neuroni spinali, quali l'ossido nitrico e le fosfolipasi che inducono la produzione spinale di prostanoidi.

Un approccio terapeutico importante è sicuramente bloccare l'inizio dell'eccitabilità, ma aumentando le inibizioni spinali per il controllo della trasmissione dei messaggi nocicettivi si possono avere migliori risvolti terapeutici futuri. Salvo poche eccezioni, i clinici fino ad oggi avevano solo vecchie molecole utili per trattare il dolore, ma ora vediamo come a livello del nervo periferico si hanno farmaci che agendo su particolari canali del sodio [5], o del calcio [6] agiscono sul sintomo del dolore riferito [7]; agenti che agiscono su alcuni dei mediatori periferici del dolore possono controllare l'attività del nervo periferico [8] ed una nuova generazione di farmaci antinfiammatori non steroidei, gli inibitori della ciclossigenasi 2, privi di azioni lesive gastriche, sono già disponibili in commercio. È giusto che tutte queste nuove conoscenze che richiedono un approccio multidisciplinare vengano coordinate ed applicate in strutture adeguate con equipe opportunamente addestrate sul modello delle Pain Clinics.

Proprio per ottenere i migliori risultati terapeutici sul dolore è utile l'istituzione dell'ospedale senza dolore, aperto anche al territorio; attuando nelle aziende ospedaliere ambulatori e day-hospital di terapia del dolore, a cui il cittadino possa rivolgersi per la diagnosi e terapia di dolori acuti e cronici. Se, fino ad oggi, le persone che si sottopongono ad un intervento chirurgico, ad un parto, ad indagini invasive e strumentali hanno avuto la certezza di soffrire di dolore, istituzionalizzando in ogni ospedale il servizio di terapia del dolore, oltre a diminuire le sofferenze dei pazienti, si possono diminuire le complicanze ed i tempi di ricovero e si può vincere una grande battaglia assistenziale a contenuto oltre che scientifico anche etico.

Bibliografia

1. 1. Melzak R (1998) Pain and stress: a new prospective. In: Gatchel RJ, Turk DC (eds) Psychological factors in Pain. Guilford Press, New York
2. Miki K, Fukuoba T, Tokunaga A, Noguchi K (1998) Calcitonin gene-related peptide increase in the rat spinal horn and dorsal column nucleus following peripheral nerve

injury: up-regulation in a subpopulation of primary afferent sensory neurons. Neuroscience 82:1243-1252
3. Koltzenburg M (1998) Painful neuropathies. Curr Opin Neurol ii:515-521
4. Villanueva L, Bernard JF (1999) The multiplicity of ascending pain pathways. In: Lydic R, Baghdoyan HA (eds) Handbook of behavioural state control, cellular and molecular mechanisms. CRC Press, Boca Raton, pp 569-585
5. Novakovic SD, Tzoumaka E, McGivern JG et al (1998) Distribution of the tetrodotoxin-resistant sodium channel PN3 in rat sensory neurons in normal and neuropathic conditions. J Neurosci 18:2174-2187
6. Rosenberg JM, Harrell C, Ristic H et al (1997) The effect of gabapentin on neuropathic pain. Clin J Pain 13:251-255
7. Caterina MJ, Schumacher MA, Tominaga M et al (1997) The capsaicin receptors: a heat-activated ion channel in the pain pathway. Nature 389:816-824
8. Rang HP, Urban L (1995) New molecules in analgesia. Br J Anaesth 75:145-156

Fentanil transdermico per il dolore postoperatorio

M. Chiefari, C. Eziandio, B. Primerano, D. Lo Sapio[1]

Dipartimento di Scienze Anestesiologiche, Chirurgiche e dell'Emergenza
Cattedra di Terapia del Dolore, Seconda Università degli Studi di Napoli
[1] ASL NA3 Modulo di Terapia Antalgica, Ospedale S. Giovanni di Dio, Frattamaggiore, Napoli

Introduzione

Il trattamento del dolore postoperatorio assume notevole importanza sull'outcome del paziente, con vantaggi sia da un punto di vista qualitativo che quantitativo, con riduzione della morbidità, della mortalità, dei tempi di degenza e dei costi sanitari.

Le afferenze nervose somatiche e vegetative provenienti dalla sede dell'intervento ed il rilascio di citochine dai tessuti danneggiati sono ritenuti essere i principali fattori responsabili delle alterazioni ormonali associate alla chirurgia.

Infatti, la lesione chirurgica determina l'increzione di citochine tessutali di fase acuta (IL-6) e monocitiche-macrofagiche (IL-1, TNF) che agiscono da mediatori tra sistema immunitario e asse ipotalamo-surrene [1, 2]. Questo determina una serie di modificazioni endocrino-metaboliche con aumento della secrezione di ormoni ad azione catabolica e ridotta secrezione di ormoni anabolici. Si viene così a determinare un'alterazione dell'omeostasi corporea responsabile dell'aumento della glicemia, degli acidi grassi liberi, dei lattati ematici, dei corpi chetonici, una riduzione delle difese immunitarie e anomalie della coagulazione.

Il tutto favorisce lo sviluppo di disfunzioni d'organo in grado di indurre complicanze polmonari, cardiocircolatorie, cerebrali, tromboemboliche e infettive. Inoltre, quando il dolore postoperatorio non è adeguatamente trattato, si istaura un circolo vizioso di ansia, stress e paura che aumentano la percezione algica del paziente.

Per tali ragioni il trattamento del dolore postoperatorio non deve essere sottovalutato. Dati statistici dimostrano che, negli ultimi anni, qualcosa sta cambiando, sia per una diffusa presa di coscienza del problema, sia per una più vasta informazione ed organizzazione del personale impegnato nel trattamento del dolore postoperatorio.

La scelta del trattamento farmacologico più idoneo è condizionata dalla sede, dalla durata dell'atto chirurgico, dall'entità della lesione chirurgica, dal profilo psicologico del paziente, dalla presenza di malattie concomitanti e dall'eventuale uso ed abuso di farmaci.

I farmaci comunemente utilizzati, da soli o in associazione, nel trattamento del dolore postoperatorio sono: analgesici non oppioidi, analgesici oppioidi, anestetici locali, α_2-agonisti come la clonidina, gli ansiolitici e i neurolettici.

Le vie di somministrazione dei farmaci usati per l'analgesia (i.m., e.v., infusione e.v., peridurale) dovrebbero essere scelte in base all'intensità del dolore e alle caratteristiche del paziente.

Un'alternativa ai normali sistemi di controllo del dolore è la via transdermica. Il farmaco, per essere adatto alla somministrazione transdermica, deve possedere alcune caratteristiche, quali peso molecolare inferiore a 1000 Dalton, adeguata lipo-idrosolubilità, elevata potenza, basso volume di distribuzione, minimo legame ai tessuti cutanei, breve emivita, e non deve essere né irritante né sensibilizzante [3]. Questa via di somministrazione offre degli indubbi vantaggi rispetto ad altre modalità di somministrazione. Il farmaco viene assorbito lentamente e rilasciato in modo continuo, garantendo concentrazioni ematiche relativamente costanti e durevoli nel tempo. Tali caratteristiche riducono le variazioni della concentrazione ematica del farmaco, responsabili dell'eventuale comparsa di effetti collaterali e dell'esacerbazione del dolore.

Il fentanil, agonista oppioide, per le sue caratteristiche (alta potenza farmacologica, basso peso molecolare ed alta solubilità nei lipidi) è adatto per la somministrazione per via transdermica [4].

Farmacocinetica e farmacodinamica

Il fentanil transdermico (TTS-F) si presenta sotto forma di cerotto con un serbatoio centrale di gel contenente il farmaco, che viene rilasciato in modo continuo per 72 ore. La quantità di farmaco rilasciata è direttamente proporzionale alla superficie del cerotto. Esistono in commercio quattro differenti formulazioni in grado di trasferire il farmaco alla velocità di 25, 50, 75, 100 mcg/h. Dopo l'applicazione del cerotto, il fentanil penetra attraverso lo strato corneo a livello del quale si deposita, per poi diffondere nel derma e, quindi, essere assorbito attraverso la circolazione sistemica. Le concentrazioni plasmatiche minime necessarie per avere un effetto analgesico vengono raggiunte in circa 6 ore. Lo steady-state viene raggiunto dopo circa 12-24 ore e rimane relativamente costante per 72 ore. Dopo la rimozione del cerotto si verifica un continuo assorbimento del fentanil accumulatosi nel derma, con una riduzione della concentrazione plasmatica del 50% in 17 ± 2 ore [6].

La biodisponibilità media del TTS-F è circa il 92%, non essendo né degradato dalla flora batterica cutanea, né dal metabolismo cutaneo di primo passaggio [7].

Il metabolismo avviene principalmente nel fegato e, in misura minore, nel rene.

L'età non influenza l'assorbimento del TTS-F, anche se l'emivita di eliminazione del farmaco risulta più lunga nei pazienti anziani [8].

Il TTS-F può essere utilizzato nel dolore acuto e nel dolore cronico; la letteratura è ricca di osservazioni cliniche per il dolore oncologico e in misura minore per il dolore postoperatorio.

Studi clinici sul dolore postoperatorio

Il TTS-F è stato utilizzato con buoni risultati da Gourlay et al., negli interventi di chirurgia addominale maggiore a dosaggi compresi tra 50 e 125 mcg/h, ma è stato necessario somministrare dosi supplementari di petidina per il controllo del dolore incidente. Gli effetti collaterali manifestatesi erano dovuti alla sommazione degli effetti del fentanil e della petidina [9].

Rowbotham e coll., in uno studio condotto in chirurgia addominale maggiore, riferiscono che la concentrazione plasmatica del TTS-F a 2 h è di 1,5 ng/ml e a 24 h è di 2 ng/ml in accordo con studi precedenti [10, 11, 12]. Sempre in chirurgia addominale maggiore, in uno studio condotto da Lehmann et al., veniva determinata la concentrazione plasmatica, la sicurezza e l'efficacia del TTS-F in chirurgia addominale maggiore. Il cerotto era stato applicato 60 minuti prima dell'induzione dell'anestesia con un dosaggio di 75 mcg/h per i pazienti con un peso inferiore a 60 kg e 100 mcg/h per i pazienti con un peso superiore a 60 kg. Circa 30 minuti prima della fine dell'intervento era stato somministrato Ketorolac 30 mg per via intramuscolare. Era prevista la somministrazione di analgesici (Ketorolac ed Acetamifene) se il dolore misurato con VAS era superiore a 5. I pazienti sono stati osservati per 36 h. La concentrazione plasmatica di fentanil è stata 0,98 ± 0,14 (range 0,35-2,15) ng/ml a 12 h e 1,22 ± 0,16 (range 0,45-2,53) ng/ml a 24 h dall'applicazione del cerotto. Un'analgesia soddisfacente con VAS inferiore a 5 è stata osservata con livelli plasmatici tra 1-3 ng/ml. In questo studio i risultati hanno dimostrato un ritardo dell'onset, infatti l'efficacia analgesica si è manifestata dopo circa 7 h e l'incidenza di depressione respiratoria non è stata significativa. Gli autori hanno concluso che il TTS-F può essere utilizzato nel management del dolore postoperatorio, così come nel dolore cronico, in aggiunta ad analgesici ad azione rapida [13].

Bulow e collaboratori in uno studio in doppio cieco placebo-controllato hanno valutato l'efficacia e i possibili effetti collaterali dopo applicazione di un cerotto di 100 mcg/h. Questo dosaggio ha determinato un ottimo sollievo del dolore, ma è stato gravato da un alto rischio di depressione respiratoria e un aumento della CO_2 [14].

In uno studio di Reinhart et al., è stata valutata l'efficacia e la sicurezza del TTS-F utilizzato con il Ketorolac v il Ketorolac da solo. Intraoperatoriamente tutti i pazienti hanno ricevuto 60 mg di Ketorolac i.m. Il TTS-F non è stato sufficiente come unico analgesico nel 23,8% dei pazienti, invece l'analgesia è risultata adeguata nel 93,7% dei pazienti che avevano ricevuto la combinazione TTS-F + Ketorolac 30 mg [15].

Sevarino e collaboratori in uno studio condotto in chirurgia ginecologica hanno testato l'efficacia del TTS-F 25 e 50 mcg in pazienti che utilizzavano la morfina in patient-controlled analgesia (PCA). I risultati dimostrano che l'associazione TTS-F 50 mcg e morfina in PCA riduce il dolore al movimento e il consumo di morfina, senza differenze significative riguardo gli effetti collaterali [16].

Sandler ha utilizzato morfina in PCA e TTS-F 50 o 75 mcg dimostrando ugualmente che vi è riduzione del consumo di morfina, ma che vi è un aumento dell'incidenza di disturbi respiratori, tale da richiedere la rimozione del cerotto e la somministrazione di Naloxone [17].

Broome et al. hanno evidenziato che aumentando la dose di TTS-F migliora l'analgesia e diminuisce il consumo di morfina in PCA, ma aumentano gli effetti collaterali soprattutto respiratori [18].

In uno studio, Camu e collaboratori confrontano la somministrazione epidurale, endovenosa e transdermica del fentanil allo stesso dosaggio nel trattamento del dolore post-operatorio. Sono stati valutati: l'onset, l'intensità del dolore, i segni vitali e la concentrazione plasmatica del fentanil per 96 h. L'onset dell'analgesia è stato meno rapido nel gruppo TTS-F nelle prime 4 h. I pazienti del gruppo TTS-F e quelli del gruppo fentanil e.v. hanno richiesto più dosi di morfina rispetto al gruppo peridurale: il tempo necessario per raggiungere la massima concentrazione plasmatica è stato simile nel gruppo e.v. e TTS-F. Comunque, la concentrazione plasmatica del fentanil tende ad aumentare nel gruppo peridurale determinando ipossemia dopo 48 h. Una significativa correlazione è stata dimostrata tra la concentrazione plasmatica di fentanil e la riduzione della saturazione di ossigeno nel gruppo peridurale. Tutti e tre i gruppi hanno mostrato incidenza simile degli altri effetti collaterali quali nausea, vomito, stipsi. Il grado di analgesia è risultato identico nei tre gruppi [19].

Il TTS-F non è raccomandato per il trattamento del dolore postoperatorio nei bambini, anche se le caratteristiche farmacocinetiche sono simili a quelle dell'adulto. Studi clinici dimostrano che la massima concentrazione plasmatica di fentanil è correlata negativamente all'età del paziente, ma non al peso corporeo. La dose di 25 mcg/h nel bambino corrisponde a 50 mcg/h dell'adulto, la minima concentrazione plasmatica 0,6 ng/ml è raggiunta dopo 5 h. Comunque, questa modalità di somministrazione potrebbe essere riservata solo a particolari situazioni, quali bambini con accesso venoso difficoltoso o trattati precedentemente con TTS-F per dolore da cancro o pazienti ospedalizzati in ICU [20].

Nostra esperienza e conclusioni

La nostra esperienza, peraltro ancora preliminare, è relativa all'utilizzo del cerotto di TTS-F 50 mcg/h negli interventi di emorroidectomia e di colecistectomia per via laparotomica. I dati finora raccolti suggeriscono la possibilità di utilizzare questa metodica in queste branche chirurgiche; tali dati per quanto riguarda l'emorroidectomia sono sovrapponibili a quelli di Kilbride [21]. Non è possibile trarre conclusioni, dal momento che anche i dati clinici della letteratura non sono allargati a tutti i tipi di intervento.

Bibliografia

1. Nolli M, Nicosia F (2000) La gestione del dolore postoperatorio. Minerva Anestesiol 66, 9: 585-601

2. Tiengo M, Benedetti C (1996) Fisiopatologia e terapia del dolore. Masson, Milano, pp 423-442
3. Caplan RA, Southam M (1990) Transdermal drugs delivery and its application to pain control. In: Benedetti C et al (eds) Advances in Pain Research and Therapy, Vol 14. Raven Press, New York, pp 233-240
4. Jeal W, Benfiel P (1997) Transdermal fentanyl. A review of its pharmacological properties and therapeutic efficacy in pain control. Drug 53 (1):109-138
5. Lehmann KA, Zech D (1992) Transdermal Fentany l: clinical pharmacology. J Pain Symptom Manage 3 Suppl:8-16
6. Varvel JR, Shafer SL et al (1989) Absorption characteristics of transdermally administered fentanyl. Anesthesiology 70 (6): 928-934
7. Rung GW, Riemondy S (1993) The effect of skin temperature on trasdermal fentanyl therapy. Anesth Analg 76 Suppl 17-26
8. Esteve M, Levron JC et al (1991) Does aging modify pharmacokinetics of transdermal fentanyl? Anesthesiology 75 Suppl:A 705
9. Gourlay GK, Kowalsky SR et al (1989) The transdermal administration of fentanyl in the treatment of postoperative pain: pharmacokinetics and pharmacodynamic effects. Pain 37:193-202
10. Holley FO, Van Steennis (1988) Postoperative analgesia with fentanyl: pharmacokinetics and pharmacodynamic of costant-rate i.v. and transdermal delivery. Br J Anaesth 60:608-613
11. Duthie DJR, Rowbotham DJ et al (1988) Plasma fentanyl concentrations during transdermal delivery of fentanyl to surgical patients. Br J Anaesth 60:614-618
12. Rowbotham DJ, Wyld R et al (1989) Transdermal fentanyl for the relief of pain after upper abdominal surgery. Br J Anaesth 63:56-59
13. Lehmann LJ, De Sio JM et al (1997) Transdermal fentanyl in postoperative pain. Regional Anaesthesia 22 (1):24-28
14. Bulow HH, Linnemann M et al (1995) Respiratory changes during treatment of postoperative pain with high dose transdermal fentanyl. Acta Anaesthesiol Scand 39:835-839
15. Reinhart DJ, Goldeberg ME et al (1997) Transdermal fentanyl system plus im ketorolac for the treatment of postoperative pain. Can J Anaesth (4):377-38
16. Sevarino FB, Naulty JS et al (1992) Transdermal fentanyl in postoperative pain management in patients recovering from abdominal gynecologic surgery. Anesthesiology 77:463-466
17. Sandler AN, Baxter AD et al (1994) A double-blind placebo-controlled trial of Transdermal fentanyl after abdominal hysterectomy. Anesthesiology 81:1169-1180
18. Broome IJ, Wright BM et al (1995) Postoperative analgesia with transdermal fentanyl following lower abdominal hysterectomy. Anaesthesia 50:300-303
19. Van Lersberghe C, Camu F et al (1994) Continuous administration of fentanyl for postoperative pain: a comparison of the epidural, intravenous and transdermal routes. J Clin Anesth 6 (4):308-314
20. Paut O, Camboulives J et al (2000) Pharmacokinetics of transdermal fentanyl in the peri-operative period in young children. Anaesthesia 55:1992-1212
21. Kilbride M, Morse M et al (1994) Transdermal fentanyl improves management of postoperative hemorrhoidectomy pain. Dis Colon Rectum 37 (11):1070-1072

Dolore e indagini strumentali

L. Palieri, I. Castelletti, E. Sabbia, R. Morra

II Servizio di Anestesia e Rianimazione, Azienda Ospedaliera O.I.R.M. - Sant'Anna, Torino

Il progresso tecnologico fornisce attualmente strumenti e presidi sempre più sofisticati per gli accertamenti di malattia. Se questo ha consentito negli anni di trattare patologie un tempo misconosciute, d'altro lato ha creato una situazione nella quale il paziente deve affrontare una serie di accertamenti e di esami prima di giungere ad una diagnosi. Mentre per il medico questa fase è considerata come un momento preliminare indispensabile, per il paziente è già parte della stessa malattia e, di conseguenza, non è vissuta serenamente, al contrario, l'incertezza prima di arrivare alla definizione genera sempre ansia.

Le indagini strumentali sono quindi, nella migliore delle ipotesi, fastidiose; purtroppo sovente sono invasive e dolorose.

Valutando questo contesto non si può prescindere dalle componenti psicologiche che possono grandemente influenzare il vissuto e l'atteggiamento del paziente, modificando il suo disagio e il grado di percezione dolorosa durante l'esecuzione degli accertamenti. Il rapporto tra medico e paziente dovrebbe essere una relazione positiva di "alleanza terapeutica", basata sulla fiducia da parte del paziente e sul rispetto da parte del medico. Tuttavia è noto che maggiore è la gravità della malattia, più alto è il grado di regressione emotiva del paziente; questo pone il medico in una posizione di potere rispetto all'assistito che tende, invece, da un lato ad affidarsi acriticamente alle mani del terapeuta, dall'altra a considerarlo con timore. Nel caso specifico, la categoria medica diventa l'unica competente a decidere quali procedure deve sopportare il paziente "per il suo bene" quali siano i dolori "autentici", quali abbiano una base somatica, quali una psichica, quali siano immaginari e quali simulati: il dolore diventa esso stesso malattia e, in quanto tale, soggetto alla giurisdizione del medico. Il dolore invece è un'esperienza soggettiva e nessun medico ha diritto di sostituirsi al paziente nel giudicare questa sensazione, anche se questo assunto ribalta la tradizionale subordinazione del paziente al medico e pone in primo piano la figura del malato.

L'ansia, che si manifesta sempre in queste situazioni, può essere considerata, analogamente al dolore, un segnale d'allarme di fronte ad una minaccia all'integrità fisica e genera un circolo vizioso: l'ansia e il dolore si alimentano vicendevolmente. Un altro aspetto importante che può condizionare la percezione dolorosa del paziente è l'informazione che il paziente riceve circa l'esame cui deve sottoporsi. L'informazione esige un'attenzione privilegiata e non deve essere solo finalizzata ad ottenere il consenso al trattamento proposto; deve essere veritiera, ma nel contempo rassicurare il paziente, garantedogli che sarà fatto tutto il possibile per la sua sicurezza e il suo benessere.

Sulla base di queste considerazioni, il paziente va posto nelle condizioni più favorevoli per affrontare l'iter diagnostico e per instaurare con il curante un rapporto di fiducia che condizionerà positivamente anche la successiva terapia.

In relazione al grado di disagio per il paziente, si possono individuare 3 gruppi di indagini:
1) Esami quali TAC, RM, toracoscopie, paracentesi, punture lombari, diagnostica cardiochirurgica e neuroradiologica, radiodiagnostica apparato digerente (colangiografia percutanea, clisma opaco, colonscopia virtuale ecc.): gli stimoli dolorosi possono essere rappresentati dall'inserzione di cateteri e dall'iniezione di m.d.c.
2) Procedure particolarmente lunghe o fastidiose: biopsie ecoguidate, encefalografia con contrasto, aortografie, gastroscopie, bronco e laringoscopie, ecc. Il disagio deriva soprattutto dal dover mantenere una posizione obbligata per lungo tempo su un lettino scomodo e nelle gastroscopie e broncoscopie dal senso di nausea e di soffocamento.
3) Indagini che per la sede, per la distensione o lo stiramento di visceri o di capsule, per la conformazione anatomica del paziente sono fonte di stimoli dolorosi anche intensi: isteroscopie, cistoscopie, colonscopie, artroscopie ecc.

Per garantire sia la sicurezza clinica sia il comfort del paziente, l'esecuzione di tutte le procedure, deve essere eseguita in ambiente attrezzato per il monitoraggio, la ventilazione ed eventuale rianimazione. Per le indagini del primo e del secondo gruppo, escludendo i bambini e le persone con problemi psichici, che devono comunque essere addormentati, può essere sufficiente una sedazione come supporto ad eventuale anestesia locale, avendo sempre a disposizione un accesso venoso. Il farmaco attualmente più utilizzato è il Midazolam che ha un'ottima attività sedativa, un buon effetto amnesico anterogrado e una breve emivita.

Negli esami lunghi e fastidiosi, però, oppure se il paziente è molto sofferente, anche per favorire il buon esito dell'esame, è necessario che la sedazione sia accompagnata da una buona analgesia. La somministrazione di farmaci a breve durata d'azione in infusione continua (Remifentanil, Propofol) dà ottimi risultati senza interferire sui tempi di ricupero.

Esaminando, ad esempio, i dati della Società Italiana di Endoscopia Digestiva circa un esame molto comune, la colonscopia, il 20% dei pazienti tollera l'esame senza dolore, il 30% riferisce dolore durante l'esecuzione, il 30% deve essere sedato e il 20% non tollera l'esame senza anestesia generale. La percezione dolorosa è molto influenzata dalla conformazione anatomica del paziente, dall'esperienza dell'operatore e dal tempo impiegato (anche un'ora). Questi dati rispecchiano una realtà attuale, dettata non solo da esigenze organizzative, ma anche dal fatto che alcune società nazionali riportano l'incidenza di complicanze anche mortali come conseguenza della sedazione praticata ai pazienti. È indubbio che la somministrazione di sedativi e analgesici, specialmente in pazienti a rischio, comporti una sorveglianza accurata, tuttavia la stessa Società dà indicazioni circa la preparazione dei pazienti con la raccomandazione di somministrazione di O_2, per prevenire l'ipossia dovuta all'ipoventilazione e all'effetto meccanico dell'endoscopio, specie se di largo calibro .L'orientamento attuale è quindi quello di allargare le indicazioni alla sedazione dei pazienti, uniformando anche le disparità esistenti tra i vari centri.

Si possono quindi individuare gli obiettivi che devono esser perseguiti per il miglioramento dell'assistenza ai pazienti: 1) una buona preparazione del paziente, 2) il rispetto della sensibilità del malato durante l'esecuzione delle indagini, 3) l'esecuzione delle procedure in ambiente idoneo, 4) l'impiego dei farmaci più maneggevoli attualmente disponibili.

Bibliografia

1. Aitkenhead AR, Smith G (1992) Anestesia. Società Editrice Universo, Roma
2. Battista RF (1995) Il transfert tra medico e paziente, tra analista e paziente, tra algologo e paziente. Pathos 2,1:10-14
3. Benciolini P et al (2000) Di che cosa informare? Fondamenti deontologici e giuridici. Minerva Anestesiologica: 66, Suppl.1 al N. 9:399-402
4. Consiglio Direttivo Nazionale S.I.E.D. (1995) Sedazione cosciente e monitoraggio dei pazienti in endoscopia digestiva. Giornale Italiano di Endoscopia Digestiva: Maggio
5v De Benedittis G (1996) Un dono avvelenato: il senso nascosto del dolore. Pathos 3,4:111-119
6. Margaria E et al (2000) Il trattamento del dolore nell'emergenza. Pathos 7,3/4:110-119
7. Stermer E et al (2000) Patient-controlled analgesia for conscious sedation during colonscopy: a Randomized controlled study. Gastrointest Endosc 51(3):278-281
8. Waye JD (1999) Colonscopy my way: preparation anticoagulants, antibiotics and sedation. Can J Gastroenteral 13(6):473-176
9. Zuccaro G (2000) Sedation and sedationless endoscopy. Gastrointest endoscopy 10(1):1-20

Dolore nell'emergenza traumatologica

R. Coluccia, P. Grossi, A. D'Aloia

Servizio di Anestesia, Rianimazione e Terapia del Dolore
Istituto Ortopedico Gaetano Pini, Clinica Ortopedica dell'Università, Milano

Introduzione

La percezione dolorosa conseguente ad un fatto traumatico esplica una funzione protettiva nei confronti dell'organismo. Infatti la immediata reazione di fuga, quando possibile, può permettere l'allontanamento dalla noxa patogena; in seconda istanza, la sintomatologia dolorosa permette la localizzazione delle lesioni riportate, utile per la diagnosi.

Inoltre, i riflessi endocrini indotti dallo stress, quali l'aumento delle catecolamine e del cortisolo, agiscono positivamente nel sostentamento delle funzioni più importanti dell' organismo. Tuttavia questi meccanismi comportano in breve tempo un esaurimento energetico ed un innalzamento dei fenomeni d'ansia, per cui è necessario intervenire modulando in maniera corretta la sintomatologia dolorosa e la risposta neuroendocrina.

Il paziente traumatizzato viene solitamente trattato da un punto di vista rianimativo secondo schemi per il controllo delle funzioni respiratorie, cardiocircolatorie, urinarie, dell'equilibrio acido-base, e della temperatura. Tuttavia, è parimenti indispensabile, pena la possibile vanificazione di ogni ulteriore trattamento, associare alle cure rianimative anche le metodiche più indicate per il controllo del dolore. Infatti, come vedremo, esiste una stretta correlazione tra la sintomatologia dolorosa e la cascata di eventi endocrini che possono instaurare alterazioni d'organo o di sistema indipendenti dalla noxa patogena traumatica primitiva (ad es., sistema della coagulazione, sistema immunitario, ecc.).

Analizzeremo di seguito la risposta endocrina indotta dal trauma e dal dolore, la risposta della funzione respiratoria, cardiovascolare, gastroenterica e coagulatoria. L'analisi di questi fattori comporterà l'applicazione di un programma di trattamento, che potrà prevedere l'uso di farmaci o di tecniche di anestesia locoregionale in relazione alle condizioni individuali.

Neurofisiopatologia e alterazioni endocrine e metaboliche

Fenomeni riflessi segmentari e sovrasegmentari

A. Aumento del tono simpatico dovuto all'iperattività ipotalamica, ai riflessi seg-

mentari simpatici (noradrenergici) e alla secrezione surrenalica (adrenalina e noradrenalina). Tutto ciò comporta:
- vasocostrizione cutanea, splanclica e degli organi non vitali, ovvero aumento delle resistenze periferiche e diminuita capacità del letto venoso;
- aumento del volume di eiezione, della frequenza cardiaca e della gittata cardiaca;
- aumento del regime pressorio arterioso, quindi aumento del lavoro cardiaco;
- aumentato metabolismo e consumo di ossigeno;
- diminuzione del tono gastroenterico con rallentato svuotamento gastrico sino a indurre all'ileo paralitico;
- ritenzione urinaria.

B. Aumento del tono schelettrico muscolare (fenomeno spastico), che comporta:
- aumento del tono muscolare del tronco, diminuzione compliance della gabbia toracica e aumento della pressione intraaddominale, aumento della frazione di shunt, ipossiemia, fenomeni atelettasici.

Risposta endocrina

- Aumento di ACTH, cortisolo, ADH, GH, cAMP, catecolamine, renina, angiotensina II, aldosterone, glucagone, interleukina-1, aumentato catabolismo.
- Diminuzione di insulina e testosterone, diminuito anabolismo.

Metabolismo

- Carboidrati: iperglicemia, aumento della gluconeogenesi e della glicogenolisi epatica indotta da epinefrina e glucagone, diminuzione della secrezione di insulina.
- Proteine: cortisolo ed altri ormoni provocano un aumento del metabolismo proteico muscolare con aumentato rilascio di alanina per la gluconeogenesi.
- Lipidi: l'aumento delle catecolamine provoca lipolisi e ossidazione dei tessuti adiposi con produzione di acidi grassi liberi e promozione della gluconeogenesi.

Bilancio elettrolitico

L'aumento di aldosterone ed ADH comporta ritenzione di liquidi e di sodio ed escrezione di potassio.

Sistema respiratorio

Le contratture muscolari, bronchiolocostrizione e l'innesco di una ventilazione accelerata e superficiale provocano ipoventilazione, contrastata in seguito da fenomeni iperventilatori condizionati da riflessi del centro reticolare del respiro.

Riflessi diencefalici e corticali

A. Il fenomeni d'ansia e di paura aumentano la risposta ipotalamica, con relativo ipertono simpatico.
B. Vengono attivati fenomeni di iperviscosità ematica, i processi proco "agulati vivo e fibronolitico; aumento dell'aggregabilità piastrinica; aumento del rischio tromboembolico.
C. Il dolore e la sofferenza vi inducono fenomeni psicologici di esaurimento psicofisico, inoltre possono innescare fenomeni di memorizzazione e cronicizzazione del dolore.

Elementi di trattamento dei dolore acuto post traumatico

Prima di elencare i possibili metodi di trattamento del dolore è doveroso descrivere il razionale che deve sottendere ogni manovra terapeutica nel traumatizzato. Infatti il sintomo dolore non è sempre direttamente proporzionale alla gravità del trauma, ovvero può diventare di difficile interpretazione in caso di concomitanti fenomeni ipossici cerebrali, legati a fenomeni di intossicazione o da abuso di stupefacenti. Lo stato confusionale tipico di un traumatizzato cranico può ad esempio manifestarsi sia con apatia, che mediante una risposta mimica esagerata, in cui il paziente si agita, urla e piange.

Secondo Wall, la risposta dolore viene divisa in tre fasi: immediata, acuta e cronica. Molto spesso nella fase immediata, che può durare alcune ore, il paziente manifesta una modesta sintomatologia dolorosa, mentre nella seconda fase il dolore diventa predominante. La terza fase, detta del dolore cronico, riconosce un complesso di cause talvolta svincolante della noxa traumatica occasionale e dai fenomeni riparativi di guarigione.

L'attività dell'anestesista-rianimatore consiste anche nel saper riconoscere e trattare la manifestazione dolorosa, intervenendo prima dello sviluppo della fase acuta.

I farmaci utilizzabili devono essere ben conosciuti per i loro effetti collaterali specifici sui vari apparati.

- Sistema cardiovascolare: in caso di stato ipovolemico le usuali dosi di farmaco possono raggiungere livelli ematici molto elevati; inoltre, l'alterazione dinamica cardiovascolare comporta un'imprevedibile distribuzione del farmaco. A livello muscolare, il ridotto flusso ematico può prolungare l'assorbimento di un farmaco somministrato per questa via. Infine, la ridotta perfusione di alcuni distretti (come ad es. quelli epatico e renale) rende minore la clearance dei farmaci, prolungandone l'effetto.
- Sistema respiratorio: è necessario evitare farmaci che possono interferire con la dinamica respiratoria, soprattutto a livello centrale, quando sia già in atto uno stato ipossico.
- Sistema nervoso centrale: devono essere evitati i farmaci che possono determinare sintomi confondibili con l'ipertensione intracranica, (sedazione, vomi-

to, miosi), rendendone pertanto difficile la diagnosi differenziale o il tempestivo riconoscimento. Anche l'iniezione di farmaci per via spinale può causare quadri simili a quello descritto.
- Sistema gastroenterico: il paziente traumatizzato può avere lo stomaco pieno, per cui non è consigliabile somministrare farmaci per via orale, in particolare narcotici, potenziali induttori di vomito o di rallentamento dello svuotamento gastrico, ecc.

Da questi presupposti derivano alcune considerazioni sui tempi di somministrazione di farmaci o di tecniche di analgesia periferica, che devono essere programmate secondo la tipologia del trauma e della situazione ambientale dove il medico si trova ad operare (se intra o extraospedaliera).

È importante ricordare che anche il paziente, se in condizioni di intendere, può gestire il proprio trattamento antalgico grazie ai sistemi di patient controlled analgesia (PCA), che consiste nell'autosomministrazione di farmaci mediante pompa infusiva, controllata elettronicamente o meccanicamente secondo dati preimpostati dal medico.

In generale, quindi, è necessario selezionare un regime analgesico specifico per ogni paziente, rinunciando a standardizzazioni che spesso sottostimano l'importanza del controllo del dolore sulle funzioni di ogni organo. La scelta deve sovrintendere una precisa valutazione clinica e anamnestica del danno traumatico (mono o pluricompartimentale) se il soggetto trattato abusa di farmaci, ecc.

Il medico deve essere esperto nella tecnica scelta e deve riconoscere le possibili interazioni tra farmaci ed il loro effetto sulle funzioni vitali; inoltre è fondamentale ricordare che la somministrazione di potenti analgesici o l'esecuzione di raffinati blocchi periferici senza un adeguato monitoraggio, può risultare inutile, anzi dannosa per le possibili complicanze indotte iatrogenicamente.

Tabella 1. Terapia farmacologica

Oppiacei	per via endovenosa
	per via intramuscolare
	per via orale
	per via sublinguale
	per via spinale
	per via sottocutanea
	per via transdermica (in futuro)
FANS	per via endovenosa
	per via intramuscolare
	per via orale
Anestetici	per via inalatoria
	per via endovenosa
	per via intramuscolare
	locali per infiltrazione
	blocco tronculare o plessico
	per via spinale

Letture consigliate

Aibeu JP (1999) Pain management in pediatric emergences. Arch De Ped 6(7):800-801
Bonica JJ (1990) Management of pain. Lea e Febiger, Philadelphia
Bromage PR (1980) Epidural narcotics for postoperative analgesia. Anesth Analg 59:473
Howell SJ (1999) Risk factors for cardiovascular death within 30 days afther anaesthesia and urgent or emergency surgery: a nested case-control study. Br J of Anaesth 82(5):679-684
Kehlet H (1986) Pain relief and modification of the stress response. In: Acute pain management. Churchill Livingstone, Ed Cousins, New York, pp 49-75
Melzack R, Wall PD, Ty TC (1982) Acute pain in an emergency clinic: latency of onset and descriptor patterns. Pain
Moore EW (2000) Inhalational versus intravenous induction. A. Survey of emergency anaesthetic practice in the United Kingdom. Eur J Anaesth 17(1):33-37
Pomeranz ES (2000) Rectal methohexital sedation for cumputed tomography imaging of stable perdiatric emergency department patients. Pediatrics, 105(5): 1110-1114
Prithvi R (1991) Pain management of the injuried Ch XXIII, Trauma. Lippincott, Philadelphia

Dolore pelvico da endometriosi

P. Petruzzelli, P.L. Montironi, M. Fedele, C. Di Noto

Divisione di Ginecologia ed Ostetricia, P.O. "S. Croce", A.S.L. 8, Moncalieri, Torino

Introduzione

Nel 1899 Russel per primo riferì l'osservazione di tessuto endometriale in sede ovarica. Nel 1921 Sampson descrisse in maniera più sistematica le "cisti cioccolato" dell'ovaio e le ricondusse alla presenza di tessuto endometriale in sede ectopica [1]. L'endometriosi è una delle più frequenti patologie ginecologiche nelle donne in età riproduttiva e risulta una delle malattie femminili più invalidanti, complicate e difficili da trattare.

Poiché, nonostante essa sia nota da oltre un secolo, non esiste ancora una consolidata ipotesi patogenetica per questa malattia, l'endometriosi è una continua e stimolante sfida per la scienza, sia per la ricerca di nuove terapie non solamente sintomatiche, sia perché rappresenta un interessante modello in vivo per lo studio della patogenesi del dolore.

La diagnosi della malattia può essere confermata solo mediante un intervento chirurgico, per cui è difficile stabilirne la prevalenza nella popolazione generale. Le stime riguardo alla sua prevalenza, basate appunto su casistiche di pazienti ospedalizzate, hanno un'ampia variabilità che va dallo 0,2 all'80% a seconda dell'indicazione per l'intervento chirurgico, dell'attenzione posta dal chirurgo alla ricerca delle lesioni endometriosiche e delle fasce di età considerate [2].

Le casistiche inglesi e americane riportano una prevalenza variabile tra il 6,9 e l'11,2%, con percentuali più elevate in casistiche selezionate di pazienti sottoposte ad interventi per sterilità (21%) e per dolore pelvico cronico (15-82%) [2].

Lo studio multicentrico italiano del Gruppo Italiano di Studio dell'Endometriosi rileva una prevalenza di endometriosi del 45% nei casi sottoposti ad intervento per dolore pelvico cronico, del 35% nei casi trattati per cisti ovariche, del 30% nei casi trattati per sterilità e del 12% delle pazienti operate per fibromi [3, 4]. Naturalmente, quest'ultima rispecchia più verosimilmente delle precedenti la reale prevalenza della patologia nella popolazione generale italiana.

L'aumento della prevalenza osservata negli ultimi due decenni sembra essere unicamente dovuta all'incremento delle possibilità diagnostiche offerte dall'accesso chirurgico mini-invasivo laparoscopico [2-4].

Quadro clinico e patogenesi del dolore

I due principali disturbi clinici associati alla presenza di endometriosi sono il dolore, che si manifesta in forma di dismenorrea secondaria (80% dei casi), algie pelviche (30% dei casi) e dispareunia (30% dei casi), e la sterilità (30-60% dei casi) [5]. La dismenorrea secondaria severa, come sintomo isolato, ha nella diagnosi di endometriosi un valore predittivo positivo (VPP) del 95% e un valore predittivo negativo (VPN) del 63%. In realtà, l'impiego di un sistema di valutazione basato sui sintomi dolorosi (dismenorrea e dispareunia) e sulla loro gravità si è dimostrato poco attendibile e inadeguato come test diagnostico (VPP = 65%, VPN = 33%, sensibilità = 65%, specificità = 31%) per evitare la necessità di una laparoscopia [5].

In effetti, l'endometriosi può non causare dolore e inoltre sono stati riportati dati contrastanti sull'estensione dell'endometriosi in relazione alla severità dei sintomi, dolore e sterilità. Esiste cioè una scarsa relazione tra la sintomatologia e il punteggio della classificazione dell'American Fertility Society. Mentre in presenza di endometriosi grave (stadio III e IV) i sintomi possono essere imputati all'azione meccanica di endometriomi, aderenze e retrazioni cicatriziali, nelle forme lievi (stadio I e II) l'origine del danno deve probabilmente essere ricercata in alterazioni biochimiche provocate dall'endometrio ectopico nel microambiente pelvico.

La maggior parte dei dati della letteratura suggerisce che gli icosanoidi possano svolgere un ruolo di primo piano nella genesi del corredo sintomatologico dell'endometriosi [6, 7].

In particolare, è stato ipotizzato che le lesioni endometriosiche tipiche (noduli nerastri, placche giallo-marroni, cicatrici stellate) scatenino la percezione dolorosa con un processo prevalentemente meccanico, mentre le lesioni atipiche, più precoci (vescicole chiare, papule chiare o rosse, lesioni polipoidi rosse) provochino il dolore attraverso un meccanismo biochimico, mediato da citochine, icosanoidi e immunomodulatori locali [8].

È ormai noto che il tessuto endometriosico è in grado di produrre prostaglandine, sia in vivo che in vitro. Recentemente è stato osservato che il liquido peritoneale di pazienti affette da endometriosi contiene una maggiore concentrazione di trombossano B, leucotriene C4 e PAF rispetto a quello di soggetti sani. Queste sostanze, tutte derivate dall'acido arachidonico, sarebbero prodotte, oltre che dal tessuto endometriosico, anche dai macrofagi peritoneali. Questi sono presenti in quantità maggiore nelle donne con endometriosi rispetto ai soggetti normali; inoltre essi risultano intensamente attivati dallo stimolo infiammatorio cronico costituito dalle lesioni endometriosiche. Le prostagladine provocherebbero un aumento della contrattilità uterina con riduzione del flusso ematico al viscere e conseguente ischemia e dolore. Inoltre, le prostaglandine sensibilizzano le terminazioni nervose agli stimoli meccanici e chimici, abbassando la soglia al dolore [7-9].

La presenza e l'intensità dei sintomi algici associati all'endometriosi peritoneale sembrano inoltre dipendere dalla profondità raggiunta dagli impianti nel connettivo lasso sottoperitoneale. In effetti, per quando riguarda l'endometriosi profonda (impianti meno di 10 mm al di sotto del peritoneo, con localizzazione a livello della parte più declive del cavo del Douglas, dei legamenti utero-sacrali, del setto rettovaginale, della plica vescico-uterina, dei parametri, dei paracolpi e del fornice vaginale posteriore) sembra esserci una diretta correlazione con il dolore pelvico. I focolai di endometriosi profonda appaiono più attivi ed in fase con l'endometrio eutopico rispetto ai focolai più superficiali [8]. Fibre nervose ed un infiltrato flogistico sono presenti intorno ed anche all'interno degli impianti profondi e ciò spiega la stretta correlazione al dolore pelvico.

In sintesi, il dolore pelvico nell'endometriosi può essere dovuto a [5]:
- impianti peritoneali che provocano infiammazione peritoneale locale;
- impianti profondamente infiltranti che causano danno tessutale;
- aderenze e/o fibrosi che inglobano i tessuti, in modo tale che movimenti come l'ovulazione o il coito provochino trazione e dolore;
- raccolte in espansione di sangue "mestruale" che provocano il dolore aumentando la tensione dei tessuti;
- livelli elevati di prostaglandine, istamina, chinine nel liquido peritoneale che influenzano la sensibilità dei nocicettori.

Un dato decisamente interessante è l'osservazione di un'anomalia nella sintesi dei neuropeptidi modulatori del dolore nelle pazienti affette da endometriosi. In particolare, è stato evidenziato che i valori di β-endorfine nelle cellule mononucleate periferiche sono più bassi in pazienti con endometriosi rispetto ai controlli, con una differenza altamente significativa tra i soggetti sintomatici, con o senza lesioni, ma nessuna differenza tra le pazienti asintomatiche dei due gruppi (Tab. 1) [8].

Nel gruppo di pazienti senza endometriosi, la produzione di β-endorfine nelle cellule mononucleate periferiche risulta maggiore nelle pazienti sintomatiche rispetto alle asintomatiche. Tuttavia, in presenza di endometriosi, sono stati rilevati livelli costanti di β-endorfine, non influenzati dal dolore. Questi dati preliminari necessitano di una conferma su serie più numerose di pazienti, ma indicano

Tabella 1. Livelli di β-endorfine nelle cellule mononucleate periferiche (pg/10^6 cellule) nelle pazienti affette da endometriosi e nei controlli [8]

	Gruppo con endometriosi		Controlli	
	N. di donne	β-endorfine (media ± DS)	N. di donne	β-endorfine (media ± DS)
Tutte le donne	45	16,6 ± 11,2	30	21,9 ± 10,5
Donne con dolore pelvico	28	15,5 ± 10,0	10	26,3 ± 7,0
Donne senza dolore pelvico	17	18,4 ± 13,0	20	19,7 ± 11,4

DS, deviazione standard

che un mancato aumento nella produzione periferica di β-endorfine in seguito ad uno stimolo di tipo stressante, come la dismenorrea e la mestruazione retrograda, potrebbe determinare un'attività analgesica endogena inadeguata. La ridotta sintesi di β-endorfine, in particolare nella fase luteale, nelle cellule mononucleate periferiche in pazienti con endometriosi sembra rafforzare l'ipotesi di una ridotta analgesia naturale poco prima della mestruazione. Tuttavia, l'associazione di stress e di fattori emozionali in pazienti con dolore pelvico cronico non dovrebbe essere ignorata, poiché il controllo discendente (endorfine) sulla funzione delle radici posteriori nella modulazione dei livelli di soglia è ben documentata. La mediazione neuroendocrina del dolore pelvico in pazienti con endometriosi è tuttora incerta e sono necessari ulteriori dati per poter trarre delle conclusioni.

Terapia

Il sollievo del dolore è il principale obiettivo della terapia dell'endometriosi. Le terapie si distinguono in farmacologiche, chirurgiche distruttive/ablative e chirurgiche conservative.

È stato dimostrato in maniera incontrovertibile che nessuna terapia medica disponibile è citoriduttiva, ma solamente citostatica, ovvero non si ottiene mai il completo riassorbimento degli impianti endometriali, ma solo la loro soppressione temporanea [1]. Ciò comporta un'altissima percentuale di recidive del dolore e di persistenza della malattia dopo la sospensione delle terapie mediche. È naturale quindi che la chirurgia, e in particolare quella mini-invasiva laparoscopica, abbia assunto un ruolo fondamentale nel trattamento dell'endometriosi [1].

La laparoscopia naturalmente è importante in prima istanza per obiettivare la diagnosi. Inoltre, è stata recentemente proposta la minilaparoscopia in anestesia locale e sedazione conscia per il pain mapping dell'endometriosi, ma la ricaduta clinica di tale tecnica si è rivelata per ora modesta [10].

La chirurgia consente di ottenere una riduzione del dolore attraverso l'asportazione o la distruzione, il più possibile completa e minuziosa, di tutte le lesioni attive visibili (cisti ovariche, lesioni peritoneali, impianti profondi) o degli esiti fibrotico-cicatriziali (lisi di aderenze, mobilizzazione degli organi incarcerati) [11-15]. Ciò può essere attuato per via endoscopica mediante l'ausilio dell'elettrochirurgia (con manipoli a corrente monopolare o preferibilmente bipolare), o con manipoli laser-CO_2 o ad ultrasuoni [11-15].

Nel caso di endometriosi localizzata a livello dei legamenti utero-sacrali, o comunque di dolore pelvico cronico (associato o meno ad endometriosi) è possibile effettuare la resezione endoscopica dei legamenti utero-sacrali (laparoscopic uterosacral nerve ablation, LUNA), con interruzione delle afferenze dolorose provenienti dall'utero attraverso il plesso nervoso di Lee-Frankenhauser. La percentuale di successo a breve termine della LUNA sul sollievo dal dolore varia dal 50 al 70% [2, 13].

La neurotomia presacrale comporta l'interruzione del plesso nervoso ipogastrico con denervazione pelvica. È una tecnica da riservare a casi estremamente selezionati, in cui si tenti di ridurre il dolore pur conservando la capacità riproduttiva o in casi in cui altre tecniche chirurgiche e/o mediche non siano state efficaci. In realtà, la sua efficacia è controversa (0-50%) e le complicanze possono essere numerose (sanguinamento, danni all'uretere, disturbi minzionali, stipsi e secchezza vaginale) [2, 13].

Quando non è più richiesta la fertilità o quando il dolore cronico diventa il problema predominante, l'isterectomia totale con annessiectomia bilaterale rappresenta quanto di più definitivo sia disponibile per la terapia.

Le terapie mediche solitamente sono consigliabili come presidio esclusivo solamente dei casi di endometriosi di grado lieve o moderato, diversamente sono complementari e per lo più successive alla chirurgia. Esse comprendono:
- farmaci antinfiammatori non steroidei (FANS) efficaci per il trattamento della dismenorrea (in particolare l'ibuprofene e il naprossene);
- danazolo (400-600 mg/die per 6-9 mesi);
- gestrinone (2.,5 mg due volte la settimana per 6 mesi);
- progestinici (medrossiprogesterone acetato 150 mg e.m. ogni 3 mesi, o 30 mg/die per os);
- associazioni estro/progestiniche (con assunzione ciclica o continuativa);
- agonisti del GnRH (1 fl e.m. ogni 28gg per 3-6 mesi);
- agonisti del GnRH associati a estrogeni e/o progestinici (add-back therapy) per ridurre le complicanze a lungo termine dei primi.

Altre terapie: l'impiego della stimolazione elettrica transcutanea dei nervi (TENS), dell'agopuntura, dei farmaci antidepressivi e degli stabilizzatori di membrana usati come anticonvulsivanti è ampiamente documentata per altri tipi di dolore cronico, ma non esistono ancora dati riguardanti il loro utilizzo in caso di dolore da endometriosi [5].

A parte devono essere considerati i blocchi assonali e in particolare l'anestesia peridurale. È noto che nel dolore cronico i blocchi assonali possono essere utilizzati sia per la diagnosi che per la terapia: essi comportano l'impiego di un anestetico locale, con conseguente blocco assonale che produce intorpidimento anziché dolore. Un blocco efficace ma senza sollievo del dolore suggerisce che il dolore non insorge nella sede in cui il paziente lo proietta: si osserva questo fenomeno nei pazienti con dolore neuropatico. Anche alcune donne con endometriosi hanno un dolore neuropatico, sia come risultato dell'endometriosi che dei ripetuti interventi chirurgici [5]. Questa distinzione è importante, visto che il dolore neuropatico può rispondere meglio agli analgesici non convenzionali (farmaci antidepressivi e stabilizzatori di membrana).

Tutte la pazienti con dolore cronico da endometriosi presentano una componente emotiva e deve essere loro spiegato che ciò è normale [5]. È importante decidere se trattare o no questa componente, visto che alcune pazienti si adatteranno alla loro risposta emotiva al dolore, una volta che abbiano compreso che tutti gli individui con dolore cronico hanno problemi simili.

Gli aspetti patogenetici e clinici del dolore nell'endometriosi evidenziano chiaramente come l'approccio terapeutico debba essere multidisciplinare, prima in ambito di ricerca scientifica clinica e di base (per individuare una terapia causale, probabilmente ad azione immunomodulante), quindi da parte del ginecologo e dell'anestesista algologo, ed avvalersi in alcuni casi di un supporto psicoterapeutico.

Casistica

Dal 1 gennaio 1998 al 1 gennaio 2001 presso la nostra Divisione sono state effettuate 568 laparoscopie con varie indicazioni. Complessivamente l'endometriosi è stata riscontrata in 166 casi (29,2% delle pazienti sottoposte a laparoscopia) (Tab. 2).

La stadiazione dell'endometriosi è stata effettuata per tutti i casi secondo lo score dell'American Fertility Society. Il 41,6% (69) dei casi è risultato allo stadio I, il 28,3% (47) allo stadio II, il 21,7% (36) allo stadio III e l'8,4 % (14) allo stadio IV.

L'intervento in tutti i casi ha cercato di ottenere il massimo debulking possibile degli impianti endometriosici utilizzando prevalentemente elettrochirurgia bipolare e limitando l'impiego di corrente monopolare. Nel gruppo di 166 casi di endometriosi il tasso di conversione laparotomica è stato del 4,8% (8 casi di cui 3 dovuti alla necessità di effettuare una resezione del sigma, 1 dovuto ad una lesione vascolare, 4 per difficoltà tecnica ad ottenere la massima radicalità possibile).

In 5 casi è stata effettuata la LUNA per dolore pelvico cronico associato a endometriosi localizzata anche a livello dei legamenti utero-sacrali.

Nelle pazienti appartenenti agli stadi I-II la terapia medica dopo l'intervento è stata attuata con estroprogestinici con schemi ciclici o continuativi per 3-6 mesi. Nelle classi III-IV è stata proposta la terapia con analoghi superagonisti del GnRH

Tabella 2. Casistica laparoscopica di 36 mesi

	N. di casi (% rispetto al totale)	Endometriosi (% rispetto a N. dei casi)
Dolore pelvico	169 (29,7)	89 (52,7)
Cisti ovariche	145 (25,5)	56 (38,6)
Fibromi	103 (18,1)	6 (5,8)
Sterilità	34 (5,9)	11 (32,3)
Sterilizzazione tubarica	46 (8,1)	3 (6,5)
Gravidanza extra-uterina	21 (3,7)	1 (4,8)
Prolasso genito-urinario	38 (6,7)	0
Isterectomia	12 (2,1)	0
Totale	568	166 (29,2)

(per 3-8 mesi), che sono stati associati ad estrogeni (add-back therapy) nelle pazienti in cui la terapia è proseguita oltre i 3 mesi.

Alle pazienti è stato richiesto di rappresentare il grado di dolore (dismenorrea, algie pelviche intermestruali, dispareunia) mediante punteggio da 0 a 10 espresso con scala analogo-visiva, prima dell'intervento e 3 mesi dopo. Non è stata osservata una diretta correlazione tra i punteggi così ottenuti e lo stadio dell'endometriosi. Delle 121 pazienti seguite al follow-up, 48, appartenenti alle classi I-II, hanno avuto un punteggio medio di autovalutazione del dolore di 8.6 prima dell'intervento e di 4.3 dopo; nelle 73 pazienti delle classi III-IV i punteggi sono risultati di 7.6 e di 3.2, con differenze statisticamente significative in tutti i casi. Nei 3 casi di endometriosi del sigma la sintomatologia algica è regredita (da 8.6 a 3.2) dopo l'intervento di "debulking" degli impianti pelvici e di resezione del tratto di intestino infiltrato. Nelle 5 pazienti trattate con la LUNA il dolore si è ridotto in maniera significativa in 3 casi (60%).

In un caso di dolore pelvico giunto alla laparoscopia con il sospetto di endometriosi è stato riscontrato un rene pelvico, in un altro caso di endometriosi pelvica di IV stadio il dolore è risultato derivare principalmente da una severa idroureteronefrosi conseguente a stenosi dell'uretere secondaria all'endometriosi.

Il follow-up medio è stato di 16 mesi (3-35 mesi). Sono stati osservati 12 casi (7,2%) di recidiva che hanno richiesto un secondo intervento laparoscopico.

Conclusioni

I dati di prevalenza assoluta e della distribuzione della prevalenza in relazione alle diverse indicazioni della laparoscopia nella nostra casistica sono sovrapponibili a quelli riportati dalla letteratura e in particolare dal Gruppo Italiano di Studio dell'Endometriosi. È importante sottolineare come il dolore pelvico sia in assoluto la prima causa di ricorso ad intervento laparoscopico. È da evidenziare come l'endometriosi sia stata riscontrata nel 52,7% delle pazienti operate per dolore pelvico e nel 38,6% di quelle operate per cisti ovarica. È da notare inoltre come l'endometriosi sia stata riscontrata anche in corso di interventi per altre indicazioni con percentuali variabili dal 4,8 al 32,3%.

L'intervento associato alla terapia medica ha ottenuto un miglioramento della sintomatologia algica in tutti i casi. Il basso tasso di recidive (7,2%) rispetto a quelle attese in letteratura (fino al 50% a 5 anni) è probabilmente da addebitare al breve follow-up.

I casi particolari di rene pelvico e di idroureteronefrosi sottolineano l'importanza di un'accurata anamnesi del sintomo doloroso, che in alcuni casi permetterebbe, di per sé, di precisare la diagnosi.

Bibliografia

1. Bianchi P, Benagiano A, Benagiano G (1994) Endometriosi: terapia medica e chirurgica a confronto. In: Atti del 1° Convegno Internazionale "Endometriosi", Santa

Margherita Ligure. Parthenon Publishing, New York-London, pp 141-152
2. Abdalla H, Rizk B (1998) Endometriosis. Health Press, Oxford
3. Gruppo Italiano Studio dell'Endometriosi (1997) L'epidemiologia dell'endometriosi. In: Atti del ESHRE Campus Course - 2° Convegno Internazionale "Endometriosi", Santa Margherita Ligure. Parthenon Publishing, New York-London, pp 1-6
4. Gruppo Italiano di Studio dell'Endometriosi (1999) Risultati e Pubblicazioni. Mediprint, Roma
5. Barlow DH (1997) Endometriosi e dolore pelvico. In: Atti del ESHRE Campus Course - 2° Convegno Internazionale "Endometriosi", Santa Margherita Ligure. Parthenon Publishing, New York-London, pp 73-78
6. Current perspectives in ginecologia. Endometriosi. Time Science, Milano, 1999
7. Massobrio M, Benedetto C, Marozio L et al (1994) Icosanoidi ed endometriosi. In: Atti del 1° Convegno Internazionale "Endometriosi", Santa Margherita Ligure. Parthenon Publishing, New York-London, pp 69-77
8. Vercellini P, De Giorgi O, Panazza S et al (1994) Patogenesi del dolore pelvico associato ad endometriosi. In: Atti del 1° Convegno Internazionale "Endometriosi", Santa Margherita Ligure. Parthenon Publishing, New York-London, pp 219-231
9. Massobrio M, Ardizzoja M, Carmazzi CM et al (1997) Aspetti immunologici dell'endometriosi: la risposta dell'ospite. In: Atti del ESHRE Campus Course - 2° Convegno Internazionale "Endometriosi", Santa Margherita Ligure. Parthenon Publishing, New York-London, pp 15-24
10. Palter SF (1999) Office microlaparoscopy under local anesthesia. Obstet Gynecol Clin North Am 26(1):109-120
11. Wood C (1994) Endoscopy in the management of endometriosis. Bailliere's Clinical Obstetrics and Gynaecology 8(4):735-757
12. Donnez J, Nisolle M (1995) Advanced laparoscopic surgery for the removal of rectovaginal septum endometriotic or adenomyotic nodules. Bailliere's Clinical Obstetrics and Gynaecology 9(4):769-774
13. Daniell JF, Lalonde CJ (1995) Advanced laparoscopic procedures for pelvic pain and Dysmenorrhoea. Bailliere's Clinical Obstetrics and Gynaecology 9(4): 795-808
14. Morales AJ, Murphy AA (1999) Endoscopic treatment for endometriosis. Obstet Gynecol Clin North Am 26(1): 121-133

MEETING DI ANESTESIA OSTETRICA

L'Analgesia ostetrica in Italia e il sistema DRG

M. Uskok, R. Silanos, M.G. D'Aquila, F. Capozza, M.P. Cammardella, M.G. Garlasco, S. Mongelli, G. Boveri

Modulo di Anestesia Ostetrica e Ginecologica, Dipartimento di Anestesia e Rianimazione, Università degli Studi di Genova

Introduzione

Attualmente il sistema DRG, un sistema isorisorse per la classificazione e il finanziamento degli episodi di ricovero, considera le attività anestesiologiche a supporto di interventi chirurgici non influenti sul peso del DRG. Per essere più chiari, al momento di compilare la Scheda di Dimissione Ospedaliera (SDO), i codici inerenti all'attività di competenza anestesiologica sono del tutto ininfluenti, sono, per così dire, codici fantasma senza dignità di finanziamento.

In ambito ostetrico, il parto vaginale spontaneo è rimborsato con un finanziamento di circa 2.500.000, con modeste variabili da Regione a Regione; inserire nella SDO il codice 0391 (somministrazione nel canale rachideo di farmaci a scopo antalgico) ha un puro valore descrittivo ma, nei fatti, non modifica di un centesimo la cifra destinata al parto. Questa situazione, difficilmente modificabile, è in qualche modo esemplificativa della scarsa o nulla considerazione di cui gode politicamente la nostra attività. Per ciò che concerne l'attività di partoanalgesia, un riconoscimento economico è ancor più lungi dall'essere raggiunto: considerate la sporadicità delle analgesie e il carattere voluttuario che nella nostra cultura accompagna l'atto anestesiologico in sala travaglio.

Con queste premesse, è sembrato opportuno ai responsabili del Gruppo di Studio SIAARTI per l'anestesia in ostetricia e del CIAO, proporre un censimento quantitativo e qualitativo dell'attività di partoanalgesia in Italia. Sapere quanti siamo, in che contesto ci muoviamo, con quali forme di retribuzione, è presupposto indispensabile per qualsiasi riconoscimento si voglia ottenere.

La raccolta dei dati, tramite il questionario riprodotto di seguito, sarà coordinata dal gruppo genovese. Il suo inserimento nel sito CIAO permette l'invio dei dati anche tramite fax. In parallelo è stata organizzata una capillare distribuzione dello stesso tramite un'azienda farmaceutica.

Proposta di un questionario indirizzato ai responsabili dei Servizi di Anestesia e Rianimazione

Gentile Collega,
ti rubiamo qualche minuto per pregarti di collaborare a un progetto teso a monitorre l'attività degli anestesisti in sala parto.

Come senz'altro saprai, la Partoanalgesia è sviluppata e routinaria in tutti gli Stati tecnologicamente avanzati. L'Italia è, quanto a offerta del servizio, in un momento di faticosa crescita. A tutt'oggi è palese il ritardo rispetto ai paesi nordeuropei, imbarazzante l'inadeguatezza a soddisfare un'utenza sempre più informata ed esigente.

Lo scopo del questionario è quello di quantificare l'entità dell'assistenza anestesiologica in travaglio, individuarne i contesti, specificarne i contorni. Il fine ultimo è quello di raccogliere in una sintesi organica ed essenziale gli elementi idonei a presentare una richiesta al Ministero della Sanità per ottenere l'inserimento della partoanalgesia nei DRG.

Il traguardo è ottenere un doveroso riconoscimento ufficiale, irrinunciabile per lo sviluppo e la dignità di un'assistenza che, al momento, fatica a emergere dalle singole iniziative e dal volontariato.

Sarà nostra premura inviarti i risultati dell'indagine, non appena disponibili.

Certi della tua collaborazione, ti ringraziamo per l'aiuto offertoci e per la sensibilità che vorrai dimostrare.

Il Coordinatore del Gruppo di Studio SIAARTI
per L'Anestesia in Ostetricia

IL SEGRETARIO CIAO
Club Italiano Anestesisti Ostetrici

Prof.ssa Elsa Margaria

Dott. Danilo Celleno

Questionario per i Responsabili dei Servizi di Anestesia e Rianimazione

1. Può identificare tra le seguenti la tipologia dell'Ospedale nel quale è inserito il Suo Servizio?
□ Policlinico Generale   □ Azienda Ospedaliera   □ Struttura Privata
□ Struttura Privata Convenzionata   □ Altro ....
2. Su quanti posti letto può contare la struttura nella quale è inserito il Suo Servizio?
□ < 100   □ 100-200   □ 200-500   □ 500-1000   □ > 1000
3. Esiste nella struttura un reparto di Ostetricia ?   □ sì   □ no
4. Con quanti posti letto?
□ < 10   □ 10-30   □ 30-50   □ 50-100   □ > 100
5. Il Servizio di Ostetricia è o fa parte di un Dipartimento?   □ sì   □ no
6. Qual è la sua denominazione?..
....
7. Il Suo Servizio di Anestesia fa parte di un Dipartimento?   □ sì   □ no
8. Qual è la sua denominazione?..
....
9. Sono mai state eseguite analgesie in travaglio di parto nel Suo Servizio?
□ sì   □ no

10. In caso di risposta affermativa alla domanda 9, con quale tecnica e percentuale?
☐ Peridurale %....   ☐ Peridurale Continua %.....   ☐ Subaracnoidea %.....
☐ Subaracnoidea continua %......   ☐ Anestesia Combinata %......
☐ Blocco pudendi %....
☐ Analgesici o Oppiacei per via parenterale %.... (quali..............................)
☐ Somministrazione di anestetici inalatori %..........   ☐ Altro:......................... %
11. In che anno è stata eseguita la prima partoanalgesia nel Suo Servizio?..........
12. Al momento vengono eseguite partoanalgesie?   ☐ sì   ☐ no
13. Quante nascite ci sono state nel 2000 ?....................................
14. Quante analgesie?.......................................
15. Quanti tagli cesarei?...................................
16. Qual è la percentuale delle ALR nei tagli cesarei?.....................
17. Qual è la percentuale delle analgesie nei parti spontanei?..................
18. Quale è la degenza media per il parto?..................per il t.c.?................
19. Da che personale è composto il Suo Servizio di Anestesia?
☐ Universitario   ☐ Ospedaliero   ☐ Misto   ☐ Altro............
20. Quanti Dirigenti di I livello? ....
21. Quanti Anestesisti sono presenti durante il turno di guardia?..................
22. Quanti Anestesisti praticano la partoanalgesia?........................
23. Esiste un'équipe di Anestesisti esclusivamente dedicati all'Anestesia Ostetrica?
☐ sì   ☐ no
24. Viene garantita una copertura oraria?   ☐ sì   ☐ no
25. In caso di risposta affermativa alla domanda 24, quante ore vengono coperte?
....
....
26. Le analgesie vengono erogate in quale delle seguenti situazioni? (barrare una o più soluzioni)
☐ Volontariato   ☐ Servizio   ☐ Reperibilità
☐ Reperibilità per partoanalgesia   ☐ Guardia attiva anestesiologica
☐ Guardia attiva anestesiologica-ostetrica   ☐ Gettoni
27. Esiste un Ambulatorio di Anestesia Ostetrica?   ☐ sì   ☐ no
28. Esiste nel Suo Servizio una remunerazione all'attività di partoanalgesia che esuli dalle soluzioni del punto 26?   ☐ sì   ☐ no
29. Se sì, quale?
☐ Intramoenia   ☐ Incentivazione da progetto obbiettivo
☐ Pagamento di ticket   ☐ Altro ....
30. Esiste una Carta dei Servizi?   ☐ sì   ☐ no
31. Nella Carta dei Servizi viene citata la Partoanalgesia?   ☐ sì   ☐ no
32. Esiste nel Suo Servizio una Terapia Intensiva?   ☐ sì   ☐ no
33. Esiste una Terapia Intensiva esclusivamente dedicata all'Ostetricia?
☐ sì   ☐ no
34. Esiste una Terapia Intensiva Neonatale?   ☐ sì   ☐ no
35. Chi si occupa della Rianimazione Primaria del Neonato?
☐ Anestesisti   ☐ Pediatri   ☐ Ostetriche   ☐ Ginecologi

36. Esiste una Sala Operatoria specificatamente dedicata all'attività ostetrica?
☐ sì   ☐ no
37. La Sala Operatoria per l'Ostetricia è adiacente (sullo stesso piano) alla sala parto?   ☐ sì   ☐ no
38. Esiste la figura del "Nurse" di Anestesia?   ☐ sì   ☐ no
anche in sala parto?   ☐ sì   ☐ no
39. Quanti box o sale parto sono presenti nella Sua struttura? ....
40. Esiste un Servizio di Chirurgia d'Urgenza Pediatrica?   ☐ sì   ☐ no
41. Esiste un Laboratorio Analisi specificatamente dedicato all'Ostetricia?
☐ sì   ☐ no
42. Quanto tempo è necessario per avere a disposizione lo screening coagulativo urgente? ....
43. Esiste un Servizio Emotrasfusionale all'interno della struttura?   ☐ sì   ☐ no
44. Esiste una Casa del Parto gestita da Ostetriche?   ☐ sì   ☐ no
45. È attivo un Servizio di assistenza al parto a domicilio?   ☐ sì   ☐ no

Foglio di accompagnamento facoltativo

Denominazione dell'ente assistenziale: ....

Regione........................ Città............................ Prov. ....
Direttore/Primario di Anestesia e Rianimazione:
Prof/Dott ....
Tel. .... Fax..
E-Mail ....

Referente Anestesia in Ostetricia:
Prof/Dott ....
Tel. .... Fax..
E-Mail ....

Ai compilatori del questionario verrà inviato il risultato della ricerca e, in omaggio, un opuscolo informativo sulle tecniche di analgesia nel parto.

Modello organizzativo di un servizio di analgesia peridurale in ostetricia e ginecologia: nostra esperienza

T. Giusto, N. Baccellini, E. Pardelli, B. Baldi[1], S. Lorenzin[1], G. De Carolis[1]

III U.O. Anestesia e Rianimazione, Azienda Ospedaliera Pisana, Santa Chiara, Pisa
[1] Scuola di Specializzazione in Anestesia e Rianimazione, Università degli Studi di Pisa

Nel moderno concetto di "ospedale senza dolore", è diventato ormai un'esigenza pressante e un vero e proprio obbligo sociale ed etico, garantire all'utenza un servizio di terapia antalgica fornito da specialisti anestesisti che abbiano un elevato grado di conoscenze specifiche. L'analgesia peridurale non è, infatti, una pratica generica e il suo utilizzo richiede un alto grado di specializzazione. Nel reparto di ostetricia e ginecologia del nostro ospedale abbiamo l'esperienza di 9 anni di analgesia peridurale nel travaglio di parto, in anestesia e nell'analgesia post-operatoria, garantendo un servizio di guardia anestesiologica 24 ore al giorno con personale dedicato. Abbiamo preso in considerazione la casistica degli anni 1999 e 2000. In questi due anni abbiamo avuto una percentuale di parti in analgesia peridurale di circa il 18% e il 15% rispetto al totale dei parti per ogni anno. Per quanto riguarda i tagli cesarei siamo passati dal 30% al 36% con un aumento delle tecniche in ALR dal 70% al 76% e una diminuzione delle AG dal 30% al 24%. Grazie all'aumento dell'anestesia peridurale nel parto cesareo si è registrato un incremento di analgesia post-operatoria con l'uso di pompe ad infusione continua per le prime 24 ore dopo il parto. Anche nel caso degli interventi chirurgici in ginecologia, abbiamo raggiunto una percentuale di analgesia post-operatoria con infusione di farmaci in peridurale di circa il 70% sul totale annuo di interventi, con un controllo effettuato ogni sei ore da parte di specializzandi in Anestesia che valutano sia i parametri emodinamici e respiratori, che l'evoluzione del sintomo dolore con scala VAS.

La nostra esperienza conferma i dati riportati in letteratura, secondo cui l'incidenza dei parti cesarei sarebbe in progressivo aumento negli ultimi anni. Una delle motivazioni potrebbe essere legata ad una maggiore sensazione di sicurezza da parte degli operatori nell'evitare potenziali sequele legate a danni sul neonato nel parto vaginale. Le conclusioni possono essere sicuramente controverse per ciò che riguarda l'ostetricia, ma la nostra sensazione è che l'analgesia peridurale non sia uno dei fattori in grado di favorire la maggior incidenza di parto cesareo. Infine, la nostra esperienza nel controllo del dolore post-operatorio sia in ostetricia che in ginecologia è sicuramente in accordo con i dati riportati in letteratura secondo cui il pain relief è strettamente correlato con una precoce mobilizzazione del paziente e un più rapido recupero funzionale.

Organizzazione del servizio di analgesia nel parto presso il Dipartimento di anestesia e rianimazione P.O. Oltrepò

R. MARTINOTTI

Ospedale Civile di Voghera

Da circa tre anni, presso l'Ospedale Civile di Voghera, esiste un servizio organizzato per l'analgesia ostetrica (in precedenza le richieste erano saltuarie).

Su un organico di nove medici anestesisti, cinque si dedicano all'analgesia nel parto.

La partoriente viene visitata presso l'ambulatorio di anestesia a 3 mesi e 7 giorni dalla presunta data del parto.

Dopo un colloquio esplicativo con anamnesi e visita, si valutano gli esami ematochimici (in modo particolare le prove di coagulazione e le pastrine) e si richiede l'assenso scritto (consenso informato) su apposito modulo.

Al momento del parto, viene chiamato l'anestesista disponibile che effettua l'analgesia.

Presso l'Ostetricia dell'Ospedale di Broni, l'analgesia viene praticata solo su richiesta in quanto non esiste un organico sufficiente a garantire un servizio continuativo.

Casistica

Anno 2000 Ostetricia Voghera

Posti letto, n. 18
Totale parti, n. 816 di cui 202 (24,75%) con taglio cesareo

Età media partorienti, 31anni
Parti gemellari, n.7
Nati morti, n.1
Neonati trasferiti in patologia neonatale, n.8

Parti naturali, n. 614 (75,25%) di cui 153 (24,91%) in analgesia

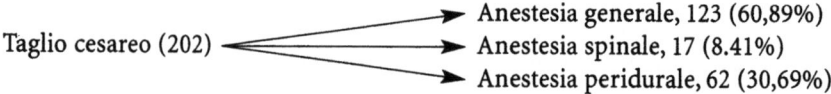

Complicanze anestesiologiche, n. 1 caso di cefalea post puntura durale.

Anno 2000 Ostetricia Broni

Posti letto, n. 11

Totale n. parti, 341 di cui: 117 (34%) con parto cesareo

Età media partorienti, 32,8 anni

Parti gemellari, nessuno
Nati morti, nessuno

Neonati trasferiti in patologia neonatale, n. 10

Parti per vie naturali, n. 224 (66%), di cui 15,62%) in analgesia

Taglio cesareo, n. 117 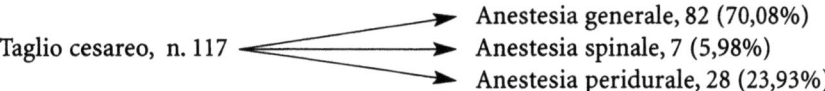 Anestesia generale, 82 (70,08%)
Anestesia spinale, 7 (5,98%)
Anestesia peridurale, 28 (23,93%)

Complicanze anestesiologiche, nessuna.

FARMACOECONOMIA

Farmacoeconomia e dolore cronico benigno

D. Miotti, C. Bonezzi

Unità Operativa di Cure palliative e Terapia del Dolore, Fondazione S. Maugeri, Istituto Scientifico di Pavia

Introduzione

Il dolore cronico rappresenta uno dei problemi più estesi e costosi della sanità attuale. Una stima sulle probabilità di sviluppare un problema di dolore indica che, in una popolazione che sopravvive fino ai 70 anni, ci sia l'85% di probabilità di avere mal di schiena e il 40% di sviluppare cefalee, senza considerare che circa il 70% dei pazienti affetti da cancro va incontro a morte con dolore non controllato. Questo è un settore in cui poco si conosce circa i metodi di management e in cui è molto difficoltosa l'applicazione di linee guida sistematiche e raccomandazioni inerenti le terapie. Possiamo in parte imputare questi problemi all'elevato numero di malattie che possono condurre a dolore cronico e alla soggettività della percezione del dolore che rende difficoltosa l'impostazione di strategie terapeutiche mirate.

Considerando la crescente necessità di risorse in questo settore, da una parte, e la necessità di contenere la spesa sanitaria, dall'altra, si può capire l'importanza di una sempre più accurata applicazione di metodi e strumenti atti a valutare dal punto di vista economico investimenti, programmi e prodotti sanitari.

La farmacoeconomia ha come scopo la descrizione e l'analisi dei costi e delle conseguenze delle terapie farmacologiche riguardo ai sistemi sanitari ed alla società; il confronto tra i costi (risorse impiegate) e gli effetti delle terapie basate sull'utilizzo di farmaci; il giudizio di opportunità e di convenienza di un trattamento farmacologico nei confronti delle strategie alternative possibili, preventive e/o curative; lo sviluppo e la standardizzazione di strumenti per contribuire a decidere quando e come intervenire al fine di identificare modalità realmente più vantaggiose per il paziente e per la società. Si tratta di combinare, in somma, i consueti criteri di sicurezza e di efficacia con una variabile che diventa sempre più importante per la spesa sanitaria: il costo.

Il modello identificato da Drummond, Stoddart e Torrance nel 1993 prevede che ad un determinato programma sanitario corrispondano, a monte, un determinato consumo di risorse, esprimibile in termini di costi, e, a valle, un determinato cambiamento/miglioramento di salute, esprimibile secondo diverse unità di misura (effetti, utilità, benefici).

Se, da una parte, il problema dolore cronico è enorme, abbiamo, dall'altra parte, una scarsa letteratura riguardante studi di farmacoeconomia in questo settore. Questi lavori riguardano in primo luogo il dolore acuto postoperatorio, un po' meno il dolore nel paziente oncologico e poco il dolore cronico benigno.

Prevenzione del dolore cronico

Un aspetto importante del rapporto costo-efficacia della terapia del dolore riguarda la capacità di prevenire il dolore cronico. Alcuni studi condotti negli anni scorsi mostravano come la somministrazione peridurale continua di anestetici locali e oppiacei riducesse l'incidenza di dolore fantasmatico dopo amputazione di un arto dal 60-90% a meno del 10%. Considerando l'importante compromissione della funzionalità e della qualità della vita dovuta al dolore da arto fantasma, nonché le continue cure richieste al sistema sanitario dai suddetti pazienti, il rapporto costo-efficacia di questa scelta risulta evidente.

Un altro interessante lavoro è quello pubblicato da Pasqualucci e coll. e riguarda la prevenzione della neuropatia post erpetica. In uno studio randomizzato condotto su un gruppo di 600 pazienti di età superiore ai 55 anni si è dimostrata l'efficacia dell'iniezione peridurale di metilprednisolone e bupivacaina nel periodo che andava dal 7° al 21° giorno dall'eruzione erpetica, nel prevenire l'insorgenza della neuropatia post erpetica. Essendo la neuropatia post erpetica una sindrome algica che perdura per molti anni, è evidente l'impatto economico e sociale di questo risultato.

Impatto economico e funzionale del dolore cronico

Sono stati fatti fino ad ora pochi studi sul costo economico totale del dolore cronico. Da una review di JD Loeser del 1999, risulta che il dolore cronico rappresenta la prima causa di spesa sanitaria in età lavorativa. In un lavoro condotto nel 1991 negli USA è stato calcolato che questa spesa supera i 65 miliardi di dollari l'anno. Le conseguenze economiche di un inadeguato trattamento del dolore sono date dal numero di giornate lavorative perse, ospedalizzazioni eccessive o inadeguate, terapie inappropriate, spese da parte del paziente per terapie autoprescrittesi.

In un'indagine del 1989 condotta ad Auckland, i pazienti con dolore cronico vennero visitati dal medico di famiglia 12,9 volte in un anno rispetto alla media di 4,2 volte del resto della popolazione.

Terapie farmacologiche nel dolore cronico

I farmaci utilizzati nel dolore cronico si possono dividere in 3 categorie: FANS, oppiacei, adiuvanti. Le industrie farmaceutiche sembrano interessate a fare in modo che il loro farmaco abbia un rapporto qualità prezzo superiore a quello della concorrenza e quindi ad applicare la farmaco-economia alle proprie strategie di ricerca e sviluppo, portandole a privilegiare i campi dove la terapia non è ancora ottimale o presenta costi non accettabili. In letteratura, però, non ci sono molti lavori in ambito dolore cronico. In uno studio condotto negli Stati Uniti nel 1995, è stato rilevato come non ci fossero sostanziali differenze di efficacia tra FANS a basso costo (es. ibuprofene) rispetto a quelli ad alto costo. Questo portò ad un'autorizzazione di utilizzo dei primi e quindi ad un notevole risparmio nella spesa farmacologica.

Alcuni studi di farmacoeconomia sulla combinazione diclofenac/misoprostol sono stati condotti in diversi Paesi. I risultati sono stati complessivamente favorevoli a questa formulazione, in particolare i dati più convincenti sulla suddetta combinazione di farmaci sono stati rilevati dallo studio di pazienti ad alto rischio di sviluppo di ulcere gastro-duodenali.

Non sono ancora stati fatti studi di farmacoeconomia che mettano a confronto l'associazione diclofenac-misoprostol e gli inibitori selettivi degli enzimi delle ciclo-ossigenasi 2 (COX-2). Comunque, gli studi clinici ed economici sull'associazione diclofenac-misoprostol indicano che il miglior rapporto costo beneficio sull'utilizzo della combinazione di questi due farmaci è nei pazienti ad alto rischio di sviluppo di gastropatie che necessitano di terapie con FANS prolungate.

Studi di farmacoeconomia sugli oppioidi sono stati fatti soprattutto nel campo oncologico; soltanto negli ultimi anni sta assumendo una certa importanza l'utilizzo degli oppioidi nel dolore cronico.

Sono state fatte valutazioni di efficacia nei vari tipi di dolore ottenendo risultati spesso discordanti tra di loro.

In pazienti che richiedono un utilizzo di oppiacei a lungo termine, il costo dei farmaci è molto variabile e difficilmente calcolabile anche in relazione all'esitenza di diverse strategie terapeutiche inerenti il dosaggio ed il tipo di farmaco.

Terapie invasive

Sicuramente un'attenzione maggiore anche dal punto di vista del rapporto costo-beneficio va posta alle vie di somministrazione e ai presidi utilizzati per infondere i farmaci analgesici. Sebbene in linea generale si debba utilizzare il farmaco (e la via di somministrazione) più efficace al minor costo possibile, non è sempre vero che l'utilizzo di tecnologia ad alto costo costituisca a lungo termine una spesa economica sanitaria maggiore.

La somministrazione peridurale di farmaci è una delle tecniche più utilizzate in terapia del dolore. Studi di meta-analisi hanno dimostrato l'efficacia della somministrazione peridurale di steroidi nel dolore di origine radicolare. Pur non considerando gli aspetti economici, questi studi hanno sicuramente una grossa importanza poiché, tenendo presente il costo del back pain in termini di perdita di giornate lavorative, giornate di degenza in ospedale, numero di visite mediche, spesa per farmaci analgesici, la dimostrazione di efficacia ha sicuramente un grosso impatto economico.

Un interessante studio sull'ottimizzazione dell'utilizzo di farmaci in terapia del dolore è stato condotto presso la Fondazione "Maugeri" di Pavia nel 1999. Il Servizio di Farmacia, in collaborazione con l'Unità Operativa di Terapia del Dolore e Cure Palliative, ha attivato la preparazione centralizzata di terapie antalgiche (PCTA). Gli obbiettivi sono stati: 1) uso più razionale del farmaco; 2) allestimento di formulazioni analgesiche personalizzate; 3) eliminazione di possibili contaminazioni batteriche; 4) miglioramento della qualità dell'assistenza al paziente. Dopo un'analisi preliminare (periodo gennaio/dicembre 1998) relativa ai trattamenti in uso che ha permesso di evidenziare la percentuale di farmaco inutilizzata e l'incidenza sulla spesa totale, sono stati individuati quali indicatori i principi attivi più utilizzati (lidocaina, bupivacaina, ropivacaina). Nel periodo esaminato sono state eseguite 1698 preparazioni relative a 13 protocolli di cui 10 con anestetici locali e cortisonici e 3 con farmaci stupefacenti, tali protocolli prevedono somministrazione peridurale, intratecale, endoarticolare ed endovenosa. Prima dell'attivazione della PCTA la percentuale di farmaco inutilizzato era del 58 %, con una ricaduta del 48% sulla spesa annua totale. Dopo la centralizzazione la percentuale di farmaco inutilizzato si è abbassata al 4%. Le prove di contaminazione (esterna/interna) delle preparazioni antalgiche non hanno evidenziato presenza di microorganismi inquinanti, con conseguente miglioramento della qualità delle terapie infuse ai pazienti, che si riflette sulla qualità dell'assistenza erogata. Da sottolineare anche il risparmio di tempo da parte del medico e dell'infermiera dell'Unità Operativa di Terapia del dolore che è stato utilizzato a favore di altri pazienti. Se teniamo in considerazione il costo del personale (medico, infermieristico, amministrativo) che incide per l'85% circa sul costo totale di un servizio di terapia del dolore, possiamo capire l'importanza di un corretto impiego delle risorse umane oltre che del materiale.

Un altro importante lavoro di farmacoeconomia in terapia del dolore è quello condotto da G.Mueller-Schwefe e coll. sulla valutazione costo-efficacia della terapia intratecale di farmaci.

Partendo dal presupposto che la soddisafazione dei pazienti trattati mediante infusione intratecale di farmaci analgesici è superiore del 20% rispetto alle altre terapie venne analizzato inizialmente il rapporto tra costo-beneficio nei confronti dei sistemi di infusione peridurale, evidenziando che a 3 mesi dall'inizio del trattamento i due sistemi avevano costi sovrapponibili, mentre a 6 e a 12 mesi i costi erano superiori per la via peridurale.

Successivamente, venne valutato il rapporto costo-efficacia nel dolore oncologico utilizzando un modello di analisi della minimizzazione dei costi che mette a confronto il costo delle terapie utilizzate per trattare la stessa indicazione, ponendo la base di scelta per la terapia a più basso costo a parità di efficacia. Questo modello fu applicato per analizzare il costo delle seguenti terapie con oppiacei: morfina orale, idromorfone orale, fentanyl transdermico, morfina sottocutanea o endovenosa mediante pompa esterna, morfina intratecale mediante pompa prgrammabile totalmente impiantata. La valutazione dei costi prese in considerazione l'approccio iniziale al paziente (screening, ricovero, esami, etc.), il follow up (terapie, assitenza domiciliare, visite ambulatoriali) e i ricoveri per complicanze.

I dati hanno mostrato che dopo 3 mesi di terapia con oppiacei la somministrazione intratecale inizia a costare meno rispetto alla via sottocutanea/endovenosa e a quella peridurale (utilizzando una pompa esterna). Benché i costi dell'impianto chirurgico della pompa per l'infusione intratecale sembrino inizialmente elevati, con il passare del tempo (oltre i 3 mesi) si attenuano, per cui la scelta in questo caso dipende dalla sopravvivenza del paziente.

Altrettanto interessante è l'analisi condotta nel trattamento della failed back surgery syndrome mediante infusione intratecale di oppiacei. Anche in questa indagine è stato messo a confronto il costo della terapia intratecale con altre terapie. Il costo del sistema di infusione intratecale mediante pompa progrmmabile è inferiore a quello di altre terapie ai controlli effettuati a 11 mesi e 22 mesi. Anche il controllo della qualità di vita mediante questionario di valutazione della disabilità di Oswestry mostrava un significativo miglioramento della qualità di vita ad un anno di distanza.

Conclusioni

Sicuramente il dolore cronico ha un impatto economico per la società e per i pazienti. I costi indiretti (perdita di produttività, costo sociale) sono più elevati di quelli diretti (prevenzione, diagnosi e terapia). Alla luce di questo, si può affermare che i pazienti con dolore cronico devono essere trattati in maniera adeguata anche se apparentemente più costosa.

Il trattamento dei pazienti con dolore cronico in centri di terapia del dolore presentano un vantaggio significativo in termini di costo-beneficio paragonati ad un gruppo di controllo.

Dai dati della letteratura sembra evidente che l'approccio multidisciplinare al dolore cronico dia i risultati migliori, soprattutto per quei pazienti che vengono sottoposti a terapie analgesiche invasive.

Benché il controllo del paziente con dolore cronico importante sia affidato agli specialisti algologi, la maggior parte delle persone con dolore cronico viene gestita dal medico di famiglia o dagli specialisti internisti. Per questo motivo è molto importante dimostrare i vantaggi di alcuni tipi di terapie rispetto ad altre e insegnare al medico generico quali scelte fare per quali pazienti.

Sono tuttavia ancora molto pochi gli studi significativi atti a valutare costi e vantaggi tra i numerosi metodi di trattamento del dolore.

Letture consigliate

Zagari MJ, Mazouson PD, Longton WC (1996) Pharmacoeconomics of chronic nonmalignant pain. Pharmacoeconomics 10:356-377
Mueller-Schwefe G, Hassenbusch SJ, Reig E (1999) Cost-effectiveness of intrathecal therapy for pain. Neuromodulation 2:77-84
Zenz M, Tryba M (1996) Economic aspects of pain therapy. Curr Opin Anaesthesiol 9:430-435
Zanetti M et al (1996) Il medico e il management. Forum Service, Genova, pp 264-282

Drummond MF, Stoddart GL, Torrance GW (1993) Metodi di valutazione economica dei programmi sanitari. Franco Angeli, Milano, pp 27-41

Pasqualucci A, Pasqualucci V, Galla F et al (2000) Prevention of post-herpetic neuralgia: acyclovir and prednisolone versus epidural local anesthetic and methylprenisolone. Acta Anaesthesiol Scand-(8):910-918

Strumpf M, Willweber-Strumpf A, Zenz M (1998) Economic aspects of pain therapy. Zarztl Fortbild Qualitatssich 92(1):65-69

Economia sanitaria e cure palliative

F. Marinangeli, G. Varrassi

Cattedra di Anestesia e Rianimazione, Università degli Studi, L'Aquila

Le cure palliative e il trattamento del dolore sono state tra le novità sanitarie dell'ultimo anno. Con il D.M. 28 settembre 1999, sono stati erogati fondi dedicati alle cure palliative e, in tal modo, si è fatto il primo passo per garantire una morte "dignitosa" a tutti i pazienti inguaribili. Come espresso da una commissione incaricata dal governo svedese, è importante, infatti, il modo in cui si vive, ma lo è altrettanto quello in cui si muore, e una morte dignitosa deve essere inclusa nei diritti fondamentali dell'individuo nell'ambito dell'assistenza sanitaria.

Altro problema è quello economico a lungo termine: quale sia, cioè, la programmazione di spesa per l'attivazione e il mantenimento della rete assistenziale. Come si pensa di gestire, economicamente, questa e altre linee di attività, definite essenziali, non è stato oggetto di approfondimento da parte degli organi legislativi.

Le conseguenze di natura economica della politica sanitaria risultano, per la maggior parte dei medici, poco importanti. La promessa di sostegno al paziente inguaribile ci è talmente gradita da portarci ad evitare di pensare troppo al futuro.

Duecentosettantamila nuove diagnosi l'anno di malattie neoplastiche ed un milione di malati. Questo il problema oncologico italiano in cifre. Centocinquantacinque miliardi stanziati per il 1998, 100 miliardi di lire stanziati per il 1999, 53 miliardi stanziati per il 2000. Questa la risposta dello Stato per la creazione di strutture dedicate.

A supportare l'aria di ottimismo, in attesa dell'inaugurazione degli hospice e della creazione della rete assistenziale, l'iniziativa, attesa anch'essa da anni, di una depenalizzazione della prescrizione di narcotici, con l'introduzione di una ricetta speciale garante di una terapia con narcotici con durata di 30 giorni. Sarà veramente utile, tutto questo, ai fini del benessere dei malati? e, ancora, quanto costerà ai cittadini un'iniziativa che non sembra affatto integrata nell'organizzazione dell'attuale sistema sanitario? Qualcosa si sta muovendo, ma si ha l'impressione, ancora una volta, che tutto avvenga in modo assai disordinato. In un Paese in cui il finanziamento regionale del SSN ha subito, nel corso di 9 anni, un incremento di circa 50.000 miliardi (da 65.688 miliardi nel 1990 a 114.758 miliardi nel 1999), con un disavanzo regionale presunto di 5.624 miliardi nel 1999 (dati Censis), il sostegno di particolari linee di attività, anche necessarie, come i 118, i trapianti d'organo, le cure palliative, può essere visto anche con sospetto. Non per la legittimità, sacrosanta, ma per la mancanza di qualsiasi intervento centrale per razionalizzare la spesa di quei settori che, evidentemente, non risultano vitali per la salute dei cittadini. Qualcuno potrebbe inorridire nel vedere accomunati i termini "economia sanitaria" e "cure palliative". Come si può parlare di economia sanitaria dinanzi a un problema etico così grande come quello della malattia inguaribile? Eppure il nesso è, purtroppo, indispensabile. Le cure palliative, infatti, rientrano in quel "calderone" che è la Sanità pubblica, per i cui finanziamenti si discute continuamente in Parlamento e che sembrano non essere mai sufficienti. "La grande pace da 131.000 miliardi": questo il titolo di un articolo recentemente pubblicato sulla prima pagina di Sole 24 ore Sanità (6-12 febbraio 2001). Si tratta del più ricco fondo mai stanziato per la Sanità nel nostro Paese. Un titolo di prima pagina, questa volta sul quotidiano Sole 24 ore (5 febbraio 2001), ne rappresenta la risposta sicuramente più realistica. Recita come segue: "Sanità, la spesa pazza, a Stato e Regioni è sfuggito il controllo". Il cittadino è perplesso di fronte a queste notizie. Lo sfondamento della spesa sanitaria programmata è la regola, così come è la regola il "ripianamento" dei debiti delle ASL alla fine di ogni anno (16.000 miliardi sono previsti, a questo fine, nella finanziaria del 2001). Con un D.L. al momento opportuno si risana tutto. Ma il rubinetto si sta chiudendo. Sembra, infatti, che, in nome del federalismo fiscale, nell'agosto scorso sia stato stipulato un patto con cui, a partire da quest'anno, le Regioni dovranno farsi carico del disavanzo sanitario, e il Governo non dovrà più preoccuparsi di questo problema. L'unica perplessità, ora, è come muoversi per far quadrare il bilancio. Qualcuno potrebbe pensare che il progressivo incremento di spesa sia giustificato da un programma, a monte, di miglioramento della qualità dei servizi sanitari erogati. Tutte le novità sanitarie, in effetti, non sembrano legate a una logica di razionalizzazione delle risorse. Così, per i servizi come il 118, i trapianti d'organo e le cure palliative, quanto mai indispensabili per il cittadino, invece di ridistribuire risorse e professionalità esistenti ed in esubero, si sceglie ancora una volta la via di un finanziamento *ad hoc*, che, badiamo bene, è sicuramente necessario ad avviare il sistema, ma dovrebbe comportare, contestualmente, l'attivazione di programmi per il successivo mantenimento dei servizi stessi. La Sanità, è, evidentemente, espressione della civiltà di un popolo. Espressione di civiltà è, allo stesso modo, o anche di più, la garanzia ai cittadini dei servizi essenziali, come quelli menzionati. Fermo restando che i bisogni sanitari sono "infiniti", a fronte di casse dello Stato dotate di "fondo", è intuitivo che scelte così importanti come il finanziamento di nuove linee di attività, ancor più se riconosciute necessarie, non possano essere fatte senza una precisa programmazione economica, che permetta di ridistribuire risorse esistenti, e non di creare presupposti per un ulteriore indebitamento delle ASL. L'unico sistema trovato per frenare la spesa sanitaria è stato quello della responsabilizzazione dei Direttori Generali, che si trovano a lavorare con medici, paramedici e personale amministrativo vissuto secondo le regole del "ripianamento di fine anno". Da tempo si sente parlare di qualità... Tutti ne parlano, ma nessuno sa cosa sia. O meglio, nessuno sa quanto costerebbe o, in caso di evidente miglioramento dei servizi, sia costata. La verità sembra essere un'altra. Il progresso che, da un punto di vista strutturale ed organizzativo, è innegabilmente stato fatto nell'area sanitaria negli ultimi anni, ha avuto costi elevatissimi per i cittadini. Il costante incremento della pressione fiscale ne è la prova. Per ridurre le spese sono stati importati i DRG (D.L. 29.10.1994), con i quali i malati oncologici, in nome di un ricovero "improprio", sono stati costretti ad andare a casa, anche quando era etica e necessaria una cura ospedaliera. Oggi si è deciso finalmente di aprire gli Hospice. Questa è stata una decisione etica, come quella, auspicata da anni, di una revisione della legge sulla distribuzione dei narcotici ai pazienti inguaribili.

Soldi, come abbiamo detto, sono stati stanziati a partire dal 1998, ma si ha l'impressione di andare avanti in maniera settoriale, evitando un razionale globale che indirizzi un progetto di ampio respiro. Si continua ad ignorare che, a fronte di una legge che stanzia soldi per le cure palliative, o che annulla i ticket per i farmaci, è necessario programmare strategie di razionalizzazione in altri settori sanitari. Nei reparti, che rappresentano i luoghi di consumo delle risorse, non esiste alcuna cultura di farmacoeconomia.

Solo attraverso una corretta gestione e l'uso efficace delle disponibilità economiche è possibile fornire le cure e l'assistenza migliori sia alle persone affette da patologie gravi o croniche, che a quelle con malattie lievi e transitorie; sia ai malati che possono essere guariti che a quelli per cui non esiste cura risolutiva (CQI – Commissione Svedese per la Sanità). Sembra mancare un vero razionale che gestisca la Sanità pubblica. Si è persa la consapevolezza dell'obiettivo del nostro lavoro, quello della salute dei pazienti, della salute di quei cittadini che pagano i medici, i paramedici, il personale amministrativo e gli stessi dipendenti del Ministero per essere curati. Forse il razionale che manca, per lavorare con obiettivi seri, è quello etico. Denaro e Sanità sono, apparentemente, concetti lontani. Sebbene vi sia chi sostiene che una spesa sanitaria annua pari al 5,6% del PIL (circa due milioni pro capite) è ancora troppo poco, questa è la realtà con cui siamo costretti a fare i conti. Se così è, quello etico è l'unico razionale che può aiutarci a fare le scelte più giuste. La farmacoeconomia non serve a togliere i fondi ai pazienti, serve a distribuire i fondi in modo razionale, a programmare dove è più necessario o, se vogliamo, etico, spendere. Serve a rispondere in maniera più "intelligente" ai bisogni dei pazienti, partendo dal presupposto che non si può avere tutto. Serve a decidere, ad esempio, se in un ospedale è più necessario avere tre U.O. di Medicina Interna o due di Medicina Interna e una di Cure Palliative. Serve a dare una spiegazione scientifica alle scelte che un Direttore Generale, suo malgrado, è costretto a fare. Serve a capire l'importanza della multidisciplinarietà in una disciplina come quella delle cure palliative, su cui lavorano professionisti ancora troppo legati all'autonomia di gestione.

A sentire in giro, negli ospedali, sembra che tutti i servizi siano indispensabili. Sappiamo che non è così. Se c'è l'indispensabilità di servizi oggi non esistenti (la rete assistenziale per i malati inguaribili è uno di essi), è necessario comunque inserirli in un circuito efficace ed efficiente. È necessario che, nel dare al cittadino un servizio indispensabile, venga riqualificato e razionalizzato ciò che indispensabile non è. Sappiamo che è possibile farlo senza togliere nulla ai pazienti, semplicemente controllando quali siano le pratiche mediche inefficaci. È stato scritto che una pratica medica che si dimostri inefficace o scarsamente efficace non è etica, perché sottrae risorse e quindi salute ad altre pratiche efficaci. Sprecare risorse e rendere il sistema sanitario antieconomico non è etico, perché aumenta l'iniquità. Le analisi di economia sanitaria dovrebbero essere, quindi, la premessa ad ogni dibattito sulle priorità.

L'inserimento dell'Hospice e della rete assistenziale al malato terminale nel sistema sanitario italiano, sebbene risponda alla logica delle priorità, non ha seguìto il razionale di una ristrutturazione globale della Sanità. Cosa possiamo aspettarci, se non un incremento della spesa sanitaria delle Regioni?

La Sanità (e ancor più le cure palliative) non può essere gestita con strumenti politici, ma con scienza ed etica, e chi lavora nella Sanità non può non essere edotto sul significato di etica, sanità, vita umana e sul suo correlato con l'economia. Le scelte di un Direttore Generale possono essere più o meno positive. Certamente saranno sempre considerate negative se i dipendenti dell'Azienda, i cittadini e gli stessi pazienti mancano della cultura per recepirle. L'eccessiva laicizzazione del significato di vita umana, oggi, è una barriera quasi insormontabile alla possibilità di umanizzazione della Sanità. I risultati sono sotto gli occhi di tutti...

È indispensabile ridisegnare un sistema sanitario costruito dai medici per i pazienti. La stessa economia sanitaria, disciplina erroneamente lasciata al politico, deve diventare strumento di lavoro del medico, al pari della farmacologia. L'alternativa è uno scontro inevitabile, in un prossimo futuro, con una realtà economica che, inevitabilmente, lascerà spazio anche a chi, in Oregon, ha valutato in 35 dollari la spesa da destinare al malato inguaribile, pari al prezzo per una siringa e i farmaci letali in essa contenuti.

LA STIMOLAZIONE ELETTRICA NELLA TERAPIA DEL DOLORE: TRA EVIDENCE BASED MEDICINE E ACQUISIZIONI DI BASE

La Transcutaneous Electrical Nerve Stimulation (TENS)

F. AMBROSIO, L. ZANARDI, C. MAIETTI, M. TOFFOLI, W. PAVAN, F. RUSCA

Dipartimento di Farmacologia e Anestesiologia, Università di Padova

Introduzione

È da tempo noto che la stimolazione di fibre sensitive può alleviare il dolore sia acuto che cronico [1, 2]. Questa modulazione del segnale nocicettivo avviene a vari livelli nel sistema nervoso: il più studiato è il livello segmentario o del corno dorsale del midollo spinale. Dal 1965, anno della formulazione della teoria del cancello da parte di Melzack e Wall [3], sono iniziati studi volti a sfruttare una stimolazione cutanea delle grosse fibre mielinizzate al fine di ottenere un risultato antalgico. Tale stimolazione, ottenuta tramite l'applicazione cutanea di placche che conducono impulsi elettrici, ha preso il nome di transcutaneous electrical nerve stimulation (TENS).

Nel corso degli anni si è proceduto ad un uso estensivo della terapia con TENS, con differenti modalità applicative che traevano spunto da sperimentazioni ed esperienze cliniche diverse. Da un lato la stimolazione ad alta frequenza (ad es. 100 Hz) e bassa intensità, definita TENS convenzionale, dall'altra una TENS a bassa frequenza (ad es. 1-10 Hz), ma con intensità tale da produrre un tollerabile dolore nell'area di applicazione, da alcuni definita electroacupuncturelike-TENS.

La prima forma di TENS, che non evoca nella sua applicazione alcuna forma di dolore locale, attiverebbe solamente fibre tipo Aα e Aβ ed il risultato clinico non sembra durare al di là del periodo di stimolazione, anche se vi sono in letteratura casistiche con sollievo del dolore perdurante oltre le 2 ore dalla fine dell'applicazione [4].

Il secondo tipo di TENS viene ottenuta applicando, per brevi periodi di tempo, una stimolazione a bassa frequenza che comporta dolore, anche se tollerabile, e dovrebbe essere ripetuta più volte per parecchie settimane ottenendo un'analgesia che perdura per parecchio tempo al di là del termine della stimolazione [5]. Questo tipo di TENS coinvolgerebbe le fibre Aδ.

Evidence Based Medicine

Dall'inizio degli anni novanta DL Sackett e coll [6] hanno usato il termine di Evidence Based Medicine (EBM) per indicare un nuovo approccio alla soluzione di problemi clinici.

Esso parte dalla conoscenza della letteratura medica corrente, dalla valutazione critica delle evidenze della ricerca e si estrinseca nella scelta migliore per la cura del singolo paziente.

Questo si raggiunge ponendo insieme ciò che l'esperienza clinica individuale fornisce al singolo medico con la migliore evidenza clinica ottenuta da ricerche sistematiche che deriva dalla ricerca sia nel campo delle scienze di base, sia nei trial randomizzati e controllati (RCT) [7]. A questo si aggiungono studi di follow-up ed evidenze provenienti dalla genetica o da altre scienze di base.

All'interno di questa visione, gli RCT nel campo terapeutico sono divenuti il riferimento più importante per giudicare della bontà di una terapia. L'importanza di ciò è ancora più esaltata dal fatto che approcci strutturati in maniera diversa hanno comportato in passato false positive conclusioni sull'efficacia di una determinata terapia.

Gli RCT non sono tuttavia [8] esenti da critiche, in quanto la loro validità è massima quando la situazione clinica che studiano è comune, facilmente definibile e con minime variazioni tra pazienti. Grande variabilità tra pazienti, come nel corso di una ricerca multicentrica, problemi di tassonomia o altro possono far perdere di credibilità ad una ricerca, anche se controllata e randomizzata.

Nemmeno i lavori di metaanalisi sono esenti da critiche, poiché la mancanza in letteratura di lavori negativi, che le riviste spesso non accettano, può rendere di scarsa attendibilità tale metodo di revisione dei dati.

Abbiamo usato, tuttavia, questa chiave di lettura per le problematiche che ormai da molti anni coinvolgono la TENS e le sue applicazioni cliniche nel campo del dolore. La fonte dei dati è stata la National Library of Medicine con la banca dati PubMed (Tab. 1).

Come si può evincere dai numeri, a fronte di un elevato numero di lavori che genericamente riportano esperienze con la TENS in genere o, più specificatamente, con la TENS nel campo del trattamento del dolore, quando si vanno a cercare dei trial clinici o, ancora di più, lavori RCT, il numero scende di molto. Anche a questo è probabilmente dovuto il basso numero di lavori di metaanalisi che si rinvengono nella banca dati: solamente 3 dagli anni '60 ad oggi.

Tabella 1. Studi relativi alla TENS pubblicati tra il 1965 e il 2001

Anni	1965-1975	1976-1986	1987-1997	1998-2001	Totale
TENS	435	1146	2185	778	4544
TENS-Pain	0	328	590	144	1062
TENS-Pain Clinical- trial	0	45	119	47	211
TENS-Pain Random-Double blind	0	28	78	33	139
TENS-Pain Clinical-Metanal	0	0	2	1	3

La scarsità di studi randomizzati in doppio cieco che comportino l'uso della TENS certamente trae origine dalla difficoltà a rendere cieco il curante, mentre la standardizzazione del metodo è di base carente, essendo la TENS una tecnica operatore dipendente, e per il sito di applicazione, per le dimensioni degli elettrodi, e per l'accuratezza della applicazione degli stessi, parametri tutti soggetti ad una certa variabilità.

Un altro fatto che crea problemi di comprensione e quindi di applicazione della metodica è che, mentre molti studi riportano alte percentuali di successo, tra 50% e 80%, nel controllo del dolore con la TENS a breve termine [9], percentuali nettamente inferiori, dal 6% al 44%, sono riportate come risultato positivo nella TENS a lungo termine [10].

Scienze di base

Abbiamo già visto come nell'applicazione clinica, al di là dei risultati ancora per molti versi sub judice, vengano praticate due tipi di TENS, una ad alta frequenza (> 50 Hz) ed una a bassa frequenza (<10hz). L'intensità applicata varia in relazione alla risposta sensitiva percepita dal paziente: essa può essere simile ad un confortevole formicolio, con la TENS ad alta frequenza, o come un continuo battimento, con la TENS a bassa frequenza, senza comunque risposta motoria. Qualora l'intensità sia aumentata sino a raggiungere una contrazione motoria, ma senza evocare sensazioni dolorose, si ottiene la TENS ad alta intensità, usualmente a bassa frequenza.

La riportata differenza nei risultati [5, 10] ha fatto pensare a differenze non solo nelle vie periferiche, ma anche nelle strutture centrali coinvolte. Per spiegare gli effetti della TENS ad alta frequenza, la più citata teoria è quella del controllo di porta [11]: essa ipotizza che la stimolazione delle fibre afferenti a grosso diametro inibisca i neuroni di secondo ordine nel corno dorsale dal veicolare le informazioni nocicettive provenienti dalle afferenti di piccolo calibro. Il rilascio di oppioidi endogeni è spesso chiamato in causa per spiegare l'effetto della TENS a bassa frequenza [12]. Tuttavia, la via degli oppioidi endogeni, via recettori m, non sembra essere attivata solo dalla TENS a bassa frequenza, poiché studi sperimentali hanno dimostrato che il blocco dei recettori d previene l'antiiperalgesia prodotta dalla TENS ad alta frequenza [13].

Alcuni autori ritengono che l'analgesia ottenuta con la TENS ad alta frequenza, spiegata con la teoria del gate control, sia sostenuta dall'attivazione di interneuroni inibitori di tipo GABAergico, mentre l'analgesia di lunga durata data dalla stimolazione delle fibre Ad troverebbe una più compiuta spiegazione nell'instaurarsi di una depressione di lungo termine (LTD) dell'efficacia sinaptica nelle afferenti primarie di piccolo calibro [14].

Conclusioni

Questo breve percorso, per nulla esaustivo, nel problema TENS ha, a nostro modesto avviso, lo scopo di cercare di definire una modalità di lettura delle varie esperienze cliniche che la letteratura spesso offre, ma che sta al singolo medico considerare con l'opportuna attenzione. Abbiamo visto quanti lavori sulla TENS siano stati pubblicati su riviste scientifiche nell'arco degli ultimi 40 anni, ben 4544, di questi ben 1062 riguardavano il problema clinico dolore e solo 139 erano stati eseguiti come RCT. Non sembri superfluo sottolineare questo fatto, poiché la qualità metodologica di uno studio clinico è basilare per poter avere risultati correttamente interpretabili. Alcuni autori hanno dimostrato che l'assenza di randomizzazione può aumentare anche del 40% l'incidenza del successo della terapia testata, mentre un cieco non completo può incidere fino al 17% [15].

Ed è appunto la carenza di studi condotti secondo questi metodi che ha da una parte, creato confusione nei clinici sulle possibilità della metodica, dall'altra, ha portato alcuni osservatori ad includerla nel novero delle terapie non convenzionali, con tutto quello che questa definizione comporta presso una certa parte della componente medica.

Tuttavia, in clinica vengono visti risultati, i lavori ben disegnati stanno aumentando, fornendo dati seri sui quali la comunità scientifica può misurarsi e, soprattutto, nuove verifiche sperimentali stanno prendendo corpo. Da tutto questo la TENS nelle sue varie forme di applicazione troverà sicuramente nuovo e più vigoroso impulso.

Bibliografia

1. Wall PD, Cronly-Dillon JR (1960) Pain, itch and vibration. Arch Neurol 2:365-375
2. Ward L, Wright E, McMahon SB (1996) A comparison of the effects of noxious and innocuous counterstimuli on experimental induced itch and pain. Pain 64:129-138
3. Melzack R and Wall PD (1965) Pain mechanisms: a new theory. Science 150:971-979
4. Johnson ML, Ashton CH, Thompson JW (1991) An in-depth study of long-term users of transcutaneous electrical nerve stimulation (TENS). Implication for clinical use of TENS. Pain 44:221-229
5. Melzack R (1975) Prolonged relief of pain by brief, intense transcutaneous somatic stimulation. Pain 1:357-373
6. Evidence-based Medicine Working Group (1992) Evidence-based medicine. A new approach to teaching the practice of medicine. JAMA 268:2420-2425
7. Sackett DL (1998) Evidence-Based Medicine. Spine 10 1085-1086 [Editorial]
8. Black D (1998) The limitations of evidence. J R Coll Physicians Lond 1: 23-26
9. Ishimaru K, Kawakita K, Sakita M (1995) Analgesic effects induced by TENS and electroacupuncture with different types of stimulating electrodes on deep tissues in human subjects. Pain 63:181-187
10. Lampl C, Kreezi T, Klingler D (1998) Transcutaneous electrical nerve stimulation in the treatment of chronic pain: predictive factors and evaluation of the method. Clin J of Pain 14:134-142
11. Garrison DW, Foreman RD (1994) Decreased activity of spontaneous and noxiously

evoked dorsal horn cells during transcutaneous electrical nerve stimulation (TENS). Pain 58:309-315
12 Huges GS Jr, Lichstein PR, Withlock D (1984) Response of plasma beta-endorphins to transcutaneous electrical nerve stimulation in healthy subjects. Phys Ther 64:1062-1066
13. Sluka KA, Deacon M, Stibal A (1999) Spinal blockade of opioid receptors prevents the analgesia produced by TENS in arthritic rats. J Pharmacol Exp Ther 289:840-846
14. Sandkulher J, Chen JG, Cheng G, Randic M (1997) Low frequency stimulation of afferent Ad fibers induces long-term depression of primary afferent synapses with substantia gelatinosa neurons in the rat. J Neurosci 17 6483-6491
15. Schulz KF, Chalmers I, Hayers RJ, Altman DG (1995) Empirical evidence of bias. JAMA 273:408-412

Stimolazione del midollo spinale (SCS): esperienza a confronto e prospettive per il nuovo millennio

G.P. Pinato, M. Bevilacqua

Unità Operativa di Terapia Antalgica, O.C. Umberto I Mestre, Venezia

Introduzione

Già nel 1994, Simpson [3] ha condotto un'attenta disamina dei risultati ottenuti dalla SCS in base alle patologie. Oggi quei dati sono cambiati, sia in letteratura, sia nella nostra casistica (più di 400 pazienti).

L'angina pectoris refrattaria, ultima tra le indicazioni cliniche, è quella che dà i risultati migliori (90-98%) [4-5] con l'utilizzo della neurostimolazione.

La nostra esperienza, ormai giunta a quasi cento pazienti (94), si allinea con i dati della letteratura. Si è rilevato infatti una netta riduzione della sintomatologia dolorosa, un minor consumo di nitroderivati, un minor numero di giornate di ricovero dopo l'impianto dello stimolatore midollare, un miglioramento del flusso ematico nelle zone ipoperfuse controllate con la PET in 15 pazienti [6, 7] e il persistente miglioramento con l'Holter dopo tre anni dall'impianto (sempre in 15 pazienti) [8].

La vasculopatia periferica, patologia con la casistica più consistente, almeno in Europa, ha un'indicazione e dei risultati ormai convalidati e chiari.

La maggior parte degli Autori è concorde nell'affermare che, nella claudicatio inferiore a 100 metri ed nel dolore ischemico a riposo che non necessita di analgesici (vedi Consensus Conference Europea del 1984), i risultati sono buoni sia a breve termine sia a distanza di due anni (95 pazienti nella nostra casistica). Più difficile da valutare è il problema dell'ischemia critica (dolore a riposo che necessita di analgesici, o ulcera con pressione alla caviglia inferiore a 50 mmHg). I risultati positivi della SCS in letteratura e nella nostra casistica (75 pz.) non sono superiori al 60%, anche limitando l'indicazione a pazienti con ulcere inferiori a 3 cm di diametro. Attualmente, in questi casi si preferisce eseguire un'infusione di anestetico e morfina fino alla guarigione dell'ulcera per poi iniziare un trattamento con SCS. Con questa prima selezione si riesce ad ottenere favorevoli risultati a due anni pari a ll'80% dei casi (109 pz.).

Negli USA l'indicazione più comune all'uso della SCS è la faided back surgery syndrome (FBSS). I risultati, sia in letteratura [9, 10], sia nella nostra casistica (54 pz.) sono positivi per circa il 60% immediatamente e a distanza di due anni dopo un'accurata selezione. I pazienti che rispondono meglio sono quelli che non hanno lesioni correggibili chirurgicamente, ma presentano alla RM una lesione della radice del nervo causata da un intervento chirurgico pregresso, da postumi di compressione, da fibrosi epidurale ed aracnoidite adesiva. Si può affermare che i risultati migliori sono presenti nei casi di dolore neuropatico. Questa patologia ha tratto beneficio negli ultimi anni proprio dal miglioramento delle conoscenze neurofisiologiche, dei sistemi di stimolazione (cateteri ottopolari singoli o dual) ed anche da nuove modalità di stimolazione midollare.

Nella nostra esperienza (8 pz.) ed in letteratura, la SCS si è dimostrata utile nella CPRS di tipo I e II, nel dolore da lesione del nervo periferico (5 pz.); meno sicuri sono i risultati della SCS applicata al dolore vaginale e perineale, anche se nuovi cateteri o i nuovi approcci tecnici (up side down) possono sicuramente migliorare il risultato (14 pz.).

Nella NPH e nell'avulsione di plesso non si è ottenuto invece un buon risultato (8 pz.).

Nell'angina pectoris e nel PVD la selezione dei pazienti può non essere necessaria come invece lo è in altre patologie, dove il successo immediato in pazienti ben selezionati può arrivare all'80% immediatamente e consolidarsi al 60% a distanza (per es., nella FBSS).

Tutti gli Autori hanno sottolineato l'importanza della selezione, ma, a tutt'oggi, non esistono linee guida ben codificate ed accettate [9, 10].

Tecnica d'impianto e di neurostimolazione

In sala operatoria, con apparecchio di fluoroscopia, il catetere viene inserito per via percutanea con approccio paramediano, per una lunghezza di 4-5 corpi vertebrali sotto alla zona di stimolazione. Per esempio, nell'angina pectoris refrattaria viene inserito a livello di T5-T6 e la punta a C7 (se catetere quadripolare) ed a C6 (se ottopolare). In questo modo il catetere risulta essere nello spazio epidurale per circa 10 cm, in modo da evitare dislocazioni. Nei primi tempi l'elettrocatetere era monopolare, mentre oggi si dispongono di prodotti quadripolari ed ottopolari. Attualmente si preferisce l'uso di cateteri ottopolari, poiché permettono una più completa e facile copertura della zona interessata dal dolore. Infatti si preferisce effettuare una stimolazione differenziata dei poli superiori da quelli inferiori, in modo da coprire due aree differenti rendendo più facile e più intensa la stimolazione midollare.

Anche sulle modalità di stimolazione non vi è completo accordo in letteratura, tuttavia la maggior parte degli autori ritiene opportuna una fase di prova (Hz 70-100, PW 210-300 msec, AMP tale da evocare parestesie e modo continuo), seguita da una fase definitiva ciclica (50 sec-2 min on, 2-4 min off).

Nell'angina pectoris refrattaria e nei pazienti vascolari, attualmente si utilizza la stimolazione dei primi tre poli (1+ 2- 3+) e degli ultimi tre (6+ 7- 8+): nei primi tre la stimolazione è prevalentemente simpatica, mentre la stimolazione degli ultimi tre (D1 e D2) coinvolge le vie nocicettive e così anche nei vascolari a livello toracico (D10-L1).

Le possibili complicanze, in base alla nostra esperienza si possono così riassumere come mostrato nella tabella seguente.

Tabella 1. Possibili conplicanze della SCS

Patologia	%
Dislocazione catetere monopolare	4
Dislocazione catetere quadri-ottopolare	2
Infezione	3
Rottura dei filamenti nell'elettrocatetere	10
Ematoma sottocutaneo	1
Malfunzionamento dei sistemi	2

Quasi tutti gli elettrocateteri monopolari a distanza di otto anni sono stati sostituiti per rottura. Le percentuali ottenute sono in linea con quelle rilevabili dalla letteratura.

Valutazione clinica

Il pain relief era valutato con il metodo della scala analogica visiva (VAS) e la diminuzione del dolore di oltre il 50% era considerata positiva. Nel paziente vasculopatico si considera efficace il trattamento quando si giungeva alla guarigione dell'ulcera cutanea ed alla diminuzione del dolore.

Conclusioni

Dalla letteratura recente e dalla nostra esperienza, si può così riassumere l'impiego della SCS rispetto alle indicazioni date da Simpson nel 1994 [3]:
1. risultati sicuri:
   - angina pectoris refrattaria
   - CRPS I e II
   - lesione del nervo periferico
   - vasculopatia non critica
2. risultati molto probabili:
   - vasculopatia periferica critica
   - FBSS
   - dolore perineale e vaginale
3. risultati incerti o poco probabili:
   - dolore nocicettivo
   - NPH
   - anestesia dolorosa
   - avulsione di plesso
   - arto fantasma.

In tutte le patologie con risultati incerti (punto 3), i pazienti necessitano, prima di un impianto definitivo, di un trial lungo e attento.

In ogni caso, la SCS è una tecnica reversibile che ha una bassa incidenza di complicanze; il miglioramento dei sistemi di stimolazione (cateteri ottopolari, sacrali ecc.) e della modalità di neurostimolazione potranno ancora progredire ulteriormente, portando così a risultati migliori.

Bibliografia

1. Shealey CN, Mortimer JT, Reswick JB (1967) Electrical inhibition of pain by stimulation of the dorsal column. Anesth Analg 46:45-47
2. Melzack R, Wall PD (1965) Pain mechanisms: a new theory. Science 150:971-979
3. Simpson BA (1994) Spinal cord stimulation. Pain Reviews 1:199-230
4. Mannheimer C, Augustinsson L-E, Carlsson C-A et al (1988) Epidural spinal electrical stimulation in severe angina pectoris. Br Heart J 59:56-61
5. Zuin G, Cazzin R, Pinato G et al (1996) Valore clinico della stimolazione spinale epidurale in pazienti con angina pectoris. Cardiostimolazione 14:20-26
6. Mobilia G, Zuin G, Zanco P et al (1998) Effetti della stimolazione spinale epidurale sul flusso miocardico regionale in pazienti con angina pectoris refrattaria. Uno studio con torriografia ad emissione di positroni. G Ital Cardiol 28:1113-1119
7. Zuin G, Di Pede F, Giada F et al (1999) Long-term anti-ischemic effects of spinal cord stimulation: a 48-hour ambulatory electrocardiogram monitoring study. In: Poceedings of the Congress of the European Society of Cardiology. Barcelona,166 [Abstract]
8. Hautvast RWM et al (1996) Effect of SCS on myocardial blood flow assessed by PET in patients with refractory angina pectoris. Am J Cardiol 77:462-467
9. Kumar K et al (1998) Epidural spinal cord stimulation for treatment of chronic pain – some predictors of success a 15-year experience. Surg Neurol 50:110-121
10. De La Porte C, Van de Kelft E (1993) Spinal cord stimulation in failed back surgery syndrome. Pain 52:55-61

L' elettroagopuntura

F. Ceccherelli, G. Gagliardi

Osservatorio per le Medicine non Convenzionali della Regione Veneto
Dipartimento di Farmacologia ed Anestesiologia, Università di Padova, A.I.R.A.S, Padova

Introduzione

L'agopuntura è una metodologia terapeutica originariamente basata su un corpus teorico tradizionalista olistico. Dagli anni sessanta la sperimentazione animale ed umana ha permesso di strutturare una conoscenza scientifica di tale terapia ed il tramite con cui si è arrivati a tale conoscenza è proprio l'elettroagopuntura (EA). L' applicazione di microcorrenti impulsate agli aghi infissi ha permesso di ottenere risultati migliori sia dal punto do vista sperimentale che clinico.

Recettori tessutali stimolati dall'ago

Alcuni studi sono stati effettuati con lo scopo di individuare le fibre che conducono lo stimolo riflessoterapico attivo sull'innalzamento della soglia del dolore.

Su questo punto è da ricordare l'autorevole opinione di Chang Hsiang Tung [1] che indica le fibre dei gruppi III e IV come le più attive nel determinare tale effetto.

Questa osservazione è stata confermata da Yan e coll. [2] che, operando sul coniglio mediante il blocco differenziale, prima delle fibre del I e II gruppo e successivamente di quelle del III e IV gruppo, hanno osservato un effetto analgesico della stimolazione agopunturale (innalzamento della soglia del dolore) solamente quando risultano funzionalmente integre le fibre del III e IV gruppo.

Detto risultato non permette di discriminare se le fibre del III e IV gruppo trasportino stimoli efficaci nella stessa misura nel determinare l'effetto riflessoterapico

Se si tiene conto dell'opinione di Chang Hsiang Tung [1], si può ragionevolmente concludere che la puntura dell'ago sembra funzionare mediante la stimolazione dei meccano-recettori cutanei ad alta soglia e lento adattamento dando luogo alla sensazione di dolore epicritico, puntorio, ben localizzato; l'afferenza centrale è assicurata dalle fibre A delta o del III gruppo.

Oltre ai recettori cutanei, giova sottolineare l'importanza dei recettori presenti nel tessuto muscolare.

Chiang e coll. [3] avevano osservato per primi che, bloccando il nervo afferente dalla cute del punto stimolato, non si abolisce l'effetto analgesico dell'agopuntura che invece viene bloccato del tutto dal blocco anestesiologico del tessuto profondo attorno all'ago.

I fusi neuromuscolari sono gli organi sensoriali del muscolo che più vengono interessati dalla stimolazione agopunturale elettrica, soprattutto quando, stimolando a bassa frequenza, si provoca una ritmico contrazione del muscolo.

Ceccherelli e coll. [4] hanno confermato nel ratto che la puntura muscolare è più efficace di quella superficiale nell'inibire il dolore misurato come volume dell'edema provocato dall'infiltrazione sottocutanea con capsaicina.

L'inserzione profonda degli aghi stimola molte strutture: cute, fascia muscolare, muscolo e strutture vascolari profonde, mentre con l' inserzione superficiale si stimola solamente la cute.

Vie centrali dell'afferenza agopunturale

Gli impulsi derivati da una stimolazione dolorifica vengono trasportati dalle fibre nervose afferenti Ad e C al corno dorsale del midollo spinale, dove, attraverso il rilascio di glutammato e di sostanza P (SP), vengono eccitati i neuroni delle lamine I e V. Attraverso le vie ascendenti specifica e non specifica del dolore (via spinotalamica laterale e via polisinaptica ascendente), l'afferenza nocicettiva viene integrata nei nuclei parafascicolare e centrolaterale del talamo aspecifico. Quando raggiungono la corteccia cerebrale, gli impulsi dolorifici danno origine alla sensazione dolorifica cosciente, Han e coll. [5].

A livello spinale, l'afferenza dolorosa percorre anche la via ascendente, contenuta nel fascicolo ventrolaterale che, come vedremo, è la stessa via percorsa dagli impulsi agopunturali.

La stimolazione derivante dall'EA o dalla stimolazione elettrica nervosa transcutanea (TENS) utilizza le fibre afferenti Ab e/o Ad, a seconda della modalità e dei parametri (frequenza ed intensità) di stimolazione impiegati, ed arriva al corno dorsale del midollo spinale. A questo livello, tali impulsi possono inibire direttamente la trasmissione di quelli dolorifici, probabilmente sopprimendo la liberazione di SP, da parte delle terminazioni delle fibre afferenti primarie sensitive, per mezzo dell'attivazione del sistema oppioide endogeno. Attraverso la via ascendente contenuta nel fascicolo ventrolaterale, gli impulsi agopunturali possono raggiungere, come quelli dolorifici, centri nervosi superiori. Fra questi ricordiamo: il nucleo magno del rafe ed il nucleo del rafe dorsale (nuclei del rafe), la materia grigia periacqueiduttale (PAG), il nucleo A1 del bulbo, il locus coeruleus, l'habenula, il nucleo arcuato dell'ipotalamo, l'area settale, il nucleo accumbens, l'amigdala, il nucleo caudato e la corteccia cerebrale, dai quali originano le vie di modulazione degli impulsi dolorifici [6-8].

Dal nucleo magno del rafe origina una via serotoninergica discendente, la quale, attraverso il fascicolo dorsolaterale, raggiunge il corno posteriore del midollo spinale. Dal nucleo del rafe dorsale trae origine anche una via serotoninergica ascendente che, attraverso il fascicolo mediale del proencefalo, si porta a diverse strutture del proencefalo, fra le quali il nucleo parafascicolare del talamo, l'habenula, l'amigdala. Inoltre, dallo stesso nucleo, fibre serotoninergiche si portano alla PAG [9-13].

La PAG invia fibre oppioidergiche ai suddetti nuclei del rafe ed al locus coeruleus [5].

Dal nucleo A1 del bulbo trae origine una via noradrenergica discendente che si porta al midollo spinale con le stesse modalità di quelle serotoninergica ed oppioidergica. Dal locus coeruleus originano una via noradrenergica ascendente, localizzata nei fasci ascendenti dorsale e ventrale (fascicolo mediale del proencefalo), la quale raggiunge la PAG ed alcune strutture del proencefalo, fra le quali l'habenula ed il nucleo accumbens, ed un sistema di fibre noradrenergiche che termina nei nuclei del rafe [14].

Il nucleo caudato invia fibre al nucleo prafascicolare del talamo ed, a sua volta, ne riceve dalla corteccia cerebrale [15].

L'attivazione da parte degli impulsi agopunturali delle vie discendenti serotoninergica, oppioidergica e noradrenergica può inibire la trasmissione degli impulsi dolorifici a livello del corno posteriore del midollo spinale e favorire, pertanto, l'analgesia agopunturale (AA). Tale azione favorente può essere esercitata anche dall'attivazione della via serotoninergica ascendente, tramite inibizione del nucleo prafascicolare [16].

L'AA può essere favorita anche dall'attivazione delle fibre oppioidergiche, che dalla PAG si portano ai nuclei del rafe, e delle vie afferenti alla PAG dalle strutture del proencefalo, tranne la via GABAergica [5].

Infine, l'attivazione delle fibre che dal nucleo caudato si portano al nucleo parafascicolare, tramite l'inibizione di quest'ultimo, può altresì favorire l'AA, così come l'attivazione delle fibre afferenti al nucleo caudato dalla corteccia cerebrale [15].

Agopuntura e neurotrasmettitori

Gli studi degli ultimi trent'anni hanno individuato con grande puntualità le basi neurochomiche dell'EA. Per i più importanti neurotrasmettitori e neuropeptidi è stato individuato il ruolo nell'analgesia dovuto a questo tipo di stimolazione.

Oppioidi endogeni

Le sperimentazioni effettuate, forse per l'eterogeneità dei modelli sperimentali utilizzati, o per la diversità della potenza e della frequenza di stimolazione impiegata e la variabilità delle dosi di naloxone somministrate, hanno fornito risultati discordanti.

Volontari sani sottoposti a tipi diversi di induzione dolorosa, come stimolazione elettrica della polpa dentaria [17] o iniezione di soluzione salina ipertonica nei ligamenti interspinosi [18], hanno riferito la scomparsa dell'effetto analgesico da agopuntura dopo somministrazione di naloxone.

Sjolund e coll. [19] hanno osservato in pazienti con dolore cronico benigno che il naloxone antagonizza l'azione antidolorifica dell'agopuntura per stimolazioni a bassa frequenza (2 Hz), ma non per stimolazioni ad alta frequenza (100Hz). Chapman e coll. [20] hanno viceversa ottenuto, su di un'analoga popolazione di malati, risultati diametralmente opposti nel senso che il naloxone antagonizza parzialmente l'azione analgesica della stimolazione ad alta frequenza, ma non quella della stimolazione a bassa frequenza [21].

Sperimentazioni animali sembrano confermare il coinvolgimento degli oppioidi endogeni nel meccanismo di insorgenza dell'AA.

l'AA si rivela molto meno marcata in gatti geneticamente carenti di recettori per gli oppioidi. Peets e coll. [22], anche se la loro soglia dolorifica ed il loro contenuto cerebrale di oppioidi non sono significativamente diversi da quelli degli animali di controllo.

Nella scimmia, il naloxone abolisce l'analgesia da stimolazione a bassa frequenza ma non modifica quella ad alta frequenza [23, 24]. Nel gatto sono stati registrati risultati del tutto analoghi oltre che con il naloxone, anche utilizzando altri antagonisti degli oppioidi quali il naltrexone, la ciclazocina e la diprenorfina [25-27].

Le aree cerebrali dove gli oppioidi endogeni agiscono come mediatori dell'agopuntura possono essere individuate con microiniezioni di naloxone. Nel coniglio, una significativa diminuzione dell'AA si verifica con iniezioni nella PAG, nell'habenula, nel septum, nel nucleo accumbens e nell'amigdala. L'iniezione di naloxone nella PAG ostacola non solo l'effetto analgesico dell'EA applicata ai punti dell'arto anteriore, ma anche quello determinato dalla stimolazione elettrica del nucleo caudato, suggerendo che le vie nervose che originano da tale nucleo possono determinare il rilascio di oppioidi endogeni nella PAG [14].

L'AA che, come abbiamo visto, si associa ad aumento del contenuto cerebrale di enchefaline, viene marcatamente potenziata dalla somministrazione ICV di D-fenilalanina, inibitore della carbossipeptidasi A, nel topo [28]. Ugualmente, l'iniezione ITh di bestatina, inibitore della aminopeptidasi, o di tiorfano, inibitore dell'encefalinasi, determinano nel ratto un marcato potenziamento dell'AA, e tale effetto può essere neutralizzato dal ME-antisiero e non dal LE-antisiero, somministrati per la stessa via [29].

L'analgesia da EA si associa anche al rilascio di dinorfina A (dyn A), soprattutto a livello del midollo spinale, dove sembra avere un ruolo importante nella mediazione della stessa. Infatti, la somministrazione ITh nel coniglio di dyn A-antisiero diminuisce l'analgesia da EA applicata ai punti della zampa posteriore, e ciò non si verifica quando lo stesso antisiero viene iniettato nella PAG [30].

Inoltre, l'effetto analgesico ottenuto con l'iniezione di morfina nella PAG viene ostacolato dal dyn A-antisiero somministrato per via ITh, e questo dato indica che la dinorfina è un neuromediatore, a livello spinale, della via discendente inibitoria del dolore, che dalla PAG raggiunge il midollo spinale [29].

L'analgesia indotta dalla dyn A presenta una certa resistenza al blocco da naloxone. Infatti, se l'analgesia viene prodotta nel ratto con la somministrazione ITh di morfina o di dyn A, il naloxone, somministrato per la stessa via, mentre abolisce completamente l'analgesia da morfina (MA), determina solo un blocco incompleto di quella da dyn A. Ciò sarebbe dovuto all'attivazione a livello spinale, da parte della dyn A, dei recettori k-oppioidi, per i quali la morfina ha scarsa affinità. Ugualmente, non si manifesta tolleranza crociata fra morfina e dinorfina A, e ratti con acquisita tolleranza a quest'ultima dimostrano tolleranza crociata all'oppioide k-agonista etilchetociclazocina [31].

La dinorfina B (dyn B), un neuropeptide derivato dallo stesso precursore della dyn A, la pre-prodinorfina, dimostra avere caratteristiche simili a quelle della dyn A [32].

Anche nell'animale, la frequenza di stimolazione dell'EA è importante nel determinare il rilascio differenziale degli oppioidi endogeni [29].

L'analgesia prodotta nel ratto dalla EA a bassa frequenza di stimolazione (2Hz) viene totalmente abolita dalla somministrazione per via SC di 1 mg/kg di naloxone. L'analgesia prodotta con EA ad alta frequenza (100 Hz), mentre si dimostra del tutto resistente alla somministrazione SC della stessa dose di naloxone, risulta soppressa solo quando la dose dello stesso viene aumentata a 10-20 mg/kg [33]. Questi dati suggeriscono che l'effetto analgesico dell'EA ad alta frequenza possa-essere mediato da recettori oppioidi relativamente resistenti al blocco determinato dal naloxone, come i recettori k-oppioidi, i quali vengono attivati dalle dinorfine [29].

L'effetto analgesico dell'EA con 2 Hz di frequenza si associa, nel ratto, ad un aumento di ME nel perfusato di midollo spinale, e ciò non si verifica nell'analgesia da EA con 100 Hz di frequenza, la quale, peraltro, determina un aumento di dyn A e dyn B nel perfusato medesimo. Questi risultati indicano che l'effetto analgesico dell'EA con 2 Hz e 100 Hz di frequenza viene mediato, a livello spinale, dal rilascio di ME e di dinorfina A e B, rispettivamente, attivando la prima i recettori d-oppioidi, le seconde quelli k-oppioidi [29].

Per quanto riguarda il sistema β-endorfinico, con la distruzione del nucleo arcuato dell'ipotalamo, ottenuta somministrando al ratto neonato del glutammato monosodico, al decremento del contenuto cerebrale di β-endorfina, si associa un'importante diminuzione dell'analgesia prodotta dalla EA a bassa frequenza (2 e 15 Hz), ma non di quella prodotta dalla EA ad alta frequenza (100 Hz) [29].

Si può pertanto concludere che l'analgesia da EA a bassa frequenza dipende dal rilascio di β-endorfina a livello cerebrale e di ME a livello cerebrale e spinale, mentre l'analgesia da EA ad alta frequenza è mediata dalle dinorfine rilasciate a livello del midollo spinale [29].

Serotonina

Alterazioni indotte nel nucleo magno del rafe indotte da iniezione di soluzioni ipertoniche [34] o dalla somministrazione di 5-6-diidrossitriptamina in conigli [35]. Anche la somministrazione intraperitoneale di paraclorofenilalanina (p-PCA), sostanza che inibisce la sintesi di serotonina, abolisce l'azione analgesica agopunturale [35], come anche l'azione modulante sull'infiammazione neurogena sperimentale da iniezione sottocutanea di capsaicina nella zampa di ratto [36]. Nel ratto trattato con dosi scalari di p-CPA è stato evidenziato un rapporto lineare fra abbassamento dei livelli centrali si serotonina ed analgesia da agopuntura [37].

Effetto analogo si ottiene con il blocco dei recettori serotoninergici mediante somministrazione di ciproeptadina nel coniglio [35].

Per contro, la somministrazione di un precursore della serotonina, il 5-idrossitriptofano, induce un parallelo aumento della concentrazione cerebrale del neurotrasmettitore e dell'analgesia da stimolazione agopunturale [16].

Si è osservato nel ratto un aumento della serotonina e del suo metabolita principale, l'acido 5-idrossi-indolacetico a livello dei nuclei del rafe e del midollo spinale dopo agopuntura [16]; è da sottolineare il fatto che l'aumento della serotonina cerebrale si realizza solamente negli animali che manifestano una risposta analgesica ottimale alla agopuntura, e manca negli altri.

Noradrenalina

Nel ratto è stata osservata diminuzione del contenuto cerebrale di noradrenalina dopo agopuntura [38].

Indagini condotte sul turnover della noradrenalina hanno evidenziato come la sua diminuzione dopo agopuntura sembri essere conseguenza di un'aumentata utilizzazione piuttosto che di una ridotta biosintesi del mediatore [39]; ipotesi questa che trova conferma nell'aumento della frequenza di scarica dei neuroni del locus coeruleus dopo elettrostimolazione [40].

La spiegazione più probabile dell'effetto antagonista proprio della noradrenalina nei confronti dell'analgesia provocata dalla stimolazione agopunturale è da individuarsi nell'azione inibitoria svolta dal mediatore sui neuroni dei nuclei del rafe. Si è visto infatti che la degenerazione delle fibre noradrenergiche afferenti al nucleo magno del rafe esalta l'effetto analgesico dell'agopuntura.

Dopamina

La stimolazione con EA determina nel ratto un aumento generale del contenuto cerebrale di dopamina (DA) e dell'acido omovanillico, prodotto finale del suo metabolismo, mentre nel coniglio non si verificano al riguardo variazioni significative [14].

La somministrazione ICV di spiroperidolo, un antagonista recettoriale della DA, determina nel coniglio un potenziamento dell'AA. Al contrario, tale effetto analgesico diminuisce con la somministrazione di apomorfina, un DA-agonista, oppure di L-dopa, il precursore della DA [41].

La DA cerebrale sembra dunque esercitare un'azione inibitoria sull'AA. Tuttavia, altri studi riportano che l'aloperidolo non sembra potenziare l'AA nel ratto e nel topo, mentre l'apomorfina potenzierebbe tale analgesia nel ratto. Rimangono, pertanto, incertezze sul ruolo svolto dalla DA nell'AA [14].

Acetilcolina

Durante l'AA si verifica un significativo aumento del rilascio di acetilcolina (Ach) a livello del nucleo caudato [42].

Un potenziamento dell'AA si ottiene, nel ratto, con la somministrazione SC di eserina, un inibitore della colinesterasi, verosimilmente per una aumentata disponibilità di Ach a livello del SNC, mentre un'attenuazione di tale analgesia si verifica con l'iniezione ICV di emicolina, un inibitore della sintesi dell'Ach [14].

Microiniezioni di eserina nel nucleo caudato e nell'area settale aumentano l'AA, mentre il blocco dei recettori muscarinici ottenuto con microiniezioni di scopolamina nelle stesse regioni diminuiscono tale analgesia [42].

Tutti questi risultati suggeriscono che l'Ach centrale esercita un'azione facilitatoria nella mediazione dell'AA [14].

GABA

L'acido g-aminobutirrico (GABA) è un neurotrasmettitore inibitorio distribuito ovunque nel SNC. Per quanto riguarda il ruolo del GABA nell'AA, i risultati ottenuti da diversi studi presentano delle contraddizioni, come verrà di seguito illustrato. Si ritiene, comunque, che l'azione del GABA nella AA possa essere diversa nelle varie regioni del SNC [8].

La somministrazione sistemica nel ratto di acido 3-mercaptopropionico (3-MP), un inibitore della sintesi e del rilascio del GABA, potenzia in modo marcato l'analgesia da EA e la MA, effetto che può essere contrastato dall'acido aminoossiacetico (AOAA), un inibitore della GABA transaminasi. Dopo l'iniezione IP di quest'ultimo, all'aumento del contenuto cerebrale di GABA, si associa la soppressione dell'effetto analgesico da EA, ed a tale azione si oppongono la bicucullina (BIC), un GABA-antagonista, e la isoniazide, un inibitore della sintesi del GABA [43].

Tutti questi risultati dimostrano che il GABA cerebrale è un antagonista dell'analgesia da EA [29].

Conclusioni

L'EA rappresenta certamente la parte più scientifica della riflessoterapia; è molto difficile trovare una terapia fisica che sia stata studiata con analoga profondità e risorse.

L'aspetto della ricerca scientifica che va ancora potenziato riguarda gli studi clinici randomizzati e controllati in doppio cieco per individuare le sue indicazioni cliniche, mettendo a punto dei protocolli sempre più personalizzabili al singolo quadro sindromico ed al singolo paziente anche mediante l'intervento con farmaci agonisti.

Ringraziamenti

Si ringrazia l'Osservatorio per le Medicine non Convenzionali delle Regione Veneto per la collaborazione alla presente pubblicazione.

Bibliografia

1. Chang Hsiang Tung (1978) Neurophysiological basis of acupuncture analgesia. Scientia Sinica 21:830-845
2. Yan Z, Zonglian H (1989) The peripheral patway of afferent impulses in traditional acupuncture analgesia. Shmerz/Pain/Douleur 10:15-18
3. Chiang CY, Chang CT, Chu HL, Yang LF (1973) Peripheral afferent pathway for acupuncture analgesia. Scientia Sinica 16:210-217
4. Ceccherelli F, Gagliardi G, Visentin R, Giron GP, (1998) Effects of deep vs superficial stimulation of acupuncture on capsaicin-induced edema. A blind controlled study in rats. Acupunct-Electrother-Res 23:125-134
5. Han JS, Tang J, Ren MF et al (1980) Central neurotransmitters and acupuncture analgesia. Am J Chim Med 8(4): 331-348
6. Scherder EJA, Bouma A (1993) Possible role of the nucleus raphe dorsalis in analgesia by peripheral stimulation: theoretical considerations. Acupunct Electrother Res 18: 195-205
7. Jessel TM, Iversen LL (1977) Opiate analgesics inhibit substance P release from rat trigeminal nucleus. Nature 268: 549-551
8. Zhu L, Li Ch, Ji Ch, Yu Q (1990) Involvement of GABA in acupuncture-induced segmental inhibition. Eur J Pain 11:114-118
9. Bobillier P, Seguin S, Petitjean F et al (1976) The raphe nuclei of the cat brain stem: a topographical atlas of their efferent projections as revealed by autoradiography. Brain Res 113:449-486
10. Bowker RM, Westlund KN, Coulter JD (1981) Origins of serotonergic projections to the spinal cord in rats. An immunocytochemical-retrograde transport study. Brain Res 226:187-199
11. Jones SL, Gebhart GF (1987) Spinal pathways mediating tonic, coerulospinal and raphespinal descending inhibition in the rat. J Neurophysiol 58:138-159
12. Aghajanian GK, Rosecrans JA, Sheard MH (1966) Serotonin release in the forebrain by stimulation of midbrain raphe. Science 156:402-403
13. Andersen E, Dafny N (1983) An ascending serotonergic pain modulation pathway from the dorsal raphe nucleus to the parafascicularis nucleus of the talamus. Brain Res 269:57-67
14. Han JS, Terenius L (1982) Neurochemical basis of acupuncture analgesia. Ann Rev Pharmacol Toxicol 22:193-220
15. Chen G, Jiang C, Li S et al (1982) The role of the human caudate nucleus in acupuncture analgesia. Acupunct Electrother Res 7:255-265
16. Han JS, Chou PH, Lu CC et al (1979) The role of central 5-hydroxy-tryptamine in acupuncture analgesia. Scientia Sinica 22: 91-104
17. Mayer DJ, Price DD, Rafii A (1977) Antagonism of acupuncture analgesia in man by the narcotic antagonist naloxone. Brain Res 121, 368-372
18. Zhon SC, Wang EQ, Wang H, Kang YP (1980) The influence of acupuncture on the experimental deep and referred pain. Advances in acupuncture and acupuncture anesthesia, Bejing People's Med Pubi. House 367-371
19. Sjölund B, Eriksson M (1979) The influence of naloxone on analgesia produced by peripheral conditioning stimulation. Brain Res 173:295
20. Chapman CR, Benedetti C (1977) Analgesia following transcutaneous electrical stimulation and its partial reversal by a narcotic antagonist. Life Sci 21:1645-1651
21. Chapman CR, Colpitts YM, Benedetti C et al (1980) Evoked potential assessment of acupuncture analgesia: attempted reversal with naloxone. Pain 9:183-187

22. Peets JM, Pomeranz B (1978) CXBK mice deficient in opiate receptors show poor electroacupuncture analgesia. Nature 273:675-676
23. Huang Y, Wang QW, Zeng J et al (1980) Analgesic effects of acupuncture and its reversal by naloxone as shown by the method of operant conditioning response in monkeys. Advances in Acupuncture and Acupuncture Anesthesia, Beijng, People's Med, Publ House 483-486
24. Sandrew BB, Yang RCC, Wang SC (1977) Electroacupuncture analgesia in monkeys: a beahavioral and neurophysiological assessment. Fed Proc 36:561
25. Cheng RS, Pomeranz BM (1980) Electroacupuncture analgesia is mediated by stereospecific opiate receptors and is reversed by antagonists of type I receptors. Life Sci 26: 631-638
26. Pomeranz BM, Cheng R (1979) Suppression of noxius responshes in single neurons of cat spinal cord by electroacupuncture and its reversal by opiate antagonist naloxone. Exp Neurol 64:327-341
27. Pomeranz B M, Chiu D (1982) Naloxone blocks acupuncture analgesia produced by perypheral conditioning stimulation. Brain Res 295-30
28. Cheng RSS, Pomeranz B (1980) A combined treatment with D-amino acid and electroacupuncture produces a greater analgesia than either treatment alone: Naloxone reverse these effects. Pain 8:231-236
29. Han J (1988) Central neurotransmitters and acupuncture analgesia. In: Pomeranz B., Stux G (eds.) Scientific Bases of Acupuncture. Springer-Verlag, Berlin Heidelberg New York, pp 7-33
30. Han JS, Xie GX (1984) Dynorphin: important mediator for electroacupuncture analgesia in the spinal cord of the rabbit. Pain 18:367-376
31. Han JS, Xie CW (1984) Dynorphin: potent analgesic effect in spinal cord of the rat. Sci Sin (B) 27:169-177
32. Han JS, Xie GX, Goldstein A (1984) Analgesia induced by intrathecal injection of dynorphin B in the rat. Life Sci 34:1573-1579
33. Han JS, Ding XZ, Fan SG (1986) The frequency as the cardinal determinant for electroacupuncture analgesia to be reversed by opioid antagonists. Acta Physiol Sin 38:475-482
34. Kaada B, Jorum E, Saguolden T, Ansethowoen T (1979) Analgesia induced by trigeminal nerve stimulation (electroacupuncture) abolished by nuclei raphe lesions. Acup Electrother Res Int J 4:221-228
35. McLennan H, Gilfillan K, Heap V (1977) Some pharmacological observations on the analgesia induced by acupuncture in rabbits. Pain 229-238
36. Ceccherelli F, Gagliardi G, Visentin R et al (1999) The effect of parachlorophenylalanine and naloxone on acupuncture and electroacupuncture modulation of capsaicin-induced neurogenic edema in the rat hind paw. A controlled blind study. Clinical and Experimental Rheumatology 17:655-662
37. Toda K, Ichioka M (1978) Electroacupuncture: relations between forelimb afferent impulses and suppression of jaw-opening reflex in the rat. Exp Neurol 61:465-472
38. Ng LKY, Thoa NB, Dothitt TG et al (1974) Decrease in brain neurotransmitters and elevation of foodshock-induced pain threshold following repeated electrostimulation of putative acupuncture loci in rats. Am J Clin Med 2:336-343
39. Han JS, Guan XM, Shu JM (1979) Study of central norepinephrine turnover rate during acupuncture analgesia in the rat. Acta Phisiol Sin 31:11-23
40. Wu BJJ, Wu FJJ, Xu LR, Wu HZ (1980) The effect of electroacupuncture on the unit discharge of rat locus coeruleus. Advances in Acupuncture and Acupuncture Anesthesia, Beijng, People's Med Publ House 356-357

41. Han JS, Ren MF, Tang J et al (1979) The role of central catecolamines in acupuncture analgesia. Chin Med J 92:793-800
42. Shaofen X, Xiaoding C, Wanying M et al (1989) Effect of combination of drugs with acupuncture on analgesic efficacy. Acupunct Electrother Res 14:103-113
43. Fan SG, Qu XC, Zhe QZ, Han JS (1982) GABA: antagonistic effect on electroacupuncture analgesia and morphine analgesia in the rat. Life Sci 31:1225-1228

La stimolazione elettrica nella terapia del dolore tra EBM ed acquisizioni di base

D. Beltrutti[1], A. Lamberto[2]

[1] Servizio di Anestesia e Rianimazione, Centro del Dolore, Ospedale S. Spirito - ASL 18, Bra
[2] Centro di Algologia, Azienda Ospedaliera Santa Croce e Carle, Cuneo

Introduzione

La stimolazione elettrica spinale, nota anche nelle fasi iniziali come DCS (dorsal column stimulation) e successivamente sotto le sigle SCS (spinal cord stimulation) ed ESES (epidural space electrical stimulation), è un esempio di come una teoria neurofisiologica, ancorché innovativa come lo è stata la gate-control theory (GCT) negli anni '60, sia riuscita a dare grande impulso non solo alle ricerche di base, ma anche alle ricerche applicate in campo industriale.

Furono alcune industrie statunitensi ad intuire, ad investire molto ed a scommettere sulla bontà di questa teoria e su tutto quello che ne sarebbe derivato. Fu l'industria a capire subito quale possibilità terapeutiche e di mercato si stavano aprendo.

Mentre, da un lato, nel mondo scientifico internazionale si trovavano conferme alla GCT, il mondo dell'industria dell'alta tecnologia si prodigava a realizzare a tempo di record attrezzature idonee a mettere in pratica quanto proposto dalla teoria stessa.

Furono proprio i primi risultati, incoraggianti e forse perfino sorprendenti, degli anni pionieristici della DCS a dare conferma clinica e risonanza scientifica alla teoria di Melzack e Wall ed a fare decollare una modalità terapeutica che solo qualche anno prima sarebbe stata considerata "cosa da fantascienza".

In poco tempo si resero disponibili sul mercato elettrodi da fissare sui cordoni posteriori durante un intervento neurochirurgico e successivamente da impiantare per via percutanea. L'introduzione di tecniche percutanee faceva poi avvicinare alla metodica, usualmente neurochirurgica, specialisti provenienti da altre discipline come gli anestesisti. La risposta del mercato alla nuova teoria fu così rapida da fare pensare che, forse, i tempi non erano del tutto maturi per un tale salto. Certamente i primi impianti furono eseguiti in un momento decisamente "in avanti" rispetto ai tempi.

Va ricordato che, mentre la GCT di Melzack e Wall viene pubblicata nel 1965, il lavoro clinico preliminare di Shealy è di solo due anni dopo. Dopo solo due anni erano già disponibili i primi risultati clinici relativi ad una metodica estremamente innovativa che si rifaceva a conoscenze di neurofisiologia che tra gli stessi specialisti erano ancora alquanto oscure.

Solo la serietà dei ricercatori, l'impostazione estremamente corretta e rigorosa data dalla ditta produttrice, unitamente al costo elevato della metodica hanno impedito di vanificare e fare dissolvere la tecnica quando, dopo i primi entusiastici lavori, ci si confrontò con i primi problemi e con i primi insuccessi.

La SCS è stata una terapia rivoluzionaria, una scommessa giocata e vinta, basata su una teoria anch'essa rivoluzionaria. Il termine pare appropriato poiché dalla farmacologia, unica metodologia allora disponibile per la cura dei dolori in associazione con le terapie di blocco nervoso si passava alla neurofisiologia, alla fisica, all'elettronica. La realizzazione di un impiantato di stimolazione a livello spinale ha significato non più perseguire la strada del blocco delle afferenze periferiche, come si faceva con i blocchi anestetici o neurolitici, ma della neuromodulazione delle stesse.

In questi trent'anni la SCS non solo ha resistito, ma anzi si è affermata sullo scenario del controllo del dolore persistente e refrattario. La metodica continua a beneficiare del costante e continuo progresso tecnologico che si è avuto negli ultimi anni nel campo dei materiali, della componentistica, delle batterie di lunga durata. Inoltre, le esperienze cliniche fatte a livello mondiale hanno funzionato come guida per apportare alcune modifiche, per migliorare le indicazioni e perfezionare i criteri di inclusione e di esclusione.

Anche se siamo nel villaggio globale, la SCS presenta indicazioni leggermente diverse nel vecchio e nuovo mondo. In Europa si continua ad impiantare di più per il PVD, mentre negli USA per dolori post-laminectomia (FBSS) anche se pare che il divario si vada appianando.

La base teorica

Va ricordato che fino agli anni '60 la teoria neurofisiologica dominante e persistente da alcuni secoli era quella della specificità, secondo la quale vi era una connessione chiara e statica tra la periferia ed il SNC. Melzack e Wall cercarono di dare risposte ad alcuni interrogativi giacenti senza risposta da molti anni. Rifacendosi all'esperienza nordamericana, alcune risposte erano attese fino dai tempi della guerra tra gli Stati. Era di quel tempo, infatti, l'osservazione che i militari feriti da un colpo di fucile sviluppavano una causalgia caratterizzata da un dolore tremendo e duraturo che insorgeva dopo un semplice sfregamento della cicatrice.

Ci si chiedeva anche come mai la lesione dei nervi periferici, la famosa alcolizzazione in voga molto agli inizi del secolo, non fosse in grado di alleviare il dolore in modo duraturo. Ci si chiedeva come mai, anche dopo la distruzione di un nervo nel tentativo di controllare un dolore severo, esso tornava a fare male ed anzi spesso il dolore era peggiore di quello che c'era prima.

La risposta di Melzack e Wall fu che tutta la trasmissione che dalla periferia va verso il centro, sia sensazioni normali che dolore, passa attraverso un "cancello" situato nella sostanza gelatinosa in cui gli stimoli periferici vengono modulati. In particolare, vi sarebbe un'apertura selettiva del cancello da parte di impulsi viaggianti sulle fibre C amieliniche ed una chiusura del cancello ad opera di impulsi viaggianti nelle fibre A-ß, fibre mieliniche più grandi. La GCT negli anni ha avuto anch'essa qualche rimaneggiamento. Oggi, nell'ultima versione della GCT, si riconosce anche il ruolo di una modulazione discendente dal cervello e come fattori psicologici, la memoria, la personalità, la cultura, ecc. siano in grado di modificare la percezione del dolore.

L'analgesia da stimolazione

La SCS, secondo quanto si ricava dalla GCT, dovrebbe stimolare ed attivare le fibre A-ß, a largo diametro, mielinizzate, capaci di bloccare il passaggio di impulsi nelle fibre C di piccolo diametro ed amieliniche. A differenza del TENS, la DCS ha solo una remota possibilità di stimolare le fibre motorie. Ciò può avvenire solo quando l'elettrodo stimolante è malposizionato, nello spazio peridurale anteriore od in prossimità della radice anteriore.

Se l'elettrodo è posizionato correttamente nello spazio peridurale posteriore il campo elettrico generato determina una stimolazione ortodromica ed antidromica delle colonne dorsali senza effetti motori. Le parestesie possono essere avvertite dal paziente su un'area ampia: per la regione lombare spesso comprende tutto un arto. Ciò deriva dal fatto che le fibre afferenti primarie convergono da un'area anatomica più ampia. Quando invece il paziente avverte la stimolazione su di un'area di tipo metamerico, ciò è dovuto alla contemporanea stimolazione da parte del catodo stimolante di una o più radici, della DREZ area, del corno dorsale.

Di solito tale stimolazione segmentaria avviene prima della DCS, in quanto l'attivazione delle fibre della radice dorsale richiede una energia di attivazione che è circa il 50% in meno.

Alla ricerca di evidenze

A partire dagli anni sessanta molti sono stati gli studi su pazienti impiantati con SCS. Nella più gran parte si è trattato però di studi retrospettivi, a volte aneddotici, di solito con un disegno di ricerca modesto, basato su dati desunti da cartelle cliniche a volte di anni prima.

Comunque, gli studi prospettici randomizzati e controllati esistono, anche se non una pletora, e sono assolutamente incoraggianti. L'efficacia clinica è statisticamente significativa quando vi è una corretta selezione dei pazienti, quando l'impianto è eseguito da mani esperte, quando la SCS viene confrontata con altre metodologie terapeutiche in studi prospettici randomizzati e controllati.

E' così per l'angina pectoris (by-pass coronarico verso SCS), per la FBSS (SCS verso tecniche chirurgiche), per l'ischemia critica dell'arto (terapia medica più SCS verso terapia medica sola), per la neuropatia diabetica (terapia medica più SCS verso terapia medica da sola), ecc.

Alcuni studi, poi, sono stati condotti non solo sull'efficacia clinica, ma anche sulla minimalizzazione dei costi a parità di risultati. Sappiamo come questi studi siano importanti tanto più oggi, in periodi di recessione e quando si parla di una tecnica che nell'immaginario collettivo dei nostri economi è una tecnica carissima.

A riguardo vi è lo studio di Bel e Bauer condotto per due anni su 14 pazienti colpiti da FBSS i quali furono impiantati dopo avere loro stessi pagato l'impianto. Gli autori, nel periodo esaminato, hanno analizzato il livello di analgesia ottenuto, la ripresa del lavoro, la riduzione nell'assunzione di farmaci ed i costi sanitari. La conclusione fu che la DCS, nonostante le apparenti spese iniziali, porta ad una riduzione delle spese totali quando si prenda come paragone le spese sostenute per il trattamento di casi simili con altre metodologie terapeutiche.

Vi è poi lo studio di Kupers e collaboratori. Questo gruppo ha valutato l'efficacia della SCS sulla popolazione belga nel periodo 1983-1992. Dalle risultanze emergono tre indicazioni. Se si prende come successo il ritorno al lavoro esso è molto basso. Se ci si basa sulle valutazioni soggettive del paziente, nello studio in oggetto, la percentuale di successo era intorno al 52% a 40 mesi dall'impianto. Se si tiene conto delle valutazioni psicologiche e psichiatriche la percentuale di successo sale in modo significativo.

Nel 1997 Bell, Kidd e North hanno riferito, a seguito di indagine specifica, che per quei pazienti affetti da FBSS per i quali la SCS si era dimostrata efficace, le spese per l'impianto si ripagavano in 2,1 anni.

Gupta e coll. riportano un altro studio importante, effettuato dalla ECRI, un'organizzazione indipendente americana no-profit, la quale ha esaminato 200 pazienti affetti da FBSS. Essi hanno valutato per 5 anni i costi e l'efficacia della SCS e di altri trattamenti giungendo alla conclusione che nel FBSS non c'è nulla di così efficace come la SCS. In particolare i costi degli impianti e dei controlli erano comunque inferiori rispetto a quelli sostenuti dai pazienti trattati con altri mezzi.

Conclusioni

Non paiono esserci dubbi sul fatto che la SCS dia risultati evidenti e persistenti in patologie particolari e su una popolazione di pazienti selezionati. Tra i vantaggi va ricordata la reversibilità della metodologia in quanto non neurolesiva o distruttiva. Mentre nel passato si era convinti che gli insuccessi fossero dovuti solo a problemi tecnici (malposizionamento, errori di configurazione degli elettrodi, ecc.), oggi si è certi che non tutti i pazienti che hanno indicazioni cliniche debbano e possano essere impiantati. In altre parole, il successo non dipende solo da quanto è bravo l'operatore, ma anche da quanto è collaborante il paziente.

La SCS, va ricordato, è una tecnica di neuromodulazione in cui non vengono aboliti impulsi dalla periferia, ma vengono soltanto riaggiustati in modo da renderli più accettabili e non dolorosi. Una collaborazione col paziente è fondamentale così come sono fondamentali alcune caratteristiche del paziente dal punto di vista psicologico. Oggi si è d'accordo nel fissare il successo ad una riduzione del VAS del 50%, ma non solo questo: oltre ad un buon livello di analgesia si richiede anche un incremento delle funzioni ed un miglioramento delle qualità di vita.

Molte cose si sanno sui meccanismi d'azione della SCS ed inoltre i set sono migliorati, gli introduttori sono migliorati, senza parlare della amplificazione di brillanza che ci permette di vedere sempre meglio. Non dobbiamo tuttavia pensare che la SCS sia un qualche cosa da "provare" a fare, magari "in corpore vili". Non è certo per protezionismo: questa riflessione nasce dal fatto che la letteratura riporta anche casi di ematoma peridurale, di ascesso peridurale. Siccome le complicanze sono possibili, e spesso sono anche serie, il medico impiantatore deve essere adeguatamente preparato a riconoscere prontamente gli eventi negativi e prima ancora a prevenire con il suo comportamento all'epoca dell'impianto l'insorgenza delle stesse.

Il paziente deve essere valutato da uno psicologo attentamente prima dell'impianto. Ciò favorirà la riduzione di sequele medico legali successivamente. Va ricordato che, come in altre tecniche sofisticate di controllo del dolore, anche con la SCS il paziente viene per così dire "sposato" dal Centro nel senso che da quel momento a cadenza più o meno regolare il paziente dovrà presentarsi ai controlli.

Solo coloro che hanno una lunga esperienza d'impianto possono confermare che la vera difficoltà dell'impianto inizia dopo lo stesso nei costanti e ripetuti controlli

Letture consigliate

Bell GK, Kidd D, North RB (1997) Cost-effectiveness analysis of spinal cord stimulation in treatment of failed back surgery syndrome. J Pain Symptom Manage 13:286-295

Bel S, Bauer BL (1991) Dorsal Column stimulation (DCS): cost to benefyt analysis. Acta Neurochir Suppl (Wien) 52:121-123

Burkiel K, Anderson V et al (1996) Prospective multicentric study of spinal cord stimulation for relief of chronic back and extremity pain. Spine 21:2786-2794

Gupta MA, Staats PS, North R (2000) Spinal cord and peripheral nerve stimulation. In: Prithvi Raj P (ed.) Practical management of pain. 3rd Ed. Mosby, St. Louis

Jessurun GA, DeJongste MJ et al (1999) Clinical follow-up after cessation of chronic electrical neuromodulation in patients with severe coronary artery disease: a prospective randomized controlled study on putative involvement of sympathetic activity. Pacing Clin Electrophysiol 22:1432-1439

Jivegard LE, Augustinsson LE et al (1995) Effects of spinal cord stimulation (SCS) in patients with inoperable severe lower limb ischaemia: a prospective randomised controlled study. Eur J Vasc Endovasc Surg 9:421-425

Kupers RC, Van der Oever et al (1994) Spinal cord stimulation in Belgium: a nation-wide surveyn the incidence, indications and therapeutic efficacy by the health insurer. Pain 56:211-216

Spincemaille GH, Klomp HM et al (2000) Pain and quality of life in patients with critical limb ischaemia: results of a randomized controlled multicentre study on the effect of spinal cord stimulation. ESES study group. Eur J Pain 4:173-184

Ten Vaarwerk IA, Staal MJ (1998) Spinal cord stimulation in chronic pain syndromes. Spinal Cord 36:671-682

Ubbink DT, Spincemaille GH et al (1999) Microcirculatory investigations to determine the effect of spinal cord stimulation for critical leg ischemia: the Dutch multicenter randomized controlled trial. J Vasc Surg 30:236-244

La stimolazione della corteccia motoria nel dolore centrale cronico

A. Dario

Centro di Neurostimolazione, Divisione di Neurochirurgia, Ospedale di Circolo, Fondazione Macchi, Varese

Introduzione

Il dolore centrale cronico è un dolore che insorge a seguito di una lesione del sistema nervoso centrale (SNC) ovvero del nevrasse (IASP, 1986). Tale tipo di dolore spesso è associato con lesione completa o parziale delle vie somatosensoriali, in particolare, la lesione del tratto spinotalamico è associata con alterazione della sensibilità termica e dolorifica; la sindrome dolorosa centrale più nota è quella talamica, caratterizzata da emiparesi con dolore di solito urente, continuo, localizzato all'emisoma controlaterale alla lesione, iperpatia e allodinia localizzate nell'area sensitiva deficitaria. Poiché tali tipi di dolore sembrano essere dovuti ad un interazione patologica tra informazioni non nocicettive e neuroni nocicettivi deafferentati, probabilmente tramite connessioni neuronali aberranti, e poiché la stimolazione talamica è stata riportata essere efficace sulle lesioni del sistema nervoso periferico, appare logico utilizzare una stimolazione ad un livello più rostrale al sito deafferentato del SNC.

Basandosi su queste considerazioni, Tsubokawa e coll. [1] hanno iniziato a considerare gli effetti della stimolazione della corteccia cerebrale nei pazienti con algie di origine talamica pubblicando i risultati nel '91 e '93.

Selezione dei pazienti

Prima di procedere all'impianto di un neurostimolatore epidurale sulla corteccia motoria precentrale controlaterale alla sede del dolore, è necessario sottoporre il candidato ad una valutazione neurologica, farmacologica e di imaging per poter predire con ponderata sicurezza se l'impianto abbia i presupposti per poter funzionare. La prima selezione è innanzitutto la farmacoresistenza o l'intolleranza farmacologica alle mono o politerapie mediche basate sull'utilizzo di GABAergici quali il Baclofen, di anticomiziali di seconda generazione quali Gabapentin e Lamotrigina e di antidepressivi. L'esame neurologico che dimostra il grado di compromissione del sistema motorio può predire il risultato a distanza [2]; la somministrazione di morfina e.v. al dosaggio di 3 mg ogni 5 minuti fino a 18 mg e di ketamina e.v. 5 mg ogni 5 minuti fino a 25 mg [3] ha dimostrato risultati positivi a distanza nei casi responsivi alla ketamina e resistenti alla morfina; noi utilizziamo anche la somministrazione in bolo e.v. di 0.2 mg/Kg di propofol per la valutazione della diminuzione al dolore [4]. Se il test è positivo, vi è indicazione all'impianto dello stimolatore. Durante tale test utilizziamo un'acquisizione di tomografia ad emissione di singlolo fotone (SPECT) con PAO, somministrando il radiofarmaco alla diminuzione del dolore o entro 5 minuti dal bolo di diprivan ed avendo avuto cura nei giorni precedenti di effettuare una SPECT basale [5]. L'esame basale può dimostrare una diminuzione di flusso a livello corticale motorio o a livello talamico che di solito, con il miglioramento algico dopo propofol, dimostra una riperfusione della zona ipoperfusa: questo dato è, a nostro avviso, una ulteriore prova a favore dell'indicazione chirurgica. È importante una valutazione con risonanza magnetica (RM) encefalo o spinale per la precisazione anatomica e l'estensione del danno causa delle algie.

Tecnica chirurgica

Il paziente viene sottoposto ad una RM di centratura della corteccia precentrale che corrisponde all'area somatotopica interessata dalle algie, quindi, utilizzando le coordinate di un neuronavigatore o di punti di riferimento esterni, viene praticata, in anestesia locale, un'incisione cutanea sopra l'area bersaglio. Eseguito un foro di trapano o una piccola craniectomia centrata sull'area bersaglio, si testa il corretto posizionamento sulla superficie durale valutando ai potenziali evocati somatosensoriali l'onda N20: essa diventa positiva allorché si passa dal giro postcentrale a quello precentrale [1]; si controlla anche che la contrazione muscolare ottenuta stimolando la corteccia motoria sottostante corrisponda all'area delle algie. Ottenuto il risultato ottimale si coagula la dura sottostante e si posiziona l'elettrodo quadripolare a piattina che viene fissato e collegato all'estensore percutaneo provvisorio; si suturano quindi gli strati molli.

Lo stato algico del paziente viene testato per circa un mese con valutazioni settimanali della scala analogica visuale e la stimolazione viene somministrata in modo bipolare usualmente con valori di intensità tra 0,5 e 3 Volt, di frequenza tra 25 e 50 Hz, di lunghezza d'impulso tra 60 e 120 msec e di periodo on di 30' ed off di 90'; una riduzione del 50% delle algie durante il periodo di prova pone indicazione al posizionamento dello stimolatore definitivo. Con il paziente in anestesia generale, si deconnette l'estensore percutaneo, si collega l'elettrodo all'estensore definitivo che, dopo essere stato tunnellizzato in una tasca sottocutanea sovraclavicolare, viene connesso al generatore di impulsi.

Risultati

In letteratura [6] sono stati riportati i risultati di circa 150 pazienti sottoposti a stimolazione della corteccia precentrale: il 68% di questi era affetto da algie postictali cerebrali, il 23% da dolore neuropatico trigeminale insorto dopo rizotomia ed il 9% da una miscellanea di algie di origine neuropatica. I risultati a distanza delle varie serie cliniche, con un follow up medio intorno ai 2 anni, dimostrano un'efficacia che varia dal 50% al 60%. I risultati migliori (73%) sono stati riportati in pazienti affetti da lesioni talamiche o dei nuclei basali non particolarmente estese e senza una grave compromissione delle vie corticospinali [2]. È stato segnalato [1] che la stimolazione corticale nella sindrome di Wallemberg, contrariamente alla stimolazione talamica risultata inefficace, ha avuto un risultato positivo nel 67% dei pazienti; è interessante notare, inoltre, che in questa sindrome la stimolazione della corteccia sensitiva non ha dimostrato peggioramento delle algie originali. Buoni risultati vengono descritti [7] nei dolori post rizotomia trigeminale, mentre l'efficacia sui dolori neuropatici a livello periferico sembra essere riportata sporadicamente.

Complicanze

Non sono state descritte importanti complicanze; in particolare, lo sviluppo di crisi comiziali dopo stimolazione cronica della corteccia precentrale è stato riportato sporadicamente e tali episodi sono avvenuti principalmente durante il periodo di prova con lo stimolatore esterno [1]. In letteratura è riportato un caso di ematoma epidurale [7]; la possibilità di algie in sede di impianto, specialmente in pazienti con sindrome di Wallemberg, di sviluppo di tessuto di reazione attorno all'elettrodo o la migrazione dello stesso sono le altre complicanze descritte [1].

Meccanismo di azione

Il meccanismo di azione della stimolazione della corteccia motoria precentrale non è stato ancora completamente chiarito; nei pazienti con dolore da deafferentazione, la mediazione della funzione inibitoria elaborata dalle informazioni sensoriali non nocicettive è danneggiata. Appare utile quindi agire ad un livello superiore, dove questa funzione è ancora attiva. Secondo Tsubokawa, la stimolazione corticale attiverebbe zone funzionali rostrali non nocicettive non danneggiate via eccitazione retrograda di assoni che connettono aree motorie e somatosensitive. Poiché l'effetto antalgico si ha solamente dopo stimolazione della corteccia motoria, sembra logico dedurne che l'effetto è da attribuire all'attivazione della corteccia stessa. Si ipotizza che la stimolazione corticale attiverebbe neuroni non nocicettivi di 4° ordine, sia per via antidromica che per via ortodromica, e che questo inibirebbe i neuroni nocicettivi iperattivi della corteccia somatosensitiva. Questo meccanismo potrebbe essere mediato da variazioni regionali nella attività sinaptica e quindi del flusso ematico cerebrale. Alla SPECT si è notato un aumento della perfusione talamica o corticale dopo stimolazione. In studi condotti con tomografia ad emissione di positroni (PET), si è dimostrato un aumento del flusso a livello omolaterale alla stimolazione del talamo mediale e ventro-laterale, del giro orbito-frontale e anteriore del cingolo, dell'insula anteriore, della parte alta del tronco e del grigio periacqueduttale [8]. Questi dati dimostrerebbero che la stimolazione influenzerebbe la componente affettiva emozionale del dolore e condurrebbe impulsi inibitori discendenti, attivando il tronco.

Bibliografia

1. Tsubokawa T, Katayama Y, Yamamoto T et al (1993) Chronic motor cortex stimulation in patients with thalamic pain. J Neurosurg 78:393-401
2. Katayama Y, Fukaya C, Yamamoto T (1998) Poststroke pain control by chronic motor cortex stimulation: neurological characteristics predicting a favorable response. J Neurosurg 78:585-591
3. Tsubokawa T, Katayama Y, Yamamoto T, Hirayama T (1998) Motor cortex stimulation therapy for thalamic and suprathalamic pain: how to select effective candidates. Stereotact Funct Neurosurg 70:79-80
4. Canavero S, Bonicalzi V, Pagni CA et al (1995) Propofol analgesia in central pain: preliminary clinical observations. J Neurol 242:561-567
5. Dario A, Fachinetti A, Fortini G et al (2000) Cerebral SPECT in neuropathic pain. Proceedings of the EFIC, September 26-29, Nice: 254 [Abstract]
6. Carroll D, Joint C, Maartens N et al (2000) Motor cortex stimulation for chronic neuropathic pain: a preliminary study of 10 cases. Pain 84:431-437
7. Meyerson BA, Lindblom B, Lind G, Herregodts P (1993) Motor cortex stimulation as treatment of trigeminal neuropathic pain. Acta Neurochir S58:150-153
8. Garcia-Larrea L, Peyron R, Mertens P et al (1999) Electrical stimulation of motor cortex for pain control: a combined PET-scan and electrophysiological study. Pain 83:259-273

SESSIONE PER OPERATORI PROFESSIONALI SANITARI

Interpretazione psicologica del dolore

M. Boggio Marzet

Servizio di Psicologia, Ospedale Civile, Chivasso, Torino

L'inizio di ogni malattia è avvertito come uno stato negativo, un disagio che si esprime nell'ansia per ciò che avverrà in futuro: l'ansia è conseguente al brusco insorgere di sintomi, alla minaccia di morte, alla paura di una diagnosi di malattia grave, al timore di una limitazione delle capacità fisiche o psichiche.

Freud ha parlato di angoscia traumatica conseguente ad un dolore intenso e di angoscia conseguente alla minaccia di separazione, di angoscia di castrazione evocata dagli interventi chirurgici, angoscia di disapprovazione del Super-io che può riferirsi ad un vissuto di malattia come punizione.

La malattia di un membro della famiglia determina una "crisi" nel sistema familiare alterando le normali dinamiche e relazioni. I punti di forza, le modalità di funzionamento, la capacità di coesione e le risorse della famiglia sono messi a dura prova. Le modalità attraverso le quali la famiglia reagisce allo stress determinato da questa esperienza è la conseguenza delle "regole" e dei "miti", delle dinamiche interpersonali che si sono instaurate nel corso del tempo (modalità di comunicazione *diretta*, *indiretta*, meccanismi di difesa, differenziazione dei ruoli, grado di soddisfazione dei bisogni, grado del vissuto di appartenenza dei singoli membri, relazioni fra i componenti della famiglia e con il mondo esterno, anche con il SSN).

Come dice Colombero, con la malattia la vita viene spezzata in due tempi: c'è un "prima" in cui era possibile progettarsi in un futuro e un "dopo" in cui quei progetti crollano e l'individuo si gioca il suo essere persona. Si potrebbe dire che con la malattia l'individuo "non è più quello che era", ma che può diventare "altro da quel che era ed è".

Ogni essere umano "sente" la malattia in modo diverso:
- **vissuto di minaccia esterna** che arriva a compromettere la propria esistenza e il proprio corpo. La malattia compare come un evento violento ed incontrollabile che ci aggredisce e sopraffà privandoci di ogni sicurezza.
- **vissuto di insensatezza e incredulità**: "perché proprio a me?" ci si domanda nel desiderio di dare un senso a tale evento, una spiegazione logica, "che cosa ho fatto per meritarmi questo?", di qui i sensi di colpa, le spiegazioni punitive.
- **vissuto di perdita della propria identità**. La propria identità ed immagine di sé viene costruita da ogni uomo sulla base di un corpo integro. La paura per la propria integrità si manifesta nell'ansia di perdere il proprio ruolo sociale, le proprie capacità e funzioni. Ansie che possono venire amplificate o ridotte a

seconda dell'atteggiamento dei familiari (un atteggiamento di controllo eccessivo o un coinvolgimento del malato).
- **vissuto di perdita ed estraneità nei confronti del proprio corpo.** Il malato sente di non riuscire più a controllare il suo fisico, posseduto da un "demone" a lui estraneo che lo invade e corrode fino a deturparlo o ad alterarne l'aspetto. Gli immunologi chiamano le cellule cancerogene "non io".

Il dolore oncologico, quale espressione di una patologia in evoluzione che comporta il progressivo coinvolgimento di nuovi tessuti, va considerato un fenomeno dinamico che, oltre ad aggravarsi, cambia caratteristiche e distribuzione mentre il tumore invade nuove strutture e nuovi meccanismi algogeni partecipano all'insorgenza del sintomo. Il dolore, inoltre, nell'ambito della sofferenza lamentata da questi pazienti, va considerata un'esperienza dinamica, nella quale grande importanza rivestono i fattori affettivi, emozionali e cognitivi. Il dolore nel malato di cancro è ancora spesso considerato come un semplice e sgradevole sintomo da debellare, dopo una rapida analisi delle sue caratteristiche (qualità, intensità, irradiazione, fattori temporali ed esacerbanti).

Anche la "sofferenza" con la quale l'ammalato vive il suo dolore, nella quale grande importanza rivestono i fattori cognitivi, affettivi ed emozionali va considerata un'esperienza dinamica che varia nel tempo, nello spazio e nella memoria del paziente e che influenza, a volte assai pesantemente, le funzioni vitali e sempre la qualità di vita.

L'atteggiamento psicologico del paziente può modificare le modalità di lettura della situazione, ampliando o riducendo l'esperienza dolorosa.

Anche i trattamenti antalgici precedenti, inducendo ad esempio tolleranza o sgradevoli effetti collaterali, possono interferire con la risposta alle nuove proposte terapeutiche.

Da queste considerazioni emerge la necessità di un continuo controllo del paziente e monitoraggio del trattamento antalgico: nessun trattamento deve essere considerato definitivo, ma deve sottostare a continui aggiornamenti collegati alle nuove condizioni clinico-psicologiche che si vengono a creare.

Nelle fasi più avanzate della malattia l'impatto del dolore oncologico è amplificato dall'interazione fra il dolore ed i trattamenti volti a controllarlo e gli altri sintomi comunemente presenti come astenia, anoressia, nausea, stipsi, dispnea e il deterioramento delle funzioni cognitive.

La minaccia più frequente che la malattia comporta è il dolore. Esso nell'uomo non è soltanto una risposta di allarme ad un pericolo, può assumere altri significati e diventare un modo per richiedere aiuto o anche per comunicare, nei casi in cui la relazione è alterata.

La percezione del dolore, così come il modo di esprimerlo, varia notevolmente a seconda della personalità, della cultura ed anche del sesso. I soggetti ansiosi tendono maggiormente a vivere il dolore come intollerabile ed appaiono molto sensibili a situazioni psicologiche di rassicurazione e di conforto. L'effetto placebo di sostanze di per sé incapaci di lenire il dolore si fonda proprio sulla fiducia, mediata dal rapporto con il medico o l'infermiere, sull'efficacia del farmaco. In generale, la condizione psicologica dell'individuo è in grado di modificare profondamente la percezione e la tolleranza del dolore: un esempio è dato dallo sportivo che finisce una gara quasi senza sentire il dolore per un incidente che gli è capitato, perché fortemente motivato a vincere.

Nella nostra cultura si riconosce alle donne una maggiore capacità di tollerare il dolore; essa sembra essere legata a molteplici fattori, tra cui la maggiore consapevolezza del proprio corpo, dovuta alla peculiarità delle esperienze fisiologiche che la donna vive (mestruazioni, gravidanza, parto) e la maggiore libertà nell'espressione del dolore (ad es. con il pianto).

In generale nella cultura occidentale si assiste oggi ad un aumento della sensibilità al dolore, dovuta sia al miglioramento delle condizioni di vita che al mutamento dei valori e nei modelli pedagogici (ad esempio rifiuto del dolore come espiazione).

In alcune condizioni particolari la persona può trarre un "vantaggio" dal perdurare dell'isolamento e della dipendenza causati dalla malattia. Si tratta di un vantaggio paradossale e patologico, detto "vantaggio secondario della malattia" e porta il paziente a non compiere le azioni che facilitano la guarigione, a trasgredire le prescrizioni terapeutiche e farmacologiche e, talvolta, a compiere atti che aggravano direttamente la condizione patologica. Si rivela così una volontà inconscia – o scarsamente conscia – di non guarire, per non essere costretti all'autonomia e al rapporto con la realtà, richiesti ad una persona sana.

Le condizioni che facilitano questo atteggiamento sono varie. Per quanto riguarda la personalità del paziente, prevalgono in essa i meccanismi di difesa di tipo regressivo, con scarsa capacità di rapporto attivo con la realtà e di rielaborazione di modalità costruttive; il vantaggio della malattia è infatti pagato ad un prezzo assai caro (isolamento, impoverimento, sofferenza fisica e morale) che nessuna personalità equilibrata può accettare.

Per quanto riguarda invece la situazione in cui la persona vive, esistono di norma problemi ambientali e relazionali irrisolti o vissuti come irrisolvibili, cui la malattia dà modo di sfuggire. La malattia consente così non solo una scappatoia dai problemi, ma permette anche di non essere disapprovati. Se il non affrontare le difficoltà (per immaturità, per pigrizia, per timore, ecc.) è riprovato dalla società, il non affrontarle perché si è malati è invece maggiormente accettato. L'individuo trova così un'assoluzione dai sensi di colpa sia verso il mondo esterno che verso se stesso. Non solo, egli riesce anche a suscitare negli altri quell'attenzione e quell'aiuto che altrimenti non riuscirebbe a provocare. Attraverso il dolore, che assume prevalentemente il significato di mezzo di comunicazione, e magari attraverso il rifiuto dell'assunzione di farmaci idonei, si mantiene il controllo della situazione. Questo vantaggio vale soprattutto nei confronti dei familiari anche se è pagato al prezzo di incapsularsi nel ruolo di malato.

La nostra cultura ha nei confronti di chi cerca di trarre un vantaggio secondario dalla malattia un atteggiamento ambivalente. Se da un lato si sottolinea il danno sociale, umano ed economico che questo atteggiamento produce, dall'altro di fatto esso viene incentivato, a causa della dicotomia fra fisico e psichico che permea la nostra cultura e perciò della tendenza a non affrontare i problemi relazionali. Se ad esempio un bambino si rifiuta di andare a scuola, adducendo come causa le difficoltà di rapporto con l'insegnante, o perché vuole controllare la madre che sta a casa magari con il fratellino è assai facile che il suo disagio venga ignorato, e che il suo problema non venga preso in esame. Se invece lo stesso bambino accusa un dolore fisico, mal di pancia, di stomaco ecc. facilmente gli sarà consentito di stare a casa; egli imparerà così che l'accusare dolore può servire allo scopo di non affrontare i problemi irrisolti, ottenendo allo stesso tempo l'attenzione dei familiari. Se il bambino non trova una famiglia capace di decodificare il messaggio fisico e coglierne le valenze psicologiche e relazionali continuerà nella sua vita futura ad usare la "comunicazione dolore" per entrare in rapporto con gli altri, per chiedere attenzioni e affetto.

Quante volte si entra in contatto con persone che non fanno altro che parlare dei loro malesseri grandi o piccoli che siano, che usano la malattia e di conseguenza il dolore come argomento di dialogo principale. Che cosa significa questo? Che non si hanno altri argomenti o che la comunicazione è diventata monotematica perché si ha il vissuto di non essere altrimenti ascoltati, presi in considerazione?

L'ambiente di vita del paziente, la famiglia dove è inserito, è di fondamentale importanza per la percezione del dolore del malato.

Ogni uomo, una volta che è colpito da una malattia la vive in modo personale, diverso, unico. Il modo di accettarla, di affrontarla, elaborarla dipende dalle proprie esperienze di vita, ma anche dalle ripercussioni che la malattia si pensa provochi sul resto della famiglia. La famiglia svolge un ruolo di cassa di risonanza delle emozioni e dei vissuti sperimentati dal malato.

Il malato e la sua famiglia sperimentano nel corso della malattia una serie di emozioni, di sentimenti di paura, rabbia, impotenza, depressione ansia che sono normali. Tuttavia accade che l'intensità di tali sentimenti sia tale da assumere un valore negativo agli occhi degli stessi familiari che si sentono in dovere di reprimere, negare, anestetizzare i propri ed altrui vissuti emotivi. Tale controllo emozionale si traduce in un incremento del reciproco senso di solitudine che aumenta, piuttosto che ridurre, la distanza emotiva all'interno della famiglia.

Le reazioni dei familiari sono determinanti nello strutturare le modalità reattive del singolo, in un rapporto che non è univoco, ma di reciproca influenza.

In ambito sanitario si è abituati a ragionare in termini di causalità lineare (virus → malattia; febbre → antipiretico), mentre le relazioni psicologiche si interpretano in termini di causalità circolare (le reazioni del malato influenzano le reazioni della famiglia e sono influenzate da queste; le reazioni del malato alla malattia influenzano il decorso della malattia e nello stesso tempo la malattia con le sue caratteristiche di gravità, durata ecc. influenza le reazioni dell'individuo).

Dobbiamo considerare che il malato con una patologia si trasforma da persona indipendente a soggetto dipendente, che le regole, il funzionamento, i ritmi della vita quotidiana vengono sconvolti, che la malattia può indurre difficoltà economiche, che si possono verificare cambiamenti di ruolo, che il malato può perdere il ruolo sociale o professionale. È indispensabile domandarsi sempre quale ruolo occupa il malato all'interno della famiglia, quali sono i rapporti del malato con gli altri membri della famiglia, quali sono le relazioni fra i vari elementi della famiglia, se questi rapporti sono cambiati con la malattia e in che modo, chi sia il familiare maggiormente coinvolto dal punto di vista psicologico e dal punto di vista del carico del lavoro, quali cambiamenti economici e di ruolo ci sono stati, quale è l'elemento della famiglia che appare più debole, se possono contare sull'appoggio di amici, parenti, vicini, quali emozioni sono espresse dal paziente, dai familiari, dagli operatori, se ci sono minori e come vivono la malattia.

Una volta che abbiamo trovato le risposte a queste domande possiamo riflettere sulle reazioni della famiglia alla malattia, che corrispondono a quelle del malato ma si presentano spesso in tempi e modi diversi, e sui diversi stili relazionali propri delle famiglie.

Le **famiglie disimpegnate** sono quelle caratterizzate da un'estrema rigidità dei ruoli, da una esasperata individualizzazione, da frontiere rigide all'interno e flessibili all'influenza esterna, dove esiste poca partecipazione alle problematiche ed alla sofferenza altrui.

Le **famiglie invischiate** sono caratterizzate dalla mancanza di confini generazionali, da frontiere rigide verso l'esterno, da ruoli confusi, ipercoinvolgimento e iperprotezione dei singoli membri, scarsa spinta all'autonomia e conflitti latenti.

Le **famiglie a funzionamento flessibile** sono caratterizzate da una struttura ottimale ai fini dell'adattamento in quanto sussiste coesione ed intimità, possibilità di esprimere emozioni e vissuti, assenza di conflitti significativi, un buon sostegno sociale e buone capacità di coping maturate attraverso l'esperienza di eventi stressanti precedenti.

In base a tali caratteristiche le famiglie rispondono in vari modi all'evento malattia e soprattutto alle manifestazioni di sofferenza del malato.

Aggressività e rifiuto si esprimono nell'incapacità della famiglia a sostenere il peso della malattia del congiunto, che viene vissuto come un pericolo per l'integrità e tende perciò ad essere espulso. Ciò si manifesta principalmente nelle famiglie di tipo disimpegnato, dove la coesione a partecipazione è scarsa. Specialmente nelle situazioni dove la sindrome dolorosa è molto forte e perciò intollerabile, viene maggiormente richiesta un'ospedalizzazione prolungata. Tale atteggiamento ha la conseguenza paradossale di amplificare il dolore (io sto male, lo comunico, spavento, sto ancora più male perché vengo espulso).

Le **reazioni regressive di chiusura** del nucleo familiare che si isola dal mondo circostante sono proprie della famiglia di tipo invischiato. Tale reazione, apparentemente positiva, espone il nucleo familiare al rischio di non riuscire più ad affrontare le emozioni e le angosce dei componenti. Il dolore sia fisico che psicologico del paziente viene così assorbito dalla famiglia che non avendo poi alcuna valvola di sfogo esterna rischia di sovraccaricarsi e quindi non reggere più alla situazione.

Le **reazioni regressive** consistono nel porre il malato in condizioni di dipendenza assumendo un atteggiamento iperprotettivo, che nasconde un atteggiamento di rifiuto, negato e compensato attraverso l'iperprotezione. Tale atteggiamento può essere condiviso dal paziente che usufruisce dei vantaggi secondari della malattia e pertanto gradisce il mantenimento nel ruolo del malato, amplificando disturbi e dolori. Altre volte la dipendenza genera aggressività, tensioni e conflittualità come normali reazioni difensive contro la perdita della propria autonomia. Il rischio è che il malato neghi di percepire dolore per evitare di essere subissato di attenzioni, intrusioni nelle sue attività, a scapito della sua qualità di vita.

Le **reazioni costruttive** sono invece proprie della famiglie che facilitano nel malato la conquista dell'autonomia e dell'indipendenza, permettono un dialogo aperto e franco sia sulla malattia e le sue caratteristiche, sia rispetto ad altre tematiche. Il malato può esprimere il suo dolore sia fisico che mentale nella certezza di essere compreso e supportato.

Che cosa significa dolore? Significa potersi muovere poco e con difficoltà, soffrire d'insonnia e quindi essere stanco ed irritabile, essere depresso, lavorare male, non desiderare né sopportare più amici e familiari, sentirsi perennemente in ansia, angosciati.

I vissuti depressivi determinati dalla perdita della posizione sociale, di prestigio sul lavoro e di guadagno, la perdita del ruolo in famiglia, la stanchezza cronica e l'insonnia, il senso di abbandono nonché eventuali alterazione nell'aspetto fisico incidono in termini circolari sulla percezione del dolore. I vissuti di rabbia dovuti alle difficoltà burocratiche, alla mancanza di visite da parte di amici, a ritardi nella diagnosi, all'irreperibilità dei medici, al fallimento terapeutico, a conflittualità familiari incidono circolarmente sul dolore. Nello stesso tempo incide l'ansia dovuta alla paura dell'ospedale o del ricovero, alle preoccupazioni per la famiglia, alla paura della morte, ad una inquietudine spirituale, alla paura del dolore, a problemi finanziari, alla perdita della dignità e del controllo del proprio corpo, all'incertezza di fronte al futuro.

Tutti questi vissuti incidono circolarmente e si sommano al dolore fisico iniziale nella singola persona e vengono amplificati o ridimensionati a seconda del contesto familiare dove vengono espressi. È necessario anche riflettere sulle triangolazioni terapeutiche che si stabiliscono fra i vari operatori:

L'**alleanza terapeutica ristretta** che si stabilisce fra il paziente ed il curante escludendo la famiglia rappresenta la relazione ideale.

Il **rifiuto terapeutico**, invece, stabilendo un'alleanza fra famiglia e paziente escludendo il medico determina la ricerca di cure alternative, di specialisti dai quali sentirsi dire quello che ci si aspetta, causa la sospensione di terapie per iniziarne delle altre ritenute più valide, ecc.

La **collusione di terzi** è caratterizzata invece dall'alleanza fra il medico e la famiglia escludendo il paziente che viene così a perdere ogni potere decisionale, viene tenuto all'oscuro sia della diagnosi che della prognosi in una pirandelliana forma di protezione.

In queste due ultime situazioni gli infermieri corrono maggiormente il rischio di venire triangolati: nella prima in mezzo fra il medico e il malato più la sua famiglia, nel secondo fra il medico e la famiglia contro il malato. Il malato pone più spesso domande all'infermiere perché il dialogo è facilitato dalla minore soggezione, il malato presta maggiore attenzione alle espressioni del viso della persona a cui pone le domande chiave piuttosto che alle risposte, per cogliere delle discrepanze fra l'analogico ed il verbale, per dare delle risposte alle sensazioni che percepisce, ai dubbi che lo attanagliano.

Tutto ciò determina un grande disagio e sofferenza negli operatori. Certamente parliamo di dolore psicologico a meno che questo non si trasformi in somatizzazioni o in *burn-out*.

Inoltre, il confronto continuo con la malattia espone gli operatori ad una troppo ripetuta e massiccia disillusione rispetto alla fantasia di guarigione e d'immortalità che si nasconde nell'animo di ciascuno e produce quindi difese emozionali che occorre attenuare per evitare che inibiscano la disponibilità di contatto con la sofferenza o, al contrario, sovraccarichino in modo depressivo il vissuto degli operatori.

Poiché il paziente oncologico comunica in modo massiccio le proprie emozioni sia ai familiari che agli operatori che lo seguono, è importante che queste persone abbiano la possibilità di scaricare la tensione accumulata, affinché il rapporto con il malato non cada in un mero e sterile "atto del curare" e non si sviluppino eccessivi stati ansiosi e/o depressivi nel malato e nelle persone che gravitano attorno a lui.

Gli operatori sanitari necessitano pertanto di un sostegno psicologico attraverso un'analisi della risonanza emotiva scaturita dal loro impegno ed una disamina delle dinamiche di gruppo. Le emozioni assorbite dal malato possono scaricarsi sui colleghi o all'interno delle famiglie degli operatori, che diventano così l'unica valvola di sfogo allo stress. Risulta pertanto indispensabile effettuare un miglioramento dei processi di comunicazione all'interno dell'équipe limitando e perfezionando gli eventuali conflitti interpersonali. La formazione psicologica diventa pertanto lo strumento indispensabile al contenimento delle tensioni e delle angosce che nascono all'interno dell'équipe sanitaria, in modo da poter garantire uno spazio neutro in cui esprimere ed elaborare le emozioni. Lo psicologo non dovrebbe assumere l'intera problematica su di sé ma dovrebbe piuttosto divenire per l'équipe strumento di conoscenza di dinamiche ignorate che determinano le scelte ed influenzano il lavoro e la qualità dello stesso.

La centralità dell'infermiere nella gestione del dolore alla luce delle nuove normative

M.R. Guaresi

Servizio di Anestesia e Rianimazione, Ospedale S. Anna, Torino

> *Il dolore è inevitabile; non esiste vita senza dolore. È necessario imparare a convivere con il dolore, a controllarlo, invece di esserne controllati. Ogni persona prova ed esprime dolore a suo modo, utilizzando diverse tecniche di adattamento socio-culturali.* Carpenito, 1987

Introduzione

L'infermiere è l'operatore sanitario che, in possesso del diploma abilitante e dell'iscrizione all' Albo Professionale, è responsabile dell'assistenza infermieristica.

La responsabilità dell'infermiere consiste nel curare e prendersi cura della persona assistita, nel rispetto della vita, della salute, della libertà e della dignità dell'individuo.

In relazione al dolore, l'infermiere aiuta e sostiene la persona nelle scelte terapeutiche, garantisce le informazioni relative al piano di assistenza ed adegua il livello di comunicazione alle capacità di comprensione della persona assistita L'infermiere si attiva per alleviare i sintomi della persona affetta da dolore, in particolare quelli prevenibili; ascolta, informa, coinvolge la persona e valuta con la stessa i bisogni assistenziali, anche al fine di consentire all'assistito di esprimere le proprie scelte.

L'infermiere è un professionista sempre meno esecutore e sempre più pronto alla presa in carico della persona da assistere. Viene inoltre affermata la responsabilità etica dell'infermiere in relazione all'organizzazione del lavoro, alla scelta e all'applicazione di protocolli terapeutici, all'uso di materiali e presidi.

I cambiamenti nella legislazione sanitaria avvenuti in questi ultimi anni, anche nel settore infermieristico, impongono a ciascun professionista la necessità di una permanente formazione e di continuo aggiornamento.

La legge 251 del 10/08/2000 sulla Dirigenza riconosce l'autonomia professionale infermieristica fondata sul sapere scientifico, e la legge 509 del 03/11/1999 con il Diploma di Laurea incentra l'iter formativo universitario sulla metodologia basata sulla pianificazione per obiettivi assistenziali. È dunque irrinunciabile il richiamo all'impegno deontologico di aggiornare e rivedere nel tempo le proprie competenze.

Abrogazione del mansionario

Nella legge n°42 del 26/02/1999 "Disposizioni in materia di Professioni sanitarie", la denominazione professione sanitaria ausiliaria viene sostituita dalla denominazione professione sanitaria.

In quanto esercente una professione, l'infermiere non ha bisogno di un mansionario che ne definisca in maniera minuziosa e rigida i compiti: è per questo che l'articolo 1 al comma 2 abroga il D.P.R. 225/74. Ne consegue che il campo di attività e di responsabilità è determinato dal Profilo professionale, dall'Ordinamento Didattico del corso di studi e dal Codice Deontologico, così come si conviene a professionisti capaci di scelte e di decisioni autonome (Tab. 1).

Il profilo, seppure importantissimo per l'affermazione della piena autonomia della professione infermieristica, è piuttosto generico e quindi difficilmente da solo potrà indicare se l'infermiere è competente o meno ad eseguire determinate specifiche prestazioni.

Più risolutivi appaiono a tal fine gli elementi che derivano dalla formazione ricevuta e all'esperienza maturata. A questo proposito sono importanti l'Art. 3 e l'Art. 5.3 del Codice Deontologico.

Art. 3: "l'infermiere assume responsabilità in base al livello di competenza raggiunto e ricorre se necessario, all'intervento o alla consulenza di esperti."

Art. 5.3: "l'infermiere ha il dovere di autovalutarsi e di sottoporre il suo operato a verifica, anche ai fini dello sviluppo professionale. Questo vuole dire che le competenze degli infermieri potranno differenziarsi a seconda delle loro esperienze lavorative e formative. L'infermiere può dunque compiere atti che non trascendono le sue conoscenze teoriche e pratiche salvo le competenze previste per le professioni mediche. Utile è operare in base a protocolli prestabiliti che chiariscano previamente le rispettive competenze degli operatori sanitari." I protocolli rappresentano una serie di istruzioni che possono descrivere la procedura da seguire nell'assistenza ad una persona che presenti determinati segni e sintomi o nella determinazione di questi. Un protocollo ha il vantaggio di assicurare che tutte le azioni relative vengano eseguite in modo abbastanza uniforme, essendo il risultato di un integrazione elastica tra istruzioni e procedure.

Le principali innovazioni contenute nella legge n° 12 del 08/02/2001, "Nuove norme in tema di utilizzazione dei farmaci analgesici oppiacei nella terapia del dolore e il ruolo del personale sanitario non medico", sono riassunte in Tabella 2 e Tabella 3.

Nel complesso, le nuove disposizioni di legge non sembrano disegnare un ruolo chiaro ed univoco per gli operatori sanitari non medici nei confronti della specifica terapia del dolore severo con preparati oppiacei. E' auspicabile che nell'applicazione pratica delle disposizioni la prassi serva a rendere maggiormente omogenee e soprattutto coerenti alcune espressioni ora di incerta interpretazione.

Estrapolando dalle linee guida OMS relative al dolore nella persona affetta da cancro si può analogamente affermare che, in generale, il dolore è uno dei sintomi più frequenti, che interferisce con l' attività quotidiana e con le relazioni

Tabella 1. La funzione assistenziale nei riferimenti per la regolamentazione dell'esercizio professionale infermieristico indicati nella legge n° 42/9

	Profilo professionale	Tabella XVIII-ter-04	Codice deontologico
MATRICE DI ANALISI	– l'assistenza infermieristica preventiva, curativa, palliativa e riabilitativa è di natura tecnica; – relazionale, educativa; – principali funzioni: prevenzione malattie, assistenza a malati e disabili di tutte le età, educazione sanitaria; – partecipa all'identificazione dei bisogni di salute; – identifica i bisogni di assistenza infermieristica e formula gli obiettivi; – pianifica, gestisce e valuta l'intervento infermieristico; – corretta applicazione delle prescrizioni diagnostico-terapeutiche; – agisce sia individualmente sia in collaborazione; – fornisce specifiche prestazioni infermieristiche (formazione post-base in ambito clinico)	– identificare i bisogni fisici, psicologici e sociali della persona nelle diverse età della vita; – stabilire e mantenere relazioni efficaci; – comprendere le finalità dei servizi sanitari territoriali e valutare la loro risposta ai bisogni; – fornire prestazioni tecniche corrette ed efficaci adattandole alla persona; – promuovere efficaci rapporti educativi finalizzati alla prevenzione della malattia, al mantenimento e al recupero di un soddisfacente stato di salute; – pianificare, fornire, valutare l'assistenza infermieristica rivolta a persone e malate, sia in ospedale che nella comunità; – collaborare alla realizzazione di nterventi finalizzati alla prevenzione ed educazione alla salute nei luoghi di lavoro	– assistenza infermieristica si realizza attraverso interventi specifici, autonomi e complementari, di natura tecnica, relazionale ed educativa; – tutela la salute con attività di prevenzione, cura e riabilitazione; – orienta la sua azione all'autonomia e al bene dell'assistito, di cui attiva le risorse; – ascolta, informa, coinvolge la persona; – valuta con essa i bisogni assistenziali; – facilita i rapporti significativi dell'assistito; – garantisce la continuità assistenziale; – tutela l'opinione del minore; – tutela le persone in condizioni che ne limitano lo sviluppo o l'espressione di sé; – si attiva per alleviare i sintomi; – assiste la persona fino al termine della vita; – tutela il diritto a porre dei limiti ad eccessi terapeutici non coerenti con la concezione di qualità di vita dell'assistito; – sostiene i familiari; – non partecipa a trattamenti finalizzati a provocare la morte
FUNZIONE ASSISTENZIALE			
FUNZIONE ORGANIZZATIVA			
FUNZIONE FORMATIVA			
FUNZIONE DI RICERCA			
FUNZIONE DI CONSULENZA			

Tabella 2. Consegna stupefacenti a operatori sanitari

Normativa precedente DPR n° 309 09/10/1990	Normativa attuale
Gli stupefacenti non potevano essere consegnati dalle farmacie agli operatori sanitari	Gli stupefacenti possono essere consegnati agli operatori sanitari da parte delle farmacie se presentano una dichiarazione sottoscritta dal medico di medicina generale, di continuità assistenziale o dal medico ospedaliero che ha in cura il paziente che ne prescrive l'utilizzazione nell'assistenza domiciliare per pazienti con dolore severo in corso di patologia neoplastica o degenerativa (non per i tossicodipendenti)

Tabella 3. La consegna e il trasporto delle sostanze stupefacenti

Normativa precedente DPR n° 309 09/10/1990	Normativa attuale
Gli infermieri non potevano trasportare stupefacenti al domicilio dei pazienti	Gli infermieri che effettuano servizi di assistenza domiciliare nell'ambito dei distretti sanitari di base o nei servizi territoriali delle aziende USL sono autorizzati a trasportare gli stupefacenti accompagnati dalla certificazione medica che ne prescrive la posologia e l'utilizzazione a domicilio di pazienti affetti da dolore severo in corso di patologia neoplastica o degenerativa a eccezione degli stati di tossicodipendenza.

sociali, limitando l'autonomia e alterando l'equilibrio psicologico della persona.

Nonostante le risorse impiegate e le linee guida per il trattamento, il controllo del dolore non è sempre ottimale e tra le variabili deve essere considerato anche l'atteggiamento degli operatori sanitari.

Atteggiamento da tenere da parte degli operatori sanitari

- Credere al racconto del dolore;
- valutare l'intensità del dolore;
- raccogliere una accurata anamnesi del dolore;
- valutare la situazione psicologica del paziente;
- eseguire un accurato esame obbiettivo;
- prescrivere e valutare indagini necessarie;
- prescrivere una corretta terapia;
- prendere in considerazione metodi alternativi;
- controllare i risultati del trattamento.

Il dolore ha due componenti: una componente sensoriale, di carattere neurofisiologico, e una dimensione percettiva ed esperenziale di origine cognitiva ed emotiva.

L'interazione di queste due componenti determina l'intensità della sofferenza.

L'infermiere ha il dovere di riconoscere la presenza del dolore e di ascoltare attentamente il paziente quando ne parla, deve comunicargli che si sta valutando l'entità del suo dolore per meglio comprenderlo, non soltanto per stabilire se esiste davvero. L'accertamento infermieristico tende ad acquisire dati soggettivi, attraverso la comunicazione verbale o codificata, e dati oggettivi che caratterizzano il comportamento della persona che prova dolore e il disagio da esso provocato, attraverso manifestazioni comportamentali alterate, quali: il lamento, il pianto, l'irrequietezza, la chiusura in sé, la maschera facciale del dolore, le alterate funzioni del tono muscolare, della mobilità limitata delle parti dolenti. Alterazioni dei parametri vitali, processi di pensiero alterati, confusi.

La tolleranza al dolore è diversa da persona a persona e può variare nella stessa in differenti situazioni. La soglia del dolore è il punto in cui la persona riferisce che uno stimolo è doloroso. Valutare il dolore non è sempre facile perché è un dato soggettivo, non suscettibile di giudizio da parte di altri. È importante che l'infermiere chieda alla persona di parlare del suo dolore: quando è cominciato, in quale momento della giornata inizia, la durata dello stesso, la frequenza, l'intensità. Sarebbe opportuno riuscire a quantificare il dolore nel momento in cui è meno forte. E' fondamentale basare la pianificazione dell'assistenza su una scala, un linguaggio o un insieme di comportamenti coerenti di semplice utilizzo nella valutazione del dolore.

I fattori personali che influenzano la tolleranza al dolore sono:
- Conoscenza del dolore e delle sue cause;
- Significato del dolore;
- Livello di energia (eventuale affaticamento);
- Livello di stress.

I fattori sociali e ambientali che influenzano il dolore sono:
- Interazione con gli altri (isolamento, rifiuto delle relazioni sociali);
- Risposta degli altri (familiari ed amici);
- Benefici secondari;
- Sovraccarico o deprivazioni sensoriali;
- Fattori di stress.

L'impiego di strategie non invasive per il contenimento del dolore come ad esempio il rilassamento, il massaggio, la distrazione, può rafforzare gli effetti terapeutici dei farmaci antidolorifici. Gli adulti e i bambini che provano dolore hanno la sensazione che il loro organismo e la loro vita siano fuori controllo. Si deve dunque tentare di garantire loro qualche scelta o forma di controllo durante la giornata. Gli interventi non farmacologici assicurano un maggior senso di contenimento, consentono un coinvolgimento attivo, riducono lo stress e l'ansia, migliorano l'umore e innalzano la soglia del dolore. Tali interventi possono prevedere una stimolazione cognitiva e comportamentale. Gli interventi cognitivi mirano a modificare i processi di pensiero per alleviare il dolore. L'attività cognitiva distrae dalla percezione del dolore: ne sono esempi, appunto, la distrazione come contare, giochi di parole, la conversazione, esercizi di respirazione, l'immaginazione e i programmi educativi sulla percezione del dolore. I metodi comportamentali si propongono di modificare le reazioni fisiologiche al dolore. Alcuni esempi sono rappresentati dal rilassamento, dalla meditazione, dalla musicoterapica, dall'ipnosi. Il dovere dell'infermiere nell'assistenza alla persona con dolore è quello di rendere tempestiva e personalizzata la terapia, provvedendo a una somministrazione non rigida, ma che tenga conto della persona assistita e delle sue condizioni. Un approccio preventivo può diminuire il dosaggio totale nelle 24 ore in confronto con l'approccio al bisogno; infatti, se il livello ematico del farmaco è costante ne riduce il desiderio e l'ansia di doverlo chiedere e di aspettarne l'effetto. Anche la via di somministrazione può essere suggerita dall'infermiere a partire da un'accurata osservazione dei bisogni della persona assistita. L'incapacità di gestire il dolore provoca negli operatori sanitari un senso di ineguatezza e di frustrazione, ma se del dolore ci si occupa sin dal suo esordio utilizzando i farmaci che oggi la ricerca mette a disposizione è possibile controllarlo restituendo alla persona una migliore qualità di vita.

Letture consigliate

Calamandri C, D'Addio L, Commentario al nuovo Codice Deontologico dell'Infermiere Professionale
Enciclopedia Garzanti di Filosofia "Definizione di Protocollo". Garzanti editore
Juall Carpenito L Diagnosi infermieristiche. Applicazione alla pratica clinica. Casa editrice Ambrosiana
Mansionario dell'Infermiere Professionale
    Legge N° 42 del 26/2/1999 Disposizioni in materia di Professioni Sanitarie - D.P.R. 225/74
    Legge N° 251 del 10/8/2000 sulla Dirigenza infermieristica
    Legge N° 509 del 3/11/1999 Diploma di Laurea - D.P.R. N° 309 del 9/10/1990
    Legge N° 12 del 8/2/2001 "Norme per agevolare l'impiego dei farmaci analgesici oppiacei nella terapia del dolore"
Rivista di diritto delle Professioni Sanitarie. Lauri edizioni
Rivista Scenario "Il Nursing della Sopravvivenza"

Il dolore nel parto: strategie assistenziali e ruolo dell'ostetrica

R. Malimpensa, P. Serafini

D.U.O. Università di Torino

È un dato di fatto che il modo in cui si partorisce e si nasce descrive in maniera sottile e raffinata le caratteristiche di una società e della sua cultura.

Ogni organizzazione sociale attiva un determinato sistema di parto, con regole e consuetudini che tendono a diventare sistemi rituali atti soprattutto a tenere sotto controllo l'ansia e l'emotività suscitata dagli aspetti profondi ed ancestrali correlati all'evento nascita.

Il dolore della donna nel parto è certamente uno degli aspetti più evidenziati dalle rappresentazioni sociali della nascita.

In termini generali si potrebbe affermare che i processi fisiologici spontanei non sono accompagnati da dolore.

Benché il parto sia per la maggior parte delle donne un evento fisiologico e spontaneo, esso è nella grandissima maggioranza dei casi accompagnato da un'esperienza dolorosa intensa.

Un elemento interessante di ricerca e di riflessione è rappresentato dal rapporto intercorrente tra dolore del parto e paura del parto stesso, se si considera che la paura della donna che deve partorire è spesso descritta in letteratura come un meccanismo filogenetico di difesa e protezione ancestrale da danni, elemento che stimola tensione ed allerta psico-fisica, consentendo una complessa messa in atto di meccanismi bio-psico-sociali utili complessivamente al buon esito del processo nascita.

L'evoluzione storico-culturale del dibattito sul dolore del parto è incentrata oggi soprattutto sulle strategie di contenimento e trattamento e prende spesso in considerazione solo gli aspetti correlati al dolore fisico materno.

Minore rilievo sembrano avere attualmente la riflessione e la ricerca filogenetica e clinica mirate alla comprensione dell'utilità e delle possibili ripercussioni psico-fisiche su madre e bambino.

L'evoluzione storico sociale, i fattori culturali utilizzati nell'interpretazione e descrizione del dolore nel parto, la medicalizzazione dell'evento hanno condotto operatori sanitari e persone assistite ad un'incondizionata valutazione negativa del dolore, evidenziandone soprattutto la valenza di sofferenza inutile, punizione, perdita di controllo, pericolo per l'integrità per la salute psico-fisica.

Una valutazione così assolutamente negativa stimola nella donna il sistema motivazionale affettivo a percepire il dolore con avversione, con un conseguente abbassamento della soglia del dolore ed un aumento incontrollabile della percezione dolorosa e induce gli operatori sanitari alla ricerca, non tanto al sostegno alla persona che soffre, quanto a quella relativa alla gestione ed al contenimento del dolore.

Il dolore della donna nel parto è caratterizzato da molteplici fattori psichici e fisici; molti di essi sono fortemente influenzati dalla soggettività della persona assistita e dalla condotta assistenziale degli operatori sanitari.

È certo che la società occidentale industrializzata enfatizza la necessità che operatori e persone assistite "gestiscano" in modo attivo il parto strutturando corsi e lezioni per imparare a spingere, a contenere il dolore, a non "perdere il controllo" di sé.

Nell'immagine sociale il "buon parto" è quindi un parto senza dolore o meglio senza espressione di dolore, un parto "contenuto", un po' "bon ton", un parto più "tecnico" che "emozionale".

Il buon parto dipende dalla buona preparazione della donna, alunna diligente di buoni maestri!

Il dolore del parto è spesso considerato sinonimo di dolore fisico della donna che partorisce.

Una riflessione accurata meriterebbe l'individuazione di tutti i soggetti del dolore del parto, della natura e dello scopo di tale sensazione.

Molto controverse e spesso non basate su dati scientificamente provati sono le opinioni in merito alla sofferenza/dolore del feto/neonato al momento del parto ed in merito al rapporto tra sofferenza/dolore materno e risposta feto/neonatale.

Il dolore nel parto deve essere interpretato in modo olistico come espressione bio-psico-sociale, unica ed irripetibile.

L'implementazione delle conoscenze biologiche e psicologiche sta transitando l'assistenza in ostetricia da modelli centrati sulla "donna/paziente", corpo "guardato" in modo segmentale da più operatori sanitari, a nuovi orientamenti assistenziali perinatali: si tratta di modelli olistici in grado di riconoscere il valore e l'importanza sia dell'interdipendenza del funzionamento dei gruppi di sistemi (organi ed apparati) all'interno del corpo biologico, sia l'importanza della loro interdipendenza con il "corpo" psicologico e, ancor più, dell'interdipendenza biologica e psicologica della madre con l'embrione/feto/neonato.

Si sta inoltre sviluppando la consapevolezza in utenti ed operatori che la tutela della salute in un contesto quale l'assistenza al parto implica la presa in carico contemporanea dei bisogni di soggetti diversi (donna/madre, feto/neonato, partner/padre) che non hanno sempre e solo obiettivi coincidenti e/o la stessa possibilità/modalità di esprimerli; si pensi ai conflitti di interesse in termini di salute che, per motivi fisici o psicologici, possono instaurarsi tra la donna in gravidanza ed il prodotto del concepimento. Le diverse istanze vengono tradizionalmente spesso prese in carico da operatori sanitari diversi (ostetrica, ginecologo, pediatra/neonatologo, anestesista) che per formazione ed esperienza tendono a parcellizzare il proprio intervento assistenziale verso uno degli aspetti del problema.

I modelli scientifici culturali più avanzati insistono sull'importanza di centrare l'assistenza perinatale, oltre che sugli aspetti biologici e psicologici materno-feto-neonatali, anche sul partner e sulla comunità ed inoltre pongono una particolare attenzione anche ai bisogni sociali ed educativi; eppure ancora oggi la diade madre/bambino nel periodo di ospedalizzazione per la nascita non è sempre facilmente accessibile al padre ed alla rete sociale della famiglia.

Come riconosciuto dall'Organizzazione Mondiale della Sanità, "Il fine di una moderna medicina perinatale è quello di ottenere una mamma ed un bambino in perfetta salute con il livello di cure più basso compatibile con la sicurezza".

La gravidanza ed il parto sono eventi fisiologici appartenenti alla sfera della "salute": sono un percorso naturale che appartiene alla vita di una donna e che non deve quindi essere trattato come una manifestazione clinica patologica.

Gravidanza e parto, per loro natura, sono soggetti ad un certo rischio dinamico e variabile.

Si rende quindi in ogni caso necessaria una assistenza prenatale, natale e post natale in grado di promuovere la salute, prevenire e gestire le complicanze che potrebbero minacciare i soggetti coinvolti.

L'ostetrica è certamente uno degli operatori sanitari centrali per l'assistenza pre, intra e post natale.

Il ruolo assistenziale dell'ostetrica emerge storicamente al momento del parto, ma in realtà una buona assistenza per la corretta gestione del "dolore del parto" inizia molto prima dell'inizio della gravidanza, continua in gravidanza (anche attraverso i corsi preparto), durante il parto (soprattutto attraverso le scelte assistenziali dell'équipe) ed in puerperio. Agisce in via diretta sui soggetti in questione ma anche in via indiretta attraverso i messaggi trasmessi in vario modo alla collettività.

Un altro stereotipo piuttosto comune è legato alla necessità di gestire il dolore nel parto soprattutto nel parto fisiologico e molto meno nei parti operativi o in altre situazioni patologiche, che in realtà rappresentano una fonte di dolore molto più forte del parto fisiologico.

Per esempio la corretta gestione del dolore post taglio cesareo o la gestione del dolore causato dalla sutura del perineo sono aspetti in genere più trascurati.

Il tema generale dell'umanizzazione del parto "patologico" è in generale un aspetto ancora troppo trascurato dalle attuali politiche sanitarie per l'assistenza alla nascita.

Una riflessione a parte merita la necessità di gestire il dolore nei travagli e nei parti per i quali l'esisto perinatale è certamente infausto, come nei travagli in cui il feto è morto o ancora nei travagli indotti per interruzione terapeutica di gravidanza. Nell'ITG è da sottolineare il problema della gestione del dolore/sofferenza di un feto destinato alla morte e quindi a quello dell'accompagnamento alla morte dello stesso oltre che del supporto ai genitori.

In tutti i casi citati, molti sono i contributi positivi o negativi che deriveranno dalle condotte assistenziali dell'ostetrica in particolare ma soprattutto dall'equipe nel suo complesso.

Un commento particolare merita l'analgesia peridurale: si può senza dubbio affermare che questo è il metodo più diffuso, più efficace, più invasivo e soprattutto più "chiacchierato".

Questa tecnica rappresenta oggi un vero e proprio campo di battaglia tra fautori e detrattori. Anche per l'analgesia peridurale la ricerca a favore o contro non si può affermare sia sufficiente. I dati scientifici dimostrano adeguatamente la sicurezza della tecnica, mentre ancora poco chiari sono gli esiti relativi ai possibili effetti a lungo termine sia per la madre che per il bambino soprattutto sul piano psicologico.

In Inghilterra è stata recentemente riaperta la ricerca sui rapporti tra analgesia peridurale e allattamento al seno.

Alcuni studi affermano che il 93% delle donne sottoposte a tale tecnica l'ha trovata efficace e che l'88% la richiederebbe ancora per un successivo parto. Gli accesi dibattiti sul tema dovrebbero però prima di tutto tener conto che una corretta decisione assistenziale dovrebbe basarsi: sui valori delle persone assistite, sulla storia clinica e sull'esame clinico, sulle prove scientifiche, sul contesto assistenziale.

La gestione del dolore nel parto non è solo una questione di tecniche. Il dolore è un problema anche di rappresentazione sociale di un fenomeno biologico ed è anche un problema di politica sanitaria.

L'attuale assetto normativo ed organizzativo dell'assistenza perinatale tendono a porre l'ostetrica tra le figure centrali per l'assistenza alla nascita.

Il ruolo e le strategie assistenziali dell'ostetrica in tema di dolore nel parto dovrebbero quindi avere l'obiettivo di: porre al centro dell'assistenza la persona assistita, favorire la maturazione di una buona consapevolezza negli utenti tale da consentire la presa in carico di decisioni ed espressioni di consenso effettivamente informato, concorrere alla ricerca ed allo studio degli elementi del dolore nel parto, favorire il miglioramento della qualità dei servizi proposti all'assistenza perinatale, anche attraverso il diretto coinvolgimento delle persone assistite nelle scelte di programmazione dei servizi, favorire la continuità dell'assistenza.

In conclusione si potrebbe dire che è proprio dalla capacità di integrare istanze di diverse culture (tecnologica, umanistica, etc.), bisogni di soggetti diversi ma tra loro fortemente correlati (donna/feto, madre/neonato, coppia, comunità), figure professionali diverse (ostetriche, ginecologi, pediatri/neonatologi, psicologi, sociologi, anestesisti), servizi diversi e molto altro che scaturisce la personalizzazione e l'umanizzazione dell'assistenza alla nascita.

Letture consigliate

Ammaniti M, Candelori C, Pola M, Tambelli R (1995) Maternità e gravidanza. Cortina, Milano
Balaskas J, Gordon Y (1992) Manuale del parto in acqua. Edizioni Red
Braibanti L (1993) Parto e nascita senza violenza. Edizioni Red
Carpenito LJ (1998) Diagnosi Infermieristiche. Applicazione alla pratica clinica. Casa Editrice Ambrosiana
Comitato Nazionale per la Bioetica (1999) Problemi bioetici in una società multietnica. In: Infermiere Informazione 11-12, 3-5
Di Cagno L, Lazzarini A, Rissone A, Randaccio S (1984) Il neonato e il suo mondo relazionale. Borla
D.M. n° 740 del 14/09/94 - "Regolamento concernente l'individuazione della figura e del relativo profilo professionale dell'ostetrica/o".

Driessen R, Campiotti M (traduzione a cura di) (1987) Programmazione del piano di assistenza ostetrica in Olanda. Criteri di valutazione e competenze specifiche dell'Ostetrica, del medico di base e del medico specialista (con il patrocinio dell'OMS). Il Marsupio, Firenze

Enkin M, Keirse M, Chalmers I (1993) L'efficacia delle procedure di assistenza alla gravidanza ed al parto. Red Edizioni

Greco P, Palma R (1997) Preparazione acquatica al parto. Edizioni Red

Holmes J (1993) La teoria dell'attaccamento. Cortina

Imbasciati A (1999) Umanizzazione della medicina e criteri di scientificità: stereotipi, pregiudizi, equivoci. In: Nascere 78:14-16

Lepori B (1992) La nascita ed i suoi luoghi. Nuovi modi e nuovi spazi per venire al mondo. Red Edizioni

Klaus MH, Kennel JH, Klaus PH (1995) Dove comincia l'amore. I primi contatti con il neonato. Bollati Boringhieri

Klaus MH, Kennel JH, Klaus PH (1998) Far da madre alla madre. Il Pensiero Scientifico

Klaus MH, Klaus PH (1988) Venire al mondo. Il Pensiero Scientifico

Liberati A (a cura di) (1998) La medicina delle prove di efficacia potenzialità e limiti della evidence-based medicine. Il Pensiero Scientifico

Lombardo P, Todros T, Cau A (1997) Analgesia peridurale in travaglio: indicazioni, rischi e benefici. ANDRIA Atti del Congresso: 1985-1997 Raccomandazioni O.M.S. e cambiamenti nell'assistenza alla nascita.

Marchioli R, Tognoni G (1995) Cause effetti in medicina, logica e strumenti di valutazione clinico epidemiologica. Il Pensiero Scientifico

May KA, Mahlmeister LR Maternal & Neonatal Nursing, family-centerd care. JB Lippincott Company (Third Edition)

Odent M (1989) Ecologia della nascita. Red Edizioni

OMS Progetto Salute 2

Relier JP (1994) Amarlo prima che nasca. Il legame madre figlio prima della nascita. Le Lettere, Firenze

Robertson A (1998) L'ostetrica e l'arte del sostegno durante il parto. McGraw-Hill

Sbisà M (1992) Come sapere il parto. Rosemberg e Sellier

Schmid V (1998) Il dolore del parto. Centro Studi il Marsupio

Serafini P (1996) Il bambino: come farlo nascere. Nascere 68:21

Serafini P (1997) Quando l'ostetrica si confronta con la psicoprofilassi. Nascere 70:24-25

Serafini P, Roascio R (2000) Assistenza personalizzata alla madre ed al neonato. Collana monografica della Società Italiana di medicina perinatale, Il parto. Editeam

Shorter E (1984) Storia del corpo femminile. Feltrinelli

SIMP (1999) Requisiti e raccomandazioni per l'assistenza perinatale (3° Edizione) SEE

SIMP (1999) Requisiti e raccomandazioni per l'assistenza perinatale. SEE, Firenze (3° Edizione)

Smith RC (1997) La storia del paziente. Il Pensiero Scientifico

Soifer R (1995) Psicodinamica della gravidanza parto e puerperio. Borla

Tomatis A (1996) La notte uterina. Edizioni Red

Wagner M (1998) La macchina del parto. Limiti, rischi e alternative della moderna tecnologia della nascita. Red Edizioni

World Healt Organization (WHO) (1996) "Care in normal birth: a Practical Guide". Report of a technical working group

Accessi venosi centrali a medio e lungo termine: indicazioni, scelta e gestione dei sistemi

G. ROBERTI, M. AGRESTI[1]

Servizio di Terapia antalgica e Cure palliative
[1] UOA Chirurgia generale, Ospedale Civile di Chivasso, Torino

Introduzione

L'assistenza al paziente complesso ha reso sempre più necessario il ricorso a modalità di somministrazione endovenosa a lungo termine attraverso vasi venosi centrali.

Le manovre di reperimento e di incannulamento di un vaso venoso centrale, eseguite in genere a cielo coperto, non sono prive di rischi e pertanto non si prestano a ripetizioni frequenti. La moderna tecnologia ha approntato quindi sistemi di accesso venoso centrale (cvc) che, per caratteristiche tecniche e semplicità di gestione, possono essere mantenuti in sede per periodi sufficientemente lunghi.

Indicazioni

In linea generale necessitano del suddetto impianto i pazienti candidati a:
- chemioterapia (a infusione continua o periodica);
- altra terapia e.v. a tempo indefinito;
- nutrizione parenterale;
- emodialisi o emaferesi.

I sistemi venosi centrali a lungo termine attualmente disponibili sono di due categorie:
1. sistemi totalmente impiantabili;
2. sistemi parzialmente impiantabili.

La scelta del sistema dipende dalla tipologia di trattamento terapeutico e dalle caratteristiche del paziente.

Sistemi totalmente impiantabili

Si tratta di sistemi che, ad intervento compiuto, non sono visibili sulla superficie corporea in quanto collocati in ambito sottocutaneo.

Si compongono di due parti: un reservoir o port connesso ad un catetere venoso centrale.

Il reservoir (port) è costituito da un piccolo serbatoio, che viene impiantato in una tasca sottocutanea e connesso al catetere venoso prescelto per l'incannulamento del vaso centrale. Esso rappresenta, dunque, il tramite tra l'esterno e il catetere venoso a lunga permanenza.

Il suo utilizzo richiede sempre una puntura transcutanea con aghi appositi.

Esiste un'ampia gamma di port, che si distinguono per:
- materiale: titanio e/o teflon;
- dimensioni;
- forma;
- spessore della membrana (setto) perforabile;
- tipo di assemblaggio port/cvc;
- numero di camere.

È possibile, pertanto, scegliere per ogni paziente il sistema impiantabile più adatto. Ad esempio, in un paziente estremamente magro, onde evitare rischi di decubito, appare indicato l'impianto di un port low profile, cioè di piccole dimensioni e scarso spessore. Oppure, se necessaria una chemioterapia cronoinfusionale con due farmaci antiblastici incompatibili, è certamente indicato un port a doppia camera (ciascuna separatamente connessa con uno dei due lumi del catetere).

A determinare la scelta del tipo di sistema totalmente impiantabile concorrono anche le caratteristiche del catetere venoso che viene connesso al port, e di cui esistono numerose versioni.

Il fatto che il sistema sia allogato nel sottocute porta diversi vantaggi:
- buon risultato estetico, particolarmente importante in paziente con vita sociale ancora attiva;
- semplicità di gestione, in quanto non necessarie medicazioni periodiche;
- minima interferenza con le comuni attività quotidiane;
- mantenimento delle più comuni abitudini igieniche e sportive;
- preservazione dell' immagine corporea.

Accanto ai vantaggi appena descritti i sistemi totalmente impiantabili presentano limiti che occorre sottolineare:
- il basso flusso li rende generalmente inadatti ad alcune indicazioni;
- l'impianto richiede l'approntamento di una tasca chirurgica;
- l'accesso al port avviene sempre con l'infissione transcutanea di un ago, spesso mal tollerata;
- il rischio di puntura accidentale per l'operatore durante le manovre di inserzione e rimozione dell'ago;
- il rischio di stravasi sottocutanei per dislocazione dell'ago dal port;
- i danni cutanei cronici nel punto di inserzione dell'ago;
- la necessità di riapertura chirurgica per la rimozione del sistema in caso di complicazioni infettive e/o meccaniche.

Un caso particolare è rappresentato dai port inseriti perifericamente (port brachiali o PAS-port), i quali hanno come vantaggio la facilità di inserzione (anche bedside, ossia al letto del paziente) e l'assenza del rischio di pneumotorace (visto che si punge la vena cefalica o la vena basilica all'avambraccio). Presentano tuttavia diversi svantaggi, che nella pratica ne limitano assai l'uso:

- sono impiantabili solo in pazienti con vene periferiche integre;
- al momento dell'inserzione vi è maggior rischio di insuccesso o malposizionamento;
- la sede antecubitale è più scomoda per il paziente;
- sono possibili traumatismi al reservoir;
- maggior dolore alla puntura del reservoir;
- maggior rischio di trombosi venosa;
- durata inferiore;
- alta resistenza e quindi basso flusso.

Sistemi parzialmente impiantabili

Sono sistemi definiti anche esterni in quanto il catetere prescelto, dopo l'inserimento nella vena centrale, viene fatto fuoriuscire dalla cute direttamente dal sito di venipuntura (cateteri non tunnellizzati) o ad alcuni centimetri di distanza da questo (cateteri tunnellizzati) dopo un tragitto sottocutaneo.

L'estremità esterna del catetere è pertanto fuori dalla cute e può essere utilizzata dall'operatore con un abboccamento diretto, senza ricorso ad aghi.

I cateteri esterni disponibili si caratterizzano per:
- tipo di materiale del cvc (poliuretano o silicone);
- calibro del cvc (da 4 Fr a 9 Fr);
- unghezza del cvc;
- numero dei lumi,

ma soprattutto si distinguono in base alle caratteristiche dell'estremità distale, cioè quella inserita nel vaso, che può presentarsi con: punta aperta (catetere di Hohn, non tunnellizzabile, catetere di Broviac e catetere di Hickman, tunnellizzabile) o con punta chiusa con apertura laterale e meccanismo a valvola (catetere di Groshong).

Uno dei sistemi esterni più usati è il catetere di Groshong: si tratta di un catetere venoso centrale in silicone, tunnellizzato e dotato di meccanismo a valvola. Tale meccanismo consiste in una fessura praticata sulla superficie laterale dell'estremità distale del catetere, che consente il passaggio di liquidi dal lume al torrente vascolare, e viceversa, secondo un gioco di pressioni positive. In altri termini non consente l'ingresso di sangue nel lume del catetere se non viene praticata una volontaria aspirazione.

Questo semplice sistema conferisce al catetere garanzie di sicurezza, in quanto non richiede eparinizzazione né clampaggio durante le manovre e annulla il rischio di back bleeding e di embolia gassosa.

Esiste una variante del sistema ad inserzione brachiale (Groshong PICC) i cui vantaggi risiedono nell'assenza di rischio di pneumotorace e nella possibilità di inserzione bedside. Presenta tuttavia gli stessi limiti dei port brachiali:
- è proponibile solo in pazienti in cui le vene dell'avambraccio siano integre;
- all'inserzione vi è maggior rischio di insuccesso/malposizionamento;
- vi è maggior rischio di trombosi venosa;

- si tratta di una via ad alta resistenza e basso flusso (piccolo calibro, lungo cvc);
- ha durata minore.

Una menzione a parte meritano i cateteri venosi non tunnelizzati, che potrebbero essere definiti in realtà a medio termine piuttosto che a lungo termine.

Tra questi, ricordiamo il catetere di Hohn, in silicone, che possiede alcuni vantaggi quali la facilità di inserzione e il basso costo, ma anche diversi limiti: piccolo calibro e basso flusso; alto rischio di rimozione accidentale e di infezioni dalla cute; durata limitata a settimane o pochi mesi.

Scelta del sistema

Sistemi impiantabili e cateteri esterni hanno in realtà indicazioni diverse, pertanto per l'opzione del tipo di catetere vanno presi in considerazione diversi fattori:
- la compliance del paziente;
- la frequenza di accesso al sistema (l'uso quotidiano orienta verso un sistema esterno, l'uso periodico o saltuario verso un port);
- l'età del paziente;
- la prognosi e le condizioni generali;
- il rischio di complicanze.

Gestione dei sistemi venosi totalmente impiantabili

La durata di un sistema dipende dall'accuratezza della manutenzione, che prevede:
- conoscenze della modalità di accesso al sistema e di lavaggio dello stesso;
- diagnosi e trattamento delle complicanze.

Il corretto accesso al sistema prevede:
- adeguata puntura del reservoir, che va eseguita con un ago particolare, detto di Huber o non-coring, il quale evita il danneggiamento della membrana superficiale del port;
- raccordo con il set di infusione;
- rispetto assoluto della sterilità nelle manovre.

Il lavaggio del sistema deve essere eseguito:
- prima dell'utilizzo, solo in caso di dubbia pervietà del sistema o di sospetta dislocazione dell'ago;
- dopo l'utilizzo per infusioni;
- dopo prelievo ematico dal sistema o dopo infusione di emoderivati.

In tutti i casi è consigliabile evitare lavaggi ad alte pressioni, ricorrendo a siringhe di calibro inferiore a 5ml. Un eccesso di pressione può infatti lesionare il cvc o provocare lo scollegamento del reservoir dal cvc.

Le complicanze precoci sono legate alla tecnica di posizionamento e sono di stretta pertinenza medica, mentre quelle tardive rientrano nella problematica di gestione del sistema.

Esse sono generalmente relazionabili a:
- infezione,
- ostruzione,
- trombosi venosa.

Complicanze infettive

Possono verificarsi ai vari livelli del sistema:
A) nel sito di infissione dell'ago.

In tal caso si osserva presenza di eritema e dolorabilità spontanea o alla palpazione nell'area cutanea che ricopre il port in assenza di segni sistemici. Il trattamento prevede tamponi colturali locali (in caso di presenza di secrezione intorno all'ago), medicazioni con pomate antisettiche, la sostituzione dell'ago ed eventualmente terapia antibiotica per via orale (amoxicillina).
B) nella tasca sottocutanea.

Si manifesta con segni locali di suppurazione, quali tumefazione, eritema, dolorabilità locale, e segni sistemici di infezione (febbre, leucocitosi). Il trattamento prevede la rimozione del sistema, con esame colturale a carico del reservoir e del cvc, toilette chirurgica, antibioticoterapia mirata o immediata con vancomicina.
C) infezioni del tratto intravascolare del catetere.

Il sospetto diagnostico si fonda sulla presenza di segni sistemici di infezione, non giustificabili da altre cause, e/o sul sospetto anamnestico di contaminazione del sistema. Il trattamento non prevede l'immediata rimozione del sistema, ma un'emocoltura da sangue periferico e contemporaneamente da prelievo centrale (cioè tramite il sistema), seguita da antibioticoterapia mirata o immediata con vancomicina per via endovenosa.

La rimozione del sistema è invece d'obbligo se compare rischio di sepsi o se l'agente responsabile è la Candida.

Complicanze meccaniche e/o ostruttive

A carico del reservoir:
- decubito della cute sovrastante il reservoir;
- rottura della membrana del port;
- lesione traumatica del port.

A carico del catetere:
- frattura del catetere con migrazione;
- decubito sulla vena centrale con perforazione vasale;
- ostruzione completa o incompleta (la cosiddetta withdrawal occlusion) ovvero la possibilità di infondere ma non di prelevare.

  Le cause più frequenti di ostruzione sono:
- formazione di coaguli nel lume, di solito secondaria a cattiva gestione del siste-

ma per irrigazioni inadeguate, soprattutto a seguito di infusione di emoderivati. Per la disostruzione indicato il tentativo con urochinasi o streptochinasi;
- formazione di aggregati lipidici, specialmente nei pazienti in nutrizione parenterale, la disostruzione talvolta è possibile con etanolo al 70%;
- depositi di minerali o farmaci, trattabili con HCl 0.1M o NaOH 0.1M;
- coating di fibrina intorno alla punta del catetere.

Trombosi venosa

Questa evenienza è alquanto rara e si verifica più frequentemente con l'utilizzo di cvc in poliuretano e di calibro eccessivo.

Fattori predisponenti sono la sindrome mediastinica e le sindromi paraneoplastiche a componente trombofilica.

La complicanza più temibile della trombosi venosa da catetere centrale è l'embolia polmonare, che va sempre sospettata in paziente sintomatico portatore di cvc a lungo termine. Il trattamento prevede la rimozione del sistema e la terapia anticoagulante. In alternativa, in casi selezionati, è stato proposto di attuare terapia trombolitica attraverso il sistema stesso.

Gestione dei sistemi venosi parzialmente impiantabili o esterni

Il mantenimento dei sistemi esterni si effettua con:
- medicazioni periodiche al punto di emergenza cutanea del cvc;
- lavaggio del sistema;
- diagnosi precoce e trattamento delle complicanze.

Le medicazioni periodiche vanno effettuate con frequenza settimanale, rispettando le consuete norme di disinfezione cutanea.

L'irrigazione del sistema va attuata utilizzando semplice soluzione fisiologica (per i cvc a punta chiusa, tipo Groshong) oppure soluzione eparinata (per i cvc a punta aperta). Per il volume e le opportunità di irrigazione valgono gli stessi criteri già descritti per i sistemi totalmente impiantabili.

Le complicanze sono sovrapponibili a quelle già descritte per il sistema totalmente impiantabile, relativamente al catetere venoso centrale.

Le complicanze infettive dei sistemi parzialmente impiantabili possono verificarsi:
A) al sito di emergenza cutanea del catetere
B) nel tragitto sottocutaneo per quelli tunnellizzati (tipo Groshong)
C) nel tratto extravascolare del catetere
D) nel tratto intravascolare del catetere.

Il trattamento delle complicanze è già stato descritto; occorre tuttavia sottolineare come per i sistemi esterni sia più agevole la sostituzione e/o la riparazione in caso di danneggiamento o malfunzionamento.

COMUNICAZIONI E POSTER

DOLORE ACUTO POSTOPERATORIO

Terapia Antalgica: Epidurale PCA per il controllo del dolore postoperatorio

V. Dato, P. Chiarandini, S. Donato, L. Miceli

Istituto di Anestesia e Rianimazione, Policlinico Universitario di Udine

Introduzione

L'utilizzo dell'epidurale continua o dell'analgesia controllata dal paziente (PCA) per l'analgesia postoperatoria costituiscono, sia per il buon livello di sicurezza che per il beneficio clinico in termini di controllo del dolore, pratiche che negli ultimi anni hanno avuto ampia diffusione [1, 2].

Lo scopo di questo studio è valutare retrospettivamente quale di queste due tecniche abbia dato i migliori risultati nel controllo del dolore postoperatorio negli interventi di chirurgia generale, nella nostra esperienza.

Materiali e metodi

I nostri protocolli hanno previsto due trattamenti:
- peridurale continua con 1 mg di morfina + anestetico locale (bupivacaina o ropivacaina allo 0,2%) con una velocità di infusione di 6-8 ml/h;
- PCA 1mg/ml di morfina in pompa siringa con un locked-out di 8 min e un limite su 4 ore di 30 mg.

Il controllo postoperatorio è stato affidato a un medico specializzando di turno tutti i giorni dalle 8.00 alle 20.00, ogni paziente è stato valutato almeno due volte al giorno, una al mattino e una al pomeriggio. Abbiamo valutato il numero totale di protocolli eseguiti con queste due metodiche, il dolore è stato misurato con scala NRS al riposo e al movimento. Abbiamo anche valutato l'incidenza di nausea e vomito. L'analisi statistica e stata ottenuta con il test della mediana.

Risultati

Dal 1/1/1997 al 12/31/2000 sono stati seguiti 2541 pazienti, di questi, 335 pz. (13%) hanno usufruito della peridurale continua, 171 pz. (6,7%) della PCA.

L'NRS valutato come mediana al riposo e al movimento nelle prime 48 ore è stato: 2 e 4 per la peridurale continua vs 2 e 5 per la PCA.

L'incidenza degli effetti collaterali è stata: 19% nella peridurale continua vs 22,8% nella PCA per la nausea/vomito e 4,8% vs 5,8% per il prurito.

In nessuno dei due protocolli si sono verificati effetti collaterali maggiori, come la depressione respiratoria, che abbia richiesto un trattamento d'urgenza.

Discussione

Da questi dati è possibile notare come, nella nostra casistica, entrambe le tecniche consentano un adeguato controllo del dolore postoperatorio; non vi sono infatti differenze statisticamente significative per quanto riguarda l'NRS, sia al riposo che al movimento; per gli effetti collaterali è invece possibile notare come nei nostri dati l'incidenza sia maggiore nell'analgesia con PCA.

La PCA infatti, se da un lato permette al paziente di adattare momento per momento la terapia al proprio livello di dolore, può anche far incorrere il paziente stesso in un aumento degli effetti collaterali [3].

Bibliografia

1. Klopfenstein CE (2000) Pain intensity and pain relief after surgery. Acta Anaesth Scand 44:59-62
2. Spencer LMD (1995) Epidural anesthesia and analgesia. Anesthesiology 82:1474-1506
3. Management of postoperative patient-controlled analgesia: a comparision of primary surgeons and dedicated pain service aneasthesia. Analgesia 85:130-134

Analgesia postoperatoria: anestesia subaracnoidea con morfina per interventi ginecologici

F. Zorzi, S. Nardo, F. Musto, G. Licciardello, A. Spasiano

Istituto di Anestesiologia e Rianimazione, Università degli Studi di Udine

Introduzione

Il controllo del dolore dopo interventi ginecologici può essere ottenuto con tecniche più o meno complesse [1, 2]. Nel caso in cui si utilizzi l'anestesia subaracnoidea, l'aggiunta di morfina all'anestetico locale consente di ottenere in modo semplice una buona e duratura analgesia [3].

Scopo del nostro lavoro è valutare l'efficacia dell'analgesia postoperatoria e l'incidenza di effetti collaterali nelle prime 24h postoperatorie in pazienti (pz) sottoposte ad interventi ginecologici per via vaginale in anestesia subaracnoidea, con o senza morfina.

Materiali e metodi

Nel periodo che va da Gennaio 1999 a Dicembre 2000 abbiamo raccolto i dati relativi a 50 pz, divise in due gruppi: gruppo A (25 pz) Bupivacaina iperbarica 1% (10/15 mg) e gruppo B (25 pz) Bupivacaina iperbarica 1% (10/15 mg) con morfina 0,2 mg. L'analgesia postoperatoria è garantita su richiesta della pz con Lixidol 30 mg e.v. (max 3 somministrazioni/24h) o morfina 0,1 mg/Kg s.c. (max 3 somministrazioni/24h). Abbiamo valutato la durata dell'intervento, il dolore nel postoperatorio (secondo scala numerica verbale a 0, 2, 4, 6, 24h dalla fine dell'intervento), l'intervallo di tempo intercorso tra la fine dell'intervento e la prima richiesta di analgesici, il consumo totale di analgesici nelle 24h, gli effetti collaterali (nausea, vomito, prurito), analizzandoli con t-test di Student e considerando significativa una p inferiore a 0,05.

Risultati

I due gruppi sono risultati confrontabili per quanto riguarda caratteristiche fisiche (età, peso, ASA) e durata dell'intervento; l'anestesia è sempre risultata adeguata e non si sono verificate complicanze maggiori. La richiesta analgesica postoperatoria è stata del 96% per le pz del gruppo A e del 68% per le pz del gruppo B. Il 48% delle pz del gruppo A non ha raggiunto una copertura analgesica adeguata ed è stata necessaria la somministrazione di oppioidi vs 8% delle pz del gruppo B ($p < 0,05$). Il dolore postoperatorio valutato con scala NRS è significativamente maggiore per il gruppo A solo a 2h (gruppo A 1.8 ± 2.6 vs gruppo B 0.56 ± 1.19) ed a 4h (gruppo A 2 ± 2.5 vs gruppo B 0.7 ± 1.2) ($p < 0,05$). Il consumo di analgesici nelle 24h è di 32,4 mg ± 31,12 per le pz del gruppo B; e di 73,2 mg ± 38,8 per le pz del gruppo A ($p < 0,05$). L'incidenza del vomito è del 40% per le pz del gruppo A, di cui 36% trattato, vs gruppo B 24%, di cui 20% trattato. Il 12% delle pz del gruppo B ha lamentato prurito che è stato trattato in tutti i casi.

Conclusioni

Nelle nostre pz esiste una differenza statisticamente significativa tra anestesia subaracnoidea con o senza morfina, in termini di consumo di analgesici nelle prime 24 h, numero assoluto di pz che richiedono il trattamento nelle prime 24 h ed NRS riportati a 2 e 4h. La bassa incidenza degli effetti collaterali minori e l'assenza di complicanze maggiori fanno sì che la somministrazione di morfina per via subaracnoidea possa essere considerata una valida alternativa per il controllo del dolore postoperatorio negli interventi ginecologici per via vaginale.

Bibliografia

1. Attig G (1985) Intrathecal morphine administration in pain therapy following extensive gynecologic operations. Clinical study. Zentralbl Gynakol 107(12):738-743
2. Domsky M (1992) Efficacy of subaracnoid morphine in a community hospital. Reg Anesth 17(5):279-282
3. Schaer H (1992) Intrathecal morphine for postoperative pain. Anaesthesist 41(11): 689-693

Preemptive analgesia con Ketamina

M. BALDACCI[1], C. BARATTINI[1], C. RASETTO, L. TOSI, C. ROSSI, G. CASTELLINI, D. CORSINI

U.O. Anestesia e Rianimazione, ASL 1 Zona Lunigiana
[1] Scuola di Specializzazione in Anestesia e Rianimazione, Pisa

Introduzione

Il dolore che segue un intervento chirurgico provoca modificazioni fisico comportamentali che possono costituire un fattore aggiunto di rischio e ritardare il ritorno alla normalità. Eliminare il dolore significa facilitare la ripresa post operatoria bloccando gli eventi fisiopatologici dovuti all'intervento e allo stress. Alcuni Autori ritengono che la somministrazione precoce di analgesici determini un effetto antalgico maggiore di quello prodotto dalla stessa dose somministrata per la stessa via dopo che il dolore si è instaurato.

Premesse e scopi

L'ipotesi è che l'analgesia preemptive impedisca o riduca nel SNC lo sviluppo della memoria dello stimolo doloroso. Gli analgesici (oppioidi, NMDA agonisti) somministrati in dosi appropriate e prima dell'aggressione chirurgica inibiscono l'insorgenza di iperalgesia e sensibilizzazione.

Materiali e metodi

Sono stati arruolati 459 pazienti: 225 pazienti sottoposte ad interventi ginecologici, età compresa fra 25-80 anni, ASA 1-3; e 234 pazienti chirurgici di età compresa fra 32-84 anni, ASA 1-4 (Tab. 1).
Tutti i pazienti sono stati premedicati in sala operatoria con atropina 0,01 mg/Kg e.v. e sono stati suddivisi in due protocolli di trattamento:
Protocollo A:
Prima dell'induzione viene somministrata Ketamina al dosaggio di 0,15 mg/kg, seguita da infusione continua di Tramadolo 0,2-0,3 mg/Kg + Ketorolac 0,04 mg/Kg/min in soluzione fisiologica. L'induzione è stata eseguita con Propofol 2,5 mg/Kg e Atracurium besilato 0,5 mg/Kg; l'anestesia è stata mantenuta con O2 e N2O a bassi flussi (1 l/min.) e ETag (Sevofluorane) 1-1,5%.
Protocollo B:
L'induzione è stata eseguita con Propofol 2,5mg/Kg e Atracurium besilato

Tabella 1. Casistica

Intervento	N° casi
Laparoisterectomie	164
Miomectomie	45
Cisti ovariche	16
Aneurismi AA	5
Gastrectomie	32
Colectomie	74
Colecistectomie	85
Interventi sulla mammella	28
Tiroidectomie	10

0,5mg/Kg; l'anestesia è stata mantenuta con O2 e N2O a bassi flussi e ETag (Sevofluorane 1-1,5%) Fentanyl alla dose complessiva massima di 250 gamma. Al termine dell'intervento è stata somministrata infusione continua di Tramadolo 0,2-0,3 mg/Kg/h e Ketorolac 0,04 mg/Kg/min diluiti in soluzione fisiologica.

Il monitoraggio cardiorespiratorio per entrambi i gruppi comprendeva ECG, FC, PA continua cruenta/incruenta, pulsiossimetria, ET CO2, ETag (sevo), FR, Paw.

La durata degli interventi è stata compresa fra 40 min e le 5 ore circa.

La valutazione del dolore post operatorio è stata eseguita utilizzando la scala verbale e l'analogico visiva (VAS) al risveglio, dopo 30 min. e successivamente ad intervalli di tempo regolari (ogni 3 ore fino alla 15 ora postoperatoria e quindi alla 24 e 36 ora).

Risultati

Nei pazienti trattati con il protocollo A si è osservato un controllo del dolore nell'immediato postoperatorio (prime 3 ore) ottimale (VAS < 2), senza evidenziare effetti legati all'uso degli oppiacei (PONV, prurito, depressione respiratoria), mentre il dosaggio subanestetico di Ketamina ha evitato la comparsa di eccitazione al risveglio, sintomi confusionali, ipertensione arteriosa.

Nei pazienti trattati con protocollo B si è osservato un controllo del dolore più tardivo e comparsa di effetti collaterali legati all'uso degli oppioidi.

Letture consigliate

Adam F (2000)Preemptive analgesia with ketamine. Anesthesia & Analgesia 90(3):765

Aida S, Yamakura T, Baba H et al (2000) Preemptive analgesia by intravenous low-dose ketamine and epidural morphine in gastrectomy: a randomized double-blind study. Anesthesiology 92(6):1624-1630

Andersen O et al (1996) The effects of Ketamine on stimulation of primary and secondary hyperalgesic areas induced by capsaicin, a double blind placebo controlled, human experimental study. Pain

Crozier TA, Sumpf E (1996) The effect of total intravenous anesthesia with Ketamine/Propofol on hemodynamic, endocrine and metabolic stress reactions in comparison to Alfentanil/Propofol in laparotomy. Anesthesist

Dahl JB, Kehlet H (1993) The value of preemptive analgesia in the treatment of postoperative pain. British J Anaesthesia

Dahl V, Ernoe PE, Steen T et al (2000) Does ketamine have preemptive effects in women undergoing abdominal hysterectomy procedures? Anesthesia & Analgesia 90(6):1419-1422

De Nicola A (1997) Farmacoeconomia e dolore. Atti XIX Congresso Nazionale AISD. Milano

Gottin L et al (1995)Analgesia preemptive nel trattamento del dolore postoperatorio. Chir Ital

Katz J et al (1992) Preemptive analgesia. Clinical evidence of neuroplasticity contributing to postoperative pain. Anesthesiology

Kissin I (2000) Preemptive Analgesia. Anesthesiology 93(4):1138-1143

Lehmannn KA (1994)Tramadol for manegement of acute pain. Drugs

Mc Quay HJ (1992) Preemptive analgesia. British J Anesth

Miguel R, Fu E (2000) Preemptive analgesia with ketamine. Anesthesia & Analgesia 90(3):7

Nolli M, Albani A, Nicosia F (1995) Il dolore postoperatorio: valutazione e trattamento

Varrassi G et al (1994) The effect of perioperative Ketorolac infusion on perioperative pain and endocrine-metabolic responses. Anesth Analg

COX-2 inibitori nella preemptive analgesia

E. Fanzago, M. Vergano, A.M. Gado

U.O.A. Anestesia e Rianimazione, Ospedale di Asti

Premessa

L'effetto antinfiammatorio ed antidolorifico dei FANS è dovuto all'inibizione delle ciclossigenasi (COX), responsabili della sintesi di prostaglandine. Le COX sono enzimi che catalizzano la conversione dell'acido arachidonico a prostaglandine biologicamente attive e trombossani, sostanze dotate di numerose funzioni biologiche quali: citoprotezione del tratto intestinale, funzionalità piastrinica, omeostasi renale, funzionalità uterina, impianto dell'embrione e travaglio di parto, regolazione del ciclo sonno-veglia, ed altre [1-3].

I vecchi FANS bloccano, in grado variabile, entrambe le isoforme della COX, a differenza dei coxib, celecoxib e rofecoxib che, alle dosi terapeutiche, inibiscono selettivamente la COX-2 ma non la COX-1 [4, 5]. Gli inibitori selettivi della COX-2 hanno una minore tossicità gastrointestinale rispetto ai FANS più vecchi e meno selettivi. A causa dell'inibizione delle prostaglandine renali tutti i FANS, compresi gli inibitori selettivi della COX-2, riducono il flusso ematico renale, determinano ritenzione idrica e possono causare insufficienza renale in alcuni pazienti, particolarmente negli anziani.

Gli inibitori selettivi della COX-2, che non interferiscono sulla funzione piastrinica, possono avere un effetto protrombotico con conseguente maggiore incidenza di eventi cardiovascolari.

Obiettivo dello studio

Valutare l'efficacia del Rofecoxib (COX2 inibitore) nel controllo del dolore postoperatorio in seguito ad interventi ginecologici [6].

Materiali e metodi

Previa informazione e consensi, studio controllato con due gruppi di 20 pazienti paragonabili per età, R ASA I-II sottoposte ad isterectomia per via addominale in narcosi.

Al primo gruppo, somministrazione di 25 mg di Rofecoxib preoperatoriamente (2h prima circa) associato a premedicazione con bdz Lorazepam 1 mg per via sublinguale. Per entrambi i gruppi approccio multimodale antalgico postoperatorio a basso dosaggio per aumentare l'effetto analgesico diminuendo gli effetti collaterali: PCA con Buprenorfina e.v. (dose totale max 0,6 mg, infusione continua dil 3 mcg/ml a 5 ml/h lock out 10 min) e Paracetamolo sublinguale 500 mg x2 die. Monitoraggio accurato e valutazione dei VAS e del consumo medio di oppioide nei due gruppi.

Si discutono i risultati e le indicazioni di utilizzo.

Conclusioni

Molti dubbi esistono tuttora circa la sicurezza degli inibitori selettivi delle COX-2 nell'insufficienza renale, nelle fasi di cicatrizzazione di lesioni gastrointestinali, comunque questi farmaci sembrano rappresentare un ulteriore contributo all'approccio farmacologico multimodale in condizioni di maggiore sicurezza, soprattutto per i pazienti a rischio e più anziani.

Bibliografia

1. Crofford LJ et al (2000) Basic biology and clinical application of specific cyclooxygenase-2 inhibitors. Arthritis Rheum 43:4
2. Wong SCY et al (1998) Induction of cyclooxygenase-2 and activation of nuclear factor-kB in myocardium of patients with congestive heart failure. Circulation 98:100-103
3. Decreto AIC/UAC n. 455 del 19/06/2000. Supplemento ordinario alla Gazzetta Ufficiale n. 153 del 03/07/2000
4. The Medical Letter (2000) 17:73
5. The Medical Letter (1999) 7:29
6. Reuben SS, Connelly NR (2000) Postoperative analgesic effects of celecoxib or rofecoxib after spinal fusion surgery. Anesth Analg 91(5):1221-1225

Organizzazione per la gestione del dolore acuto postoperatorio. Esperienza in chirurgia addominale maggiore

M.E. Clara, P. Gianferrari, A. Marzullo, M. Voltolina, M. Ferrero, M. Caponi, M. Lanfranco, P. De Paolis[1], G. Avagnina[1], M. Carrera[1], E. Bertotti[1]

U.O.A. Anestesia e rianimazione 9 e [1]U.O.A. Chirurgia generale 7, Azienda Ospedaliera San Giovanni Battista, Torino

Introduzione

Attualmente un corretto controllo del dolore postoperatorio è indispensabile per la qualità della gestione medica ed è un elemento importante nel migliorare l'outcome del paziente chirurgico [1-2].

Il dolore è una risposta al trauma chirurgico: esso può amplificare le risposte metaboliche allo stress, la nausea, lo spasmo ileale e ritardare la ripresa della funzionalità gastrointestinale [3-4].

La chirurgia addominale maggiore risulta gravata dalla massima incidenza di nocicezione perioperatoria; per questo il controllo del dolore deve essere perseguito non solo come obiettivo di qualità o come elemento per l'accreditamento istituzionale, ma anche per un problema etico.

Materiali e metodi

È stato messo a punto ed è attualmente in uso, presso la UOA Chirurgia Generale 7 del nostro Ospedale, un modello organizzativo che prevede: protocolli per l'analgesia endovenosa ed epidurale redatti dall'anestesista responsabile; un infermiere professionale di riferimento; un'anestesista reperibile 24 ore su 24; incontri di formazione e aggiornamento sul dolore postoperatorio; incontri regolari dell'équipe chirurgica (anestesista, chirurgo, infermiere professionale) per discutere le tecniche, i trattamenti in uso e i risultati; schede di informazione per i pazienti; schede di rilevazione dei dati (VAS a riposo e dinamico, parametri vitali, sedazione, deficit motorio, effetti collaterali quali nausea, vomito e prurito, necessità di farmaci aggiuntivi, monitorati ogni 4 ore per le prime 24 ore e ogni 6 in seguito); schede per la valutazione del grado di soddisfazione da parte dei pazienti.

Dal 1998 ad oggi sono stati trattati con questo modello 880 pazienti sottoposti a chirurgia addominale maggiore.

Le procedure e i materiali utilizzati sono stati:
- analgesia epidurale continua con ropivacaina, morfina o sufentanil, somministrata attraverso pompa elastomerica (5 o 7 ml/h) o pompa peristaltica;

- analgesia endovenosa continua con morfina, tramadolo, ketorolac, aloperidolo, somministrata attraverso PCA o pompa elastomerica (2ml/h).
La durata media del trattamento è stata di 48 ore.

Risultati

In tutti i nostri pazienti abbiamo mantenuto il VAS a riposo < 4 e quello dinamico < 5; il grado di soddisfazione per il trattamento antalgico ricevuto è risultato, come media, buono e non sono state osservate complicanze relative alle metodiche utilizzate, né effetti collaterali clinicamente significativi.

I pazienti con dolore oncologico sono stati in seguito inseriti in un programma di cure palliative.

Conclusioni

L'adeguata analgesia ha avuto un ruolo importante nei nostri pazienti, controllando la risposta metabolica allo stress, evitando lo spasmo ileale e promuovendo la rapida ripresa della funzionalità gastrointestinale. Dall'analisi di questa esperienza possiamo concludere che, anche senza la presenza di un Servizio del Dolore Acuto, come prescritto dalla letteratura, grazie al coinvolgimento e alla preparazione del personale medico e infermieristico e ai protocolli adottati abbiamo attuato un modello consono alle nostre esigenze [5].

Bibliografia

1. Nolli M, Nicosia F (2000) La gestione del dolore postoperatorio. Obiettivi, identificazione e organizzazione delle procedure di sviluppo di un programma di terapia del dolore postoperatorio. ARL 9:157-171
2. Rauck RL (1996) Cost-effectiveness and cost-benefit ratio of acute pain management. Reg Anesth 21(6):139-143
3. Kehet H (1997) Multimodal approach to control postoperative pathophisiology and rehabilitation. Br J Anaesth 78:606-617
4. Kehlet H (1989) The stress response to surgery: release mechanisms and the modifying effect of pain relief. Acta Chir Scand 550:22-28
5. Brodner G, Pogatzki, Buerkle H et al (1998) Postoperative patient controlled epidural analgesia with bupivacaine and sufentanil is safe on normal hospital wards: effectivity of a 24 hours call pain service. Eur J Anaesth 15:70

Controllo del dolore postoperatorio presso il CTO di Torino: progetto di attuazione

U. Piazza, M.T. Abbate, V. Avallone, L. Cagna, G. Ciambrone, I. Vincenzo, P. Musto, R. Zito

I Servizio di Anestesia e Rianimazione, Azienda Ospedaliera CTO-CRF
Maria Adelaide, Torino

Nel 1999 è stata effettuata una raccolta dati presso il nostro Centro per valutare l'entità del dolore postoperatorio nei reparti di chirurgia ortopedica e chirurgia plastica sulla base delle oramai consuete e consolidate "abitudini" nel trattamento del dolore postoperatorio.

Non sono stati posti limiti di età, né di tipologia di intervento chirurgico.

Sono stati valutati 91 pazienti (di cui 49 maschi e 42 femmine), ASA 1 n. 57, ASA 2 n. 22, ASA 3 n. 12. Di questi, 76 sono stati sottoposti ad interventi di chirurgia ortopedica ed il rimanente ad interventi di chirurgia plastica.

I dati sono stati raccolti da un gruppo di medici e sono stati presi in considerazione il tipo di intervento, il tipo di anestesia (generale, periferica, combinata), i farmaci analgesici utilizzati nel postoperatorio, la VAS a 6, 12, 24 ore, il dolore a riposo a 24 ore (Verbal Rating Scale), il dolore al movimento o durante FKT a 24 ore, il riposo notturno e le complicanze.

L'analisi di tali dati ha evidenziato che il 39,5% dei pazienti non era sufficientemente protetto dal dolore postoperatorio; tale dato, che denota un netto insuccesso delle nostre "abitudini" terapeutiche, ci ha spinti a formulare ed a proporre alla Direzione Sanitaria un "progetto" per ridurre drasticamente il disagio dei nostri pazienti nell'immediato postoperatorio.

Evidentemente, i farmaci che possono combattere il dolore acuto non ci mancano, l'anello debole non sta solo nella tecnica adottata, ma prevalentemente nella mancanza di un "sistema organizzato" all'interno dell'Ospedale in grado di seguire e controllare i pazienti 24 ore su 24.

Al fine di poter realizzare tale progetto sono necessari due elementi fondamentali: medici esperti in grado di stabilire un protocollo di trattamento idoneo al tipo di intervento chirurgico ed infermieri professionali opportunamente addestrati, motivati ed in numero sufficiente per garantire assistenza continua e qualitativamente valida.

Pertanto la proposta prevede le seguenti tappe:
1. Identificazione di un responsabile medico supportato da un gruppo di anestesisti dediti a tale disciplina. Il loro compito consiste nel formulare protocolli farmacologici e tecnici, addestramento e formazione del personale infermieristico, valutazione dei dati raccolti.
2. Identificare uno o più infermieri responsabili in grado di gestire un gruppo numeroso di infermieri che controllano ed assistono i pazienti di tutto l'ospe-

dale nell'immediato postoperatorio. È di loro competenza anche la compilazione di un'apposita scheda per la raccolta dati.
3. Organizzare e realizzare un Corso di formazione finalizzato ad istruire in modo idoneo gli infermieri sulle problematiche che tali mansioni comportano (generalità sul dolore postoperatorio, farmacologia, tecniche, complicanze ed effetti collaterali, assistenza infermieristica).
4. Per coprire le 24 ore saranno necessari tre turni di 8 ore. L'infermiere di turno sarà dotato di una radio "cercapersone" in modo da rendere agevole ed immediato il suo reperimento.

Purtroppo attualmente tutti i reparti accusano il problema della carenza di organico infermieristico, tuttavia tale progetto ha riscontrato un notevole consenso, quindi, coinvolgendo tutti i reparti, i Capo Sala si sono resi disponibili a rinunciare ad un loro infermiere per un numero limitato di turni al mese. Così facendo è possibile organizzare un nuovo Servizio usufruendo di personale già strutturato operante in orario di lavoro.

Naturalmente questa soluzione coprirà solo un limitato periodo sperimentale in attesa di formare un nuovo Servizio con organico proprio dedito al controllo del dolore postoperatorio.

Letture consigliate

Brodner G, Mertes N, Buerkle H et al (2000) Acute pain management: analysis, implication and consequences after prospective experience with 6349 surgical patients. Eur J Anaesthesiol 17(9): 566-575

Grass J A (2000). The role of epidural anesthesia and analgesia in postoperative outcome. Anesthesiol Clin North America 18(2):407-428

Mac Laren R, Plamondon JM, Ramsay KB et al (2000) A prospective evaluation of empiric versys protocol-based sedation and analgesia. Pharmacotherapy 20(6): 662-672

Nolli M, Nicosia F (2000) La gestione del dolore post-operatorio. Obiettivi, identificazione e organizzazione delle procedure di sviluppo di un programma di terapia del dolore acuto post-operatorio. ALR 9:155-171

Analgesia postoperatoria: interventi di acromionplastica in anestesia loco-regionale vs anestesia generale

S. Nardo, F. Zorzi, M. Lugano, F. Tissino, L. Miceli, V. Dato

Istituto di Anestesiologia e Rianimazione, Università degli Studi di Udine

Introduzione

L'anestesia con blocco del plesso brachiale viene ampiamente utilizzata nella chirurgia ortopedica dell'arto superiore.

Scopo del nostro lavoro è valutare l'efficacia dell'analgesia postoperatoria in pazienti (pz) sottoposti ad intervento di acromionplastica.

Materiali e metodi

Abbiamo analizzato 46 pz divisi in due gruppi: gruppo A, 23 pz sottoposti a blocco del plesso brachiale con tecnica di Winnie, con mepivacaina 1,5% 30 ml totali; gruppo B 23 pz sottoposti ad anestesia generale bilanciata.

L'analgesia postoperatoria è stata somministrata su richiesta del pz con ketorolac 30 mg e.v. (max 120 mg/24h) alla comparsa del dolore. In casi di insufficiente copertura analgesica è prevista la somministrazione di morfina 0,1 mg/Kg s.c. (max 3 somministrazioni/24h).

Abbiamo valutato la durata totale dell'intervento (tempo anestesiologico + tempo chirurgico), il dolore postoperatorio secondo scala NRS (a fine intervento, dopo 6, 12 e 24h), l'intervallo di tempo intercorso tra la fine dell'intervento e la prima richiesta di analgesici, il consumo totale di analgesici nelle prime 24h e il tempo di degenza, analizzandoli con t-test e considerando significativa una p inferiore a 0,05.

Risultati

I due gruppi sono risultati confrontabili per quanto riguarda caratteristiche fisiche (età, peso, ASA). La durata dell'intervento è stata maggiore per il gruppo A (7891 ± 13.22 vs 99.54 ± 24).

Il dolore postoperatorio è significativamente maggiore nel gruppo B solo allo stadio 0 (gruppo A 0,565± 1,879 vs gruppo B 2,261± 2,942).

Il 34,78% dei pz del gruppo B non ha raggiunto una copertura analgesica adeguata ed è stata necessaria la somministrazione di oppiodi, vs 13% del gruppo A.

La prima somministrazione di analgesico è avvenuta per il gruppo A a 338.26 min ± 134.88 vs 213.13 ± 119.20 per il gruppo B. Nessuna differenza è emersa per il tempo di degenza.

Conclusioni

L'anestesia loco-regionale sembra garantire una copertura analgesica migliore in particolare nell'immediato postoperatorio. Dai nostri dati, questa metodica richiede dei tempi di esecuzione maggiori, non incidendo comunque sulla durata della degenza.

Letture consigliate

Brodner G (2000) Acute pain management: analysis, implications and consequences after prospective experience with 6349 surgical patients. Eur J Anaesthesiol 17(9):566-575

Brown DL (1993) Brachial plexus anaesthesia: an analysis of options. Yale J Biol Med 66:415-431

Urban MK (1994) Evaluation of brachial plexus anaesthesia for upper extremity surgery. Reg Anaesth 19:175-182

Trattamento del dolore postoperatorio in pazienti sottoposti a chirurgia epatica

V. Dato, M. Lugano, C. Calvagna, R. Fontana, F. Zorzi, R. Colussi, L. Miceli

Istituto di Anestesia e Rianimazione, Policlinico Universitario di Udine

Introduzione

Il dolore postoperatorio è un evento di intensità variabile, ma che accompagna sempre un intervento chirurgico. Nelle resezioni epatiche maggiori diversi fattori possono influire sul periodo postoperatorio: complicanze medico-chirurgiche (insufficienza epatica, emorragia e sepsi) [1], complicanze legate al dolore (ipoventilazione, inibizione della tosse, tachicardia, ipertensione) e le complicanze legate alle condizioni del paziente (presenza di metastasi o insufficienze d'organo).

Per il trattamento del dolore dopo epatectomia sono state proposte diverse metodiche, tra queste la più utilizzata è l'analgesia con pompa peridurale [2], altre possibilità sono la PCA e la morfina endovenosa (e.v.).

Materiali e metodi

Dal 1/1/1997 al 12/31/2000 abbiamo analizzato retrospettivamente tutti i pazienti che hanno ricevuto un trattamento antalgico dopo resezione epatica maggiore (> di 3 segmenti epatici).

Per il controllo del dolore postoperatorio sono stati applicati 3 diversi protocolli, che prevedevano:
- morfina sottocute (0,1 mg/kg ogni 8 ore);
- peridurale continua (0,1% bupivacaina o ropivacaina + 1 mg di morfina con velocità di infusione 8-12 ml/h);
- analgesia controllata dal paziente (PCA 1mg/ml di morfina con locked out di 8 minuti).

Il dolore postoperatorio è stato valutato attraverso scala NRS a riposo e al movimento (da 0 a 10 valutato come valore medio) per le prime 48 ore dopo l'intervento (Tab. 1). Nei pazienti venivano inoltre monitorati i parametri vitali (pressione e frequenza cardiaca) ed eventuali effetti collaterali (nausea, vomito, parestesie, prurito). Analisi statistica con test ANOVA.

Risultati

Abbiamo analizzato 98 pazienti, dai 25 ai 95 anni affetti nella maggior parte dei casi da epatocarcinoma (57%), metastasi da carcinoma colon (40%) e angiomi o cisti epatiche.

In 38 pazienti è stato applicato il protocollo con morfina (38,7%) in 29 pazienti la PCA (29,6%) e in 30 pazienti la peridurale continua (30,6%).

Tabella 1. Valutazione del dolore postoperatorio

	NRS 1° giorno		NRS 2° giorno	
	NRS riposo	NSR movim.	NRS riposo	NRS movim.
Morfina s.c.	2.4	5.6	1.2	4.0
Peridurale	1.8	5.2	1.6	4.4
PCA	2.2	4.9	1.5	4.2

Non sono state evidenziate differenze statisticamente significative tra i gruppi.

In fine, abbiamo considerato l'incidenza di effetti collaterali: presenza di vomito in 19 pazienti (9/38 gruppo morfina, 5/29 gruppo PCA e 5/30 gruppo peridurale) e presenza di prurito in 3 pazienti (2 gruppo morfina e 1 gruppo peridurale). Non si sono mai verificati casi di depressione respiratoria o altre complicanze maggiori.

Conclusioni

Nella nostra esperienza abbiamo ottenuto durante le prime 24 ore un buon controllo del dolore postoperatorio nei valori medi in particolare con l'utilizzo dell'anestetico locale in infusione continua attraverso catetere peridurale, sebbene non si possano evidenziare differenze statisticamente significative tra i gruppi, a parità di effetti collaterali rilevati.

Bibliografia

1. Thompson HH (1983) Major hepatic resection. A 25-year experience. Ann Surgery 197(4):375-388
2. Yukioka H (1992) Epidural opioids for postoperative pain relief following hepatectomy. Osaka City Med J 38(1): 67
3. Terai (1999) Assessment for postoperative pain. Masui 48(9): 981-951

Ketorolac vs morfina nella terapia antalgica dopo videolaparocolecistectomia (vlc)

L. MICELI, R. COLUSSI, V. DATO, M. LUGANO, L. VETRUGNO, F. ZORZI, S. NARDO

Istituto di Anestesia e Rianimazione, Università degli Studi di Udine

Introduzione

L'impiego del ketorolac per l'analgesia postoperatoria è molto diffuso ed efficace [1, 2], anche negli interventi videolaparoscopici. Recentemente però è stato riportato un aumento del sanguinamento postoperatorio in associazione all'utilizzo del ketorolac stesso [3]. Una possibile alternativa al suo impiego per l'analgesia postoperatoria è costituita dai farmaci oppioidi (ad esempio morfina).

Abbiamo quindi confrontato ketorolac e morfina in termini di efficacia antalgica ed effetti collaterali nelle 24 ore successive ad interventi di colecistectomia videolaparoscopica.

Materiali e metodi

Abbiamo arruolato 31 pazienti randomizzati in due gruppi: gruppo A, 16 pazienti trattati con ketorolac 30 mg per via endovenosa per tre/die; gruppo B, 15 pazienti trattati con morfina sottocute 0,1 mg/kg per quattro/die.

Gli interventi sono stati condotti in anestesia generale bilanciata (evitando somministrazioni intraoperatorie di ketorolac e/o morfina).

L'efficacia antalgica è stata valutata mediante misurazione del NRS alla sesta, alla dodicesima e alla ventiquattresima ora.

Gli effetti collaterali venivano ricercati alla stessa ora valutando l'incidenza di nausea, vomito e prurito agli stessi tempi. L'incidenza di sanguinamenti clinicamente rilevanti è stata valutata in termini di necessità di reintervento.

Risultati

Non abbiamo riscontrato sanguinamenti postoperatori clinicamente rilevanti nei due gruppi, lo stesso dicasi per l'incidenza di nausea/vomito o prurito postoperatori. Per quanto concerne la percezione soggettiva del dolore (NRS), abbiamo espresso i risultati in termini di medie e deviazioni standard (DS), e li abbiamo poi sottoposti ad elaborazione statistica con il test non parametrico di Mann-Whitney.

È dunque emerso che il gruppo A (pazienti trattati con il solo FANS) ha avuto un NRS medio minore dell'altro gruppo in tute le misurazioni, raggiungendo la significatività statistica ($p < 0,05$) nella prima delle tre (alla sesta ora dalla fine dell'intervento) (Tab. 1).

Tabella 1. Percezione soggettiva del dolore (NRS)

NRS	Entro 6 ore		Entro 12 ore		Entro 24 ore	
	A	B	A	B	A	B
Media	0.812*	2.466*	0.687	1.600	1.375	2.4
DS	1.759	2.356	1.302	1.723	1.586	1.764

* $p < 0.05$

Conclusioni

Dal nostro studio emerge che il trattamento con il solo ketorolac garantisce una migliore analgesia ai pazienti, almeno nelle prime ore del postoperatorio, e non li espone ad aumentati rischi di effetti collaterali.

Bibliografia

1. Vane JR (1996) Introduction: mechanism of action of NSAIDS. Br J Rheumatol 35(Suppl 1):1-3
2. Gillis JC, Brogden RN (1997) Ketorolac. A reappraisal of its pharmacodynamic and pharmacokinetic properties and therapeutic use in pain management. Drugs 53:139-188
3. Koivusalo AM, Lindgren L (2000) Effects of carbon dioxide pneumoperitoneum for laparoscopic cholecystectomy. Acta Anaesthesiol Scand 44: 834-841

Controllo del dolore post-operatorio con tramadolo dopo trapianto di fegato: esperienza clinica su 42 pazienti

M. PIERI, G. BIANCOFIORE, L. MEACCI, K. VALENTINI, M. GALATÀ, M. BARGAGNA[1],
M. MONTAGNANI[1], A. SANSEVERO, A. VAGELLI

U.O. Anestesia e Rianimazione, [1] Personale infermieristico, Rianimazione post-trapianti, Policlinico di Cisanello, Azienda Ospedaliera Pisana

Introduzione

Scopo del presente lavoro è valutare l'efficacia e la sicurezza di un protocollo di analgesia post-operatoria che prevede l'infusione endovenosa continua di tramadolo in pazienti precedentemente selezionati sottoposti a trapianto di fegato.

Materiali e metodi

Sono stati studiati 42 pazienti sottoposti a trapianto di fegato tra il Marzo 1999 e l'Ottobre 2000; i pazienti venivano inseriti nel protocollo di studio se presentavano buon decorso intra-operatorio con una fase post-anepatica regolare ed una buona riperfusione del fegato trapiantato, stabilità emodinamica e rapida autonomizzazione della funzione respiratoria nel periodo post-chirurgico. Il protocollo di analgesia post-operatoria prevedeva la somministrazione di tramadolo 100 mg/im 2 ore dopo l'estubazione (oppure 2 ore dopo l'ingresso in Terapia Intensiva nei casi in cui l'autonomizzazione respiratoria avveniva in sala operatoria), seguita dall'infusione endovenosa continua attraverso pompa siringa di tramadolo 400 mg in un volume totale di 96 ml, somministrati in 48 ore alla velocità costante di 2 ml/ora. In caso di dolore (scala numerica verbale, VNS>4) il protocollo prevedeva la somministrazione di una dose supplementare di tramadolo 75 mg, fino ad un massimo di 225 mg nelle 24 ore.

Nei tempi di osservazione prestabiliti (T0-T48, ogni 6 ore, con T0=inizio dell'infusione) venivano valutati l'intensità del dolore sia a riposo che durante i movimenti (tosse, respiro profondo, movimento degli arti inferiori), l'emodinamica, anche attraverso i parametri forniti dal monitoraggio cruento (catetere di Swan Ganz), la funzionalità respiratoria, la funzionalità epato-renale, lo sviluppo di eventi avversi, il livello di sedazione, la necessità di dosi subentranti di analgesico.

Risultati

L'intensità del dolore a riposo è risultata mediamente sempre inferiore al livello 4 del VNS, mentre durante i movimenti il valore del VNS è compreso tra 5 e 4 dopo un iniziale valore medio di 5.9 registrato al T0.

I parametri emodinamici (pressione arteriosa cruenta, frequenza cardiaca, gittata ed indice cardiaco) e quelli respiratori (SaO2, frequenza respiratoria, PaCO2), così come i parametri di funzionalità epato-renale, non appaiono significativamente condizionati dall'infusione di analgesico e si sono mantenuti mediamente stabili nei pazienti osservati.

Gli eventi avversi riscontrati con significatività sono risultati la nausea (23,8%), il vomito (9,5%) e, soprattutto, la sedazione nel 66,6% di Grado 1 (paziente facilmente risvegliabile) e nel 23,8% di Grado 2 (paziente difficilmente risvegliabile). È stato necessario interrompere il trattamento analgesico per eccessiva sedazione in 8 casi (19,04%), mentre in 2 casi (4,76%) l'interruzione è stata determinata da altri motivi.

La necessità di somministrare dosi aggiuntive di analgesico si è registrata in 8 pazienti (19,04%) nelle prime 24 ore post-operatorie e in 4 (9,52%) nelle successive 24 ore.

Conclusioni

Sulla base dei dati raccolti possiamo affermare che il protocollo proposto risulta valido per pazienti sottoposti a trapianto di fegato con decorso post-operatorio stabile e con rapida autonomizzazione della funzionalità respiratoria. Il controllo del dolore post-operatorio è risultato accettabile e gli eventi avversi trascurabili, se si eccettua la sedazione che si è però rapidamente risolta con l'interruzione del trattamento.

Controllo del dolore postoperatorio in chirurgia addominale maggiore. La nostra esperienza con l'analgesia epidurale

A. Marzullo, P. Gianferrari, M.E. Clara, M. Voltolina, M. Ferrero, A. Guermani, C. Santacroce, A. Resegotti[1], R. Longhin[1], E. Marchigiano[1]

U.O.A. Anestesia e rianimazione 9, [1] U.O.A. Chirurgia generale 7,
Azienda Ospedaliera San Giovanni Battista, Torino

Introduzione

La chirurgia addominale maggiore è spesso associata a effetti collaterali indesiderabili, come dolore, complicanze cardiopolmonari, infettive, tromboemboliche, nausea, vomito, fatica e, di conseguenza, una convalescenza prolungata. Le implicazioni fisiologiche associate al dolore postoperatorio non trattato diventano più evidenti nei pazienti debilitati, affetti da patologie a carico dell'apparato cardiovascolare e/o respiratorio. Studi clinici hanno dimostrato che un'anestesia e una chirurgia prive di stress attenuano le risposte fisiopatologiche indotte dallo stesso stress, con conseguente diminuzione della morbilità perioperatoria [1-2]. L'anestesia integrata e l'analgesia epidurale toracica giocano un ruolo importante nei pazienti sottoposti a chirurgia addominale maggiore, riducendo le complicanze postoperatorie polmonari, promuovendo la ripresa della funzionalità intestinale, preservando un bilancio azotato positivo e migliorando il rapporto trasporto-domanda di ossigeno a livello miocardico [3-6].

Materiali e metodi

Dal 1998 ad oggi, presso la U.O.A Chirurgia Generale 7, sono stati trattati 616 pazienti con l'anestesia integrata e l'analgesia epidurale toracica. A tutti i pazienti, previa inserzione del catetere peridurale nello spazio tra T8-T9 o T9-T10, è stato somministrato un bolo di 10-15 ml di ropivacaina 0,5% + oppioide (morfina 2 mg o sufentanil 30 mcg). Dopo la conferma del blocco sensitivo, si è iniziata l'infusione continua di 5-10 ml/h di ropivacaina 0,5% fino alla fine dell'intervento. L'induzione dell'anestesia generale è stata effettuata mediante i farmaci tradizionali (tiopentone, sufentanil, cisatracurio); il mantenimento è stato ottenuto mediante sevoflurane ad Et 0,5-0,7%, fentanyl o sufentanil, cisatracurio. Per l'analgesia postoperatoria è stata utilizzata l'associazione ropivacaina 0,1% e oppiode (morfina 0,02 mg/ml oppure sufentanil 0.5 mcg/ml), modulata nella somministrazione, per mantenere come target antalgico un VAS a riposo < 4 e al movimento < 5.

È stata eseguita la profilassi per la nausea e il prurito con droperidolo 2,5 mg in 48 ore. Sono stati monitorati il VASs e VASm, la sedazione (Ramsay, il blocco motorio, i parametri vitali, la nausea e il prurito, la necessità di farmaci aggiuntivi. La durata del trattamento è stata in media 48 ore.

Risultati

Nei nostri pazienti abbiamo raggiunto il target antalgico proposto; il grado di sedazione è stato 3-2; la necessità di farmaci aggiuntivi si è verificata nel 20% dei pazienti; la nausea nel 6% dei pazienti; il prurito nel 5%; in nessun paziente si è verificato blocco motorio; i parametri emodinamici sono rimasti stabili grazie ad una volemizzazione ottimale.

Conclusioni

L'analgesia bilanciata con somministrazione di farmaci di classi diverse, ha fornito un efficace controllo algico, con scarsi effetti collaterali per l'azione sinergica dei farmaci che consente l'uso di ciascuno di essi ad un dosaggio minore. L'anestesia integrata e l'analgesia peridurale sono parte di un approccio multimodale al trattamento del paziente chirurgico che comprende, oltre l'estubazione precoce, anche il trattamento perioperatorio ottimale con la nutrizione enterale e la riabilitazione precoce.

Bibliografia

1. Kehlet H (1997) Multimodal approach to control postoperative pathophisiology and rehabilitation. Br J Anaesth 78:606-617
2. Carpenter RL, Abram SE, Rauck RL (1996) Consensus statement on acute pain management. Reg Anesth 21(6s):152-156
3. Warmer D, Warmer MA, Ritman EL (1996) Human chest wall function during epidural anaesthesia. Anesthesiol 85:761-773
4. Carly F, Hlliday D (1997) Continous epidural blockade arrests the postoperative decrrease in muscle protein fractional synthetic rate in surgical patients. Anesthesiol 86:1033-1040
5. Meibner A, Rolf N, Von Aken T (1997) Thoracic epidural anaesthesia and the patient with heart disease : benefit, risk and controversies. Anesth Analg 85:517-528
6. Liu SS, Carpenter RL, Mackey DC (1995) Effects of perioperative analgesic tecnique on rate recovery after colonic surgery. Anesthesiol 83:757-765

Associazione ketorolac-morfina dopo artroprotesi totale di ginocchio: un anno di esperienza clinica

A. VACRI, C. CALLEA, M.R. CALLEA[1]

Sezione di Chirurgia Protesica Articolare, Casa di Cura "Giovanni XXIII", Monastier di Treviso
[1] Istituto di Patologia Clinica, Università degli Studi di Udine

L'analgesia postoperatoria dopo artropoiesi totale di ginocchio consente la mobilizzazione precoce dell'arto operato e l'immediata ripresa della deambulazione, assicurando il recupero funzionale della neoarticolazione e riducendo il rischio tromboembolico.

Nel periodo compreso tra il 11.01.2000 ed il 21.11.2000, presso il nostro Centro di Chirurgia Protesica Articolare, sono stati sottoposti ad intervento di sostituzione totale di ginocchio 71 pazienti (ASA I-II), di età compresa tra 43 e 82 anni, 10 maschi e 61 femmine, per gonartrosi primitiva (77%), post-traumatica (6%) e gonopatia reumatica (17%).

L'intervento chirurgico, della durata media di 42 ± 6 min è stato condotto in rachianestesia con blocco motorio completo dopo introduzione, a livello di L4-L5, di 20 mg di Marcaina Iperbarica 1% e di 0,25 mg di morfina cloridrato. Immediatamente prima dell'incisione chirurgica veniva iniettato in bolo Ketorolac, 30 mg e.v., e iniziata infusione continua per 48 ore, a 2 ml/ora, di una soluzione di Ketoralac (3,7 mg/ora) e orfina (0,4 mg/ora) mediante infusore "Paragon". Sono stati pure somministrati, quale profilassi del PONV, 25 mg di Dolasetron e.v.

Dopo completa risoluzione del blocco anestetico e ad intervalli di 3 ore, dalle 6.00 alle 21.00, per tutta la durata dell'infusione, è stata valutata l'efficacia dell'analgesia mediante VAS e scala aggettivata (dolore assente, leggero, moderato, intenso, insopportabile), oltre all'eventuale presenza di effetti collaterali ed alla rilevazione di frequenza respiratoria, cardiaca e pressione arteriosa.

Cinquantotto pazienti, pari all'82% della casistica, hanno indicato la completa assenza di dolore per tutta la durata dell'infusione; in 11 casi (15%), il dolore è stato definito leggero o moderato, senza peraltro una significativa corrispondenza col VAS. Soltanto 2 pazienti (3%) hanno richiesto, dopo la risoluzione del blocco anestetico, la somministrazione supplementare di Diazepam 3 mg e morfina 3 mg e.v. per un dolore definito insopportabile; alle valutazioni successive il dolore veniva aggettivato come leggero o moderato. Non è stata registrata alcuna significativa variazione nei parametri vitali durante l'infusione continua di Ketorolac e morfina; in nessun caso si è verificata sedazione e/o depressione respiratoria; 14 pazienti hanno sperimentato prurito, particolarmente intenso al volto, che non ha però richiesto trattamento. Si sono verificati 38 casi di PONV (27%), nonostante profilassi con inibitore della 5-HT.

Tutti i pazienti sono stati in grado, 24 ore dopo l'intervento chirurgico, di deambulare con doppio appoggio e di eseguire correttamente con il fisioterapista i consueti esercizi di flesso-estensione.

L'infusione continua e.v. di Ketorolac e morfina, preceduta dalla somministrazione intratecale di 0,25 mg di morfina si è dimostrata una tecnica sicura ed efficace nel controllo del dolore postoperatorio in chirurgia ortopedica maggiore.

Controllo del dolore nei pazienti sottoposti a trapianto d'intestino e multiviscerale

A. SINISCALCHI, B. BEGLIOMINI, L. DE PIETRI, S. IVAGNES PETRACCA, G. CHIEREGO, A. PASETTO

Cattedra di Anestesia e Rianimazione, Policlinico di Modena,
Università degli Studi di Modena e Reggio Emilia

Introduzione

Malattie ischemiche intestinali, morbo di Crohn, tumori desmoidi, traumi nell'adulto, volvoli intestinali, gastroschisi ed enterocolite necrotizzante nei bambini rappresentano le indicazioni di più frequente riscontro per il trapianto d'intestino e multiviscerale. L'intervento costituisce quindi l'estremo rimedio per il trattamento di patologie altrimenti fatali, garantendo elevate percentuali di recupero e di sopravvivenza ed una migliore qualità di vita. Dopo 4 anni dall'intervento, sopravvive in buone condizioni il 58% dei pazienti [1]; viceversa, per chi rimane in lista d'attesa, la mortalità è maggiore del 40%, nonostante le terapie attuate in attesa del trapianto [2]. Numerose sono le problematiche da affrontare, fra cui non soltanto la gestione della terapia perioperatoria del dolore, ma anche la variabilità individuale della percezione nocicettiva dovuta allo stato di ansia e depressione che spesso accompagnano malattie a decorso cronico e disabilitanti. L'analisi di una casistica del Reparto di Rianimazione Terapia Intensiva del Policlinico di Modena ha consentito di identificare una procedura di sviluppo per la gestione del dolore in quanto cardine essenziale dell'approccio riabilitativo postoperatorio.

Materiali e metodi

La casistica comprende 4 pazienti, di età compresa tra 21-38 anni, affetti da pseudostruzione intestinale idiopatica complicata da malnutrizione proteico energetica e sindrome di Gardner, 2 dei quali sottoposti a trapianto ortotopico d'intestino, gli altri a trapianto multiviscerale (stomaco, pancreas, intestino). Al termine dell'intervento, due soggetti sono stati trattati con somministrazione di morfina 0,1 mg/Kg e.v. un'ora prima della sutura cutanea, proseguita mediante infusione continua di 0,012 mg/Kg/h di morfina per 48h. In due pazienti si procedeva al posizionamento preoperatorio di catetere peridurale D10-D11 (rimosso dopo 48h) ed alla somministrazione di Ropivacaina 0,2% (5 ml) e morfina 5 mg seguita da infusione continua (5 ml/h) di Ropivacaina 0,2%. La somministrazione di morfina è stata inoltre ripetuta al termine dell'intervento e ogni 12h per 48h al dosaggio di 0,05 mg/kg. L'intensità del dolore è stata misurata, dopo un'ora dal risveglio del paziente (T_0) e quindi ai tempi T_1, T_2, T_3, T_4 corrispondenti a 6-12-18-24-48 ora, mediante scala analogica visiva VAS. È stato quindi considerato il consumo di analgesici, nonché l'uso di farmaci adiuvanti durante la degenza in reparto.

Risultati

Il controllo del dolore nelle prime 48 ore nei pazienti trattati senza catetere peridurale è stato insufficiente (VAS 70-80 mm), sufficiente (VAS 40-50 mm) in quelli cui è stato posizionato. La sintomatologia dolorosa ha richiesto rispettivamente la somministrazione aggiuntiva di 25mg/die di morfina e.v. e 3 mg di morfina/die. Alla dimissione dalla Terapia Intensiva, si rendeva necessario il proseguimento della somministrazione di morfina 15mg/die s.c. al fine di controllare il dolore. In un paziente, già in trattamento cronico con oppiacei, l'uso di morfina si è protratto per 14 die, richiedendo riduzione graduale del farmaco e impostazione di terapia ansiolitica con lorazepam 0,04 mg/kg. In due pazienti, dopo 10 giorni, è stato inoltre necessario integrare alla terapia analgesica quella ansiolitica e antidepressiva con amitriptilina 25 mg/die.

Conclusioni

I principali problemi da affrontare in questi interventi sono legati alla presenza del dolore postoperatorio di elevata intensità e di difficile approccio per l'estensione della ferita chirurgica, e le caratteristiche del trauma intraoperatorio. Il dosaggio degli analgesici non può quindi rispondere a precisi canoni di dose/Kg, ma avvalersi di notevole sensibilità clinica. Le proprietà farmacocinetiche della morfina la fanno ritenere vantaggiosa rispetto ad altri oppioidi [3], comunque la necessità di un suo duraturo impiego espone il paziente all'instaurarsi di tolleranza e dipendenza. Per tale motivo la sospensione del farmaco deve essere graduale e avvenire sotto copertura di trattamento ansiolitico, eventualmente associato alla clonidina. Un aspetto non trascurabile nell'ambito di un corretto approccio antalgico al paziente trapiantato concerne l'attenzione che deve essere rivolta allo stato di disagio psicoemozionale (ansietà e depressione) spesso associato alle condizioni di malattia cronica. Pertanto è indispensabile un trattamento integrato orientato all'intero corredo di sintomi includendo sia quello di tipo fisico che psichico.

Bibliografia

1. Reyes J, Mazariegos G, Bueno J et al (1999) Intestinal transplantation for end-stage gastrointestinal disease: improved outcome and cost effectiveness. Proceedings of the VI International Small Bowel Transplant Symposium. Omaha
2. Grant D (1999) Results of intestinal transplantation. Intestinal Transplant Registry Internet Site Available at: http://www.lhsc.on.ca/itr
3. Chrubasik S, Senninger N, Chrubasik J (1996) Treatment of pain with peridural administration of opioids. Chirurg 67:665-670

Il fentanil transdermico per il controllo del dolore postoperatorio negli interventi di emorroidectomia

C. Eziandio, D. Lo Sapio[1], G. Lener, E. Genovese, A. Imparato, M. Chiefari

Dipartimento di Scienze Anestesiologiche, Chirurgiche e dell'Emergenza,
II Università degli Studi di Napoli
[1] ASL NA3, Modulo di Terapia Antalgica, Ospedale S. Giovanni di Dio Frattamaggiore, Napoli

Introduzione

Gli interventi di emorroidectomia sono gravati da un dolore postoperatorio molto severo e spesso trattato con oppiacei. Questi somministrati per via transdermica permettono, con l'assorbimento affidabile del farmaco e le concentrazioni plasmatiche costanti, di controllare il dolore e l'ansietà da inadeguata copertura analgesica.

Scopo del nostro studio è stato valutare l'efficacia del fentanil transdermico (TTS-Fentanil) in questo tipo di chirurgia.

Materiali e metodi

Previo consenso informato scritto, sono entrati nello studio 25 pazienti di età compresa tra i 25 e i 60 anni, ASA I-II, da sottoporre ad interventi di emorroidectomia. Sono stati esclusi dallo studio pazienti con diatesi allergica, patologie respiratorie e cardiovascolari. A tutti i pazienti circa 6 ore prima dell'inizio dell'intervento chirurgico, è stato applicato nella regione subclaveare un cerotto di TTS-Fentanil 50 mg/h della durata di 72 ore. In sala operatoria, dopo premedicazione con atropina 0,5 mg e.v., è stata eseguita l'anestesia subaracnoidea a sella con bupivacaina iperbarica 0,5% 8 mg. All'inizio dell'intervento a tutti i pazienti è stato somministrato, attraverso infusione continua endovenosa, Ketorolac 30 mg, Ranitidina 50 mg, Ondansetron 4 mg in 250 ml di NaCl 0,9%. Era prevista la somministrazione di Ketorolac 30 mg e.v. per VAS superiore a 5.

Sono stati monitorati: ECG, PA, FC, SpO_2.

Nel postoperatorio sono stati valutati:
1) L'intensità del dolore a 2, 4, 6, 12, 24, 48, 72 ore con VAS (0-10).
2) Il gradimento della tecnica da parte dei pazienti con scala verbale a punti: 0 = scarso, 1 = discreto, 2 = buono, 3 = ottimo.
3) La comparsa di effetti collaterali, quali insufficienza respiratoria, nausea, vomito, prurito, dispnea, rush cutanei.
4) Il consumo totale di ketorolac.

Risultati

La VAS a 2 ore è stata 0 per tutti i pazienti, a 4 e 6 ore inferiore a 2 in 23 pazienti e superiore a 5 in 2 pazienti, a cui abbiamo somministrato Ketorolac 30 mg e.v. La VAS a 12, 24, 48, 72 ore è stata sempre inferiore ad 1 in tutti i pazienti. Il gradimento della tecnica è stato ottimo (punteggio 3).
Non sono stati registrati effetti collaterali.

Conclusioni

Riteniamo che il TTS-Fentanil presenti un'elevata potenza analgesica, un'azione stabile nel tempo con assenza di effetti collaterali. Inoltre, va sottolineato che la via transdermica è risultata particolarmente gradita ai pazienti ed ha ridotto l'impiego di personale infermieristico.

Letture consigliate

Grond S, Radbruch L, Lehmann KA (2000) Clinical pharmacokinetics of transdermal opioids: focus on transdermal fentanyl. Clin Pharmacokinet 38(1):59-89
Kilbride M, Morse M, Senagore A (1994) Transdermal fentanyl improves management of postoperative hemorrhoidectomy pain. Dis Colon Rectum 3 (11):1070-1072
Lehmann LJ, De Sio J et al (1997) Transdermal fentanyl in postoperative pain. Regional Anaesthesia 22(1):24-28

Analgesia perioperatoria con sufentanil, tramadolo, ketorolac per la colecistectomia videolaparoscopica

G. Lener, C. Eziandio, D. Lo Sapio[1], E. Genovese, A. Imparato, L. Amato, M.S. Pedicini[2], M. Chiefari

Dipartimento di Scienze Anestesiologiche, Chirurgiche e dell'Emergenza,
II Università degli Studi di Napoli
[1] ASL NA3, Modulo di Terapia Antalgica, Ospedale S. Giovanni di Dio Frattamaggiore, Napoli
[2] ASL NA1, Ospedale Ascalesi

Introduzione

Nel trattamento del dolore intra- e postoperatorio spesso si utilizzano più farmaci per ottenere un'adeguata analgesia poco gravata di effetti collaterali.

Scopo del nostro studio è stato valutare l'analgesia intraoperatoria con il Sufentanil e l'analgesia postoperatoria con l'associazione Tramadolo + Ketorolac in interventi di colecistectomia per via laparoscopica.

Materiali e metodi

Previo consenso informato scritto, sono stati arruolati nel nostro studio 30 pazienti, età 30-65 anni, ASA I-II. Tutti i pazienti sono stati premedicati con Atropina 0,5 mg i.m. e Midazolam 5 mg i.m. Prima dell'induzione, abbiamo somministrato in bolo lento in circa 2 minuti Sufentanil 10 mcg, seguiti da Propofol 2 mg/kg, Cis-Atracurium besilato 0,2 mg/kg, N_2O/O_2 2:1. Per il mantenimento abbiamo utilizzato N_2O/O_2 al 50%, Sevofluorane 0,5%, Sufentanil 0,5 mcg/kg/h in pompa siringa, valutandone l'efficacia analgesica con scala a tre punti (insufficiente, buona, ottima).

Abbiamo monitorato ECG, PA, FC, SpO_2, $EtCO_2$.

Circa 25 minuti prima della fine dell'intervento, abbiamo interrotto l'infusione di Sufentanil ed abbiamo iniziato la terapia antalgica con pompa elastomerica 2 ml/h per 48 ore con il seguente protocollo:

Tramadolo 600 mg, Ketorolac 180 mg, Ondansetron 4 mg, Ranitidina 100 mg.

L'intensità del dolore è stata valutata a riposo con una scala verbale a 5 punti (0 = nessun dolore, 1 = fastidio, 2 = dolore leggero, 3 = dolore moderato, 4 = dolore severo), dopo tosse e al cambiamento di posizione con VAS ogni ora per le prime 5 ore (T1-T5), e successivamente ogni 6 ore per le successive 48 ore.

Sono stati inoltre valutati gli effetti collaterali quali nausea, vomito, cefalea, vertigini, ipotensione e gastralgia.

Risultati

L'analgesia intraoperatoria è stata ottima in tutti i pazienti. Le Tabelle 1 e 2 mostrano i risultati dell'analgesia postoperatoria e gli effetti collaterali.

Tabella 1. Analgesia postoperatoria

	T1	T2	T3	T4	T5
VAS dopo tosse	5	5	4	3	3
VAS al cambiamento di posizione	5	5	4	3	3
Scala verbale a riposo	2	2	2	1	1

Tabella 2. Effetti collaterali

Effetti collaterali	N°
Cefalea	0
Vertigini	0
Nausea e Vomito	2
Ipotensione	3
Gastralgia	0

Conclusioni

Dai risultati si evince che l'analgesia nell'immediato postoperatorio col paziente a riposo e in movimento è soddisfacente, a nostro avviso anche per la coda analgesica del Sufentanil. Il dolore incidente è parzialmente controllato nelle prime ore, ma l'analgesia è ugualmente soddisfacente nelle ore successive. Ci sembra quindi un protocollo utile per la colecisti laparoscopica.

Dolore postoperatorio in chirurgia toracica: tramadolo vs tramadolo + ketorolac

E. Genovese, M.S. Pedicini[1], C. Eziandio, D. Lo Sapio[2], S. Ciceraro, C. Buonavolontà, R. Parisi, G. Lener, A. Imparato, M. Chiefari

Dipartimento di Scienze Anestesiologiche, Chirurgiche e dell'Emergenza, Seconda Università degli Studi di Napoli
[1] ASL NA1, Ospedale Ascalesi, [2] ASL NA3, Modulo di Terapia Antalgica, Ospedale Frattamaggiore, Napoli

Introduzione

Il dolore postoperatorio in chirurgia toracica non adeguatamente trattato può portare ad una riduzione della ventilazione polmonare e alla conseguente insorgenza di complicanze. Scopo del presente studio è confrontare quanto l'associazione di un FANS e di un oppioide possa migliorare l'analgesia nel postoperatorio in interventi di chirurgia toracica.

Materiali e metodi

Previo consenso informato scritto, abbiamo studiato 60 pazienti di età compresa tra 40-60 anni, ASA II-III, sottoposti ad interventi di lobectomia, bollectomia, pleurectomia, empiema, resezioni atipiche.
La durata degli interventi era compresa tra 140 ± 40 minuti.
Abbiamo suddiviso at random i pazienti in 2 gruppi, GT e GKT.
GT ha ricevuto come analgesia intraoperatoria fentanil, GKT ha ricevuto Remifentanil.
Come analgesia postoperatoria il trattamento è stato il seguente:
GT: ad 1 ora dalla fine dell'intervento (T0) Tramadolo 100 mg in bolo + Tramadolo 450 mg in 1000 ml di Soluzione Fisiologica (15 mg/h in 24 ore).
GKT: 20 minuti prima della fine dell'intervento (T0), Ketorolac 30 mg e.v. + Tramadolo 100 mg in 250 ml di soluzione fisiologica in 30-40 minuti; alla completa ripresa dell'attività respiratoria in sala risveglio Tramadolo 200 mg + Ketorolac 60 mg in pompa elastomerica 35 mg/h per 18 ore.
L'intensità del dolore è stata valutata con VAS (1-10) al tempo T0, ed ogni 2 ore ai tempi T2, T4, T6, e ogni 6 ore ai tempi T12 e T18.
Abbiamo valutato inoltre gli eventuali boli aggiuntivi di Tramadolo, e gli effetti collaterali.

Risultati

I risultati sono espressi nelle Tabelle 1 e 2.

Tabella 1. VAS

	T0	T2	T4	T6	T12	T18
GT	5	2	2	2	3	3
GKT	0	0	1	1	1	1

Tabella 2. Effetti collaterali

	Secchezza fauci	Sonnolenza	Sedazione
GT	10	20	5
GKT	Nessun pz	5	Nessun pz

Nel gruppo GT, 6 pazienti hanno ricevuto un bolo aggiuntivo di Tramadolo 100 mg per dolore incidente (tosse, movimento) e hanno presentato consumo totale di 330 mg di Tramadolo in 18 ore. Il gruppo GKT non ha avuto necessità di alcun bolo aggiuntivo.

Conclusioni

L'associazione del Ketorolac al Tramadolo ha permesso nei nostri pazienti di avere un'analgesia migliore, soprattutto nell'immediato postoperatorio, rispetto al solo Tramadolo, riducendo al contempo gli effetti collaterali.

Tramadolo + ketorolac vs tramadolo + ketorolac + clonidina per il controllo del dolore postoperatorio in chirurgia ginecologica maggiore

S. Di Stasio, E. Genovese, D. Lo Sapio[1], M.S. Pedicini[2], C. Eziandio, G. Lener, A. Imparato, M. Salute, M. Chiefari

Dip. di Scienze Anestesiologiche, Chirurgiche e dell'Emergenza, II Università degli Studi di Napoli, [1] ASL NA3, Modulo di Terapia Antalgica, Ospedale Frattamaggiore, Napoli
[2] ASL NA1, Ospedale Ascalesi

Introduzione

Il dolore postoperatorio in chirurgia ginecologica maggiore è molto intenso e comporta alterazioni del sistema cardiovascolare, respiratorio, endocrino, oltre che dello stato psichico. Scopo dello studio è quello di verificare quanto l'associazione di un oppiaceo, un FANS e un a_2-agonista possano abolire queste risposte.

Materiali e metodi

Previo consenso informato scritto, sono state studiate 44 pazienti di età compresa tra 35-65 anni, ASA II-III, sottoposte ad interventi di chirurgia ginecologica maggiore. Sono state suddivise at random in due gruppi (GA e GB). Tutte le pazienti hanno ricevuto lo stesso protocollo anestesiologico (Tab. 1).

Tabella 1. Protocollo anestesiologico

Premedicazione	Induzione	Mantenimento
Atropina 0,5 mg i.m.	Propofol 2 mg/kg	N_2O/O_2 al 50%
Midazolam 2 mg i.m.	Cis-Atracurium besilato	Cis-Atracurium besilato
Ketorolac 30 mg e.v.	0,2 mg/kg	0,03 mg/kg
Tramadolo 100 mg e.v.	Remifentanil 5 mcg/kg/min	Sevofluorane 1%
Ondansetron 4 mg		Remifentanil 0,25 mcg/kg/min
Ranitidina 100 mg		

Circa 30 minuti prima della fine dell'intervento chirurgico abbiamo posizionato una pompa elastomerica 2 ml/h della durata di 48 ore che somministrava la terapia analgesica postoperatoria (Tab. 2).

Tabella 2. Analgesia postoperatoria

GA	GB
Tramadolo 600 mg	Tramadolo 400 mg
Ketorolac 180 mg	Ketorolac 180 mg
Ondansetron 4 mg	Clonidina 150 mcg
Ranitidina 100 mg	Ondansetron 4 mg
	Ranitidina 100 mg

L'intensità del dolore è stata valutata a riposo con una scala verbale a 5 punti (0=nessun dolore; 1= fastidio; 2= dolore leggero; 3= dolore moderato; 4= dolore severo; 5= dolore intrattabile), dopo tosse e al cambiamento di posizione con una scala analogica visiva (VAS) (1-10), ogni ora per le prime 5 ore (da T1 a T5) e successivamente ogni 6 ore fino a 48 ore. Si controllavano per tutta la durata del trattamento PA, FC, SpO_2, effetti collaterali quali nausea, vomito, cefalea, vertigine, ipotensione.

Risultati

I risultati sono espressi nelle seguenti tabelle (Tab. 3-6):

Tabella 3. VAS dopo tosse

	T1	T2	T3	T4	T5
GA	6	6	5	4	4
GB	5	5	4	2	2

Tabella 4. Scala verbale a riposo

	T1	T2	T3	T4	T5
GA	3	3	2	1	1
GB	2	2	1	0	0

Tabella 5. VAS al cambiamento di posizione

	T1	T2	T3	T4	T5
GA	6	6	5	4	4
GB	5	5	4	2	2

Tabella 6. Effetti collaterali

	GA	GB
Cefalea	0	3
Vertigini	0	3
Nausea e vomito	2	2
Ipotensione	3	6

Conclusioni

L'aggiunta di Clonidina al Tramadolo e al Ketorolac migliora l'analgesia postoperatoria, soprattutto dopo tosse e al cambiamento di posizione, nonostante il manifestarsi di effetti collaterali.

PCA in pazienti sottoposte a taglio cesareo in anestesia epidurale

S. Segaliari, R. Morra, E. Sabbia, S. Erbetta, G. Saetta, V. Fariello

I e II Servizio di Anestesia e Rianimazione, Azienda Ospedaliera OIRM S. Anna, Torino

Attualmente, come in tutti i paesi del mondo industrializzato, presso l'Ospedale Ostetrico Ginecologico S. Anna di Torino la maggior parte dei tagli cesarei (TC) sia d'elezione che d'urgenza viene eseguita in anestesia epidurale con ottimi risultati materni e neonatali [1].

Il dolore post-operatorio può essere controllato con la somministrazione di una miscela analgesica, in continuo, ad intervalli prefissati o a richiesta, attraverso il catetere epidurale. Lo scopo del presente studio è la valutazione dell'esperienza della patient-coltrolled analgesia (PCA) introdotta al fine di personalizzare e ottimizzare l'analgesia post-operatoria [2, 3].

La PCA è un metodo per la somministrazione di farmaci antidolorifici che prevede il coinvolgimento attivo del paziente [4]. Nata come autosomministrazione di farmaci analgesici per via endovenosa, può essere applicata anche per l'infusione continua per via epidurale e subaracnoidea, attuando, come nel presente studio, la cosiddetta "analgesia spinale continua" con la quale si ottiene una concentrazione costante di oppiacei direttamente a livello dei siti recettoriali midollari, ottimizzando l'azione analgesica degli stessi e minimizzando gli effetti sistemici di questa classe di farmaci. La PCA peridurale prevede d'abitudine l'utilizzo di microinfusori; in questo caso, invece, si è deciso di utilizzare delle normali siringhe louer lock [5].

Materiali e metodi

Il protocollo prevede la puntuale istruzione delle pazienti attraverso un opuscolo informativo sulle caratteristiche della PCA, il significato della scala analogica visiva (VAS) ed il metodo per calcolarla.

Alle puerpere viene consegnato un questionario dove specificare il valore di VAS al momento dell'autosomministrazione, l'ora esatta in cui questa viene eseguita, la VAS dopo trenta minuti.

Sono state arruolate nello studio 67 pazienti che dal gennaio 2001 sono state sottoposte a TC in anestesia epidurale, livello L1-L2 o L2-L3, con Naropina 0,75% (10-12 ml in rapporto all'altezza) e Fentanyl (150g - 200g).

Per la PCA viene preparata una miscela analgesica contenente 9 ml di Naropina 0,75% e 1 ml di Buprenorfina, suddivisa in due siringhe louer lock da 5 ml ciascuna; ad ogni autosomministrazione si iniettano 2 ml nel catetere peridurale.

Al momento della rimozione del catetere peridurale, dopo quarantotto-settantadue ore, si ritira il questionario e si raccoglie il giudizio delle pazienti sul gradimento della metodica.

Risultati

Dall'analisi dei questionari sono emersi i seguenti dati:
- Il tempo intercorso tra la fine dell'intervento e la prima somministrazione è stato di h 5.45'.
- La VAS alla prima somministrazione è di 7, dopo i primi 30' è di 3.
- Il tempo intercorso tra la 1°e la 2° somministrazione è stato di h 4.59', (VAS 7-3).
- Il tempo intercorso tra la 2° e la 3° somministrazione è di h 6.08', (VAS 7-3).
- Il tempo intercorso tra la 3° e la 4° somministrazione è stato di h 6.25', (VAS 6-2).
- Il tempo intercorso tra la 4° e la 5° somministrazione è stato di 7.52', (VAS 5-2).
- Il 21% delle pazienti non ha usufruito della 5° somministrazione.
- Il 15,9 % delle pazienti ha interrotto la metodica ed è uscita dallo studio (rifiuto, malcomprensione, ipotensione arteriosa).
- Il tempo medio di mantenimento del caterino peridurale è stato di 48 h.
- L'84,1% delle pazienti ha riferito il seguente gradimento della metodica: ottimo 31.5%, buono 42,6%, sufficiente 10%.

Conclusioni

La PCA in pazienti sottoposte a TC si è rivelata una corretta scelta decisionale sia per la semplicità di gestione sia per il gradimento della metodica da parte delle pazienti. Infatti, da un lato, si è ottenuto un efficace controllo del dolore post-operatorio a bassi costi grazie all'utilizzo delle siringhe louer lock anziché le pompe elastomeriche, che non solo hanno un costo maggiore, ma sono anche di scarsa

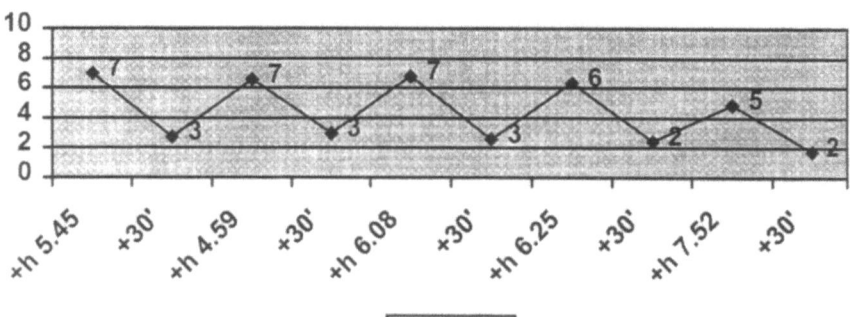

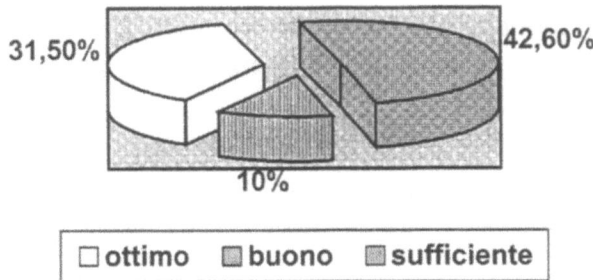

maneggevolezza nel post-operatorio di un TC poiché erogando la miscela anestetica a velocità costante non consentono un controllo del dolore modulabile sulle caratteristiche della soglia dolorifica di ciascuna paziente; dall'altro lato le puerpere hanno avuto una reazione psicologica positiva, rassicurate dall'idea di poter "autocontrollare" il dolore, evitando l'instaurarsi del circolo vizioso ansia-dolore-ansia.

Confortati da questi primi risultati, il progetto per il futuro è l'applicazione della PCA a tutte le pazienti sottoposte a TC in anestesia epidurale.

Bibliografia

1. Bonica JJ, McDonald JS (1995) Principles and practice of obstetric analgesia and anesthesia. Williams & Wilkins, USA
2. Bonica JJ (1991) Il Dolore, III Volume. Delfino Editore Roma
3. Chrubasik J, Chrubasik S, Mather L, Beltrutti D (1997) I farmaci oppioidi per via peridurale nel controllo del dolore postoperatorio. Gruppo Editoriale Faenza Editrice
4. Nicosia F et al (1990) PCA (Patient Controlled Analgesia) as a method for the assessment of postoperative pain relief. Pain: S141
5. Sabbia E, Suita L, Saetta G (2000) Autosomministrazione di analgesici per via epidurale nel postoperatorio di T.C.: alternativa della PCA Perlo 2000. Atti 54° Congresso Nazionale SIAARTI, Napoli 25-28 Ottobre

Effetti clinici della levobupivacaina 0,5% somministrata per via epidurale versus ropivacaina 0,75% nel taglio cesareo

M. Piazza, R. Sinigaglia[1], C. Lopalco[1], G. Saetta

I Servizio di Anestesia e Rianimazione, Ospedale S. Anna di Torino
[1] I Scuola di Specializzazione in Anestesia e Rianimazione, Università di Torino

Premessa

La sintesi degli stereoisomeri ha evidenziato un incremento della selettività del profilo farmacologico di un farmaco e del suo indice terapeutico. La ropivacaina e la S-bupivacaina (levobupivacaina) costituiscono validi esempi di singoli enantiomeri per meglio evidenziare tali vantaggi.

La disponibilità di stereoisomeri consente di utilizzare farmaci con elevata specificità associati a minore incidenza di eventi avversi rispetto alla miscela racemica. Gli enantiomeri differiscono tra loro a causa delle interazioni stereoselettive a livello dei siti molecolari. La levobupivacaina rappresenta un tipico esempio di stereoisomero che conserva l'efficacia anestetica del complesso chirale con una tossicità sistemica significativamente ridotta.

La levobupivacaina è chimicamente definibile come la forma levogira, o S-bupivacaina enantiomero puro, della bupivacaina ed ha una lunga durata d'azione dipendente dalla dose somministrata. L'onset time è di 15 minuti, a prescindere dalle diverse tecniche anestesiologiche utilizzate.

Lo scopo di questo studio è stato confrontare l'efficacia della levobupivacaina allo 0,5% con quella della ropivacaina allo 0,75% utilizzata per l'anestesia epidurale in pazienti sottoposte a parto cesareo elettivo.

Gli endpoint dello studio includevano onset e qualità dell'anestesia.

Materiali e metodi

Nel nostro studio sono state arruolate 44 pazienti con gravidanza fisiologica previo consenso informato. Le pazienti sono state randomizzate in doppio cieco e suddivise in due gruppi di 22 pazienti ciascuno, A e B, corrispondenti al tipo di anestetico locale somministrato. I criteri di inclusione adottati per il reclutamento delle pazienti gravide in ciascuno dei due gruppi sono stati i seguenti:
- pazienti con indicazione al taglio cesareo d'elezione in anestesia peridurale;
- rischio ASA I o II.

Le pazienti sono stati premedicate con prometazina 50 mg i.m. 20 minuti prima dell'intervento.

L'anestesia epidurale adottata per i due gruppi è stata la seguente:

- **Gruppo A:** somministrazione di 10 ml di *levobupivacaina* allo 0,5% + Fentanyl 150 gamma.
- **Gruppo B:** somministrazione di 10 ml di *ropivacaina* allo 0,75% + Fentanyl 150 gamma.

Tutte le pazienti sono state monitorate con intervallo temporale di 5 minuti e con particolare rilievo nei seguenti momenti: incisione della cute, posizionamento del divaricatore, estrazione del neonato.

Sono state prese in considerazione: la stabilità cardiocircolatoria (frequenza cardiaca; pressione arteriosa sistolica e diastolica con metodo indiretto oscillometrico; monitoraggio ECG con particolare preferenza per la derivazione bipolare D_2 allo scopo di evidenziare meglio le turbe del ritmo); controllo dell'ossigenazione tessutale (monitoraggio della $SatO_2$ mediante saturimetro); rilievo del dolore perioperatorio mediante scala analogica visual (VAS), tarata da 0 (nessun dolore) a 10 (massimo dolore avvertito).

Sono state valutate in entrambi i gruppi le condizioni del bambino alla nascita in base all'Apgar score a 1 e a 5 minuti dalla nascita.

È stato inoltre valutato il decorso postoperatorio con particolare attenzione alla presenza di dolore secondo un protocollo di patient-controlled analgesia (PCA) previo calcolo della VAS eseguito dalle pazienti stesse e al recupero della sensibilità.

I dati statistici sono stati espressi come medie e deviazione standard (DS). L'analisi statistica è stata effettuata mediante il test di Student per campioni indipendenti. Sono stati considerati valori significativi di $p < 0.05$.

Risultati

Come viene mostrato dai dati riassuntivi della Tabella 1, nessuna particolare differenza significativa tra i 2 gruppi è stata messa in evidenza per le caratteristiche generali delle pazienti prese in considerazione e per l'indicazione al taglio cesareo, pertanto i due campioni possono essere considerati omogenei e confrontabili per i parametri rilevati.

Tabella 1. Caratteristiche generali delle pazienti dei due gruppi

	Ropivacaina	Levobupivacaina
Età	32,1 (5)	33,77 (5,1)
Peso	78,1 (13,1)	80,65 (13,3)
Aumento Ponderale	12 (5,2)12,68 (5,1)	
Altezza (m)	1,71 (0,3)	1,63 (0,1)

* dati espressi come valori medi (DS) su un totale di 22 pazienti per gruppo

Tabella 2. Effetti cardiovascolari dei due anestetici locali utilizzati

Dati iniziali	PAOS	PAOD	FC	Sat O2
Ropivacaina	135,23	86,9	86,81	98,36
Levobupivacaina	130,36	81,9	95,45	98,27
Incisione cute				
Ropivacaina	136,86 (13,8)	89,81 (11,7)	92,27 (11,6)	98,31 (1)
Levobupivacaina	127,72 (13,3)	80,61 (11,1)	95,09 (19,7)	98,36 (1)
Divaricatore				
Ropivacaina	130,18 (11,7)	82,09 (11,1)	90,18 (14,3)	98,36 (1)
Levobupivacaina	128,09 (15,7)	78,68 (11,5)	93,72 (17,8)	98,27 (1)
Estrazione neonato				
Ropivacaina	128,68 (13,1)	82,95 (8,3)	84,68 (13,1)	98,13 (1)
Levobupivacaina	130,86 (18,8)	80,22 (13,4)	93,63 (17,4)	98,41(1)

* dati espressi come valori medi (DS) su un totale di 22 pazienti per gruppo

I parametri rilevati per valutare gli effetti cardio-circolatori (Tab. 2) dei due anestetici locali, hanno evidenziato un miglior profilo di sicurezza cardiovascolare per la levobupivacaina: confrontando i due campioni, si evidenzia una tendenza ipotensiva della ropivacaina nelle tre fasi di rilievo considerate nello studio ($p < 0,05$); la levobupivacaina mostra invece una maggior stabilità sia della pressione (Fig. 1) sia della frequenza cardiaca durante tutto il decorso operatorio.

Nessuna differenza significativa è stata rilevata nella valutazione della saturimetria sia all'interno del gruppo sia tra i due gruppi di confronto.

La Figura 2 mostra la valutazione mediante VAS del dolore perioperatorio ottenuta nei due gruppi ed evidenzia un incremento significativo (soprattutto nel momento del posizionamento del divaricatore) per le pazienti trattate con levobupivacaina 0,5%. A 6 pazienti si è resa necessaria la somministrazione di

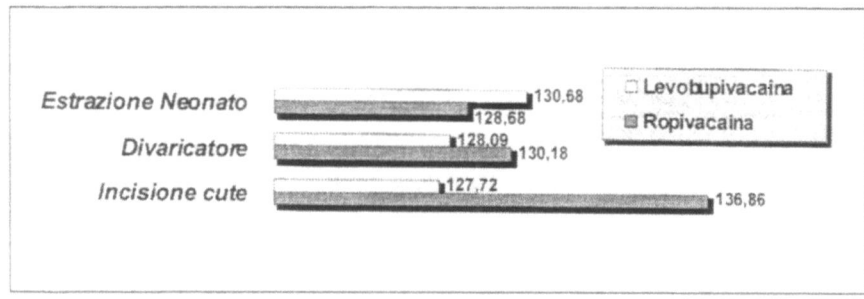

Fig. 1. Valori pressori sistolici medi rilevati nei 3 momenti considerati nello studio

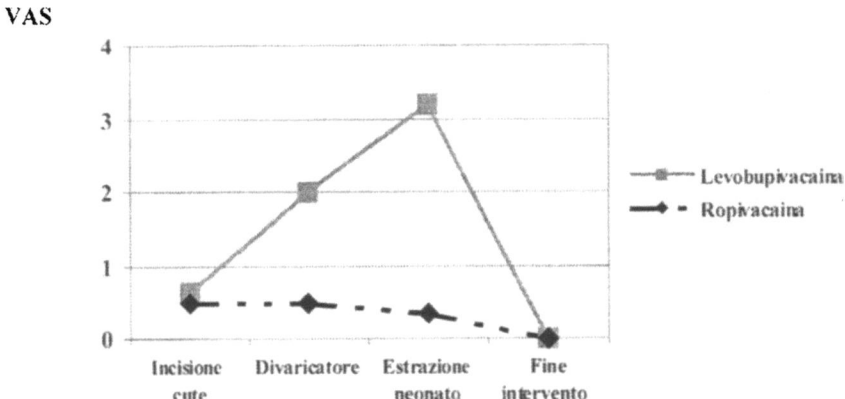

Fig. 2. VAS perioperatorio

Propofol per via endovenosa (ad una paziente ne sono stati somministrati 150 mg, a 3 pazienti 100 mg ed a 2 pazienti 50 mg). Viceversa, nel gruppo delle pazienti alle quali è stata somministrata ropivacaina 0,75%, la VAS si è mantenuta per lo più costante nel corso dell'intervento e non vi è stata necessità di ulteriori farmaci.

Tabella 3. Tempi di onset e durata dell'analgesia

	Ropivacaina 0,75%	Levobupivacaina 0,5%
Onset	8 ± 3 min	15 ± 5 min
Durata analgesia	480 min	375 min

La Tabella 3 evidenzia un tempo di latenza inferiore per la ropivacaina e una differenza significativa per il controllo del dolore post-operatorio a vantaggio del gruppo trattato con ropivacaina: tale differenza si è soprattutto rilevata nell'intervallo di tempo intercorso tra la fine dell'intervento e la prima somministrazione di analgesico.

Conclusioni

Lo studio ha messo in evidenza una maggior stabilità cardiocircolatoria (sia della FC, sia della PAOS) nelle pazienti che hanno ricevuto un'anestesia con levobupivacaina 0,5% rispetto a quella con ropivacaina 0,75%, nonostante la sintomatologia dolorosa fosse meno dominata.

La valutazione del dolore ottenuto mediante VAS ha rilevato maggiori vantaggi nel gruppo delle pazienti trattate con ropivacaina, sia per il controllo perioperatorio (VAS costante e con valore prossimo a 0), sia per il controllo postoperatorio (maggior durata dell'analgesia postoperatoria).

Dai risultati ottenuti possiamo affermare che la ropivacaina 0,75% dovrebbe essere considerata anestetico di prima scelta per l'anestesia peridurale per taglio cesareo.

Sono ancora necessari ulteriori dati clinici volti a confrontare la levobupivacaina 0,75% con la ropivacaina 0,75% per definirne meglio il profilo farmacologico nell'anestesia peridurale per taglio cesareo.

Letture consigliate

Aya AG, Robert E, Bruelle P, Lefrant JY (1998) Comparaison des effets ventriculaires de la ropivacaine et de la bupivacaine sur coeur isolé. Ann Fr Anesth Réanim 17:R089

Bader AM et al (1999) Clinical effcts and maternal and fetal plasma concentrations of 0,5% epidural levobupivacaine versus bupivacaine for casearean section. Anestesiology 90(6):1596-1601

Burke D, Bannister J (1999) Left handed local anesthetics. Current anesthesia and critical care 10:262-269

Faster RH, Markham A (2000) Levobupivacaine. A Review of its pharmacology and use as a local anesthetic. Drugs 59 (3):551-579

Markham A, Faulds D (1996) Ropivacaine: a review of its pharmacology and therapeutic use in Regional anaesthesia. Drugs 53: 429-449

Mc Cellan KJ, Faulds D (2000) Ropivacaine: an update of its use in regional anaesthesia. Drugs 60(5):1065-1093 [Review]

Miller R (1992) In: Trattato di Anestesia 13:469-504

Segaliari S, Morra R et al (2001) PCA per il post-operatorio nel TC. Atti AISD 2001, in corso di stampa

Ropivacaina epidurale da sola o in associazione con sufentanil e clonidina in peridurale nel T.C.

A. Imparato, C. Eziandio, G. Lener, E. Genovese, E. Grella, D. Lo Sapio[1]

Dip. di Scienze Anestesiologiche, Chirurgiche e dell'Emergenza, II Università degli Studi di Napoli
[1] ASL NA3, Modulo di Terapia Antalgica, Ospedale Frattamaggiore, Napoli

Questo lavoro è stato selezionato, nell'ambito del premio istituito dal Consiglio Direttivo AISD, tra i 3 migliori lavori sulla Peridurale presentati al Congresso

Introduzione

Molteplici sono le metodiche per assicurare l'analgesia nel taglio cesareo.

Scopo del nostro studio è stato confrontare due protocolli per l'analgesia perioperatoria nel taglio cesareo elettivo, effettuato con tecnica di Pfannestiel utilizzando la Ropivacaina da sola (R) o in associazione con Sufentanil (S) e Clonidina (C) in peridurale.

Materiali e metodi

Previo consenso informato scritto sono state arruolate nel nostro studio 60 pazienti ASA I-II (25 primipare, 35 multipare) di età compresa tra i 18 e i 44 anni, peso 65 - 90 kg. In tutte le pazienti è stato posizionato un catetere peridurale a livello L_3-L_4, fatto risalire per 2-3 centimetri.

Per l'anestesia è stata somministrata R 7,5% 15 ml (112,5 mg).

Le pazienti sono state suddivise at random in due gruppi: GA (30 pz) e GB (30 pz).

Per l'analgesia postoperatoria in pompa elastomerica 2 ml /h /24 h sono stati utilizzati in GA R 7,5% 3 mg/h/24h e in GB R 7,5% 4 ml (30 mg), S 50 mcg, C 75 mcg.

Sono stati monitorati: ECG, FC, PA, SpO2.

Sono stati valutati: l'onset time e l'estensione del blocco sensitivo con Pin Prick test, il blocco motorio con scala di Bromage, l'intensità del dolore con VAS (a riposo dopo tosse e al movimento) e gli effetti collaterali (nausea, vomito, prurito, ritenzione urinaria, ipotensione, depressione respiratoria) a fine intervento ed a 2-4-6-12-18 e 24 ore.

Sono state anche valutate le condizioni del neonato con Apgar alla nascita e dopo 15 minuti e con il NACS a 2 e 24 ore.

Risultati

La durata degli interventi è stata 45 ± 15 minuti. L'onset time dell'analgesia è stato di 20 ± 2 minuti.

Il blocco sensitivo si è esteso fino a T4-T5.

In 5 pazienti vi è stato un blocco motorio parziale (Bromage 33%) scomparso dopo 90-120 minuti.

Nel postoperatorio, l'intensità del dolore con VAS è stata 0 in tutte le pazienti a fine intervento e a 2 e 4 ore.

La VAS è stata superiore a 3 a 6 ore in 4 pazienti di GA, nelle ore successive VAS uguale a 1 in GB e 2-3 in GA.

A 24 ore in GB VAS 1-2 e 2-3 in GA. La VAS media dei due gruppi è espressa nella Figura 1.

La sedazione è stata assente in entrambi i gruppi.

Non ci sono state variazioni dei parametri vitali; 1 pz di GA ha presentato nausea, ipotensione e sudorazione, effetti che sono scomparsi con l'estrazione del feto.

In GB 2 pz hanno presentato prurito che non è stato necessario trattare farmacologicamente.

La deambulazione delle pazienti è stata più precoce in GB. Alla dimissione effettuata in terza giornata le pazienti di GA hanno riferito un'analgesia residua di 8 ore e quelle di GB di 12 ore.

L'APGAR neonatale è stato 9-10 alla nascita e a 15 minuti e il NACS sempre superiore a 35.

Conclusioni

Complessivamente entrambi i protocolli hanno assicurato un buon controllo del dolore, ma l'associazione anestetico locale, oppioide, α2 agonista ha garantito un'analgesia migliore e di più lunga durata.

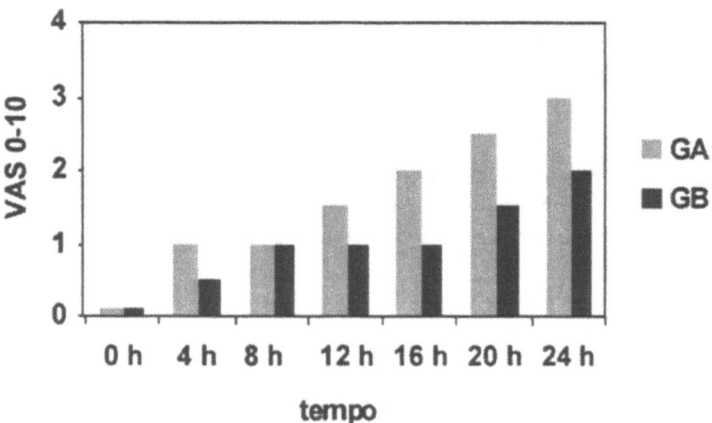

Fig. 1. VAS

Applicazione di una nuova metodica di valutazione del dolore nell'analgesia peridurale per il travaglio di parto

S. Erbetta, V. Fariello, R. Sinigaglia, E. Meduri

Servizio di Anestesia e Rianimazione, Ospedale S. Anna, Torino

Introduzione

Il dolore da parto rappresenta un perfetto modello di dolore acuto; esso è infatti l'unico esempio di presenza contemporanea delle tre componenti del dolore: viscerale, riferito e somatico.

Il dolore *viscerale* compare inizialmente, nella prima fase del travaglio, ed è dovuto alla dilatazione della cervice, alla contrazione del corpo dell'utero ed alla distensione delle strutture peritoneali. Come il dolore viscerale in generale, anche il dolore del travaglio da parto è accompagnato da un'intensa reazione emozionale (ansietà, sensazione di morte imminente) e da sintomi vegetativi (nausea, vomito, brivido, sudorazione, bradi o tachicardia).

Oltre una certa intensità, il dolore viscerale, tipicamente profondo, impreciso e mal localizzato, viene avvertito come dolore riferito, a livello della cute e di altre strutture parietali, quali il sottocutaneo ed i muscoli metamericamente collegati al viscere dolente. Si tratta di un dolore parietale *vero* con iperalgesia cutanea e muscolare.

La componente somatica del dolore si evidenzia nel terzo periodo del travaglio. Il dolore somatico è dovuto alla distensione dei tessuti perineali e del canale del parto. Viene trasmesso dai nervi pudendi che prendono origine dal plesso sacrale.

Valutazione e misurazione

Esiste una difficoltà di valutazione obiettiva dell'intensità del dolore. In assenza di strumentazione adeguata l'unico strumento affidabile è per ora la scala analogica visiva (VAS).

Questa rilevazione ha dei limiti, legati soprattutto alla componente emotiva, a fattori socioeconomici e religioso-culturali, che sono in grado di alterare significativamente la soglia al dolore della donna. L'anestesista ostetrico si trova talvolta nella situazione di dover interpretare i risultati del VAS, per non incorrere nel rischio di iperdosaggio farmacologico, con possibili interferenze sulla dinamica uterina, o, al contrario, di mancata copertura della sintomatologia dolorosa.

Questo atteggiamento si riflette nei diversi comportamenti delle scuole anestesiologiche: alcuni preferiscono l'utilizzo della peridurale continua mediante somministrazione in pompa di anestetico locale ad alta diluizione per tutta la durata del travaglio. In alternativa si somministrano top-up, tenendo conto del VAS riferito dalla paziente. È evidente che, nel primo caso, la copertura analgesica è continua, ma con il rischio di sovradosaggio; nel secondo caso, invece, si possono avere dei periodi scoperti dall'analgesia durante il travaglio, ma con una migliore modulazione della somministrazione farmacologica, anche in funzione del tipo di paziente. Anche per quanto attiene al tipo di farmaci utilizzati esiste una differenza: alcuni privilegiano l'uso di anestetico locale, altri preferiscono l'oppiaceo - soprattutto durante la prima fase del travaglio - quando è predominante la componente viscerale del dolore acuto.

Il sovradosaggio farmacologico da anestetico locale produce numerosi effetti collaterali, altamente rilevanti nella pratica ostetrica: tra i più importanti ricordiamo il prolungamento sia del primo che del secondo stadio del travaglio, un aumento significativo della necessità di utilizzo dell'ossitocina, il blocco motorio, la predisposizione a malposizioni di presentazione per insufficiente rotazione, un aumento dei parti strumentali assistiti, l'ipotensione materna.

È quindi auspicabile l'utilizzo di un'apparecchiatura che rilevi e registri obiettivamente la risposta neurovegetativa al dolore, che consenta di confrontare le diverse metodiche e i diversi farmaci in maniera oggettiva, permettendo di valutare quanta parte del pain relief è attribuibile ad un determinato farmaco e quindi di minimizzare gli effetti indesiderati, ottimizzando il dosaggio dei farmaci.

Scopo del lavoro

In questo studio ci siamo posti lo scopo di tentare una valutazione e misurazione obiettiva del dolore da travaglio di parto in analgesia peridurale (AP) attraverso l'utilizzo di una nuova apparecchiatura: Anemon-I (Medical Control, Svizzera).

Materiale e metodi

Sono state valutate 20 donne con gravidanza fisiologica in travaglio da parto che avevano richiesto l'AP, previa lettura e sottoscrizione del consenso informato.

Il protocollo di analgo-anestesia peridurale per il parto vaginale spontaneo attualmente in uso può essere applicato a tutte le partorienti. Questo protocollo presenta, accanto a linee guida abbastanza rigorose, caratteristiche di adattabilità a discrezione dell'anestesista, che potrà quindi modularlo per ogni singolo caso ed esigenza. Esso prevede:
- incannulamento vena periferica (facoltativo);
- reperimento spazio peridurale L1-L2 o L2-L3;
- bottone intradermico: Lidocaina 2% 0,5 ml;
- inserimento Ago di Tuohy con paziente in decubito laterale;
- dose test nell'ago: Ropivacaina 2 ml 0,1% o 4 ml 0,05%;

- Fentanyl 150-200 mg;
- inserimento catetere peridurale in direzione caudale;
- top-up per valori di VAS >4: Ropivacaina 2-4 ml 0,1%(dose massima 600 mg); Fentanyl 50 mg (dose massima 300 mg);
- in caso di episiotomia/episioraffia: Lidocaina 2% 5-10 ml.

I dettagli demografici registrati sono stati: età della paziente, peso attuale e aumento ponderale in gravidanza, altezza, settimana gestazionale, parità.

I parametri considerati sono stati:
- valutazione ostetrica all'inizio dell'analgesia (BISHOP) e ad ogni successiva visita;
- tecnica di analgesia, posizione e direzione del catetere, farmaci e dosi utilizzate all'inizio dell'analgesia e ad ogni top-up;
- PAO, frequenza cardiaca, saturimetria, CTG, BCF, temperatura corporea e valutazione del blocco motorio (S. Bromage) prima dell'analgesia, dopo la dose iniziale, dopo ogni top-up e dopo il parto;
- VAS prima dell'analgesia e ad ogni contrazione fino al parto ed eventualmente anche dopo, in caso di episioraffia;
- durata del primo e del secondo stadio del travaglio;
- utilizzo di ossitocina e di altri farmaci;
- percentuale e indicazioni di tagli cesarei e parti strumentali;
- episiotomia/episioraffia;
- peso del neonato, punteggio Apgar e saturimetria a 10'.

In 4 delle 20 pazienti valutate è stato possibile applicare il monitor dell'Anemon-I. Si tratta di un monitor supportato da un soft-ware che permette di valutare il livello di reattività del sistema nervoso autonomo (SNA). Questa apparecchiatura analizza le fluttuazioni della frequenza cardiaca ad ogni battito cardiaco (in particolare valuta l'intervallo R-R), che sono direttamente regolate dal SNA. L'evoluzione dell'attivazione del SNA è registrata in base al tempo e rilevata attraverso un grafico. Usando una scala arbitraria, viene perciò fornito un indice di attivazione (AI), che può essere utilizzato per valutare l'adeguatezza dell'anestesia/analgesia, in accordo con il diagramma mostrato in Figura 1 (Medical Control, Svizzera).

In questo modo, l'anestesista riceve informazioni, in tempo reale e in modo continuativo per tutta la durata dell'anestesia/analgesia, sullo stato del SNA. Questo parametro di valutazione permette una migliore comprensione delle condizioni del paziente, ma soprattutto permette un perfetto adattamento dell'anestesia alle richieste del paziente e a quelle definite dall'entità e dal tipo di dolore. Questo concetto risulta ancora più rilevante per ciò che riguarda l'AP nel travaglio di parto, dove le variabili che condizionano la riuscita ottimale dell'analgesia stessa sono molteplici, molte delle quali a valenza psicologica, e dove l'esigenza di determinare il migliore pain relief si scontra con la necessità di minimizzare gli effetti collaterali dei farmaci prima descritti.

Ci preme precisare che l'utilizzo del monitor dell'Anemon-I, e perciò la visualizzazione dei tracciati da esso forniti, risulta abbastanza semplice e applicabile in qualsiasi contesto, per contro la registrazione dei suddetti tracciati attraverso l'u-

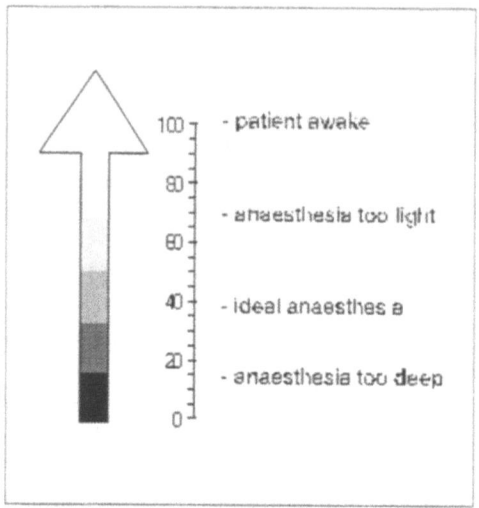

Fig. 1. Determinazione quantitativa della reattività del SNA

tilizzo del software incluso non è sempre praticabile poiché esso è molto sensibile al movimento e a variazioni di postura.

Per fornire un valido confronto tra i dati obiettivi registrati dall'Anemon-I, e quelli soggettivi ottenuti dal colloquio con la paziente, abbiamo riportato accanto ai grafici i valori di VAS dello stesso periodo di registrazione. Un valore di AI superiore a 80 è stato interpretato come attivazione del sistema neurovegetativo.

Risultati

Ipotensione materna: non è stato osservato nessun caso di ipotensione materna tra le 20 pazienti da noi valutate, con l'utilizzo del protocollo precedentemente descritto.

Sat O_2: la saturazione in O_2 materna è rimasta invariata per tutta la durata dell'analgesia in 19 casi, solo in 1 caso si è passati da un valore di 99 a uno di 97 dopo la somministrazione della dose test (Ropivacaina 0,05% 2 ml e Fentanyl 200 mg).

Temperatura corporea: nel 40% dei casi (8 su 20) si sono riscontrati rialzi termici superiori ai 37 °C con un aumento medio di 0,5 °C.

Blocco motorio: in nessuna delle pazienti valutate si sono verificati casi di anche minimo blocco motorio (S. Bromage = 1) per tutta la durata dell'analgesia.

Utilizzo di Ossitocina: nell'80% dei casi (16 su 20) si è reso necessario l'utilizzo di Syntocinon 5 UI in 500 ml Elettrolitica (velocità media d'infusione 8 gtt/min.).

Durata del primo e del secondo stadio del travaglio: la durata media del primo stadio del travaglio (calcolata a partire dall'inserimento del catetere epidurale) è stata di 2 h 31'; la durata media del secondo stadio è stata di 40'.

*Percentuale e indicazioni per taglio cesareo, parti strumentali assistiti e mal-

posizioni: il tasso di taglio cesareo, è stato del 15% (3 su 20, per due casi l'indicazione è stata mancata progressione della parte presentata, per uno il riscontro di un BCF patologico); non ci sono stati casi di parti strumentali assistiti o di malposizioni.

Parametri del neonato: sono nati 20 neonati, tre con punteggio Apgar di 8/9 (15%) e 17 con punteggio Apgar di 9/9 (85%), tutti con $SatO_2$ del 98% dopo 10'.

Effetti collaterali: il 10% (2 su 20) delle pazienti ha avuto nausea; il 50,5% (11 su 20) ha accusato prurito, soprattutto all'addome; il 20% (4 su 20) delle pazienti ha avvertito brivido o tremore e la stessa percentuale ha avuto vertigine.

Valutazione dell'analgesia attraverso VAS e Anemon-I_1: per ciò che riguarda la valutazione e misurazione del dolore riportiamo qui due casi esemplificativi:

1) La *paziente A.P.* in travaglio da parto riferiva dei valori di VAS di 6 e 7, prima dell'AP. Attraverso la registrazione dell'AI1 si è notato come questi valori corrispondessero effettivamente a valori di attivazione del SNA, rispettivamente, di 110 e 118 (Fig. 1a).

Dopo 30 minuti dalla somministrazione della dose test (Ropivacaina 0,05% 4ml e Fentanyl 150 mg) e dalla somministrazione di Syntocinon 5 UI in 500 ml Elettrolitica, si sono registrati, insieme ad un sostanziale aumento della frequenza delle contrazioni, dei valori di AI2 diminuiti, corrispondenti a valori di VAS riferiti di 4,2,3 (Fig. 1b).

Dopo 1 h. e 30 min. la paziente riferiva nuovamente valori di VAS di 7 e 6, effettivamente riscontrabili sul monitor con valori di AI3 superiori a 80 (valore indice di attivazione del SNA); si è quindi proceduto alla somministrazione di top-up con Ropivacaina 0,05% 4ml e Fentanyl 50 mg, grazie al quale si è ottenuto una diminuzione sia dei valori di VAS (4) che di quelli registrati sul monitor (Fig. 1c).

2) La *paziente C.P.* in travaglio da parto, prima dell'AP riferiva dei valori di VAS di 7 e 6, corrispondenti a valori di AI1 superiori a 80 (Fig. 2a).

Dopo 30 min. dalla somministrazione della dose test (Ropivacaina 0,05% 6 ml e Fentanyl 150 mg), si è registrata una diminuzione della frequenza delle contrazioni con valori VAS di 3 e valori di AI2 corrispondenti ad una non attivazione del SNA (< 80) (Fig. 2b).

Conclusioni

Per quanto attiene alla nostra iniziale esperienza con l'Anemon-I, possiamo per ora riferire, tenendo conto delle difficoltà procedurali, che esiste una corrispondenza tra la qualità e l'entità del dolore del travaglio di parto misurato con il VAS e il tipo di curva rilevato dall'apparecchiatura.

È evidente la necessità di proseguire con uno studio prospettico su un numero elevato di casi per ottenere una casistica significativa, vista la notevole variabilità della popolazione studiata, della situazione ostetrica di partenza e di tutte le variabili precedentemente prese in considerazione.

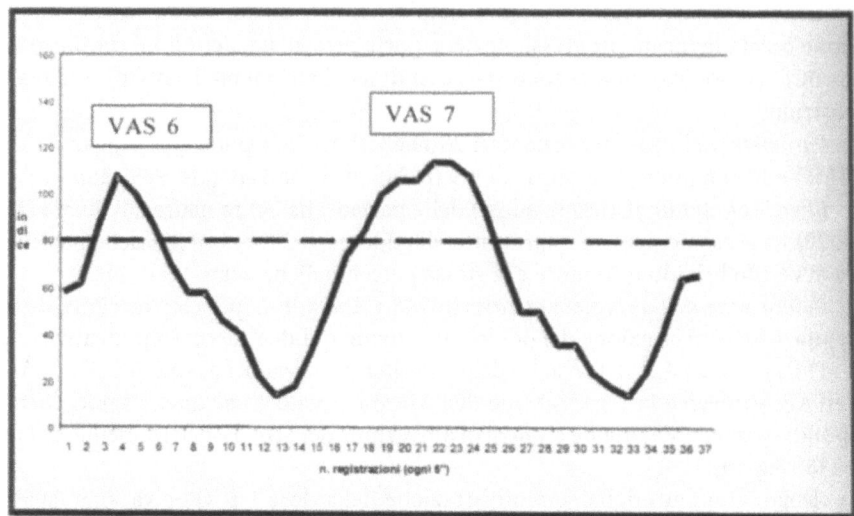

Fig. 1a. AI1 in paziente A.P. in travaglio da parto prima dell'AP. La linea tratteggiata è quella corrispondente a 80, valore di attivazione del SNA. Sopra ai rispettivi picchi sono stati riportati i corrispondenti valori di VAS riferiti

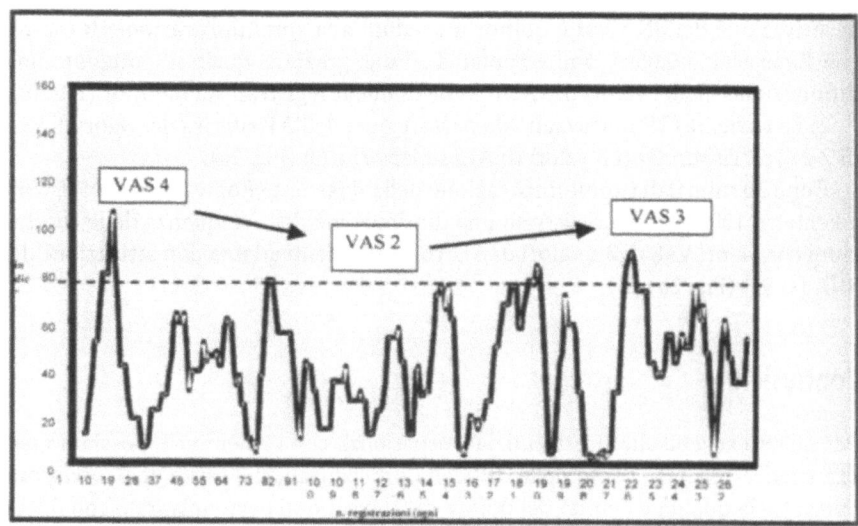

Fig. 1b. AI2 nella paziente A.P. dopo AP, sono riportati i valori di VAS

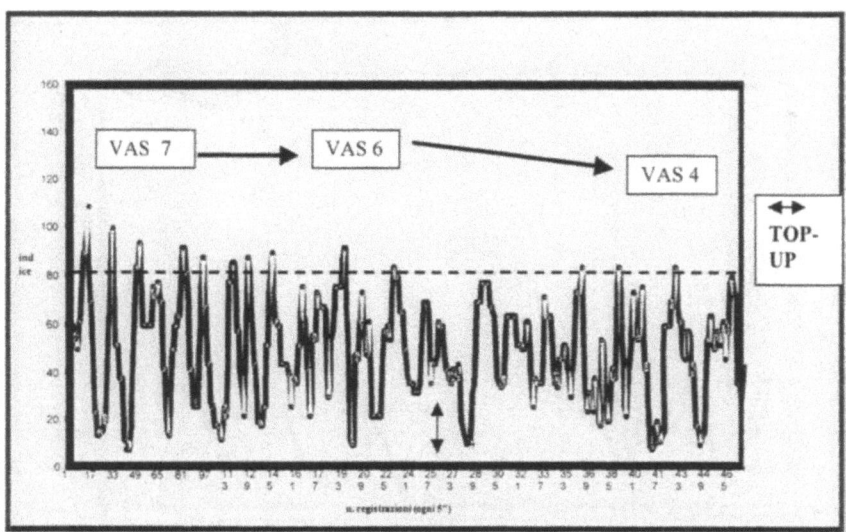

Fig. 1c. Ulteriore registrazione AI3 nella paziente A.P., con valori di VAS associati, prima, durante e dopo la somministrazione di top-up Ropivacaina 0,05% 4ml e Fentanyl 50mg

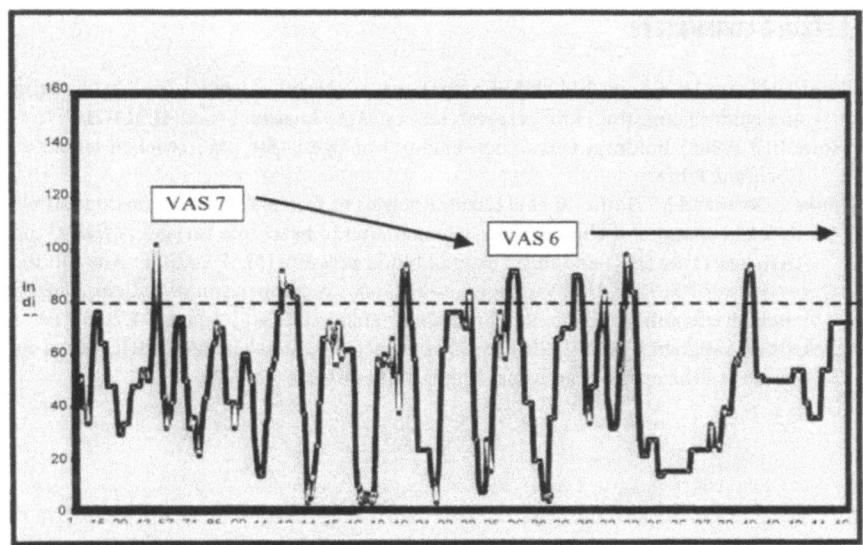

Fig. 2a. AI1 in paziente C.P. in travaglio di parto prima dell'AP

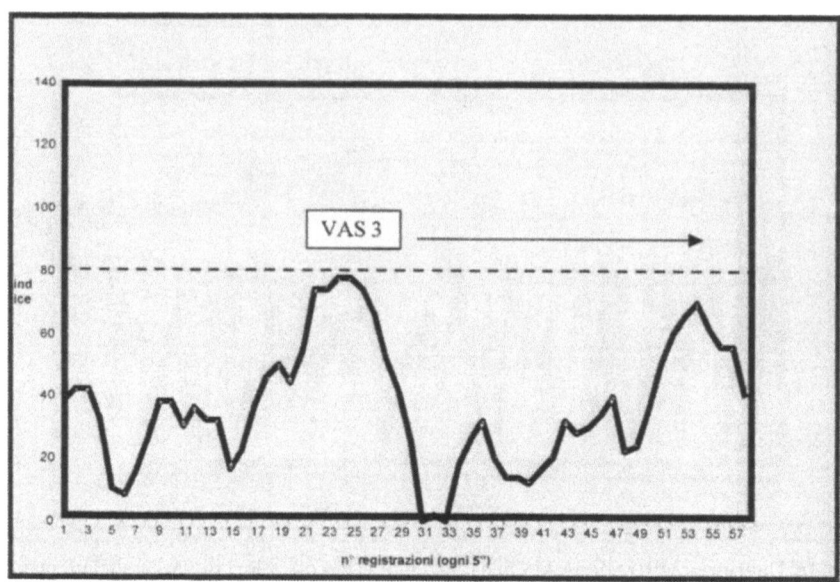

Fig. 2b. AI2 nella paziente C.P. dopo AP con corrispondenti valori di VAS

Letture consigliate

Choi DH, Kim JA, Chung IS (2000) Comparison of combined spinal epidural anesthesia and epidural anesthesia for cesarean section. Acta Anaesth Scand 44:214-219

Howell CJ (2000) Epidural versus non-epidural analgesia for pain relief in labour. The Cochrane Library

Junke E, Bremaud M, Hottier C et al (2000) Analysis of the delay between noxious stimulation and changes of clinical signs. Comparision of heart tate variability fractal index (AI), heart rate (HR) and mean arterial blood pressure (MAP). Ann Fr Anaesth Rea

Morley-Forster PK, Reid DW, Vandeberghe H (2000) A comparison of patient-controlled analgesia, fentanyl and alfentanil for labour analgesia. Can J Anaesth 47:113-119

Nickells JS, Vaughan DJA et al (2000) Speed of onset of regional analgesia in labour: a comparison of the epidural and spinal routes. Anaesthesia 55:17-20

L'analgesia subaracnoidea nel travaglio di parto avanzato

E. Villano, M. Iannotti, M.C. Pace, M.B. Passavanti, E. Grella, E. Nesti, C. Parolise, C. Aurilio

Dipartimento di Scienze Anestesiologiche, Chirurgiche e dell'Emergenza, II Università degli Studi di Napoli

Introduzione

Il controllo del dolore durante il travaglio da parto è ancora oggi uno degli obiettivi più importanti della terapia antalgica. Una volta abbandonata la teoria della funzione "biologica" del dolore durante il parto, è stato dimostrato che un dolore molto intenso e lo stress materno che ne consegue possono intervenire negativamente sulla progressione del travaglio e sulla salute del feto.

Lo scopo dell'analgesia da parto è appunto quello di sedare l'ansia ed il dolore nella madre, garantendo così una progressione fisiologica del travaglio ed il massimo benessere dell'unità materno-fetale. Attualmente la tecnica che risponde a tutti questi requisiti è l'analgesia epidurale, che abolisce il dolore mantenendo inalterate tutte le altre facoltà materne, compresa la funzione motoria, di fondamentale importanza nell'espletamento del parto.

Nel nostro studio abbiamo, invece, valutato la possibilità di utilizzare la via subaracnoidea nei casi in cui l'analgesia viene richiesta in ritardo e, quindi, a travaglio avanzato e con una dilatazione della cervice completa.

Materiali e metodi

Durante l'ultimo anno abbiamo valutato 56 pazienti in cui la nostra presenza è stata richiesta con ritardo per poter espletare un blocco peridurale. Le pazienti erano di età compresa tra i 22 ed i 39 anni, in buone condizioni generali, con un travaglio in fase molto avanzata e con una dilatazione della cervice completa.

In tutti i casi abbiamo chiesto alle pazienti già distese di assumere la posizione laterale ed abbiamo effettuato un blocco subaracnoideo con ago 27G, a livello L3-L4, iniettando lentamente una miscela composta da:
- Marcaina iperbarica 0,25 mg +
- Fentanyl 0,0125 mg +
- Glucosio 10% 1ml.

È stato effettuato, in ogni caso, un accurato monitoraggio materno fetale con:
- cardiotocografia,
- controllo della pressione arteriosa e della frequenza cardiaca,

- elettrocardiogramma,
- saturimetria.

Il neonato è stato valutato alla nascita e dopo 5 minuti, con l'indice di Apgar.

A tutte le pazienti, dopo aver effettuato il blocco, è stata richiesta una valutazione del dolore con scala analogica visiva (VAS) ed il livello di soddisfazione individuale rispetto alla tecnica analgesica.

Risultati

In tutti i casi è stata raggiunta una completa analgesia, senza nessuna alterazione della funzione motoria e del fisiologico espletamento del parto. Tutte le pazienti hanno collaborato attivamente alla nascita. Non è stato necessario effettuare alcun tipo di analgesia per l'episiotomia e l'episiorrafia.

L'Apgar neonatale è sempre stato compreso tra 8 e 10.

Non è stata rilevata alcuna alterazione di rilievo dei parametri monitorati.

Tutte le pazienti hanno espresso la massima soddisfazione per la tecnica anestesiologica ed il VAS è sempre stato compreso tra 0 ed 1.

Conclusioni

L'analgesia subaracnoidea può rappresentare un presidio analgesico importante nel caso in cui la presenza dell'anestesista venga richiesta con ritardo, infatti è di rapida effettuazione e non necessita di particolare e prolungata collaborazione delle pazienti per il suo espletamento.

L'associazione anestetico locale-oppioide permette un'analgesia completa e rapida, nel rispetto della sicurezza e della maneggevolezza che significa sempre e comunque mancanza di tossicità materno-fetale e minimo effetto sulle forze implicate nell'espletamento del parto.

Non è necessario ricorrere ad altri presidi analgesici per l'episiotomia, per il secondamento e per l'episiorraffia. Questa tecnica, inoltre, non turba la dinamica del parto, non altera i parametri vitali ed è ben accettata dalle pazienti, che comunque riescono a collaborare attivamente all'evento.

Letture consigliate

Bergeret S, Loffredo P, Bosson JL et al (2000) Prospective national survey on alternatives to obstetrical peridural analgesia. Ann F Anesth Reanim 19 (7): 530-539

Macarthur A (1999) Management of controversies in obstetric anesthesia. Can J Anaesth 46: R111-121

Nickells JS, Vaughan DJ, Lillywhite NK et al (2000) Speed onset of regional analgesia in labour: a comparison of the epidural and spinal routes. Anaesthesia 55(1):17-20

Parry MG, Fernando R, Bawa GP, Poulton BB (1998) Dorsal column function after epidural and spinal blochade: implications for the safety of walking following low-dose regional analgesia for labour. Anaesthesia 53(4):382-387

Una recente indicazione all'anestesia peridurale: prelievo di midollo osseo per trapianto

E. Meduri, R. Sinigaglia, S. Destefanis, E. Baricocchi

I Servizio Anestesia e Rianimazione, Ospedale S. Anna, Torino

Questo lavoro è stato selezionato, nell'ambito del premio istituito dal Consiglio Direttivo AISD, tra i 3 migliori lavori sulla Peridurale presentati al Congresso

L'atto di donazione è il massimo che un individuo possa fare per gli altri, in quanto non è determinato solo dall'impulso di generosità di un momento; ma questi atti di donazione sono atti meditati, profondamente valutati e quando sono decisi ed effettuati, implicano un lavoro interiore estremamente importante da considerare per rendersi conto dell'arricchimento della persona da parte di chi compie un atto di questa portata.
R. Cortesini, Principi fondamentali della Bioetica dei trapianti, 1997

Introduzione

Il prelievo e il trapianto di midollo costituiscono una terapia oncologica altamente specializzata che ha un largo spettro di applicazioni. Benché le leucemie acute recidivanti, la leucemia mieloide cronica e le aplasie midollari restino le più diffuse patologie interessate a questo trattamento, la lista di applicazioni si è andata sempre più espandendo, venendo ad includere malattie congenite (talassemia major, immunodeficienze gravi, osteopetrosi, ecc.) e acquisite (sindromi mielodisplasiche, emoglobinuria parossistica notturna, LES, ecc.).

Il donatore di midollo osseo si può considerare come un donatore atipico, in quanto non è paragonabile al donatore di sangue che con regolarità si sottopone ai prelievi e neppure ad un donatore di organi che acconsente, alla propria morte, al prelievo dal proprio corpo di ciò che può servire per un trapianto. È un individuo che volontariamente decide di sottoporsi ad un intervento chirurgico con tutte le componenti psicologiche (l'ansia, la preoccupazione, le incertezze) e con i rischi ad esso correlati. L'adesione iniziale, firmata al momento del prelievo di sangue eseguito per la tipizzazione HLA, ha solo valore morale in quanto il potenziale donatore può sempre successivamente ritirarsi. Il donatore di midollo osseo, chiamato a rispondere della propria disponibilità, ha la consapevolezza di poter contribuire al tentativo di salvare la vita di un individuo, spesso un bambino.

Nel 1990 i donatori italiani erano 2.500, ad oggi risultano essere oltre 273.000. La pratica per la donazione del midollo è attualmente tutelata dalla legge, approvata in via definitiva il 13 febbraio 2001, in base alla quale si garantisce l'assenza retribuita dal lavoro per il tempo occorrente a effettuare gli esami necessari, l'intervento chirurgico e l'assicurazione contro eventuali infortuni.

La procedura standard per il prelievo di midollo osseo prevede l'aspirazione, mediante ripetute punture delle creste iliache del bacino, di 10-15 ml di midollo/kg di peso corporeo del donatore (circa 750 ml), che contengono da 2-6x10^8 cellule midollari/kg. Il prelievo è gravato da un'importante componente dolorosa e per questo viene effettuato in anestesia, con un intervento dalla durata media di 2 ore.

Nel prelievo e trapianto di midollo sono descritte complicanze legate sia alla tecnica anestesiologica sia alla procedura chirurgica. L'incidenza totale di complicanze gravi è dello 0,5 %, principalmente legate all'anestesia generale: ipotensioni severe, infezioni, sepsi, crisi convulsive, etc. Sono anche descritte complicanze minori quali nausea, vomito, brividi, bradicardia, ipotensione arteriosa, etc.

I rischi legati alla trasfusione di emazie si sono ridotti con la tecnica del predeposito: durante il prelievo del midollo vengono di solito trasfuse una o più unità di sangue, preventivamente prelevate al donatore stesso. Dopo il prelievo si preferisce mantenere il donatore sotto controllo post-operatorio per 12-24 h prima di dimetterlo; si consiglia comunque un periodo di riposo precauzionale di 4-5 giorni.

Il midollo prelevato al donatore si ricostituisce in circa 1 settimana senza conseguenze.

Scopo del lavoro

Valutare l'efficacia, la sicurezza e i vantaggi offerti dal prelievo del midollo emopoietico effettuato con la tecnica di anestesia epidurale rispetto alla tecnica di anestesia generale.

Materiali e metodi

Dal mese di Ottobre 1997 sono stati eseguiti 19 prelievi midollari da donatori di sesso femminile, di età media 32,5 anni (range 25-40), rischio ASA I-II. La tecnica è stata la seguente:
- screening del donatore;
- colloquio e visita anestesiologica (ASA);
- predeposito di 3 sacche di sangue autologo, nel mese precedente l'intervento e controllo dell'emocromo;
- profilassi antibiotica;
- posizionamento di catetere vescicale;
- anestesia peridurale (T12 - L1: 15 ml di ropivacaina 7,5 mg% + fentanyl 200 g) con catetere posizionato in senso craniale, lasciato in situ per la terapia antalgica postoperatoria;
- mantenimento della posizione prona per tutta la durata dell'intervento;
- supporto emodinamico con plasmaexpander e sangue autologo tali da garantire la PA e la concentrazione di Hb non inferiore al 20% rispetto ai valori;

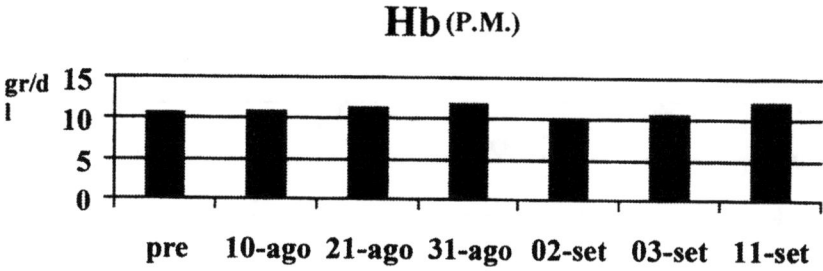

Fig. 1.

- monitoraggio di NIBP, HR, SatO$_2$, diuresi, controllo EGA all'inizio e alla fine, controllo dell'emocromo e della coagulazione all'inizio, a metà e al termine del prelievo;
- controllo del dolore, rimozione del catetere peridurale dopo 24-48 h;
- ospedalizzazione del donatore da 1 a 3 giorni.

Risultati

In tutte le donatrici è stato possibile effettuare un prelievo sufficiente allo scopo.

La valutazione dell'emocromo effettuata dopo il predeposito non ha evidenziato riduzioni significative dell'Hb e dell'ematocrito (Fig. 1).

Non si sono registrate complicanze maggiori. In 5 casi (25%) sono comparsi nausea e tremori durante l'intervento, trattati con metoclopramide e nefopam.

I chirurghi hanno segnalato minore sanguinamento intraoperatorio con l'anestesia peridurale rispetto a quella generale (gruppo di controllo degli anni precedenti).

Il catetere peridurale ha permesso una buona analgesia postoperatoria per 24-48 h.

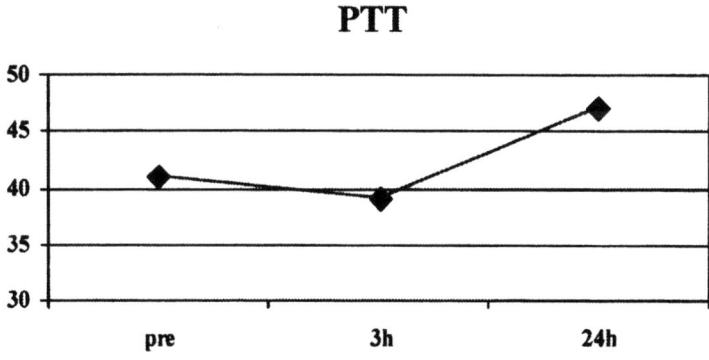

Fig. 2.

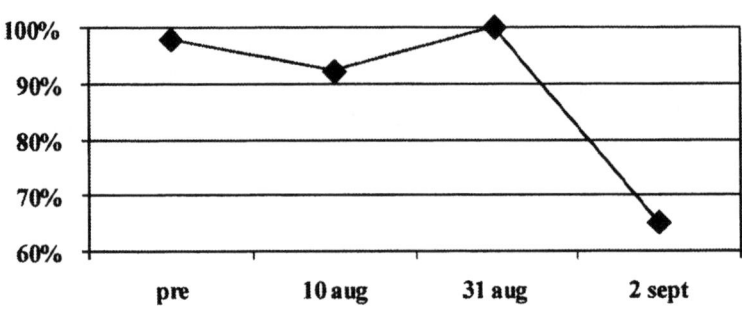

Fig. 3.

Per quanto riguarda i valori ematochimici è stato osservato che:
- l'emoglobina decresce rapidamente durante l'intervento raggiungendo il valore di 10 g/dl;
- l'ematocrito, pur rimanendo nei range fisiologici, decresce nelle prime 24h fino al valore del 34,5%;
- il PTT diminuisce relativamente per poi aumentare dopo l'intervento e la somministrazione della prima sacca di emazie (Fig. 2);
- il tempo di Quick diminuisce a fine intervento probabilmente per emodiluizione (Fig. 3);
- equilibrio acido-base: acidosi metabolica (Fig. 4).

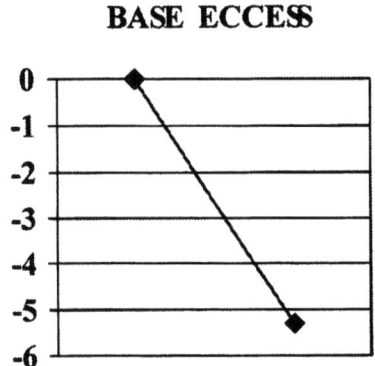
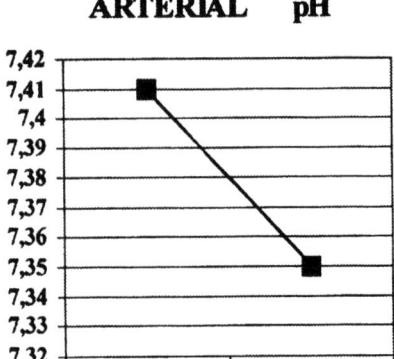

Fig. 4.

Discussione

La tecnica di anestesia peridurale si è dimostrata efficace per il controllo del dolore peri e post-operatorio. Inoltre è risultata utile ai fini dell'intervento stesso per la necessità di dover cambiare talvolta posizionamento del paziente sul letto operatorio.

Bisogna prestare particolare attenzione alla prevenzione ed al trattamento della complicanza ipotensiva (posizionamento, prima dell'intervento, di due cateteri endovenosi di grosso calibro per l'infusione di plasmaexpander e sangue); controllo EGA a fine intervento ed eventuale terapia alcalinizzante se pH < 7.1.

L'anestesia peridurale può essere quindi raccomandata ed è comunque preferibile all'anestesia generale, laddove risulti possibile, per il prelievo del midollo emopoietico per i seguenti motivi:
- il mantenimento della coscienza è particolarmente gratificante in soggetti fortemente motivati alla donazione;
- garantisce una rapida ripresa nel post-operatorio;
- presenta minori complicazioni anestesiologiche;
- garantisce un buon controllo del dolore post-operatorio.

Letture consigliate

DeFour Jones M, Petrikovsky BM, Sahdev I, Prisco M (1995) Continuous fetal heart rate monitoring during bone marrow harvesting in pregnancy. Amer J Perinatol 12, 4:243-244

Hill HF, Chapman CR, Jackson TL, Sullivan KM (1989) Bone Marrow Transplantation 4:157-161

Lavi A et al (1993) Regional versus general anesthesia for bone marrow harvesting. J Clin Anesth 5:204-206

Thorne AC, Stewart M, Gulati SC (1993) Harvesting bone marrow in an outpatient setting using newer anesthetic agents. J Clin Oncol 11, 2:320-323

Anestesia peridurale nel paziente pediatrico: nostra esperienza

M. Caruselli, A. Ferretti, P. Bechi, A. Franceschi, R. Pagni, M. Gentili

Unità Operativa di Anestesia e Rianimazione, Ospedale Materno-Infantile G. Salesi, Ancona

Questo lavoro è stato selezionato, nell'ambito del premio istituito dal Consiglio Direttivo AISD, tra i 3 migliori lavori sulla Peridurale presentati al Congresso

Riassunto

Obiettivo. L'anestesia peridurale è ancora oggi considerata poco adatta al paziente pediatrico. Scopo di questo lavoro è di esporre la nostra esperienza al riguardo che dimostra invece i molteplici vantaggi di questa tecnica anestesiologica.

Metodi. Sono stati presi in esame 112 pazienti di età compresa fra 1 e 36 mesi, peso compreso fra 4.500 e 25 kg. I pazienti sono stat sottoposti ad anestesia peridurale a vari livelli (toracico , lombare e caudale) sia monodose che continua per interventi di chirurgia generale , ortopedica , toracica e urologica eseguiti fra ottobre 2000 e febbraio 2001. Il farmaco di scelta è stato la ropivacaina allo 0,2 % nei bambini al disotto dei 10 kg di peso e allo 0,5 % in quelli di peso superiore.

Le peridurali continue sono state realizzate in 30 casi (26,7%) e per il dolore postoperatorio è stata utilizzata ropivacaina allo 0,1% per 24 ore nelle lombari e nelle caudali e per 48 ore nelle toracich .

Il dolore post-operatorio è stato valutato con la scala OPS a 6 ore dalla fine dell'intervento per i pazienti in respiro spontaneo; per i pazienti ricoverati ancora intubati in rianimazione abbiamo considerato le eventuali variazioni di pressione arteriosa e di frequenza cardiaca.

Risultati. I pazienti sottoposti ad anestesia peridurale monodose hanno avuto un'analgesia postoperatoria di 4 ± 2 ore; quelli sottoposti ad anestesia peridurale continua hanno avuto a distanza di 6 ore dei punteggi OPS 3 nel 60% dei casi e 2 nel 40%. I 5 pazienti sottoposti ad anestesia peridurale toracica non hanno avuto nel periodo postoperatorio variazioni significative dei parametri pressori e cardiaci riferibili a dolore.

Conclusioni. Nella nostra esperienza l'anestesia peridurale si è dimostrata una procedura sicura che può essere utilizzata senza problemi nel paziente pediatrico; solo la via toracica richiede più attenzione e una valutazione attenta del rapporto rischio/beneficio.

Introduzione

L'anestesia peridurale nel paziente pediatrico ha una lunga tradizione, ciononostante viene spesso guardata con diffidenza da molti anestesisti che considerano il bambino e il neonato soggetti non adatti a questa procedura.

La critica mossa più di frequente riguarda la necessità di sedare il bambino per eseguire il blocco, esponendolo così al rischio maggiore di due procedure anestesiologiche (sedazione profonda + anestesia periferica) invece che di una sola (anestesia generale).

Bisogna però dire che l'approccio peridurale, se eseguito correttamente, presenta molti vantaggi a fronte di effetti avversi minimi.

Si elimina infatti la necessità di intubazione tracheale, si realizza una migliore analgesia post-operatoria e si ha una notevole stabilità emodinamica perioperatoria grazie alla limitata risposta neuroendocrina al trauma chirurgico; non si ha quasi mai nel paziente pediatrico insorgenza di bradicardia o ipotensione arteriosa.

Tra gli svantaggi bisogna segnalare il tempo di esecuzione, più lungo rispetto a quello dell'anestesia generale, compensato però dall'eliminazione dei tempi di induzione e di risveglio, e la possibilità, seppure rara, di iniezione accidentale intravascolare o subaracnoidea.

Le controindicazioni sono quelle già conosciute per l'adulto:
- infezione nella sede di inserzione dell'ago
- coagulopatie
- malattie del sistema nervoso periferico
- deformità del rachide.

Possiamo scegliere, a secondo del livello metamerico a cui desideriamo arrivi l'anestesia e dell'età del paziente, tre approcci diversi: 1) caudale; 2) lombare; 3) toracico.

1) È forse l'approccio più utilizzato in anestesia pediatrica poiché è facile da eseguire e poco rischioso; si può attuare con una semplice agocannula [1] o con un ago con mandrino (quest'ultimo, secondo alcuni autori, ridurrebbe il rischio di introduzione accidentale di frustoli di tessuto epiteliale nello spazio peridurale) [2]. La facilità dell'esecuzione deriva dal fatto che in età pediatrica l'angolo sacro-coccigeo è acuto e lo iato facilmente individuabile con il semplice reperimento alla palpazione delle corna sacrali. Il volume di soluzione anestetica può variare secondo il livello dermatomerico desiderato: secondo Armitage da 0,5 ml/kg per il livello lombo-sacrale a 1,5 ml/kg per quello medio-toracico [3].

2) Viene realizzato con ago di Thuoy ed è anche questo un approccio ben realizzabile e sicuro che permette di affrontare un gran numero di interventi di chirurgia generale, urologica e ortopedica e di garantire un'ottima analgesia postoperatoria con controindicazioni e complicanze pressoché sovrapponibili a quello per via caudale [4-9].

3) L'approccio per via toracica è da riservare ad interventi di chirurgia generale alta, toracica, cardiaca e retroperitoneale ed è, tra quelli qui illustrati, quello che richiede maggior attenzione e esperienza da parte dell'anestesista [10, 11].

A questo livello infatti il midollo spinale occupa la quasi totalità del lume del canale spinale e ha una vascolarizzazione più delicata rispetto alla porzione lombare; dipende infatti da due arterie spinali posteriori, ma da una sola anteriore

emessa da una sola arteria segmentaria (di Adamkiewicz) che si trova a sinistra nel 75% dei casi. Inoltre l'apertura dell'angolo interspinoso è limitata, per cui l'ago deve essere introdotto con un angolo molto obliquo. Alle potenziali complicanze sopra descritte si aggiungono quindi:
- puntura diretta del midollo spinale;
- estensione cefalica del blocco con conseguente compromissione della funzione respiratoria.

Materiali e metodi

Sono state considerate 112 anestesie peridurali eseguite fra ottobre 2000 e febbraio 2001 per altrettanti interventi di chirurgia generale, ortopedica, urologica e toracica in pazienti di età compresa fra 1 e 36 mesi e di peso corporeo compreso tra 4.500 e 25 kg, sia in regime di elezione che di urgenza.

L'anestesia è stata effettuata in 68 casi per via caudale (60,7%), in 39 casi per via lombare (34,8%) e in 5 casi per via toracica (4,46%) (Fig. 1).

Sono stati premedicati 105 pazienti nel reparto di appartenenza (93,7%), su prescrizione effettuata dall'anestesista, con Atropina 0,01 mg/kg, Diazepam 1 mg/kg (dosaggio massimo 10 mg) e Droperidolo 0,25 mg/kg(dosaggio massimo 5 mg); i rimanenti 7 pazienti (6,25%) non hanno ricevuto premedicazione perché sono stati ricoverati il giorno precedente in Rianimazione per la preparazione all'intervento (i 5 pazienti da sottoporre a chirurgia toracica e 2 ex-gravi prematuri da sottoporre a chirurgia urologica).

I blocchi caudali e lombari sono stati effettuati in decubito laterale, sotto monitoraggio continuo di ECG, SaO2 e NIBP, previa sedazione e.v. conketamina 1 mg/kg e midazolam 0,1-0,2 mg/k; è stato posizionato un cateterino nello spazio peridurale per l'analgesia post-operatoria in 25 casi (23,3%), 16 per via caudale (64%) e 9 per via lombare (36%) (Fig. 2).

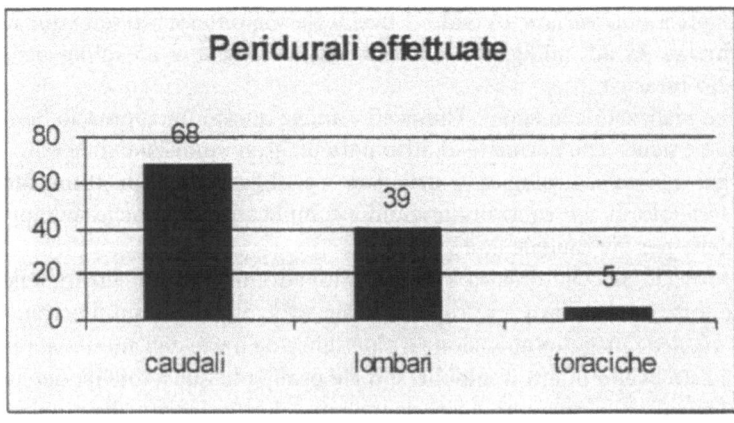

Fig. 1.

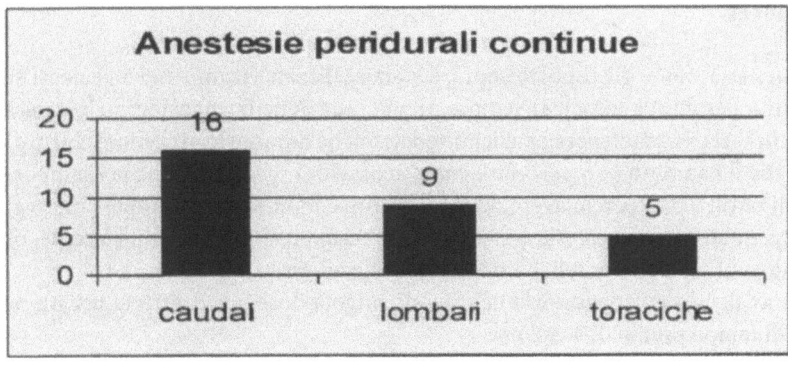

Fig. 2.

Nel caso della via caudale, sono stati utilizzati ago Abbocath 22 G per la singola dose e Abbocath 20 G per l'introduzione del cateterino prelevato da un set Vygon, mentre per la via lombare sempre ago di Thuoy 20 G.

I blocchi per via toracica sono stati effettuati in decubito laterale sotto lo stesso monitoraggio delle precedenti, dopo induzione dell'anestesia generale, intubazione tracheale e connessione al ventilatore automatico; in questi casi è stato sempre posizionato il cateterino e l'ago è stato sempre il Thuoy 20 G.

Il farmaco di scelta per l'anestesia è stato la ropivacaina allo 0,2% nei bambini al di sotto dei 10 kg di peso, mentre per quelli di peso superiore è stata utilizzata la concentrazione allo 0,5%, utilizzando la ropivacaina all'1% diluita con soluzione fisiologica NaCl 0,9%; il volume di anestetico è stato calcolato secondo l'età e il peso del paziente e in base al livello metamerico desiderato e al punto di inserzione dell'ago. Per quanto riguarda la via caudale e quella lombare, abbiamo utilizzato 1 ml/kg di soluzione anestetica per pazienti < 10 kg e 1,5 ml/kg per quelli di peso maggiore; per la via toracica 0,5-0,7 ml/kg.

Nei 30 casi in cui è stato posizionato il cateterino, l'analgesia post-operatoria è stata garantita con infusione continua mediante pompa elastomerica a 2 ml/h di ropivacaina allo 0,1% (ottenuta diluendo quella allo 0,2% con NaCl allo 0,9%).

La valutazione del dolore post-operatorio è stata effettuata tramite scala di valutazione OPS (Tab. 1) a 6 ore dalla fine dell'intervento.

Tabella 1. Scala di valutazione del dolore postoperatorio

Ride, è euforico	1
Felice, gioca	2
Calmo, dorme	3
Piange, è agitat , può essere consolato (dolore moderato)	4
Piange, grida, inconsolabile (dolore severo)	5

Risultati

L'anestesia, come già esposto sopra, è stata realizzata (tranne nei 5 pazienti sottoposti a peridurale toracica) sempre previa sedazione farmacologica. È stato sempre necessario mantenere i pazienti sedati anche durante le procedure chirurgiche, poiché il bambino può percepire come sensazioni sgradevoli anche i semplici stimoli tattili e può perciò avere reazioni emotive indesiderate durante l'intervento.

La qualità dell'anestesia è stata in tutti i casi pienamente soddisfacente, non si sono avuti episodi ipotensivi né bradicardie ad essa riferibili.

L'analgesia postoperatoria nei casi di singola dose si è protratta per un periodo di tempo medio di 4 ± 2 ore.

Nei casi con cateterino peridurale e non sottoposti ad anestesia generale l'infusione di ropivacaina è proseguita per le 24 ore successive all'intervento, dopodiché il cateterino è stato rimosso; i punteggi OPS sono stati 3 nel 60% dei casi (15 pazienti) e 2 nel 40% (10 pazienti) dei casi (Fig. 3)

I 5 pazienti sottoposti ad anestesia peridurale toracica + anestesia generale sono ritornati, ancora intubati, dopo l'intervento in rianimazione, dove hanno continuato attraverso il cateterino l'analgesia per le successive 48 ore e in questi casi il dolore è stato valutato tenendo conto se le variazioni di pressione arteriosa e frequenza cardiaca erano superiori al 15% dei valori basali.

In nessun caso ci sono state variazioni attribuibili a dolore.

Discussione e conclusioni

L'anestesia peridurale per via caudale e lombare nel paziente pediatrico ha dimostrato di essere una procedura sicura, con pochi effetti avversi ed eseguibile tranquillamente anche in regime di urgenza; la sedazione farmacologica rimane comunque necessaria sia per l'esecuzione dell'anestesia che per quella dell'intervento chirurgico.

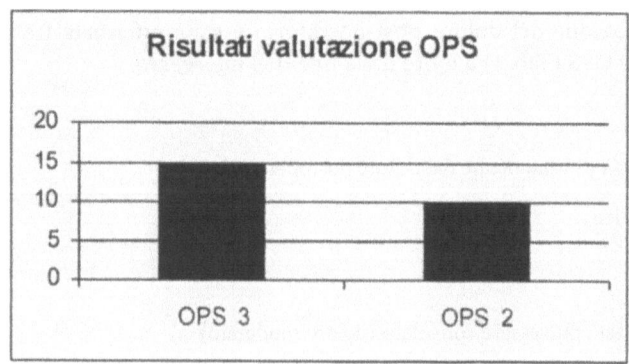

Fig. 3.

Deve essere eseguita sempre rispettando le norme di asepsi e compiendo ripetuti test di aspirazione per evitare l'iniezione accidentale intravascolare o subaracnoidea.

Il controllo del dolore post-operatorio si è rivelato ottimo sia nei casi di infusione continua che di singola dose di ropivacaina. L'anestesia peridurale toracica ha dimostrato di essere una procedura ottima sia per l'anestesia che per l'analgesia post-operatoria; visti però i rischi senz'altro maggiori rispetto alle altre due vie, a nostro parere è da riservare a pochi casi selezionati.

Bibliografia

1. Owens WD, Slater EM, Battit GE (1973) A new technique of caudal anesthesia. Anesthesiology 39:451-453
2. Batnitzky S, Keucher TR, Mealey Jr J, Campbell RL (1977) Iatrogenic intraspinal epidermoid tumors. J Am Med Assoc 237:148-150
3. Armitage EN (1985) Regional anesthesia in pediatrics. Clin Anaesthesiol 3:553-568
4. Mc Neely JK, Farber NE, Rusy LM, Hoffman GM (1997) Epidural analgesia improves outcome following pediatric fundoplication. A retrospective analysis. Reg Anesth 22(1):16-23
5. Shaw BA, Watson TC, Merzel DI et al(1996) The safety of continuous epidural infusion for postoperative analgesia in pediatric spine surgery. J Pediatr Otrhop 16(3):374-377
6. Efrat R, Oppenheim A, Weiss Y, Kedari A (1996) Epidural analgesia for postoperative pain in infants and children. Harefuah 130(5):304-307
7. Armitage EN (1985) Regional anaesthesia in pediatrics. Clin Anaesthesiol 3:553-568
8. Armitage EN (1986) Local anaesthetic techniques for prevention of postoperative pain. Br J Anaesth 58:790-800
9. Broadman LM (1987) Regional anesthesia for the pediatric outpatient. Anesthesiology Clin North Am 5:53-72
10. Hammer GB (1999) Regional anesthesia for pediatric cardiac surgery. J Cardiothorac Anesth 13 (2):210-213
11. Mc Bride WJ, Dicker R, Abajian JC, Vane DW (1996) Continuous thoracic epidural infusions for postoperative analgesia after pectus deformity repair. J Pediatr Surg 31(1):105-108

Organizzazione per la gestione del dolore in terapia intensiva

M. Vaj, P. Mattalia, M. Zambonin, R. Balagna, L. Monino, A. Guermani, S. De Marchi, D. Cencio

U.O.A. Anestesia e Rianimazione 9, Azienda Ospedaliera S. Giovanni Battista, Torino

Introduzione

La gestione del dolore nel paziente ricoverato in Terapia Intensiva pone numerosi problemi legati alle caratteristiche intrinseche del malato.

I pazienti ricoverati in Terapia Intensiva costituiscono una popolazione estremamente eterogenea, sia per le patologie da cui sono affetti, sia per le sindromi dolorose che conseguentemente manifestano.

Pertanto è necessario elaborare per ciascuno una terapia analgesica che consenta un controllo del dolore adeguato e continuativo, al fine di garantire al paziente uno stato di benessere e un miglior outcome [1].

Infatti, studi clinici hanno evidenziato un miglior controllo del dolore, una migliore qualità di vita e costi farmacologici ridotti quando il trattamento analgesico segue protocolli ben definiti [2].

Materiali e metodi

Abbiamo suddiviso la popolazione di pazienti ricoverati presso la nostra Rianimazione negli anni 1999-2000 in 6 gruppi:
- postoperatori di trapianti polmonari mono e bilaterali
- postoperatori di trapianti epatici
- postoperatori di chirurgia addominale maggiore
- postoperatori di chirurgia vascolare maggiore
- politraumi
- pazienti affetti da patologie mediche con necessità di trattamento intensivo, quali le pancreatiti.

Per ciascun gruppo le opzioni terapeutiche, ai fini dell'analgesia, sono risultate essere due: analgesia peridurale continua e analgesia endovenosa continua.

L'analgesia peridurale continua viene effettuata tramite la somministrazione di solo anestetico locale (ropivacaina 0,2%) o, in alternativa, con l'associazione anestetico locale (ropivacaina 0,1) e oppioide (morfina 0,01 mg/ml) in infusione continua a 5 ml/h mediante pompa elastomerica.

L'analgesia endovenosa continua viene effettuata tramite: morfina in infusione continua, titrata in base alle caratteristiche del paziente e alla sua sintomatologia algica; tramadolo 300-500 mg/die in infusione continua mediante pompa infusionale; buprenorfina 0,9 mg/die in infusione continua mediante pompa infusionale. La qualità dell'analgesia è stata rilevata tramite VAS nei pazienti coscienti e tramite le risposte neurovegetative nei pazienti non coscienti.

Risultati

Abbiamo trattato 15 postoperatori di trapianto polmonare tramite analgesia endovenosa con tramadolo e 3 tramite analgesia epidurale toracica continua con anestetico locale, mantenendo in entrambi i casi un VAS a riposo < 4 e VAS al movimento < 5. Abbiamo trattato 108 postoperatori di trapianto epatico con analgesia endovenosa con tramadolo, mantenendo nei pazienti coscienti VAS a riposo < 3 e evitando nei pazienti non coscienti alterazioni neurovegetative. Settantacinque postoperatori di chirurgia addominale maggiore hanno ricevuto analgesia epidurale con l'associazione anestetico locale e oppioide proseguendo l'anestesia integrata; 76 analgesia e.v., con tramadolo. I 155 postoperatori di chirurgia vascolare hanno ricevuto in un terzo dei casi analgesia epidurale continua con l'associazione anestetico locale e oppioide e in due terzi dei casi analgesia endovenosa con tramadolo mantenendo in entrambi i casi un VAS a riposo < 4. Dei 18 politraumi trattati, 4 hanno ricevuto analgesia epidurale continua con l'associazione di ropivacaina e morfina, 8 hanno ricevuto analgesia endovenosa con tramadolo e 6 con morfina; in tutti i pazienti non si sono verificati episodi neurovegetativi.

Le 4 pancreatiti trattate hanno ricevuto analgesia epidurale toracica con l'associazione ropivacaina e morfina con un ottimo controllo del dolore.

Conclusioni

Il controllo del dolore mediante i protocolli descritti è stato buono e di conseguenza la qualità della degenza è migliorata pur senza riduzione della durata.

Bibliografia

1. Stevens DS, Edwards WT (1999) Management of pain in intensive care settings. Surg Clin North Am 79(2): 371-386
2. Mac Laren R, Plamondon JM, Ramsay KB et al (2000) A prospective evaluation of empiric vs protocol-based sedation and analgesia. Pharmacotherapy 20(6): 662-672

DOLORE ACUTO E CRONICO BENIGNO

L'anestesia loco-regionale in Abruzzo: una pagina di storia della medicina

G. D'ANDREA

Servizio di Anestesia e Rianimazione, Ospedale di Sulmona (AQ),
A.U.S.L. N.1 Avezzano-Sulmona

La prima utilizzazione dell'analgesia epidurale può essere fatta risalire a Corning, neurologo americano, che nel 1885 propose l'idea di iniettare farmaci nel canale vertebrale.

In tal modo, le sostanze farmacologiche iniettate, dopo essere state assorbite dalla rete dei vasi sanguigni presenti, si sarebbero fissate sul midollo, con ciò potendosi ottenere sia il trattamento di malattie neurologiche, sia l'analgesia chirurgica.

Ma, nonostante le ipotesi di Corning – così come egli le descrisse in una pubblicazione apparsa sul "New York Medical Journal" – avessero molti aspetti coincidenti con la teoria oggi più accreditata, esse furono considerate non scientifiche e rapidamente abbandonate.

Dopo un breve periodo di oblìo, l'analgesia epidurale fu però ripresa nel 1901 da Sicard e Cathelin i quali, indipendentemente l'uno dall'altro, svilupparono tecniche diverse di somministrazione di anestetici per via caudale.

Sulla scia dei successi da essi riferiti vi fu chi, come Tuffier in Francia ed Heile in Germania, sperimentò l'approccio allo spazio peridurale per via lombare.

L'elevata percentuale di insuccessi conseguente anche alla difficoltà di localizzare correttamente uno spazio largo da due a quattro millimetri, ad una profondità da quattro ad otto centimetri dal piano cutaneo, scoraggiò per anni ogni ulteriore tentativo.

Nel 1909 Stockel utilizzò l'anestesia caudale per i dolori del parto e nel 1911 Läwen pubblicò i risultati dei suoi lavori che lo portavano a ritenere l'approccio caudale come la sola via possibile per raggiungere lo spazio epidurale.

Ciò determinò la realizzazione dell'analgesia peridurale limitatamente all'area di innervazione della cauda equina, anche perché ai tentativi di portare più in alto la sede dell'analgesia non sempre seguivano risultati incoraggianti, stante la grande variabilità anatomica del sacro e dei suoi forami.

Fu Fidel Pagés che ripropose, nel 1921, l'uso dell'anestesia peridurale lombare descrivendo la localizzazione dello spazio peridurale per via tattile al superamento del legamento giallo.

Ma furono indubbiamente Dogliotti e Gutierrez che, a partire dal 1939, diedero a questa tecnica anestesiologica la possibilità di sviluppo che ha raggiunto oggi.

Questi brevi cenni di storia dell'anestesia loco-regionale sono necessari per comprendere il grande significato dell'attività e dell'iniziativa terapeutica di un medico condotto abruzzese che esercitò la professione sanitaria dal 1890 al 1931.

Come è stato detto in precedenza, nei primi decenni del secolo scorso, l'analgesia peridurale non era una pratica di uso corrente nell'arte medica, nonostante ciò, in un paese dell'Abruzzo, Pratola Peligna, un medico, Giuseppe Ortensi, ne fece uso in diverse situazioni che è forse bene riportare secondo quanto egli stesso riferì in una sua pubblicazione.

Iniezione peridurale.

Nel 1914 il contadino Colajacovo Pelino di Emidio, operato anni prima dal Prof. Manara di Sulmona per periostite osteomielitica del condilo interno del femore destro, torna dagli USA con una grave nevralgia sulla cicatrice.

Viene da me inviato alla clinica chirurgica del Prof. Alessandri e qui fu riaperta la cicatrice e raschiato il suo punto di impianto sull'osso.

Si calma solo per pochi giorni il dolore, ma trascorso un breve periodo di tempo riprende a molestare l'infermo con maggiore veemenza di prima.

In queste condizioni e del tutto sfiduciato torna in paese con una prescrizione di ioduro di potassio, che non poteva certamente arrecare nessun vantaggio al paziente.

Questi minacciò di suicidarsi e per scongiurare tale evento gli pratico una iniezione epidurale di 10 cc di una soluzione 1,2% di Stovaina in siero fisiologico, che ripetuta per tre sole volte mette fine alla nevralgia, la quale più non riapparve fino al giorno della sua morte avvenuta molti anni dopo.

Posteriormente, in alcuni casi di sciatica bilaterale, con questa iniezione ne ottenni la scomparsa.

Di iniezioni epidurali nella nostra regione non se ne erano mai eseguite, né se ne era mai parlato dai medici condotti: e credo che il silenzio duri tuttora."

Dalla descrizione che l'Ortensi fa della sua "iniezione epidurale" non è possibile stabilire quale approccio egli utilizzasse: se lombare o sacrale, anche se è ragionevole supporre che, come molti altri in quel periodo, il secondo fosse preferito.

In ogni caso l'approccio al canale vertebrale e l'uso di aghi adeguati erano un bagaglio consolidato per il valente "medico condotto".

Infatti, tra il 1902 ed il 1903 eseguì numerose rachicentesi nel corso di una epidemia di meningite meningococcica e di ciò fece "relazione con casistica" in un numero della rivista scientifica "Tommasi" edita a Napoli.

L'anestetico locale utilizzato dall'Ortensi per la terapia antalgica (perché di questo si trattò nel caso riferito) era la Stovaina, molecola ad effetto anestetico sintetizzata da Fourneau nel 1904, che ebbe con la Novocaina (Einhorn 1905) una buona diffusione dopo che fu riconosciuta la tossicità della cocaina come anestetico.

Non v'è dubbio che quanto fatto dall'Ortensi all'inizio del Novecento ha dello stupefacente: un medico condotto che effettua epidurali antalgiche nel 1914 non è cosa usuale.

Ciò deve farlo considerare come uno degli antesignani dell'anestesia loco-regionale (o, ancora meglio, della terapia antalgica loco-regionale) non solo dell'Abruzzo ma dell'Italia intera.

Per questo la sua figura non può che essere un vanto per gli anestesisti abruzzesi che già annoverano fra i loro "grandi progenitori" Camillo Catalano, chirurgo aquilano dell'Ottocento e pioniere dell'anestesia eterea del mondo.

Letture consigliate

Cathelin MF (1901) Une nouvelle voie d'injection rachidienne. Méthode des injections épidurales par le procédé du canl sacré. Applications à l'homme. CRSoc Biol Paris 53:452

Corning JL (1885) Spinal anaesthesia and local medication of the cord. NY Med J 42:483

Dogliotti AM (1939) Anesthesia. SB Dubour, Chicago

Gutierrez A (1939) Anestesia extradural. Rev Cirug, Buenos Aires

Heile B (1913) Der epidurale Raum. Arch Klin Chir 101: 845

Läwen A (1911) Ueber Extraduralanästhesie fur chirurgische Operationen. Dtsch Z Chir 108:1

Ortensi G (1944) Sommaria episodica riesumazione della mia vita di condotta medica. Tipografia Peligna, Pratola Peligna, L'Aquila

Pagès F (1921) Anestesia metamerica. Rev Sanid Mil Madr, 11:351-385

Sicard A (1901) Les injections médicamenteuses extra-durales par voie sacrococcygienne. CR Soc Biol Paris 53:396

Tuffier T (1901) Analgésie cocainique par voie extradurale. CR Soc Biol Paris 53:490

Controllo di qualità e patient satisfaction in algologia

G. De Benedittis

Centro per lo Studio e la Terapia del Dolore (CSTD), Istituto di Neurochirurgia, Università di Milano, Ospedale Policlinico IRCCS, Milano

Introduzione

Lo sviluppo tumultuoso della terapia del dolore ha comportato non solo un considerevole progresso delle nostre conoscenze, ma anche un affinamento delle metodiche diagnostiche e terapeutiche. A ciò non è sempre corrisposto un effettivo progresso del potenziale terapeutico, a causa dell'estrema eterogeneità delle strutture sul territorio e delle differenti formazioni ed abilità clinico-tecniche dei singoli operatori professionali. Ne è derivata la necessità di certificazioni, a livello nazionale ed internazionale, della qualità e delle opzioni terapeutiche disponibili in una singola struttura (ad es. sindromi dolorose trattate, composizione del pain team, strategie e tecniche terapeutiche disponibili, approccio multidisciplinare, ecc.) [1]. Questa certificazione meta-professionale, rilasciata e garantita da strutture di controllo di riferimento, assicura, entro certi limiti, l'eccellenza tecnico-professionale della struttura certificata, ma nulla dice della cosiddetta "patient satisfaction", ovvero della qualità erogata dal servizio quale viene percepita dal fruitore del servizio stesso: il paziente [2-5].

In ambito sanitario, sta inoltre emergendo sempre più la necessità di assicurare la qualità del servizio attraverso un controllo rigoroso delle procedure, delle prestazioni e della soddisfazione del paziente [2, 6, 7]. La certificazione a norma UNI EN ISO 9002 rappresenta un primo, importante sforzo per implementare la qualità del servizio e già alcune strutture pubbliche e private hanno ritenuto di uniformarsi alle norme sopracitate [8, 9].

Il presente lavoro illustra i primi risultati di un controllo di qualità e di valutazione della patient satisfaction in un servizio di terapia del dolore.

Materiali e metodi

Materiale. È stato allestito un Questionario di Valutazione di Qualità del Servizio o *Quality of Care Questionnaire* (QOCQ), di semplice e rapida somministrazione e valutazione.

Il Questionario include sei item: 1) facilità di accesso e di contatto con il centro; 2) tempo di attesa visita; 3) puntualità della visita; 4) accuratezza e soddisfacimento della visita e delle procedure diagnostico-terapeutiche; 5) cortesia ed accoglienza; 6) valutazione complessiva del servizio.

La valutazione della risposta avviene attraverso una scala di Likert in 4 punti: 1 (insufficiente), 2 (sufficiente), 3 (buono), 4 (ottimo).

Il QOCQ può essere sottoscritto dal paziente con i suoi dati anagrafici o può essere consegnato in forma anonima.

Scoring. Si utilizza il punteggio grezzo per i singoli item e per la valutazione globale del servizio (somma delle singoli punteggi, compresa tra 4 e 24). In considerazione del diverso peso che i singoli item hanno nella valutazione delle risposte, si è deciso di attribuire un coefficiente numerico di 1 ai punteggi dei primi tre item (facilità di contatto/accesso, tempo di attesa visita e puntualità della visita), un coefficiente numerico di 6 ai punteggi degli items 4 e 5 (accuratezza e soddisfacimento della visita, cortesia ed accoglienza) ed infine un coefficiente numerico di 10 per la valutazione complessiva del servizio. È così possibile ottenere una "valutazione globale ponderata" (VGP) compresa tra 25 e 100. Ad es., se un paziente ha giudicato buona la facilità di accesso/contatto al centro (score 3), sufficiente il tempo di attesa visita (score 2), buona la puntualità della stessa (score 3), ottima l'accuratezza /soddisfacimento visita (score 4), buona la cortesia/accoglienza (score 3) e buona la valutazione complessiva del servizio (score 3), il punteggio della valutazione globale grezza (VGG) sarà di 18, mentre la valutazione globale ponderata sarà di 80/100 = 3+2+3+24 (4x6) + 18(3x6) + 30(3x10).

La certificazione dei questionari avviene ad opera di una terza parte ed i risultati vengono controllati da un apposito servizio, in conformità alle norme EN UNI ISO 9002.

Pazienti. Nel primo anno di attività del Servizio di Qualità (2000), 220 pazienti su 243 pazienti consecutivi afferiti al Centro per lo Studio e la Terapia del Dolore (CSTD) dell'Università di Milano, hanno sottoscritto il Questionario. L'età media è stata di 43,4 ± 13,6 anni. Centoquarantacinque soggetti erano di sesso femminile (65,9%), 98 di sesso maschile (34,1%).

Risultati

Il 98% dei pazienti ha sottoscritto il questionario.

Facilità di accesso/contatto. 124 su 220 pazienti (56,4%) hanno giudicato ottima la facilità di accesso/contatto al centro, 86 (39,1%) buona, 9 (4,1%) sufficiente, nessuno insufficiente.

Tempo di attesa visita. 141 pazienti (64,1%) hanno giudicato molto breve il tempo di attesa visita, 59 (26,8%) breve, 20 (9,1%) sufficiente, nessuno insufficiente.

Puntualità della visita. 184 pazienti (83,6%) hanno giudicato ottima la puntualità della visita, 36 (16,4%) buona, nessuno sufficiente o insufficiente.

Accuratezza e soddisfacimento della visita. La visita è stata considerata molto accurata e soddisfacente da 181 pazienti (82,3%), buona da 38 (15,3%) e sufficiente da 1 paziente (0,4%).

Cortesia ed accoglienza. 158 pazienti (71,8%) hanno ritenuto ottima la cortesia e l'accoglienza prestate loro, 59 (26,8%) buona, 3 (1,4%) sufficiente.

Valutazione complessiva della visita. 157 pazienti (71,4%) hanno giudicato complessivamente ottima l'esperienza di visita, 62 (28,2%) buona, 1 (0,4%) sufficiente.

Valutazione Globale Grezza e Ponderata. Il punteggio medio della VGG è stato di 22.17± 2.0. Il punteggio medio della VGP è stato di 93.25/100 ± 9.19. Considerando insufficiente il punteggio minimo di 25, sufficiente quello compreso tra 25 e 50, buono tra 50 e 75 ed ottimo tra 75 e 100, è stato riscontrato che il 95% dei pazienti ha espresso una VGP ottima, il 5% buona.

La Figura 1 riassume i risultati della valutazione.

Affidabilità e consistenza del servizio. Sedici dei 220 pazienti hanno ricompilato il Questionario durante una visita successiva. Per valutare l'affidabilità e la consistenza della qualità del servizio nel tempo, è stata eseguita una ANOVA BR per dati appaiati. Nessuna differenza statisticamente significativa è stata registrata per gli item considerati, ad eccezione della VGP (prima visita 90.94 ± 10.24 vs visita successiva 94.81 ± 7.70, $p < .05$, test di Tukey).

Discussione e conclusioni

I risultati preliminari del primo anno di applicazione del QOCQ, recentemente istituito presso il Centro per lo Studio e la Terapia del Dolore (CSTD) dell'Università di Milano, confermano un ottimo livello di soddisfacimento del paziente per tutti gli aspetti rilevanti (accesso, tempo di attesa e puntualità della

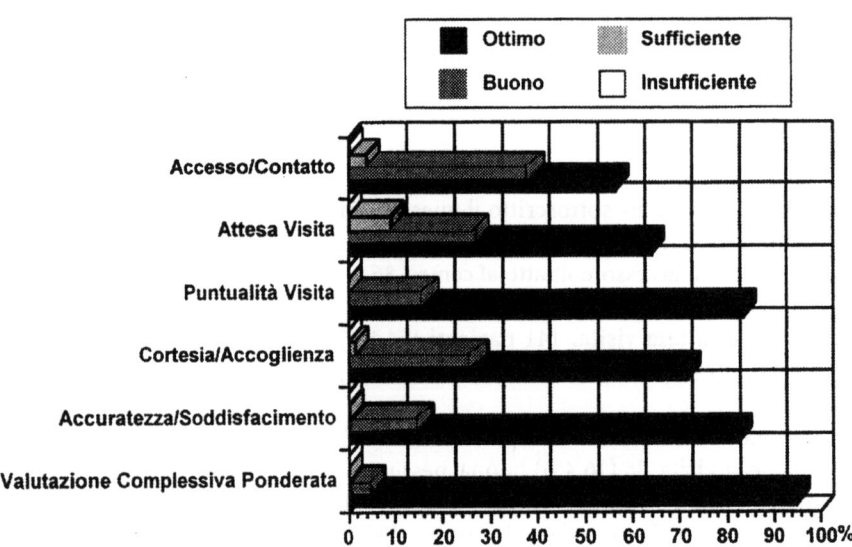

Fig. 1. Risultati della Valutazione Globale Grezza e Ponderata

visita), e soprattutto per i contenuti qualificanti inerenti l'accuratezza/soddisfacimento della visita e dei trattamenti proposti, nonché della qualità della relazione terapeutica.

Il processo di certificazione alle norme UNI EN ISO 9002, tuttora in corso, aggiungerà autorevolezza ai risultati conseguiti e fornirà un'importante garanzia di qualità in un servizio pubblico.

È necessario che il paziente, non la patologia, torni ad essere il centro dello sforzo organizzativo e terapeutico.

Bibliografia

1. De Benedittis G (1992) Europa 1993: Quale futuro per i Centri del Dolore? Algos 9(1):47-50
2. Miaskowski C, Donovan M (1992) Implementation of the American Pain Society Quality Assurance Standards for Relief of Acute Pain and cancer Pain in oncology nursing practice. Oncology Nursing Forum 19:411-415
3. McCracken LM, Klock PA, Mingay DJ et al (1997) Assessment of patient satisfaction with treatment for chronic pain. J Pain & Symptom Management 14:292-299
4. McNeill JA, Sherwood GD, Stark PL, Tompson CJ (1998) Assessing clinical outcomes:patient satisfaction with pain management. J Pain & Symptom Management 16:29-40
5. Solomon DH, Bates DW, Horsky J et al (1999) Development and validation of a patient satisfaction scale for muskuloskeletal pain. Arthritis Care & Research 12:96-100
6. Oren RE, Goldin M (1989) Patient assessment of care in a pain management unit. Quality Assurance in Health Care 1:229-233
7. Lin CC (2000) Applying the American Pain Society's QA standards to evaluate the quality of pain management among surgical, oncology and hospice patients in Taiwan. Pain 87:43-49
8. Sirchia , Rebulla P, Lecchi L et al (1998) Implementation of a quality system (ISO 9000 series) for placental blood banking. J Hematotherapy 7:19-35
9. Baldi G, Burani M, Ghirelli L, De Pietri S (2000) Certification of an emergency department according to UNI EN ISO 9002 Criteria. Eur J Emerg Med 7:61-66

Le manipolazioni vertebrali nelle patologie acute del rachide

L. Leonardi, M.B. Silvi, A. Gatti, N. Alonzi, A. Siglioccolo, S. Lambusta,
M. Moretti, F. Frisardi, G. Cataldo

Università degli Studi di Roma "Tor Vergata", Facoltà di Medicina e Chirurgia,
Cattedra di Anestesiologia e Rianimazione, Servizio di Fisiopatologia e Terapia del Dolore,
Scuola di specializzazione in Anestesia e Rianimazione

Introduzione

La manipolazione vertebrale è una mobilizzazione passiva forzata che tende a portare gli elementi di un'articolazione, o di un insieme di articolazioni, al di là del loro gioco abituale, fino al limite del gioco articolare fisiologico, producendo così il caratteristico schiocco o crack.
Per effetto di questo allontanamento istantaneo i capi ossei, ritornando al loro posto, consentono all'articolazione di ritrovare il suo equilibrio, prima disturbato da anomale contratture muscolari e sofferenze connettivali ottenendo, altresì, sollievo dal dolore nevralgico, causato spesso dalla compressione del nervo fra due vertebre vicine. È un atto medico molto preciso effettuato in maniera mirata e completamente indolore (tecnica del non-dolore e del movimento contrario) le cui coordinate devono essere determinate con un esame preliminare: ricerca del dolore evocato, iter diagnostico con Rx della colonna sotto carico e Rx oblique e, eventualmente, RM o TAC.

Materiali e metodi

Sono stati sottoposti a manipolazioni vertebrali (MV) 10 pazienti (età media 41,8 anni) con patologie vertebrali acute (cervicobrachialgie: 2 pz.; cefalee di origine cervicale: 4 pz.; dorsalgie di origine cervicale: 2 pz.; dorsalgie di origine toracica: 1 pz.; lombalgia acuta: 1 pz.). Tutti i pazienti hanno effettuato terapia fisica e farmacologia senza trarre giovamento a lungo e medio termine. Il criterio di inclusione comprende il riscontro all'esame obiettivo di: una grave limitazione all'escursione del tratto di colonna interessato, contratture muscolari dei mm. paravertebrali (aree cellulitiche), presenza di trigger e tender point. L'indagine radiologica del rachide nelle proiezioni standard e in quelle oblique hanno permesso di escludere, in tutti i pazienti, una patologia spondilouncoartrosica severa, con pervietà dei forami di coniugazione. Conseguentemente tutti i 10 pz. sono stati ritenuti idonei a sottoporsi alla terapia manuale. Il ciclo completo è stato articolato in dieci sedute bisettimanali.

Risultati

Tabella 1. Caratteristiche cliniche e punteggi VAS dei pazienti inclusi nello studio

Paziente	Patologia	VAS T0	VAS T5	VAS T10
Paz. n° 1 (aa 52)	Cervicobrachialgia	5	2	0.8
Paz. n° 2 (aa 59)	Cervicobrachialgia	6	3	0
Paz. n° 3 (aa 26)	CMT	7	4	1.5
Paz. n° 4 (aa 41)	CMT	8	2	0.5
Paz. n° 5 (aa 41)	Dorsalgia di origine cervicale	8	4.5	2.9
Paz. n° 6 (aa 53)	CMT	7	3	1.5
Paz. n° 7 (aa 41)	Lombalgia acuta	6	4	2
Paz. n° 8 (aa 36)	Dorsalgia di origine toracica	7	3	0
Paz. n° 9 (aa 34)	CMT	4	2	1.5
Paz. n°10 (aa 37)	Dorsalgia di origine cervicale	5	2.8	0

Come evidenziato nel grafico sottostante, tutti i pazienti, al termine del ciclo di terapia, mostrano: una riduzione del punteggio medio alla scala analogica visiva (VAS) pari all'83%; un netto miglioramento dell'escursione articolare; una scomparsa delle aree cellulitiche e della sintomatologia parestesica; una riduzione delle crisi cefalalgiche; un miglioramento della deambulazione.

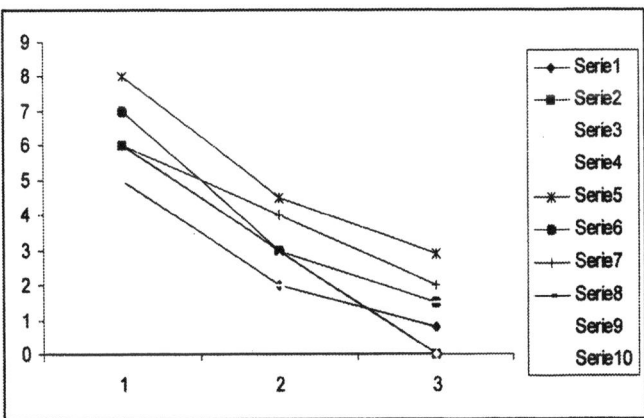

Conclusioni

Questo studio evidenzia come le manipolazioni vertebrali, in pazienti selezionati, possono rivelarsi efficaci nel trattamento di alcune patologie osteo-artro-muscolari acute.

Somministrazione peridurale di steroidi nel Low Back Pain: esperienza di un Centro di Terapia Antalgica circa la sua reale efficacia

G. Fortini, D. Bertollo, A. Dario, C. Grizzetti, L. Montagnini, M.V. Paganini, G. Rossini, S. Cuffari

Ambulatorio di Terapia Antalgica, Ospedale di Circolo e Fondazione Macchi di Varese

Introduzione

La somministrazione peridurale di steroidi ed anestetici locali è una tecnica conosciuta e utilizzata da molto tempo, che negli ultimi anni è stata oggetto di molte discussioni in relazione alla sua reale efficacia nel controllo del dolore lombare e radicolare. La letteratura riporta pochi test clinici randomizzati con risultati controversi.

Abbiamo quindi voluto valutare l'efficacia immediata e a distanza di tale metodica nel trattamento della lombosciatalgia nelle sue manifestazioni a carattere prevalentemente somatico profondo rispetto alle manifestazioni con componente neuropatica.

Materiali e metodi

Abbiamo condotto un'analisi retrospettiva su 33 pazienti trattati presso il nostro Ambulatorio dal gennaio 2000 al febbraio 2001 con infiltrazione peridurale. I pazienti sono stati suddivisi in base alla sintomatologia e alla clinica in tre gruppi: GRUPPO 1: 19 pazienti affetti da dolore lombare somatico profondo; GRUPPO 2: 11 pazienti con una sintomatologia a componente mista somatica profonda e neuropatica; GRUPPO 3: 3 pazienti con manifestazioni solamente su base neuropatica.

Tutti i 33 pazienti giunti alla nostra osservazione sono stati trattati in pri-ma istanza con terapia farmacologia per os, senza ottenerne beneficio: i pazienti del GRUPPO 1 hanno assunto FANS; i pazienti del GRUPPO 2 hanno assunto FANS e/o gabapentin e/o amitriptilina; i pazienti del GRUPPO 3 hanno assunto gabapentin ed amitriptilina.

Tra i criteri utilizzati per differenziare la patogenesi del dolore abbiamo utilizzato anche il test alla lidocaina e il test alla morfina.

Successivamente, tutti i pazienti sono stati infiltrati con metilprednisolone (Depomedrol) associato ad anestetico locale (lidocaina/bupivacaina/ropivacaina) (AL); lo spazio peridurale è stato raggiunto per via mediana utilizzando la tecnica del mandrino liquido secondo Dogliotti, mantenendo il paziente in posizione seduta; durante l'infiltrazione sono state monitorate PA, FC e SpO2; al termine dell'iniezione il paziente è stato messo in decubito laterale per favorire la precipitazione del farmaco in corrispondenza della radice interessata.

Tutti i pazienti hanno ricevuto una sola somministrazione peridurale di steroidi; la seconda somministrazione è stata effettuata solo a quei pazienti nei quali una mancata risposta ha fatto supporre un errore di tecnica.

L'efficacia del trattamento infiltrativo è stata valutata considerando il pain relief (PR) attraverso il VAS, la VDS e gli Indici di Qualità di vita, immediatamente dopo il trattamento, a distanza di 2 e di 4 settimane e quindi mensilmente.

Sono state considerate efficaci le infiltrazioni che hanno determinato un PR ≥ 50% per più di 2 settimane.

Risultati

Gruppo 1: 13 pazienti hanno avuto beneficio (68,5%). In particolare in 4 pazienti l'infiltrazione peridurale ha comportato la risoluzione completa della sintomatologia; 9 pazienti hanno avuto un beneficio di durata ≥ 1 mese, 6 pazienti (31,5%) non hanno avuto beneficio (ad 1 paziente è stato poi impiantato un ESM con esito favorevole). **Gruppo 2:** 4 pazienti hanno avuto beneficio (36,4%). In particolare in 1 paziente il trattamento è stato risolutivo, 3 pazienti hanno avuto un beneficio di durata ≥ 1 mese, 7 pazienti (63,6%) non hanno avuto beneficio dal trattamento (4 pazienti sono stati poi sottoposti ad impianto di ESM, e un paziente di pompa intratecale). **Gruppo 3:** in un paziente (33,3%) il trattamento è stato risolutivo nell'immediato ma non a distanza, 2 pazienti (66,6%) non hanno avuto alcun beneficio (1 paziente è stato poi sottoposto ad impianto di un ESM per il controllo della sintomatologia).

Conclusioni

Secondo la nostra esperienza più recente, l'infiltrazione peridurale di cortisone ed AL è risultata essere una metodica che trova un'indicazione terapeutica, ma anche una valenza diagnostica, nel dolore radicolare di tipo somatico profondo, mentre trova scarso spazio terapeutico nelle manifestazioni con interessamento neuropatico, indipendentemente dalla quadro radiologico della malattia.

Questa diversa efficacia del trattamento evidenzia probabilmente un diverso meccanismo patogenetico: nel dolore neuropatico può essere efficace la somministrazione di AL e steroidi nell'immediato, grazie all'effetto di stabilizzazione di membrana di queste due classi farmacologiche, ma probabilmente a lunga distanza si riattiva il focus ectopico che genera (attraverso meccanismi di demielinizzazione, compressione meccanica e fattori ischemici) la componente neuropatica del dolore; nel dolore somatico, dove invece si può ipotizzare una maggiore componente di irritazione radicolare su base infiammatoria, legata alla dispersione nello spazio peridurale di prodotti di degenerazione del nucleo polposo del disco intervertebrale, l'effetto di anestesia locale associato all'effetto antinfiammatorio del cortisonico a lento rilascio permette un controllo della sintomatologia fino alla ricomparsa di un nuovo insulto proinfiammatorio o di compressione meccanica.

Letture consigliate

Anderson SR (2000) A rationalefor the treatment algorithm of failed back surgery syndrome. Current Review of Pain 4(5):395-406
Falco FJ (1998) Lumbar spine injection procedures in the management of low back pain. Occupational Medicine 13(1):121-149
Koes BW, Scholten RJ, Mens JM, Bouter LM (1995) Efficacy of epidural steroid injections for low-back pain and sciatica: a systematic review of randomized clinical trials. Pain 63(3): 279-288

Scrambler Therapy: un nuovo approccio terapeutico alla lombosciatalgia

A.F. Sabato, G. Serafini, G. Marineo[1], M. Esposito, E. Pedicelli, N. Bruno, E. Provitali, C. Federici

Università degli Studi di Roma "Tor Vergata", Facoltà di Medicina e Chirurgia, Cattedra di Anestesiologia e Rianimazione, Servizio di Fisiopatologia e Terapia del Dolore, Scuola di specializzazione in Anestesia e Rianimazione
[1] Delta R&D Medical Bioengineering Research Center, Roma

Presso il nostro ambulatorio di fisiopatologia e terapia del dolore sono stati trattati 80 pz. affetti da lombosciatalgia nel periodo compreso tra Gennaio 1996 e Marzo 2001. Di essi, 26 sono stati trattati, negli anni 1996-1998, soltanto con terapia farmacologica, gli altri 54 invece sono in terapia dal 1999 ad oggi con gli stessi farmaci però associati ad una nuova metodica di elettrostimolazione, la scrambler therapy [1]. La sintomatologia dolorosa dorso-lombare era causata da ernie discali intraforaminali mediane e paramediane per la maggior parte su base artrosico-degenerativa e, meno frequentemente, traumatica. Tali ernie determinavano una compressione delle radici nervose emergenti, spesso in associazione a un grado variabile di stenosi del canale midollare; pochi casi si aggravavano con paraparesi. Nei pazienti già sottoposti a terapia chirurgica (discectomia, laminectomia decompressiva), ovvero il 55% del campione, i dolori riferiti erano dovuti ad esiti come aracnoiditi adesive (in percentuale preponderante), stenosi cicatriziali del canale midollare, compressione fino all'intrappolamento delle radici nervose, ecc. Nel 90% dei casi erano presenti gradi variabili di spondilolisi, spondilolistesi, spondilodiscoartrosi, radicolite, osteofitosi, ecc.

I farmaci utilizzati erano:
- rescue dose: tramadolo 20 gtt + paracetamolo cpr 500 mg fino a 4 volte/die; gabapentin (neurontin 400mg x 3/die); lamotrigina (lamictal);
- infiltrazioni locali (cortisone, anestetico -marcaina-, alcol etilico);
- farmaci anti-COX-2 specifici: Celecoxib, Rofecoxib;
- farmaci analgesici antinfiammatori classici: Piroxicam.

La scrambler therapy è stata applicata con due cicli di cinque sedute l'uno, intervallati da una settimana di riposo e con durata di 40 minuti per ogni seduta; le prime tre sedute di ogni ciclo venivano eseguite a giorni alterni in una settimana, le altre due nella settimana successiva.

In un solo caso è stata necessaria la morfina/AL per via subaracnoidea (paziente con stenosi del canale a livello C4-C5 post-discectomia e paraparesi spastica).

Tutti i pz. venivano trattati con la scrambler therapy dopo consenso informato. Per valutare l'intensità del dolore venivano utilizzati ai tempi prestabiliti il McGill Pain Questionnaire (base ed alla fine del ciclo terapeutico), la scala analogica visiva (VAS) prima di ogni seduta, e l'estesiometria del dolore e dell'area dolorosa di allodinia, se presente, prima e alla fine di ogni seduta.

I risultati ottenuti sono stati:
- la scomparsa, o l'attenuazione nei casi più gravi, della sintomatologia dolorosa durante la stimolazione (riduzione media del VAS del 30%);
- la riduzione significativa dell'area e dell'intensità del dolore anche al di fuori della stimolazione;
- la riduzione fino alla scomparsa delle aree di allodinia, in corso di stimolazione e anche oltre;
- l'assenza di effetti collaterali, se non la rara ma possibile insorgenza di una lieve iperemia cutanea con eruzione di vescicole circoscritte e rilevate in sede di mal applicazione degli elettrodi; possibili, per quanto estremamente rari, effetti indesiderati legati alla enorme variabilità di forma, ampiezza e frequenza delle onde base che costituiscono i pacchetti di impulsi somministrati in maniera random per mezzo di opportuni algoritmi. Si tratta per lo più della percezione di "forti scosse elettriche, colpi di frusta, forte bruciore localizzato", totalmente operatore indipendenti, ma legate al funzionamento intrinseco del sistema e alla sensibilità individuale spesso alterata a causa della neuropatia pre-esistente;
- una buona compliance da parte del 90% dei pazienti.

Bibliografia

1. Serafini G, Marineo G, Sabato AF (2000) Scrambler therapy: a new option in neuropathic pain treatment? The Pain Clinic 12:287-298

L'elettrostimolazione midollare nel trattamento della nevralgia postherpetica

G. De Carolis[1], A. Ciaramella, A. Gioia, P. Poli

[1] Scuola di Specializzazione in Anestesia e Rianimazione, Università degli Studi di Pisa
Centro di Terapia Antalgica e Cure Palliative, A.O.P. Santa Chiara di Pisa

La nevralgia posterpetica è una mononeuropatia indotta dalla riattivazione del virus dell'herpes zoster allo stato latente con una maggior frequenza negli anziani e negli immunodepressi. La causa della sintomatologia algica è dovuta ad alterazioni patologiche che interessano le radici dorsali e la loro zona d'ingresso nel midollo spinale. Nel territorio interessato si possono avere quadri di parestesie, disestesie o iperestesie in risposta ad uno stimolo tattile ed a scariche nervose spontanee che danno luogo a prurito e bruciore. La complessità del danno neurologico dà ragione dell'insoddisfacente risposta terapeutica della terapia farmacologica proposta e dell'importanza di ricercare trattamenti terapeutici che siano risolutivi del quadro algico. La neurostimolazione midollare può rappresentare oggi una valida strategia in grado di determinare un soddisfacente successo terapeutico.

Negli ultimi due anni, presso il Centro di Terapia Antalgica dell'Ospedale Santa Chiara di Pisa, abbiamo trattato con l'elettrostimolazione midollare due casi di nevralgia posterpetica ribelli ad ogni trattamento farmacologico. I pazienti (un maschio di 82 anni e una femmina di 89 anni), entrambi con anamnesi negativa per patologie di rilievo, presentavano un quadro di nevralgia posterpetica a livello toracico, in entrambi i casi persistente da più di sei mesi, completamente refrattaria alle terapie farmacologiche con antiepilettici, analgesici e psicoanelettici. La valutazione psicoalgologica effettuata nei due pazienti non ha evidenziato la presenza di patologie psichiatriche. Nella fase pre-impianto (T0) e nei successivi fol-

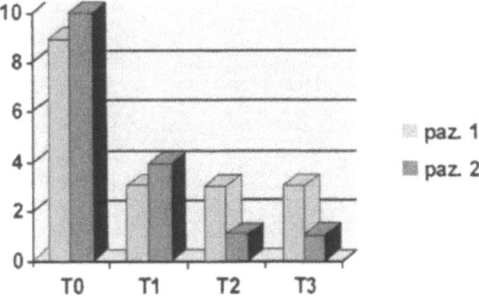

Fig. 1. Valutazione VAS

low-up ad un mese (T1), tre mesi (T2) e sei mesi (T3), abbiamo utilizzato come test di valutazione il QUID (Questionario Italiano del Dolore) di De Benedictis. Dopo una prima fase di prova, abbiamo impiantato un neurostimolatore midollare con elettrocatetere peridurale posizionato ad un livello compreso fra T5-T8. Ai follow-up abbiamo registrato una diminuzione media del dolore da VAS=9.5 (T0), a VAS=3.5 (T1), a VAS=2 (T2 e T3) (Fig. 1).

In entrambi i casi da noi trattati, l'elettrostimolazione midollare si è dimostrata una scelta terapeutica estremamente valida nel miglioramento di quadri algici di difficile risoluzione con le specifiche terapie farmacologiche. I risultati ottenuti hanno permesso ai pazienti di ripristinare un livello qualitativo di vita soddisfacente ai loro bisogni personali e relazionali in ambito familiare e sociale.

La distrofia simpatica riflessa (CRPS/RSD ST. II) nella neuropatia posterpetica: un caso clinico

A. COLUZZI, A. GATTI, E. PEDICELLI, E. PROVITALI, B. PAGNOZZI, M. MORETTI, A. FILIPPI, E. PETRONE, R. RULLO

Università degli Studi di Roma "Tor Vergata", Facoltà di Medicina e Chirurgia, Cattedra di Anestesiologia e Rianimazione, Servizio di Fisiopatologia e Terapia del Dolore, Scuola di specializzazione in Anestesia e Rianimazione

Introduzione

Il trattamento e la prevenzione della neuropatia posterpetica non sono ancora del tutto definiti. Sono stati pubblicati, inoltre, numerosi casi clinici di massivo danno motorio e sensitivo a carico di terminazioni nervose provocati dall'Herpes Virus (HZV). Le alterazioni nervose che conseguono ad una virulentizzazione dell'HZV consistono in una parziale distruzione del nervo, accompagnata da una risposta infiammatoria infiltrativa mononucleare che colpisce il ganglio, la radice e il nervo per alcune settimane. Gli studi di anatomia patologica descrivono situazioni di degenerazione di diverso grado nei pazienti affetti da neuropatia posterpetica (PHN); a livello periferico si assiste alla perdita dell'assone o della mielina a carico della radice sensitiva o del nervo, spesso con la conservazione delle fibre di piccolo diametro.

Caso clinico

Nel novembre del 2000, una donna di 68 anni, precedentemente in buona salute, è giunta alla nostra osservazione con manifestazioni di neuropatia erpetica insorte da 15 giorni. L'eruzione vescicolare è stata preceduta da dolore di tipo trafittivo e bruciante localizzato alla regione claveare e scapolare destra, lungo il braccio e l'avambraccio destro sino alle dita della mano destra (livello dermatomerico C6-T1). Al momento della prima osservazione era già stata tempestivamente somministrata terapia antivirale (ganciclovir 250 mg x 3 volte/die per una durata complessiva di 7 giorni) con trattamento antidolorifico non meglio precisato. All'esame obiettivo la regione interessata presentava: edema, localizzato soprattutto alla mano destra e lungo l'avambraccio destro; reazione distrofico-desquamativa della cute sovrastante; allodinia associata a dolore di tipo urente (VAS = 7), trattato presso il nostro centro con Paracetamolo (500 mg x 3 volte/die) e Tramadolo 20 gtt (al 10%) x 3 volte/die. Veniva inoltre somministrato Gabapentin in titolazione secondo schema posologico. Al controllo eseguito nel dicembre 2000 la paziente era in trattamento con Gabapentin (500 mg x 3 volte/die), Paracetamolo (500 mg x 3 volte/die) e Tramadolo (20 gtt al 10% x 3 volte/die), e presentava all'EO persistente edema e dolore a scossa elettrica di intensità pari a

VAS = 5 ed assenza quasi completa di bruciore. Nel controllo successivo (febbraio 2001) si è riscontrato: ulteriore diminuzione del VAS = 3; miglioramento della reazione distrofico-desquamativa della cute e dell'edema a carico della mano e lungo l'avambraccio destro, pertanto il dosaggio del Gabapentin è stato ridotto a 400 mg x 3 volte/die.

Conclusioni

Il trattamento della neuropatia posterpetica con Gabapentin in titolazione si è dimostrato efficace nella riduzione dell'entità della reazione distrofico-desquamativa della cute di natura erpetica, e nella riduzione dell'intensità della sintomatologia algica.

Il test alla capsaicina e neuralgia posterpetica

A. Gatti, M.B. Silvi, M. Dauri, V. De Angelis, R. Rullo, E. Petrone, S. Lambusta, A. Siglioccolo, L. Befani

Università degli Studi di Roma "Tor Vergata", Facoltà di Medicina e Chirurgia, Cattedra di Anestesiologia e Rianimazione, Servizio di Fisiopatologia e Terapia del Dolore, Scuola di specializzazione in Anestesia e Rianimazione

Introduzione

La capsaicina, neurotossina estratta dalla pianta del peperoncino rosso, è un ligando per il recettore VR1, recettore dei vanilloidi, presente a livello delle terminazioni delle fibre afferenti primarie nocicettive. Il recettore VR1 è un recettore associato ad un canale ionico ed è di tipo tempo- e voltaggio-dipendente. Esso ha una struttura a sei domini transmembranari. La capsaicina, l'aumento locale della temperatura (> 43 °C) e l'aumento del pH interstiziale attivano il recettore VR1, determinando l'aumento dell'influsso di ioni, in particolar modo ioni Ca^{2+} e Na^{2+}. I caratteristici effetti della capsaicina sono rappresentati da sensazione urente nel sito dell'applicazione, prurito ed iperemia a seguito di una somministrazione "acuta" e desensitizzazione dei neuroni sensitivi a seguito dell'applicazione di grandi quantità e/o per periodi prolungati della capsaicina stessa.

La conoscenza dei recettori VR1 si è recentemente approfondita a seguito della loro scoperta non solo a livello del sistema nervoso periferico, ma anche a livello del SNC, dove avrebbero una distribuzione pressoché sovrapponibile a quella dei recettori per l'anandamide, cannabinoide endogeno putativo. Ciò conferisce ai recettori dei vanilloidi un ruolo ancor più fondamentale nella nocicezione e modulazione del dolore.

Il test con capsaicina ci permette di classificare la neuropatia posterpetica in tre sottotipi: 1) sottotipo con irritazione dei nocicettori, con marcata allodinia e risposta al test caratterizzata da intensa sensazione urente; 2) sottotipo con dolore da deafferentazione, assenza di allodinia e nessuna risposta al test; 3) sottotipo "deafferentato" con allodinia con risposta variabile al test.

Materiali e metodi

Nel periodo compreso tra Ottobre 2000 e Febbraio 2001 abbiamo applicato il test con capsaicina (oleoresina di capsico al 3% di capsaicina) su 8 pazienti affetti da neuropatia posterpetica: 5 pazienti a livello toraco-lombare (2pz: T10-T12; 1 pz: T9-L1; 2 pz: T9-T12); 2 pazienti a livello cervico-toracico (C4-T1); 1 paziente a livello trigeminale (I branca del V n.c.). Dopo la localizzazione dei punti allodinici mediante brushing (allodinia dinamica), è stata applicata la capsaicina nell'area da essi delimitata. La stessa quantità di capsaicina è stata applicata sui dermatomeri cutanei specularmente opposti a quelli colpiti dall'herpes zoster. La durata media del test è stata di 90 minuti. È stato rilevato il primo tempo corrispondente all'inizio della sensazione urente o del prurito o dell'iperemia, sia nel distretto cutaneo colpito dall'herpes zoster che nel distretto sano, e i diversi tempi corrispondenti all'incremento dell'intensità di essi. Cinque pazienti hanno mostrato un'intensa risposta con VAS finale per il bruciore pari a 10; 2 hanno avuto un VAS finale per il bruciore pari a 8 ed un paziente è stato "non-responder" (Tab. 1). Nel distretto cutaneo sano, invece si è notato un ritardo di risposta all'applicazione locale di capsaicina o totale assenza di risposta. Solo i cinque pazienti con risposta massimale al test sono stati trattati, successivamente, con Gabapentin in titolazione fino ad un dosaggio di 400 mg per tre volte/die; capsaicina (gel) tre applicazioni al giorno.

Tabella 1. Caratteristiche demografiche e cliniche dei pazienti studiati

Paziente	M/F	Età (anni)	Dermatomeri	Durata dei sintomi (mesi)	Allodinia (S/N)	Risposta al test con capsaicina (VAS)	Risposta dei dermatomeri sani (S/N)
S.W.	F	70	T10 T12	3	S	10	N
F.F.	M	55	T9-L1	48	S	8	N
L.L.	M	72	I branca V n.c.	36	S	10	N
M.A.	M	69	T9-T12	3	S	10	N
C.C.	F	68	C4-T1	4	S	10	N
V.A.	F	70	C4-T1	7	S	10	N
C.F.	M	69	T10-T12	3	S	7	N
M.P.	M	73	T9-T12	3	S	0	N

Plessopatia lombare posterpetica: caso clinico

M. Martucci, A. Gatti, M.B. Silvi, D. Sorrenti, F. Frisardi, R. Rullo,
P. Di Mario, N. Migali, N. Alonzi

Università degli Studi di Roma "Tor Vergata", Facoltà di Medicina e Chirurgia,
Cattedra di Anestesiologia e Rianimazione, Servizio di Fisiopatologia e Terapia del Dolore,
Scuola di specializzazione in Anestesia e Rianimazione

Riportiamo un caso clinico dove un'infezione acuta da herpes zoster ha coinvolto sia le fibre motorie che sensitive del plesso lombare. Spesso la riattivazione del VZV produce un doloroso rash cutaneo lungo la distribuzione dermatomerica e, raramente, può esserci anche un danno motorio. Non si può evidenziare nessuna relazione tra intensità, rash cutaneo, dolore e danno motorio.

Un paziente maschio di 64 anni nel Dicembre 2000, giunge alla nostra osservazione riferendo un dolore urente di grado severo (VAS:8) che a volte diventava lancinante e puntorio (VAS:10), crampi e debolezza dell'arto inferiore sinistro. Il paziente aveva presentato la manifestazione erpetica nel Novembre 2000 a livello dei dermatomeri L1-L5 trattata con Aciclovir per os 1200 mg/die. L'esame della sensibilità tattile rivelava allodinia (VAS:7), iperalgesia e iperpatia a livello della gamba sinistra; perdita della sensibilità a livello del primo dito del piede sinistro; fu osservata un'andatura steppante. La nostra diagnosi è stata: Coinvolgimento dei cordoni spinali L1-L5, anteriore e posteriore. È stata prescritta la seguente terapia: Gabapentin in titolazione (da 100 mg a 400 mg per 3 giorni), e Nortriptilina (da 5 mg a 25 mg per 3 volte/die); Paracetamolo 500 mg e Tramadolo 30 mg per 3 volte/die; Lidocaina crema al 5%. Alla visita di controllo dopo un mese, il paziente riferiva un VAS pari a 2 e presentava un iniziale recupero motorio.

Questo caso clinico evidenzia come una terapia plurifarmacologica, in questa complessa patologia, abbia consentito un cospicuo miglioramento della sintomatologia dolorosa.

Celecoxib e chronic tension type headache

A. Polani, A. Gatti, M.B. Silvi, E. Petrone, L. Befani, S. Lambusta, B. Pagnozzi, A. Siglioccolo, M. Esposito

Università degli Studi di Roma "Tor Vergata", Facoltà di Medicina e Chirurgia, Cattedra di Anestesiologia e Rianimazione, Servizio di Fisiopatologia e Terapia del Dolore, Scuola di specializzazione in Anestesia e Rianimazione

La fisiopatologia della cefalea muscolo-tensiva (CMT) (IHS 2.2.1) riconosce come momenti etiopatogenetici essenziali lo stress psicofisico e i difetti posturali. Tali atteggiamenti viziati portano alla contrattura dei muscoli del capo, nucali e della porzione superiore del rachide causando nel tempo instabilità vasomotoria distrettuale. Tale fenomeno vascolare perdura nel tempo molto più a lungo dello stato di tensione muscolare primitivo e crea condizioni locali di ischemia transitoria, a sua volta responsabile dell'affermarsi di una reazione infiammatoria in sede.

È questo il razionale dell'utilizzo del Celecoxib, un antagonista della cicloossigenasi-2 (COX-2) specifico, nella terapia della CMT. L'azione di tale principio farmacologico, da un lato, consente una riduzione della sintomatologia algica, dall'altro, l'azione anti-PG del farmaco va a bloccare la vasodilatazione che determina il quadro di cefalea cronica proprio di questa patologia. Inoltre la super-specificità del Celecoxib per la COX-2 consente il protrarsi nel tempo della terapia senza l'insorgenza degli effetti collaterali a livello gastrico comuni ad altri farmaci di tipo anti-infiammatorio.

Con questo criterio, presso il nostro ambulatorio di Fisiopatologia e Terapia del Dolore, abbiamo studiato 11 pazienti affetti da CMT, di cui 8 donne e 3 uomini, con età media di 45.2 anni, che sono stati posti in terapia con Celecoxib cpr 200 mg/die.

Dieci pazienti di questo gruppo di studio hanno seguito la terapia farmacologica in associazione a terapie riabilitative: 10 pazienti sono stati sottoposti a cicli di TENS, di cui 3 trattati anche con manipolazioni cervicali ed 1 ha effettuato il biofeedback. Uno solo dei pazienti arruolati in tale studio è stato escluso a causa dell'insorgenza di dispepsia.

Il grado di dolore è stato valutato con la scala analogica visiva (VAS).

Il VAS iniziale è stato pari a 7.5 ± 1; i pazienti sono stati visitati nuovamente per un controllo a distanza di circa un mese dall'inizio della terapia ed è stato riscontrato un miglioramento della sintomatologia algica, con un VAS pari a 3 ± 1.

Ne consegue che il Celecoxib si è finora dimostrato efficace nel contrastare il meccanismo fisiopatologico della CMT, esplicando al tempo stesso sia un'azione terapeutica a livello eziologico, sia un'azione analgesica a livello sintomatologico.

Nevralgia trigeminale: scrambler therapy vs infiltrazioni perinervose

M.G. Sgarro, A. Gatti, G. Serafini, G. Marineo[1], E. Pedicelli, F. Pelli, M. Esposito, E. Provitali, C. Federici, N. Bruno

Università degli Studi di Roma "Tor Vergata", Facoltà di Medicina e Chirurgia, Cattedra di Anestesiologia e Rianimazione, Servizio di Fisiopatologia e Terapia del Dolore, Scuola di specializzazione in Anestesia e Rianimazione
[1] Delta R&D Medical Bioengineering Research Center, Roma

Presso il nostro ambulatorio di fisiopatologia e terapia del dolore sono stati trattati, nel periodo compreso tra il Gennaio 1996 ed il Febbraio 2001, 20 pz. affetti da nevralgia trigeminale: di questi 14 (Gruppo I) sono stati trattati con scrambler therapy, 6 (Gruppo II) con infiltrazioni perinervose di Marcaina 0,5% (1 ml) e Triamcinolone 40 mg (1 ml).

A tutti i 20 pazienti sono stati somministrati anche Gabapentin (400 mg x 3/die) e Tramadolo (20gtt x 3/die) in associazione a Paracetamolo (500 mg x 3/die) quali rescue dose.

La valutazione dell'effetto antalgico veniva effettuata mediante:
1. McGill Pain Questionnaire (basale ed alla fine del ciclo terapeutico);
2. VAS;
3. estesiometria del dolore e dell'area dolorosa di allodinia, se presente.

I risultati ottenuti sono stati i seguenti:
- nel Gruppo I si è passati da un VAS medio iniziale di 7,9 (DS ± 1,9) ad un VAS medio finale di 3,1 (DS ± 2,05);
- nel Gruppo II° da un VAS medio iniziale di 7,8 (DS ± 0,75) si è passati ad un VAS medio di fine trattamento di 5,6 (DS ± 1,3).

Per il gruppo di pazienti trattati con scrambler therapy si è potuto inoltre constatare quanto segue:
1. La riduzione dell'area di dolore e della stessa intensità perduravano anche al di fuori della stimolazione.
2. Riduzione fino alla completa scomparsa delle aree di allodinia, prima in corso di stimolazione e più tardi anche al di fuori del trattamento.
3. Assenza di effetti collaterali, se non la rara ma possibile insorgenza di lieve iperemia cutanea con eruzione di vescicole circoscritte e rilevate in sede di mal applicazione degli elettrodi.
4. Possibili, per quanto estremamente rari, effetti indesiderati legati alla enorme variabilità di forma, ampiezza e frequenza delle onde base che costituiscono i pacchetti di impulsi somministrati in maniera random per mezzo di opportuni algoritmi. Si tratta per lo più della percezione di forti scosse elettriche, colpi di frusta, forte bruciore localizzato, totalmente operatore indipendenti, ma legate al funzionamento intrinseco del sistema ed alla sensibilità individuale, spesso già alterata a causa della neuropatia preesistente. Inoltre si è rilevata l'esacerbazione della sintomatologia dolorosa in pazienti con VAS di partenza basso.

Per quanto concerne l'analisi statistica, tutti i dati sono stati elaborati mediante il calcolo della media, della deviazione standard e del T di Student: confrontando i VAS iniziali e finali nel Gruppo I si è ottenuta una p = 9,18926 e nel Gruppo II una p = 0,006745. Confrontando invece i VAS finali dei due gruppi si è ottenuta una p = 0,01 (Fig. 1).

Confrontando i due protocolli applicati (scrambler vs infiltrazioni perinervose) si osserva una maggiore riduzione del VAS nei pazienti trattati con la scrambler, che, inoltre, ha minori effetti collaterali e controindicazioni. Dato il piccolo campione esaminato, tali dati possono essere considerati solo uno spunto per ulteriori studi ed approfondimenti.

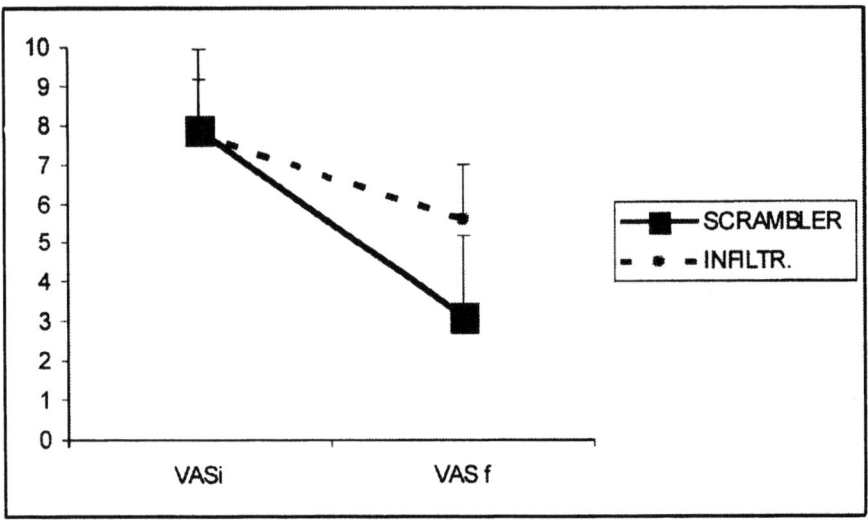

Fig. 1. Evoluzione del dolore misurato con VAS: VASi, VAS iniziale; VASf, VAS finale

Utilizzo del Celecoxib in un paziente con insufficienza renale cronica

A. Tartaglione, M. Dauri, R. Rullo, A. Siglioccolo, M. Esposito, G. Lentini, N. Migali, N. Bruno, S. Lambusta

Università degli Studi di Roma "Tor Vergata", Facoltà di Medicina e Chirurgia, Cattedra di Anestesiologia e Rianimazione, Servizio di Fisiopatologia e Terapia del Dolore, Scuola di specializzazione in Anestesia e Rianimazione

Introduzione

La nuova classe dei coxib, di cui il celecoxib è uno dei capostipiti, inibisce specificatamente la COX-2, forma inducibile dell'enzima cicloossigenasi sintetizzata in risposta a vari stimoli infiammatori (citochine, LPS) e responsabile della sintesi di prostaglandine sintetizzate durante la flogosi.

L'esperienza clinica in pazienti con alterazione della funzionalità renale trattati con celecoxib è limitata.

Caso clinico

Un paziente maschio di 32 anni con storia di trapianto di rene nel 1991, IMA nel 1992, nuovo trapianto renale nel 1997, giunge alla nostra osservazione nel gennaio 2001 per la presenza da circa un anno di un dolore urente a riposo localizzato alle dita dei piedi, da riferirsi ad un processo di necrosi umida del II dito destro e del I e IV dito sinistro con estensione anche del dorso del piede. In considerazione del pregresso evento vascolare e cardiaco, della giovane età e dell'abitudine tabagica, si è posta la probabile diagnosi di morbo di Buerger.

Si effettua una simpaticectomia chimica mediante infiltrazione paravertebrale a livello di L2-L3 con 5 ml di marcaina 0,50% che risulta positiva (VAS medio preterapia: 9; VAS medio post-terapia: 5), in previsione dell'installazione di un elettrostimolatore midollare. A scopo anti-infiammatorio e antalgico si prescrive celecoxib 200 mg 1 cpr/die per un periodo di 15 giorni.

Risultati

Nella tabella seguente sono riportati i valori di creatininemia e di azotemia come parametri di funzionalità renale. I valori di emoglobina e di ematocrito sono stati valutati quali indici indiretti dello stato di idratazione del paziente. La significatività statistica dei parametri considerati è stata valutata con la T di Student.

Tabella 1. Valori di creatininemia e di azotemia riportati come parametri di funzionalità renale

	Creatinina (mg/dl)	Urea (mg/dl)	Hgb (g/dl)	Hct (%)
Pre-trattamento				
I giorno	5,35	153	11,01	34,4
V giorno	5,08	143	10,2	32,3
X giorno	5,08	106	9,6	29,6
Trattamento con celecoxib				
V giorno	4,82	106	10,1	32,4
VII giorno	5,24	120	10	29,5
IX giorno	5,33	140	9,2	27,4
Post-trattamento				
III giorno	5,26	166	9,6	28,5
VI giorno	4,87	145	9,3	26,9
VII giorno	4,95	138	9,6	28,2
XI giorno	4,88	130	8,7	27,4
XIV giorno	4,84	138	8,4	26
XVII giorno	4,98	156	8,4	25,5
XXVI giorno	6,17	204	8,4	25,7

Conclusioni

Durante e dopo la terapia con celecoxib non ci sono state variazioni statisticamente significative dei valori di creatinina e di urea rispetto a quelli rilevati prima della terapia. I valori di emoglobina e di ematocrito hanno messo in evidenza un paziente normalmente idratato durante l'intero periodo della nostra osservazione.

In questo caso clinico si può evidenziare come il trattamento con celecoxib non abbia influenzato negativamente i parametri di funzionalità renale, già alterati da una patologia renale cronica e deteriorati dall'ingravescenza del processo vasculitico che contraddistingue il morbo di Burger. Infatti, a seguito del fallimento della terapia antalgica effettuata mediante l'impianto dell'elettrostimolatore midollare, posizionamento del cateterino peridurale e della applicazione di fentanyl transdermico, si è resa necessaria l'amputazione di entrambi gli arti inferiori.

L'osservazione di casi clinici uguali a quello sopra descritto farebbe acquisire una significatività statistica dei valori relativi ai parametri osservati.

Un caso di neuropatia tossica periferica causata da cheiracanthium punctorium

G. Cati, G. Marineo[1], M.B. Silvi, A. Gatti, V. De Angelis, D. Sorrenti, N. Migali, N. Alonzi, L. Befani

Università degli Studi di Roma "Tor Vergata", Facoltà di Medicina e Chirurgia,
Cattedra di Anestesiologia e Rianimazione, Servizio di Fisiopatologia e Terapia del Dolore,
Scuola di specializzazione in Anestesia e Rianimazione
[1] Delta R&D Medical Bioengineering Research Center, Roma

Introduzione

Le neurotossine animali possono essere classificate in tre categorie in base all'effetto sul neurone: quelle simil-clostridiali (che agiscono all'interno del neurone), quelle contenute nel veleno dei serpenti (che agiscono a livello presinaptico) e quelle latrotossina-simili. Questi veleni agiscono sia sul SNC che sul SNP ed i loro effetti acuti sono ben conosciuti, mentre gli effetti cronici sono stati poco studiati. In letteratura sono descritti pochi casi di neuropatie periferiche insorte dopo morso di ragno. Alcuni aracnidi inoculano una serie di sostanze ad azione citotossica, procoagulante e specificatamente neurotossica. Tra queste sostanze, la più studiata è la α-latrotossina, che agisce sui terminali nervosi inducendo un'entrata massiva di calcio nel neurone, con conseguente depolarizzazione ed esocitosi incontrollata. La sua azione è mediata da due famiglie di recettori: calcio-dipendente (neurexine) e calcio-indipendente (latrofiline).

Caso clinico

Nel Novembre 1998 una donna di 56 anni giunse alla nostra attenzione riferendo un dolore all'arto superiore destro insorto alcuni mesi prima in seguito al morso di un ragno a livello della piega interdigitale tra IV e V dito della mano destra. Il ragno era stato identificato come appartenente alla specie Cheiracanthium Punctorium. Il dolore veniva descritto come urente, a volte lancinante, localizzato alla mano ed irradiantesi a tutto l'arto superiore; era accompagnato da allodinia ed iperpatia in tutto l'arto e spesso anche da crampi. Veniva anche rilevato un deficit di forza. In precedenti ricoveri la paziente era stata sottoposta ad esami radiologici, che rivelavano una reazione fibrotica del derma ed ipoderma a livello del palmo della mano, con coinvolgimento muscolare e segni di linfangite, ed esami elettrofisiologici che mostravano una diminuzione dei potenziali sensitivi del nervo radiale. Le terapie a cui la paziente era stata in precedenza sottoposta (laser e infrarossi terapia, infiltrazioni interdigitali e del nervo radiale con marcaina, simpaticolisi con guanitidina, elettostimolazione e terapia farmacologica con serotoninergici e carbamazepina) non avevano dato risultati di rilievo.

Discussione

La nostra diagnosi fu "Dolore neuropatico cronico con danno nervoso conseguente ad inoculazione di neurotossina del nervo radiale". L'approccio terapeutico si è basato su due capisaldi: terapia farmacologica con Gabapentin ad un dosaggio crescente fino a 1200 mg (secondo schema) e due cicli di applicazioni bisettimanali con scrambler therapy [1] associata a trattamento con Gabapentin. I risultati terapeutici sono stati soddisfacenti; la diminuzione media del VAS è stata del del 31% alla fine del primo ciclo e di un ulteriore 18% alla fine del secondo. Controlli a distanza mostrano un perdurare dell'analgesia.

Conclusioni

Questo case report vuole confermare l'efficacia terapeutica della scrambler theraphy nel trattamento di alcune forme di dolore neuropatico e focalizzare l'attenzione su un gruppo, peraltro esiguo, di neuropatie tossiche ancora poco studiate come quelle da morso di insetto.

Bibliografia

1. Serafini G, Marineo G, Sabato AF (2000)Scrambler Therapy: a new option in neuropathic pain treatment? The Pain Clinic 12:287-298

Dolore cronico benigno: un caso di dipendenza da oppiacei

F. Claro, C. Leonardis, M.B. Silvi, L. Befani, N. Migali, G. Lentini, V. De Angelis, D. Sorrenti, F. Frisardi

Università degli Studi di Roma "Tor Vergata", Facoltà di Medicina e Chirurgia, Cattedra di Anestesiologia e Rianimazione, Servizio di Fisiopatologia e Terapia del Dolore, Scuola di specializzazione in Anestesia e Rianimazione

Introduzione

L'utilizzazione clinica degli oppioidi è sempre stata limitata dall'insorgenza di effetti collaterali che si manifestano in una proporzione significativa di pazienti, quali tolleranza, dipendenza, nausea, prurito, disturbi cognitivi ed altre reazioni avverse. A questo proposito, recenti studi clinici hanno dimostrato che il cotrattamento con dosaggi minimi di antagonisti dei recettori oppioidi può sensibilmente potenziare l'efficacia analgesica degli oppiacei e simultaneamente attenuare la tolleranza e la dipendenza associate all'utilizzo di questi farmaci.

Caso clinico

A tale proposito, riferiamo una nostra esperienza clinica. La paziente di anni 43 giunge alla nostra osservazione nel Novembre 2000 riferendo dolore a carico della regione esterna del polpaccio di sinistra di tipo crampiforme (VAS = 7,4), a volte irradiantesi a carico della regione esterna della coscia sinistra fino in sede lombare, e deficit di forza del piede di sinistra. All'esame obiettivo presentava ipoestesia a livello dei dermatomeri S1 sn, Lasegue positivo a 15°, assenza del riflesso achilleo a sn e deficit motorio marcato dei muscoli flessori ed estensori del piede sn. La pz. nel Febbraio 1998 è stata sottoposta a flavectomia L5-S1, seguita da due nuovi interventi a distanza di poco tempo per recidiva. La pz. è stata operata nuovamente nel Marzo 1998 per blocco vertebrale L3-S1, a cui segue terapia riabilitativa e dimissione con terapia domiciliare (morfina a lento rilascio per os 60mg x 2 volte/die).La persistenza della sintomatologia dolorosa ha portato i medici curanti alla decisione di impiantare un elettrostimolatore epidurale nel Marzo 2000, quando è stato, inoltre, sospesa la morfina a lento rilascio sostituendola con Fentanyl 75 mg transdermico con immediata comparsa di disturbi quali insonnia, sudorazione profusa, nausea e riacutizzazione del quadro algico.

In considerazione della sintomatologia riferita si è, in un primo momento, deciso di prescrivere la seguente terapia farmacologica: - Gabapentin in titolazione a partire da 100 mg p.o.(attualmente il dosaggio raggiunto è di 800 mg per 3 volte/die); - Fentanyl cerotto a 50 mg. La pz. ha, quindi, accusato nuovamente una sintomatologia caratterizzata da nausea, vomito, disturbi del comportamento, stati ansiosi, insonnia e riacutizzazione del dolore (VAS = 9,1).

È insorto quindi il problema, non solo dell'intrattabilità della sintomatologia dolorosa, ma anche l'ipotesi di una farmacodipendenza da oppioidi, che rimane comunque di difficile obiettivazione.

Nel Gennaio 2001 si è deciso di iniziare una terapia utilizzando antagonisti degli oppioidi a bassissime dosi e perciò è stato prescritto il Naltrexone (10mg $^1/_4$ cpr/die p.o.) a giorni alterni. Nei giorni immediatamente successivi all'assunzione di questo farmaco la pz. ha accusato un corredo sintomatologico caratterizzato da crampi muscolari, vomito, diarrea, dispnea fino a perdita di coscienza per circa 1 ora. Per evitare la comparsa di questa vera e propria sindrome da astinenza si è deciso, quindi, di titolare il farmaco antagonista, per cui, attualmente, la pz. è in terapia con Naltrexone gtt in titolazione: 1 goccia/die (1 gtt = 250 mg) per una settimana fino ad arrivare a 18 gtt/die in 18 settimane; la paziente continua, inoltre, Gabapentin 800 mg per tre volte/die p.o.; Tramadolo SR 200 mg 2 volte/die p.o.

Conclusioni

La nostra diagnosi non è definitiva, poiché, nonostante la sintomatologia sia suggestiva di sindrome da astinenza, la paziente manifesta transitoriamente intervalli liberi dalle manifestazioni di dipendenza. La paziente rimane in osservazione.

Reattività al dolore e gravità dei sintomi in pazienti con dolore cronico muscoloscheletrico

A.L. SUMAN, G. BIASI, C. RENDO, V. BACHIOCCO, R. MARCOLONGO, G. CARLI

Istituto di Fisiologia Umana e Istituto di Reumatologia, Università di Siena

Introduzione

Secondo la classificazione dell'American College of Rheumatology [1] (ACR) del 1990, i criteri per la classificazione della fibromialgia devono tenere conto dell'estensione del dolore muscoloscheletrico e del numero dei siti tender positivi (TP). La nostra ricerca si è proposta di capire se i sintomi clinici e le risposte nei test psicofisici sono in qualche modo correlati tra loro, sia nei pazienti che hanno che in pazienti che non hanno raggiunto i criteri per la definizione della fibromialgia.

Metodi

Sono stati utilizzati 145 pazienti reumatologici e 26 soggetti sani, tutti sottoposti a un questionario epidemiologico e a test psicofisici (peli di von Frey, test dell'acqua fredda, test del tourniquet, dolore termico localizzato da caldo e da freddo). I risultati sono stati analizzati con l'analisi della varianza (MANOVA) e il coefficiente di correlazione di Pearson. Secondo i criteri dell'ACR (diffusione del dolore, numero di TP > di 10), i pazienti sono stati suddivisi nei seguenti gruppi: a) fibromialgici, b) fibromialgici secondari o concomitanti, c) pazienti con dolore diffuso ma con meno di 11 TP, d) pazienti con dolore multiregionale non diffuso, e) pazienti con dolore multiregionale ma con più di 10 TP.

Risultati

La soglia del dolore nel test dell'acqua fredda e la tolleranza al dolore nel test dell'acqua fredda e del tourniquet variavano gradualmente dai soggetti sani ai pazienti con dolore multiregionale per raggiungere il minimo in quelli con la fibromialgia. Considerando solo i pazienti, l'intensità del dolore attuale (VAS) era correlata positivamente con l'estensione del dolore e con l'ammontare della rigidità. Il numero dei TP era correlato positivamente con la VAS, con la diffusione del dolore, con la rigidità e con la fatica. La soglia pressoria nei TP era correlata negativamente con l'area del dolore, con la fatica e con la rigidità. Infine, la tolleranza al dolore nel test dell'acqua fredda era negativamente correlata all'area del dolore.

Conclusioni

I nostri risultati confermano l'ipotesi che i punteggi in alcuni sintomi clinici siano strettamente correlati alla reattività al dolore in pazienti che soffrono di dolore muscolo scheletrico diffuso.

Bibliografia

1. Wolfe F, Smithe HA, Yunus MB et al (1990) The American College of Rheumatology 1990 criteria for the classification of fibromyalgia. Report of a multicenter criteria commitee. Arthritis Rheum 33:160-172

Spasmi muscolari nella tetraplegia e cannabis: caso clinico

F. Crestani, S. Tartari

Ambulatorio di Terapia Antalgica, U. O. di Anestesia e Rianimazione, Ospedale San Luca, Trecenta, Rovigo

Introduzione

La *Cannabis sativa*, varietà indica, ha una lunga storia di utilizzo come farmaco per gli spasmi muscolari. Già in un testo del 1843 è riportato che essa "mostra, con pochissime vere eccezioni, degli effetti notevoli [...] come mezzo antispastico" [1]. Casi clinici di pazienti tetraplegici che alleviano i loro spasmi dolorosi sono riportati anche recentemente [2]. Un'indagine americana su quarantatre pazienti con lesioni al midollo spinale rilevò che ventidue di loro facevano uso di marijuana per curare i loro spasmi [3]. Uno studio svolto in Svizzera nel 1990 concludeva che il tetraidrocannabinolo (Thc) avrebbe dovuto essere preso in considerazione nella cura dei paraplegici [4]. Le lesioni al midollo spinale sono una delle indicazioni all'automedicazione che risultano da un "survey" condotto in Germania, Austria e Svizzera [5]. È riportato che in Germania i pazienti di molti centri di riabilitazione alla paralisi fumano marijuana, spesso con il silenzio-assenso dei medici [6]. Raphael Mechoulam, che agli inizi degli anni '60 isolò il Thc, afferma che "si tratta di un ottimo antispasmodico, in grado di migliorare la mobilità muscolare" [7].

Caso clinico

Sergio G., anni 25. Ha sempre goduto di buona salute fino all'età di 20 anni, quando, in seguito a un incidente stradale, ha subito la frattura della quinta vertebra cervicale con sezione del midollo. Ne è derivata tetraplegia. Il paziente respira da solo, ma ha bisogno di continua fisioterapia respiratoria per rimuovere le secrezioni, con sedute di compressione e decompressione toracica. Durante una di queste sedute subisce rottura della milza, per cui è sottoposto d'urgenza a splenectomia, con successivo ricovero in Terapia Intensiva. Giunge così alla nostra osservazione. Il paziente riferisce di soffrire di spasmi agli arti, all'addome (con difficoltà respiratorie) e ai muscoli dorsali, con inarcamento della schiena e formazione di piaghe da decubito. È stato curato con Baclofene con scarsi risultati, tanto da dover aumentare progressivamente le dosi, da 1 compressa da 10 mg 3 volte al dì fino a tre da 25 mg. Spiacevoli erano d'altra parte gli effetti collaterali, con sensazione di "testa vuota" e xerostomia. Il ragazzo usava già la marijuana a scopo ricreativo prima dell'incidente stradale e ha ricominciato anche dopo i sei mesi di ricovero. Ha notato così che essa provocava una riduzione della sua sintomatologia algica spastica, con aumento delle ore di riposo notturno, aumento dell'appetito e miglioramento del tono dell'umore, del tutto auspicabile date le sue gravi condizioni cliniche. Ciò ha permesso di eliminare quasi del tutto il Baclofene, che viene usato solo quando non gli è possibile procurarsi la marijuana di cui necessita. Per questi motivi è divenuto convinto assertore dell'uso terapeutico della Cannabis, tanto da apparire in un servizio dedicato all'argomento nel programma "Reporter" trasmesso da RAI2.

Conclusioni

È ampiamente dimostrato l'effetto antalgico della Cannabis [8]. Recettori per i cannabinoidi sono stati trovati in aree cerebrali deputate al controllo motorio e nell'ippocampo [9]; gli effetti dei cannabinoidi sulle attività del SNC, inclusi il movimento e la nocicezione, sono correlati con la distribuzione regionale dei recettori [1]. La localizzazione dei recettori cerebrali in aree implicate nella spasticità, nel dolore, nei movimenti involontari abnormi rende conto dei possibili effetti positivi dei cannabinoidi in svariati disordini neurologici. Come scrive un maestro della Terapia Antalgica, P. Wall: "Cannabis. Si tratta di un altro rimedio vegetale con una pessima reputazione. Ma oggi sta subendo un'incredibile rivalutazione come analgesico terapeutico che ripete a distanza di venti anni la storia del passaggio degli oppiacei da droghe considerate un pericolo sociale a strumenti terapeutici con un fondamento scientifico" [11].

Bibliografia

1. Clendinnining J (1843) Med Chirur Trans 26:189
2. Grinspoon L, Bakalar JB (1995) Muzzio, Padova, pp 95-98
3. Malec J et al (1982) Archives of Phis and Med Rehabilitation 632:116-118
4. Maurer M et al (1990) Eur Arch of Psychiatry and Clin Neuroscience 240:1-4
5. Schnelle M et al (1999) Forsch Komplementarmed 6(Suppl.3): 28-36
6. Grotenhermen F, Huppretz R (1999) Leoncavallo, Milano 74
7. MV (2000) Airone,VIII:18
8. Neeleman PMP (2000) ESA Refresher course lectures: 139-142
9. Breivogel CS et al (1998) Neurobiol Dis 5:417-431
10. Consroe P (1998) Neurobiol Dis 5:534-551
11. Wall P (1999) Einaudi, Torino, pp 131-132

Full economic evaluation e patologia osteoartrosica: considerazioni preliminari in merito al ruolo dei farmaci anticox nel determinismo di un possibile recupero di risorse

M. Soave, D. Camaioni, M. Evangelista

Università Cattolica del Sacro Cuore, Istituto di Anestesiologia e Rianimazione

Il numero di contributi scientifici relativi all'impiego degli anti-cox2 nella terapia di lungo termine delle patologie osteoartrosiche ha conosciuto un incremento esponenziale che costituisce un oggettivo indicatore dell'interesse e delle aspettative degli operatori riguardo tali molecole.

Interesse ed aspettative trovano il loro razionale nell'esigenza di individuare un farmaco in grado di consentire una terapia di lunga durata, con bassa incidenza di effetti collaterali e con un profilo costi-benefici vantaggioso sia per il SSN che per l'individuo e la società nel suo insieme. È infatti sempre più presente il concetto per cui la possibilità d'impiegare molecole gravate da scarsi effetti indesiderati trova un suo vantaggio anche economico (ridotte ospedalizzazioni per complicanze, ridotta spesa per farmaci adiuvanti ecc.) consentendo il recupero di risorse ed il loro impiego per interventi alternativi.

Contestualmente a queste esigenze, però, i dati epidemiologici relativi al mondo occidentale evidenziano un marcato uptrending della prevalenza, attuale e proiettata, delle patologie cronico-degenerative di questo tipo: Il rapporto Istat del 1999 classifica le malattie reumatiche al secondo posto per diffusione in Italia, immediatamente dopo quelle cardiovascolari; le malattie reumatiche, globalmente, colpiscono 5.500.000 persone in Italia, il 70% delle quali di età superiore ai 60 anni. La frequenza delle singole malattie reumatiche vede al primo posto l'artrosi (circa 72% del totale), seguita dal reumatismo extrarticolare (13%), dall'artrite reumatoide (7,4%). Tenendo conto del rapporto lineare tra età ed incidenza delle patologie osteoartrosiche, è corretto ipotizzare, sulla base dell'aumento dell'età media di sopravvivenza, un importante incremento, oltre che della prevalenza, dei costi connessi.

Altrettanto inconfutabile è poi il dato della ricaduta in termini sociali ed economici. Sebbene al riguardo i dati disponibili siano ancora incompleti e tra loro non omogenei, è condivisa l'opinione di un assorbimento occulto di risorse, soprattutto riguardo i costi indiretti e quelli svincolati dalla spesa sanitaria comunemente intesa. (Evangelista: I costi sociali del dolore rachideo, 1999): In Europa, 8.000.000 di persone/anno si rivolgono al medico di base per patologie reumatiche e, complessivamente, risulta che ne siano affette, a diversi livelli di gravità, almeno 20.000.000 di individui; il dolore di tale origine provoca ogni anno circa 1.000.000 di giornate lavorative perse. Ancora più difficile nella sua quantificazione e documentazione risulta infine l'aspetto relativo ai costi intangibili, mal documentabili nel loro impatto, ma evidenti nelle loro manifestazioni epifenomeniche quali la ridotta qualità della vita, la disabilità lavorativa e sociale fino al downward socio-economic drift (Waddell 1997).

Quanto sin qui esposto vuole rappresentare la base preliminare per la definizione del ruolo, oltre che terapeutico, anche economico dei cox2, determinando in che misura tali molecole possano consentire un miglioramento della qualità della vita e, contestualmente, un recupero di risorse in misura direttamente correlata ai costi evitati (diretti, indiretti, individuali, sociali). Tale metodica, definita dalla letteratura anglo-sassone "full economic evaluation", tenuto conto delle modificazioni in atto, oltre che costituire un elemento sempre più determinante ed inderogabile in sede di decision making e di health policy, è, prospetticamente, lo strumento più adatto per evidenziare e quindi definire le strategie per ridurre il gap esistente tra l'importanza degli effetti socio-economici dell'osteoartrosi e la ricerca specificamente relativa.

Sclerosi tuberosa e anestesia generale (descrizione di un caso clinico)

M.P. Farina, L. Saliva, G. Merlini, R. Martinotti

Dipartimento di Anestesia e Rianimazione, Presidio Oltrepò A.S.L. Pavia, Ospedale Civile di Voghera

Introduzione

La sclerosi tuberosa (ST) o malattia di Bourneville è una patologia su base autosomica dominante con un'incidenza di un caso ogni trentamila nascite.

La malattia causa un'anomala proliferazione cellulare in diversi tessuti dell'organismo, provocando forme tumorali, cisti e altre lesioni a carico di quasi tutti gli organi.

La diagnosi clinica resta comunque difficile per l'estrema variabilità dei sintomi di esordio. Proponiamo un caso clinico giunto alla nostra osservazione per intervento chirurgico di miomectomia uterina.

Caso clinico

Una donna di 27 anni, con precedenti anamnestici di B talassemia eterozigote, affetta da epilessia da circa 10 anni (diagnosi clinica tramite EEG) in terapia con Carbamazepina 1cpx2/die, deve essere sottoposta ad intervento chirurgico di miomectomia per metrorragia.

La paziente in anamnesi riferisce episodi epilettici recenti accompagnati da astenia e depressione. L'emocromo evidenzia una continua discesa dell'emoglobina e dell'ematocrito (Hb 9,4; Htc 29,3). La paziente viene sottoposta a visita neurologica e a TAC cerebrale. La diagnosi che si evince dalla TAC è di sclerosi tuberosa, in quanto sono presenti a livello corticale numerosi amartomi (aree di cervello popolate da diversi tipi di cellule nervose: glia, astrociti e neuroni) stratificati in modo irregolare con tessuto normale circostante. A questo punto vengono eseguiti più attenti esami agli organi principalmente interessati dalla malattia (ecografia cardiaca, epatica e renale) che danno esito negativo. Ad un attento esame dermatologico si rileva la presenza di minuscoli adenomi sebacei su tutta la superficie corporea. La paziente, sottoposta ad anestesia generale non ha reazioni avverse o inusuali alla somministrazione di anestetici.

Preanestesia i.m.: Atropina solfato 0,5 mg
Diazepam 10 mg
Induzione: Fentanile 100 g
Propofol 2 mg/kg

	Bromuro di Vencuronio 4 mg
	I.O.T. tramite tubo cuffiato numero 7
Mantenimento:	Protossido d'azoto - ossigeno 60/40%
	Sevoflurano 1-2%
	Bromuro di Vencuronio - ripetuti boli da 0,5 mg
	Colloidi e Cristalloidi per un totale di 1500 ml
Decurarizzazione e.v.:	Atropina solfato 1mg
	Prostigmina 2mg

La frequenza cardiaca e i valori pressori sono sempre rimasti nella norma. Il risveglio è stato pronto, con paziente da subito collaborante (Aldrete Score > 9 a 5 minuti dall'estubazione). La terapia anticomiziale, non potendosi somministrare subito Carbamazepina, viene sostituita con Tavor 4 mg/1 fiala; come analgesia post-operatoria si è fatto ricorso alla somministrazione per via sottocutanea mediante pompa elastomerica della seguente miscela analgesica ed antiemetica: Ketorolac 1 mg/kg, Meperidina 1 mg/kg, Alizapride 1mg/kg

Discussione

Il caso sopra presentato è tipico di questa malattia, i cui sintomi possono variare molto da soggetto a soggetto anche tra malati nella stessa famiglia, e che per questo è difficile da diagnosticare.

La classica sintomatologia è caratterizzata dalla triade: adenomi sebacei, epilessia e ritardo mentale.

Le lesioni adenomatose colpiscono più frequentemente la cute, ma possono riscontrarsi anche a livello cardiaco, polmonare o renale. Il 50% dei rabdomiomi cardiaci è dovuto a sclerosi tuberosa. In caso di coinvolgimento cardiaco si registrano frequentemente extrasistoli

Il primo segno che, riscontrato nel bambino, deve insospettire il clinico è rappresentato da un'area depigmentata di color cenere a forma di foglia, localizzata al tronco. Nella letteratura neurochirurgica sono descritte craniotomie per escissioni di focolai epilettogeni. La malattia viene più frequentemente diagnosticata grazie all'impiego di metodi quali la TAC e la RM, anche se non devono mai mancare esami della cute con lampada di Wood, esami del fondo oculare, ecografia del cuore del fegato e dei reni e visita neurologica.

L'attesa ora è di test genetici rapidi e sicuri specie per la diagnosi precoce della malattia in pazienti a rischio (nuclei familiari).

Letture consigliate

Lee JJ, Imrie M, Taylor V (1994) Anaesthesia and tuberous sclerosis. Br J Anaesth 73:421-425

Tsukui A, Noguchi R, Honda T et al (1995) Aortic aneurysm in a four-year old child with Tuberous sclerosis. Pediatric Anaesth 5:67-70

Il medico di famiglia di fronte al dolore: aspetti diagnostici e terapeutici

D. ALESSO

Medico di famiglia, Casale Monferrato

Nel corso della relazione saranno affrontati argomenti relativi a:
La dimensione del problema dolore nell'attività del Medico di famiglia:
- il dolore come motivo di accesso allo studio del medico.
- il dolore cronico come sintomo-malattia di prevalente pertinenza della Medicina di famiglia;
- il dolore come esperienza soggettiva del paziente che il medico non può e non deve negare.

Compiti del Medico di famiglia di fronte al paziente con dolore:
- riconoscere, sulla base di una precisa anamnesi, il tipo di dolore e individuarne la patogenesi;
- quantificare l'intensità del dolore (esperienza soggettiva del paziente), avvalendosi anche dell'uso di scale o diagrammi di valutazione, soprattutto per seguire l'evoluzione del dolore nel tempo;
- analizzare l'impatto del dolore sulle attività del paziente, riconoscendo anche i fattori psicologici che possono abbassare o innalzare la soglia del dolore;
- rimuovere, quando è possibile, le cause del dolore.

Compiti del Medico di famiglia nel trattamento del dolore:
- conoscere i farmaci analgesici non oppioidi, le loro indicazioni ed effetti collaterali, la posologia e la corretta modalità di somministrazione;
- conoscere ed usare i farmaci analgesici oppioidi, con la corretta modalità di somministrazione;
- conoscere e prescrivere i farmaci adiuvanti coanalgesici, ansiolitici, antidepressivi;
- conoscere ed utilizzare moderni dispositivi per la somministrazione dei farmaci (vari tipi di pompe ecc.);
- conoscere ed utilizzare le risorse a disposizione sia nell'ambito della medicina del territorio (es.: assistenza domiciliare integrata) sia nell'ambito della medicina specialistica (Centri per il Trattamento del Dolore);
- prendersi cura del paziente nella sua globalità, curando quei sintomi che, peggiorando la qualità di vita, aumentano il dolore;
- comprendere la percezione che il paziente ha del dolore e le sue aspettative rispetto alla cura;

- far comprendere al paziente e ai familiari il razionale del trattamento.

Integrazione tra medicina specialistica ospedaliera e medicina del territorio nel trattamento del dolore:
- necessità che il Medico di famiglia conosca l'esistenza e l'attività dei Centri per il Trattamento del Dolore presenti nel territorio;
- necessità di cure condivise (shared care) in ogni singolo caso, con la realizzazione di un costante flusso di informazioni a tre vie tra i Centri, il Medico di famiglia ed il paziente.

DOLORE CRONICO MALIGNO

Dolore cronico e pompe intratecali: nostra esperienza

G. Fortini, D. Bertollo, A. Dario, C. Grizzetti, D. Gottardello,
G. Rossini, S. Cuffari

Ambulatorio di Terapia Antalgica, Ospedale di Circolo e Fondazione Macchi di Varese

Introduzione

Lo scopo del lavoro è valutare la nostra esperienza riguardo all'efficacia della somministrazione intratecale di farmaci attraverso pompe totalmente impiantabili.

Materiali e metodi

Il nostro lavoro si basa su un'analisi retrospettiva su 41 pazienti, 19 femmine e 22 maschi, trattati presso il nostro Centro dal 1997 al dicembre 2000. I pazienti sono stati selezionati secondo i criteri proposti dalla Consensus Conference del 1998. Tutti i pazienti così selezionati o non erano sufficientemente responsivi ai tradizionali trattamenti (per os, epidurali o tecniche di elettrostimolazione) o avevano manifestato effetti collaterali intollerabili ai suddetti trattamenti.

I pazienti sono stati suddivisi in 3 gruppi: Gruppo 1: 14 pazienti (34%) con spasticità e dolore (spasticità post-traumatica, da sclerosi multipla o post-anossica); Gruppo 2: 7 pazienti (17%) con dolore cronico non oncologico (2 FBS, 2 canale stretto, 1 sclerosi multipla, 1 aracnoidite lombare, 1 lombosciatalgia); Gruppo 3: 20 pazienti (49%) con dolore oncologico.

Prima dell'impianto, tutti i pazienti sono stati sottoposti a test intratecale: nel gruppo 1 con Baclofen (25-100 µg); nei gruppi 2 e 3 con morfina (0,1-1 mg), ad eccezione dei pazienti del gruppo 3 già in terapia con morfina per os, s.c., e.v. o peridurale. L'impianto si è svolto in sala operatoria, in anestesia locale per infiltrazione e con blanda sedazione (propofol o midazolam). Tutti i pazienti sono stati sottoposti a profilassi antibiotica (ceftriaxone 1-2 g e.v., proseguita poi con 1g/die im per 5 giorni).

Sono stati utilizzati 2 tipi di pompe: 1) Isomed (18 pazienti) 35 ml 1 ml/die, Medtronic Minneapolis, volumetrica e 2) Synchromed (23 pazienti) 18 ml, Medtronic Minneapolis, programmabile.

Il follow up (della durata da 3 mesi a 3 anni) è stato effettuato analizzando la Scala di Ashworth (gruppo 1), pain relief (PR) ed Indici di Qualità di vita (gruppo 2), Performance Status (Quality Life Index di Spitzer e Karnofsky Status) e PR (gruppo 3).

Risultati

Gruppo 1: i pazienti sono stati trattati con Baclofen (90-650 µg). Il punteggio della scala di Ashworth è passato da 4-5 a 1-2. Gruppo 2: i pazienti sono stati trattati con morfina da sola o in associazione con Bupivacaina o Clonidina. Dose media iniziale di morfina 0,828 mg/die; media finale 1,09 mg/die. Incremento medio della dose giornaliera 1,014 mg/die. Dose media di Bupivacaina 0,6 mg/die; non è stato necessario incrementare il dosaggio iniziale. Il PR medio è stato dell'80% con miglioramento della Qualità di vita (tranne in 1 paziente). Gruppo 3: è stata utilizzata morfina da sola o in associazione con Bupivacaina (7 casi). Dose media iniziale di morfina 1,55 mg/die, media finale 4,975 mg/die; la dose media iniziale di Bupivacaina è stata di 0,817 mg/die, quella media finale di 1,714 mg/die. Il PR medio è stato del 75%. Tre pazienti non sono stati considerati: 2 per decesso e uno per trasferimento presso altro centro.

Il tempo medio d'impianto è stato di 40 minuti.

Tredici pazienti (31,7%) sono andati incontro a complicanze chirurgiche, mentre in letteratura questo tipo di complicanze variano tra il 5% ed il 44%. Si sono verificate inoltre complicanze farmacologiche nel 53,6% dei pazienti (da Baclofen in 6 casi, da morfina in 16 casi).

Conclusioni

Nella nostra esperienza l'impianto di pompe intratecali per il trattamento del dolore cronico ha consentito un significativo miglioramento della sintomatologia e degli Indici di Qualità di vita, a fronte di minime complicanze.

Letture consigliate

Krames ES (1996) Intraspinal oppioid therapy for chronic nonmalignant pain: current practice and clinical guidelines. Journal of Pain and Symptom Management 11 6:333-352

Plummer JL et al (1994) Long-term spinal administration of morphine in cancer and non-cancer pain: a retrospective study. Pain 44:215-220

Task Force of the European Federation of IASP chapters (1998) Neuromodulation of pain. A consensus statement. 2: 203-209

Winkelmuller M, Winkelmuller W (1996) Long-term effects of continuous intrathecal opioid treatment in chronic pain of nonmalignant etiology. Neurosurg 85:458-467

Utilizzo del catetere di Hohn nel paziente neoplastico in cure palliative: nostra esperienza

G. ROBERTI, M. AGRESTI[1]

U.O.N.A. Terapia antalgica e cure palliative e [1] U.O.A. Chirurgia Generale, ASL 7, Ospedale Chivasso, Torino

Introduzione

Nell'ultimo ventennio, la crescente necessità di sistemi di infusione venosa centrale nel malato neoplastico ha indotto aziende produttrici e centri utilizzatori di tali presidi ad una ricerca sempre più raffinata di materiali e prodotti, al fine di soddisfare esigenze sempre più specifiche e mirate al singolo paziente.

Inoltre, la tendenza sempre più diffusa a trattare i malati in cure palliative in regime di day hospital, ambulatoriale o domiciliare, ha portato alla creazione di sistemi di infusione venosa centrale facili e sicuri da gestire anche al di fuori dell'ambiente ospedaliero.

A tale scopo, l'utilizzo di CVC tunnellizzati a lungo termine (Hickman, Groshong, ecc.) ha già notevolmente semplificato la gestione della suddetta tipologia di pazienti in tutte le fasi della malattia. Tuttavia, la loro utilizzazione è ancora in parte limitata dal costo elevato e dalla necessità di procedure chirurgiche sia all'impianto che alla rimozione.

Alternativa a minor costo ed a più facile impianto è rappresentata dal catetere di Hohn, presidio da noi prescelto.

Materiali e metodi

Nel periodo marzo 1999 - febbraio 2001, presso la U.O.N.A. di Terapia Antalgica e Cure Palliative, sono stati impiantati 37 cateteri venosi centrali tipo Hohn. I 34 pazienti sottoposti all'impianto (19 maschi, 15 femmine), di età media 67,1 anni, erano soggetti in fase avanzata di malattia e destinati, quindi, a terapie antalgiche e palliative espletate in regime di day hospital, ambulatoriale o domiciliare.

Le principali indicazioni all'utilizzo del catetere di Hohn sono state: 1) terapia antalgica - frazionata o in infusione continua con pompa elastomerica; 2) chemioterapia palliativa; 3) terapia infusionale di supporto.

Il catetere di Hohn (BARD SpA, Salt Lake City) presenta le seguenti caratteristiche:
- È fatto di silicone (*silastic*), qualità che di per sé garantisce:
  - radiopacità con possibilità di corretta identificazione della punta del CVC all'Rx del torace;

- biostabilità, particolarmente importante per l'infusione di alcuni chemioterapici;
- biocompatibilità: basso rischio di trombosi endovasale [1];
- ridotta adesività di colonie batteriche alla superficie levigata del CVC: bassa incidenza di complicanze infettive, sovrapponibile e in alcune casistiche addirittura inferiore a quella di CVC tunnellizzati [2, 3].
- Inserzione percutanea, al letto del paziente (*bedside*): non necessita di sala operatoria, né di amplificatore di brillanza.
- È a punta aperta: necessita di eparinizzazione periodica.
- Non è tunnellizzato nel sottocute:
  - viene ancorato alla cute con punti di sutura in materiale monofilamento;
  - necessita di medicazioni periodiche.

L'inserzione è avvenuta sempre bedside e con tecnica percutanea, in vena giugulare interna con approccio low-lateral (30 casi) o in vena succlavia con approccio sottoclaveare (7 casi).

La durata di vita media dei cateteri è stata di 133 giorni (range 5-363).

Risultati

Non si è osservata alcuna complicanza all'inserzione. Le complicanze tardive ad incidenza più significativa sono state: 1) rimozione accidentale di uno o entrambi i punti di ancoraggio cutaneo, con preservazione in situ del CVC, 15 casi; 2) rimozione accidentale del CVC 1 caso; 3) infezione del sito cutaneo di emergenza del CVC, documentata laboratoristicamente soltanto in 1 caso; 4) dislocazione del CVC in 1 paziente con impegno mediastinico a 7 giorni dall'impianto.

La principale indicazione alla rimozione del sistema è stato il decesso del paziente.

Conclusioni

Nella nostra esperienza, il catetere di Hohn si è rivelato, per versatilità di utilizzo, ottima biocompatibilità, rapidità e sicurezza di impianto, possibilità di sostituzione su guida metallica in caso di sospetta infezione, semplicità di gestione da parte dello staff, durata di vita media fino a 6 mesi e basso costo, un dispositivo di massima efficienza nella gestione del paziente neoplastico in cure palliative, ospedaliere o domiciliari.

Caratteristiche tecniche

Il catetere di Hohn [4], sterile e monouso, è disponibile:
- singolarmente o con kit di introduzione percutanea (1 siringa da 12 ml, 1 guida

a J, 1 dilatatore vasale, 1 ago da venipuntura, 1 cappuccio da iniezione perforabile);
- monolume (4 e 5 French);
- doppio lume (7 French);
- con o senza Vitacuff antimicrobico (spugna di collageno impregnata di ioni d'argento, dotati di particolare potere antimicrobico).

Bibliografia

1. Salutari P, Pittiruti M, Sica et al (1998) The Hohn catheter in the managment of haemopoieticstem cell transplant recipients. Eur Jour Cancer Care 7:201-205
2. Hagely MT, Martin B, Gast P et al (1992) Infectious and mechanical complication of central venous catheters placed by percutaneous venipuncture and over a guide wire. Critical Care Medicine 20: 1426-1430
3. Uderzo C, Angelo PD, Rizzari C et al (1992) Central venous catheter-related complications after bone marrow transplantations in children with haematological malignancies. Bone Marrow Transplant 9:113-117
4. Catalogo BARD (1995) Prodotti per accessi vascolari, A 17

Fentanyl transdermico: esperienza clinica nei pazienti affetti da dolore cronico oncologico

N. Di Zitti, A. Mazzei, M. Leonardis, L. Aloisio, F. Marinangeli, A. Paladini, G. Varrassi

Cattedra di Anestesia e Rianimazione, Università degli Studi, L'Aquila

Introduzione

Il cerotto di fentanyl (fentanyl TTS) è un sistema realizzato per rilasciare farmaco per via transdermica, in modo costante, in un range di 25-100mg/h.

Nei pazienti con dolore cronico oncologico questo presidio rappresenta una valida alternativa alla morfina per os, soprattutto nei pazienti che accusano difficoltà a deglutire o in stato di incoscienza e senza un accesso venoso.

Obiettivo del presente studio è verificare efficacia e tollerabilità del fentanyl TTS in pazienti affetti da dolore cronico oncologico.

Materiali e metodi

Cinquanta pazienti sono stati divisi, in maniera randomizzata, in due gruppi, di cui uno trattato con morfina per os (gruppo A), e l'altro con fentanyl TTS, entrambi secondo le necessità. Per tutti i pazienti sono stati registrati i seguenti dati: VAS media, consumo di antiemetici, consumo di lassativi, eventi avversi, giudizio personale del paziente sul tipo di trattamento.

Risultati e conclusioni

Dei 48 pazienti che hanno concluso lo studio, 25 sono stati trattati con morfina a dosaggio dai 30-600 mg/die, 23 con fentanyl TTS nel range di 25-200 mg/h. Tutti i pazienti hanno evidenziato un buon controllo della sintomatologia dolorosa, con un VAS sovrapponibile, e sempre al di sotto di 4. Nel gruppo A, l'89% ha fatto ricorso a cospicue dosi di lassativi (lattulosio), vs il 60% nel gruppo B. Antiemetici sono stati somministrati nel 71% dei pazienti del gruppo A, nel 35% del gruppo B. Si è registrata, inoltre, una minore incidenza di sonnolenza nei pazienti trattati con fentanyl TTS, e solo un caso di reazione cutanea al cerotto. In entrambi i gruppi non sono stati evidenziati casi di reazioni avverse al farmaco. Il grado di soddisfazione del paziente è risultato migliore per i pazienti trattati con fentanyl.

In conclusione, la presente esperienza sembrerebbe dimostrare che il fentanyl TTS sia una valida alternativa all'uso della morfina per os. Esso, infatti, garantendo una buona copertura analgesica, risulta associato ad una minore incidenza di effetti collaterali, soprattutto a livello del tratto gastroenterico. Probabilmente per questo motivo, e per una minore presenza di sonnolenza, il fentanyl TTS risulta essere più gradito dal paziente.

Impiego del neurostimolatore midollare synergy (medtronic) a doppio canale nella CRSP

G. DE CAROLIS, A. CIARAMELLA[1], A. GIOIA[1], P. POLI[1]

Scuola di Specializzazione Anestesia e Rianimazione, Università degli Studi di Pisa
[1] Centro di Terapia Antalgica e Cure Palliative, Azienda Ospedaliera Pisana S. Chiara, Pisa

Il trattamento del dolore regionale complesso di tipo I (CRSP tipo I, prima definita distrofia simpatica riflessa) rappresenta una sindrome di non facile trattamento con l'impiego della terapia farmacologica sistemica (antiepilettici, serotoninergici) o locale (blocco nervoso simpatico). L'impiego della neurostimolazione midollare (SCS) [1] può rappresentare una valida strategia nel controllo di questa sintomatologia algica complessa.

Presso il nostro centro di terapia antalgica dell'Ospedale S. Chiara di Pisa, abbiamo trattato con successo una paziente dell'età di 58 anni, affetta da 5 anni da CRSP tipo I a carico dell'estremità distale degli arti inferiori con la tecnica della SCS. Per ottenere un maggior controllo delle zone di copertura abbiamo impiantato un sistema di stimolazione midollare con doppio elettrocatetere [2] quadripolare (tipo Pisces quad compact-Medtronic) a livello D11-D12 collegato con uno stimolatore a doppio canale (tipo Synergy - Medtronic).

Dopo il posizionamento del neurostimolatore midollare abbiamo ottenuto una diminuzione della sintomatologia dolorosa da VAS = 10 a T0 (pre-impianto) a VAS=2 a T1 (follow-up a un mese) e VAS = 0 a T2 (follow-up a tre mesi).

Nel trattamento di questo caso, la SCS con sistema a doppio canale si è dimostrata altamente efficace nella risoluzione di un dolore complesso di difficile trattamento determinando un sensibile miglioramento nella qualità di vita della paziente in assenza di complicanze o effetti collaterali.

Bibliografia

1. Zucco F, Varrassi G (1994) Spinal cord stimulation. A review. Eur J Pain 15:25-41
2. North RB, Ewend MG, Lawton MT, Piantadosi S (1991) Spinal cord stimulation for chronic intractable pain: superiority of 'multichannel' devices. Pain 44: 119-130

Sistemi totalmente impiantabili per la somministrazione spinale di farmaci

G. DE CAROLIS[1], A. CIARAMELLA, A. GIOIA, P. POLI

[1] Scuola di Specializzazione in Anestesia e Rianimazione, Università degli Studi di Pisa
Centro di Terapia Antalgica e Cure Palliative, Azienda Ospedaliera Pisana

L'utilizzo di farmaci oppiacei somministrati per via spinale sta suscitando in questi ultimi anni grandi aspettative nella cura del dolore cronico [1]. La morfina idrosolubile è il farmaco da noi maggiormente utilizzato nella somministrazione intratecale, avendo essa un buon effetto analgesico senza importanti ripercussioni sul sistema simpatico e motorio, agendo prevalentemente sui neuroni delle corna dorsali del midollo con inibizione della liberazione dei neurotrasmettitori del dolore [2, 3].

I sistemi di infusione spinale oggi disponibili in commercio e da noi utilizzati sono rappresentati da pompe totalmente impiantabili che permettono la dismissione continua di farmaci (pompe meccaniche a flusso costante, elettroniche programmabili) o a richiesta (tipo PCA) la cui efficacia e sicurezza è stata ben documentata nel dolore cronico del paziente oncologico [4].

Le complicanze correlate ai sistemi infusionali totalmente impiantabili possono talora essere gravi ma la loro frequenza non sembra variare, secondo la nostra esperienza, in relazione al device impiantato. I costi dei sistemi totalmente impiantabili da noi utilizzati sono notevolmente differenti fra loro e la scelta dei dispositivi è essenzialmente correlata al tipo di patologia (prognosi quoad vitam nel paziente con patologia oncologica).

La pompa ad attivazione manuale (tipo PCA), oltre ad avere le caratteristiche di una pompa a sistema chiuso, ci permette un importante abbattimento dei costi.

Dai dati ricavati dall'analisi del VAS, PPI e QUID dei pazienti ai quali sono stati impiantati questi ultimi sistemi, abbiamo registrato una diminuzione statisticamente significativa del VAS e PPI, mentre migliora senza nessuna significatività statistica la qualità di vita (QUID, KPS, QLI-Spitzer) [5].

Bibliografia

1. Wang JK, Nauss LA, Thomas JE (1979) Pain relief by intrathecally applied morphine in man. Anesthesiology 50:149
2. Yaksh TL (1981) Spinal opiate analgesia: characteristic and principles of action. Pain 11:293
3. Max MB, Inturrisi CE, Kaiko RF (1985) Epidural and intrathecal opiates: distribution

in CFS and plasma analgesic effects in patient with cancer. Clin Pharmacol Ther 38:631
4. Harbaugh RE, Coombs DW, Saunders RL (1992) Implanted continuous epidural morphine infusion system. J Neurosurg 55:803-806
5. Gioia A, Poli P, Ciaramella A (1997) Esperienza preliminare dell'utilizzo di una nuova pompa del tipo PCA (Algomed) nel trattamento del dolore oncologico. Atti del VII Congresso Nazionale SICD, pp 379-381

La cordotomia cervicale laterale percutanea induce modificazioni a breve termine dell'eccitabilità corticale nel sistema somatosensitivo: studio mediante PESS

T. Rosso, M. Tinazzi, S. Farina, G. Zanette, G. Finco[1], S. Ischia[1], A. Fiaschi

Dipartimento di Scienze Neurologiche e della Visione, Sezione di Neurologia Riabilitativa, Università degli Studi di Verona
[1] Dipartimento di Anestesia e Rianimazione, Terapia Antalgica, Università degli Studi di Verona

Studi sugli animali e sull'uomo hanno dimostrato che una deafferentazione periferica induce nella corteccia somatosensitiva primaria (S1) e nelle strutture sottocorticali una riorganizzazione della mappa di rappresentazione dei territori adiacenti a quelli deafferentati. Oltre a questa forma di plasticità "topografica", recenti ricerche sugli animali suggeriscono che modificazioni plastiche possono avvenire tra diverse sub-modalità del sistema somatosensitivo nell'ambito dello stesso territorio periferico.

Abbiamo registrato i potenziali evocati somatosensitivi (PESS) spinale N22, del tronco P30 e corticali P37, N50 e P60 ottenuti da stimolazione del nervo tibiale posteriore alla caviglia prima e a distanza di 1 giorno dall'intervento di cordotomia percutanea laterale (PCC) (con sezione del fascio spino-talamico laterale), eseguita in 7 pazienti affetti da dolore cronico maligno monolaterale, a carico del tronco o degli arti superiori. Sei pazienti lamentavano dolore cronico scarsamente responsivo alla terapia farmacologica a sinistra (quattro con sindrome di Pancoast, due con dolore toracico), un paziente presentava dolore maligno al tronco a destra. Tutti e sei dopo l'intervento di PCC hanno sviluppato un'analgesia profonda con livello superiore C5-C3.

Dopo l'intervento di PCC, i PESS corticali P37, N50 e P60 registrati al vertice, come pure i potenziali N37, P50 registrati nella regione pre-rolandica controlaterale, ottenuti stimolando il nervo tibiale dell'arto analgesico, mostravano un significativo incremento di ampiezza. Il potenziale spinale N22 e del tronco dell'encefalo P30 non si modificavano dopo l'intervento.

I potenziali ottenuti stimolando l'arto non affetto non mostravano modificazione prima e dopo l'intervento.

Questi risultati suggeriscono che la deafferentazione spino-talamica nell'uomo induce una rapida modulazione dell'attività neuronale a livello di S1, dimostrando l'esistenza di una plasticità corticale a breve termine tra diverse sub-modalità somatosensoriali. Lo smascheramento di afferenze cutanee-propriocettive indotte dalla deafferentazione della via dolorifica può essere uno dei meccanismi responsabili dell'aumento di ampiezza dei PESS corticali.

Cure palliative e consenso informato: aspetti medico-legali

G. Gobber, M. Guglielminetti, P. Longo, C. Luise, A. Ventimiglia,
R. Barbazza[1], B.M. Altamura[2]

Servizio di Anestesia e Rianimazione, Unità Operativa di Cure Palliative
[1] Servizio di Anatomia Patologica e Comitato Etico dell'Ospedale Civile di Feltre, Belluno, ULSS n° 2 del Veneto; [2] Dipartimento di Scienze di Medicina Pubblica, U.C.O. di Medicina legale e delle Assicurazioni, Università degli Studi di Trieste

Il diritto alla comunicazione e all'informazione funzionale alla prestazione del consenso al trattamento sono prerogative pacificamente riconosciute a qualsiasi paziente. Il consenso informato è presupposto di legittimità di ogni intervento medico e promuove l'autonomia del paziente nell'ambito delle decisioni mediche. Pur riconoscendo origini culturali nordamericane, ha sicure radici nel nostro dettato costituzionale (art. 13; art. 32). Negli ultimi anni la violazione dell'obbligo del consenso è diventata una delle accuse più frequenti a carico dei medici, tant'è che spesso è al centro di tormentate vicende giudiziarie. Il problema si pone con caratteristiche specifiche nel trattamento dei pazienti terminali. La medicina palliativa, intesa come "studio e gestione dei pazienti con malattia attiva, in progressione, avanzatissima, per i quali la prognosi sia limitata e l'obiettivo della cura sia la qualità della vita" [1], è regolata, in linea di principio, dal consueto regime giuridico; la prognosi è indifferente per le relazioni giuridiche medico-paziente [2].

Un'informazione esauriente sui trattamenti proposti è ovviamente indispensabile per ottenere un consenso valido.

Nella medicina palliativa l'informazione e la comunicazione hanno caratteristiche precipue e presentano aspetti etici e clinici impegnativi. Gli operatori sanitari sperimentano quotidianamente la difficoltà di conciliare il diritto all'informazione con la necessità di evitare ai pazienti nuovi stress emotivi devastanti, cercando di capire "quanta" verità sia tollerabile per il paziente in quel determinato momento ed evitando "inutili crudeltà" [3]. La peculiarità dell'informazione e comunicazione di prognosi gravi o infauste, che ha tanta parte nell'attività clinica e nella ricerca della medicina delle cure palliative, è riconosciuta dal Codice Deontologico dei Medici del 1998, art. 30, mentre è forse mancato, nella produzione dottrinale italiana in materia di consenso informato, "il necessario approfondimento sull'intima natura dell'informazione al paziente nel globale contesto delle esigenze della prassi medica" [4]. In altre parole, non vi è corrispondenza tra le evidenze della ricerca medica, i dettami della buona pratica clinica e la guida dottrinale e giurisprudenziale specifica. "Stupisce, in particolare, il silenzio dei medici legali cui pure spetterebbe, per il ruolo di ponte tra medicina e diritto, la funzione di interfaccia tra i due mondi con il conseguente dovere non soltanto tecnico, ma anche morale, di spiegare ai giuristi e ai magistrati la realtà della medicina e di difenderne le ragioni oneste" [4].

È verosimile che una soluzione sia possibile nello sviluppo speculativo del modello di consenso informato definito "deliberativo, che aiuta il paziente ad individuare i valori più strettamente correlati col bene salute che possono essere realisticamente raggiunti in una determinata situazione" [5] e che supera la cruda (e spesso brutale) informazione.

Il già ricordato art. 30 del Codice Deontologico dichiara, nell'ultimo comma, "la documentata volontà della persona assistita di non essere informata o di delegare ad altro soggetto l'informazione deve essere rispettata". Un tale diritto è riconosciuto dall'art. 30 della Convenzione di Oviedo (Convenzione per la protezione dei diritti umani e della dignità della persona con riguardo alle applicazioni della biologia e della medicina, 4.4.'97) adottata dal Consiglio d'Europa. "È chiaro che il rispetto puntuale della volontà di non sapere espressa dal malato determina delle difficoltà; se la prestazione sanitaria trae la sua legittimità dal consenso informato, il rifiuto di qualsiasi notizia preclude sulla carta la possibilità stessa che si formi un valido consenso ed è verosimile che debba essere individuato un sistema alternativo di legittimazione del trattamento medico; in difetto risulterebbe ostacolata l'adozione di qualsiasi decisione sanitaria, con grave pregiudizio per il paziente" [6]. In realtà, proposte per un sistema alternativo sono già al vaglio del legislatore e non mancano riferimenti a situazioni analoghe sia in ambito civile che in campo penale.

Bibliografia

1. Atto di riconoscimento della Medicina Palliativa come Specialità Medica, Gran Bretagna, 1987
2. Santosuosso A (1994) Le cure palliative e il diritto
3. Tobias JS, Souhami RL (1993) Fully informed consent can be needlessly cruel. Brit Med J 307:1199
4. Fiori A (1999) Medicina Legale della responsabilità medica. Giuffrè, Milano
5. Emanuel EJ, Emanuel LL (1992) Four models of the physician-patient relationship. JAMA 267:2221
6. Cendon P, Bailo R, Cecchi P (2001) Opera in stampa, Comunicazione personale

La capsaicina induce modificazioni dell'eccitabilità corticale motoria indotta nell'uomo: studio mediante stimolazione magnetica transcranica (TMS)

S. Farina, T. Rosso, M. Tinazzi, F. Pepe, F. Cortese[1], A. Fischi

Dipartimento di Scienze Neurologiche e della Visione, Sezione di Neurologia Riabilitativa, Università degli Studi di Verona
[1] Centro di riabilitazione Polifunzionale, Ospedale "Chiarenzi", Zevio, Verona

La capsaicina è utilizzata in terapia antalgica come coadiuvante nella nevralgia post-erpetica, nelle algie facciali atipiche e nella neuropatia diabetica dolorosa. Essa induce un'attivazione predominante delle fibre nocicettive C polimodali, attraverso il rilascio di sostanza P, dando luogo ad un dolore di tipo urente che scompare nell'arco di 90 minuti circa.

Mentre l'effetto della capsaicina sul sistema motorio è stato ampiamente studiato a livello spinale, sia nell'animale che nell'uomo, non sono noti gli effetti a livello della corteccia motoria. A tal riguardo, recenti studi PET hanno documentato modificazioni del flusso ematico celebrale, indotte da stimoli dolorosi, nelle aree corticali motorie. Tuttavia, tali studi, non ci permettono di capire se l'aumento del flusso ematico cerebrale sottenda un'inibizione oppure una facilitazione delle are corticali motorie.

Utilizzando la TMS, abbiamo registrato i potenziali evocati motori (PEM), in 11 soggetti normali, a livello del muscolo primo interosseo dorsale (FDI), dell'abduttore breve del pollice (ABP), e dell'abduttore del quinto dito (AB V°), della mano destra, prima e dopo applicazione topica di capsaicina sulla cute sovrastante il primo metacarpo della stessa mano.

Il dolore spontaneo, indotto da capsaicina, iniziava in tutti i soggetti dopo 10 minuti e scompariva dopo circa 70-80 minuti. Si osservava un decremento dell'ampiezza dei PEM del muscolo FDI già al 10° minuto, che diventava significativo al 20°-30° minuto. Negli intervalli successivi si osservava un graduale recupero dell'ampiezza con ritorno ai valori basali al 90° min. A carico del muscolo ABP si osservava un decremento significativo dell'ampiezza dei PEM al 20°-30° minuto, con ritorno ai valori basali al 90° minuto. Per il muscolo AB V°, non erano osservati decrementi significati nel corso della registrazione.

Questi risultati suggeriscono che la stimolazione tonica delle afferente nocicettive indotta da capsaicina determini nell'uomo una temporanea inibizione della corteccia motoria, più marcata e duratura nelle zone più adiacenti al territorio sottoposto a stimolo doloroso. È verosimile che tale inibizione corticale permetta la facilitazione dei riflessi nocicettivi flessori presenti in condizioni di dolore, attivando i meccanismi di protezione.

Approccio multimodale e terapia del dolore oncologico

E. Gollo, E. Margaria, L. Palieri, E. Meduri

I e II Servizio di Anestesia e Rianimazione, Azienda Ospedaliera OIRM S. Anna, Torino

Introduzione

Si assiste ad un aumento su scala mondiale dei nuovi casi di tumore del 2,3% l'anno. Oltre il 60% dei pazienti affetti sperimenta dolore durante il decorso della malattia. Il paziente tumorale può guarire o sopravvivere alla malattia per un periodo che va da 6 mesi a dieci anni, periodo durante il quale il paziente deve essere preso in carico dal Sistema Sanitario Nazionale e necessita di cure ed attenzioni particolari. Nella pratica, le possibilità di controllare il dolore oncologico sono molteplici ed in stretta relazione con la localizzazione del tumore; l'approccio terapeutico deve sempre essere multimodale e seguire un programma progressivo.

Materiali e metodi

Abbiamo esaminato una casistica di 23 pazienti randomizzati affetti da patologia tumorale; di questi, 21 sono stati seguiti all'interno dell'Ospedale Sant'Anna di Torino e appartenevano quindi al sesso femminile, 2 di sesso maschile sono stati seguiti a domicilio. I pazienti sono stati seguiti per un periodo di un anno.

Volevamo dimostrare che la presenza di sintomatologia algica è evento frequente nella storia naturale del tumore, che il dolore può essere sedato migliorando la qualità di vita del paziente e che esso necessita di terapia, una volta insorto; ma soprattutto di prevenzione prima dell'insorgenza. La presa in carico di un paziente con dolore richiede spesso il ricorso alle consulenze di specialisti di diversi settori.

Risultati

L'età più rappresentata nel nostro campione era compresa nella fascia che va dai 50 ai 59 anni, anche in virtù del fatto che la patologia neoplastica maggiormente presente (con una percentuale del 66%) tra le pazienti da noi considerate era il tumore della mammella.

L'81% dei pazienti ha presentato siti metastatici, spesso multipli, mentre il 19% non ha presentato evidenza clinica di metastasi, 2 dei pazienti che non avevano

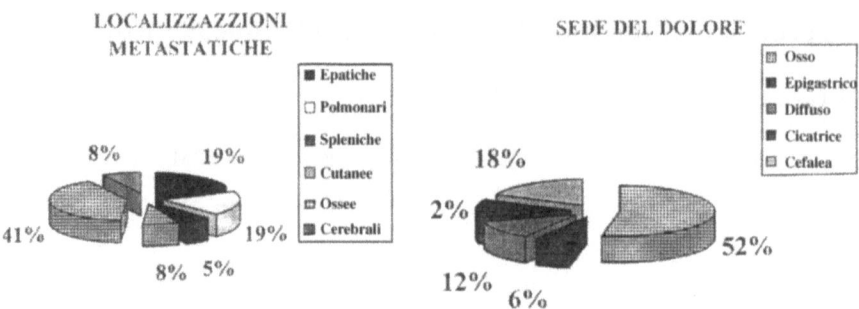

metastasi riferivano dolore diffuso non meglio specificato. L'83% dei pazienti presentava sintomatologia algica.

Per quanto riguarda le localizzazioni metastatiche più frequenti, con una percentuale del 50% abbiamo riscontrato metastasi ossee soprattutto a livello della colonna toracica.

In accordo con la diagnosi clinica di metastasi ossee, la sede più frequente del dolore risulta essere quella ossea, il 18% dei pazienti accusa cefalea severa (con evidenza di metastasi cerebrali alla TAC), da due pazienti viene riferita una sintomatologia a carattere diffuso, di dolore a livello della cicatrice e, in un caso, di dolore epigastrico senza riscontro obiettivo.

Abbiamo inoltre valutato il tempo trascorso dalla diagnosi all'insorgenza del dolore: il 62% dei pazienti riferisce di aver cominciato ad accusare dolore a 3 anni dalla diagnosi (che è coincisa il più delle volte con l'intervento chirurgico); il 17%, rappresentato da tumori molto aggressivi come il carcinoma bronchiale o il melanoma riferisce dolore ad 1 anno. I pazienti che hanno accusato dolore dopo i 5 anni sono soprattutto pazienti in cui, dopo la diagnosi, si è verificato un intervallo di tempo libero da malattia seguito da recidiva spesso accompagnata da metastasi.

Abbiamo valutato il tipo di intervento intrapreso nei confronti della neoplasia primitiva, quanti pazienti erano stati sottoposti a terapia chirurgica, quanti a chemioterapia adiuvante e quanti a radioterapia, con le modalità specifiche per ogni tumore. Il 78% dei pazienti ha subito un intervento chirurgico, l'83% dei pazienti è stato sottoposta a chemioterapia adiuvante, il 30% a radioterapia adiuvante ed il 17% a radioterapia palliativa.

Per quanto riguarda propriamente la terapia antalgica effettuata, la via di somministrazione preferenziale è stata quella orale (nel 50%), in 9 casi si è ricorso al posizionamento di un catetere spinale ed in 4 casi al posizionamento di un CVC.

Il posizionamento di un catetere spinale richiede che i pazienti ed i familiari siano istruiti circa le tecniche di iniezione, la cura del catetere, il ricambio delle medicazioni. È molto importante garantire una continuità dell'assistenza con un lavoro multidisciplinare che assicuri la disponibilità dei farmaci, dei materiali e del personale. Sono richiesti continui contatti telefonici e frequenti visite a domicilio. Nella nostra casistica sono stati posizionati 3 elastomeri, 2 in pazienti con dolore sciatalgico da localizzazione metastatica a livello di L3-L4, un altro in una

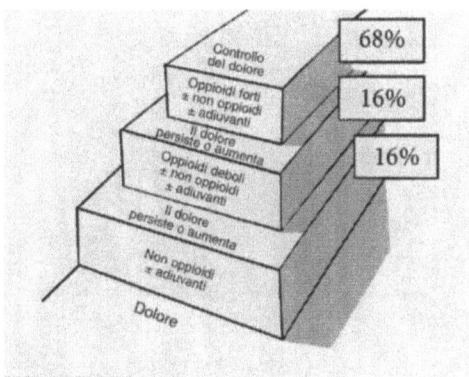

paziente che riferiva dolore lombare. Solo uno dei pazienti effettuava il rifornimento a domicilio (presenza di figlio medico).

Dei pazienti in cui è stata utilizzata la via spinale 2/3 hanno beneficiato di un miglioramento della sintomatologia algica, un paziente ha lamentato stipsi (il catetere è stato rimosso e si è passati alla somministrazione per via orale di metadone) ed in un altro caso si è verificata una sintomatologia vertiginosa con cefalea, astenia, sudorazione e vomito imputati ad una complicanza infettiva a carico del catetere. Un paziente che riferiva di non trovare sollievo dal dolore presentava un dislocamento del catetere (che è stato rimosso e riposizionato).

Per quanto riguarda l'inserimento di CVC, solo in un caso esso è stato effettuato per effettuare terapia antalgica. In un solo caso si sono verificate complicanze con dislocazione del catetere, versamento pleurico e sintomatologia dispnoica.

La terapia farmacologica della sintomatologia dolorosa prevede l'utilizzo dei farmaci secondo un approccio sequenziale definito a scalini. La sequenza terapeutica prevede l'utilizzo dell'acido acetilsalicilico, di altri FANS e del paracetamolo per il dolore lieve (I° scalino), tra i farmaci per il dolore da lieve a moderato nella nostra casistica il farmaco più utilizzato è risultato essere il tramadolo, mentre nel dolore da moderato a severo la morfina è stata usata in tutti i casi con l'eccezione di un paziente che ha presentato una severa stipsi per cui è stato

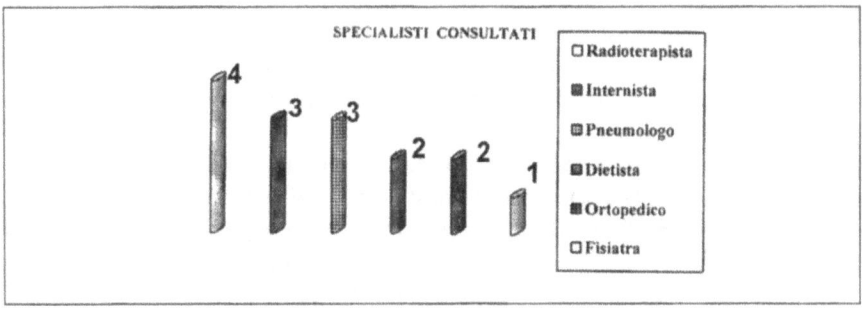

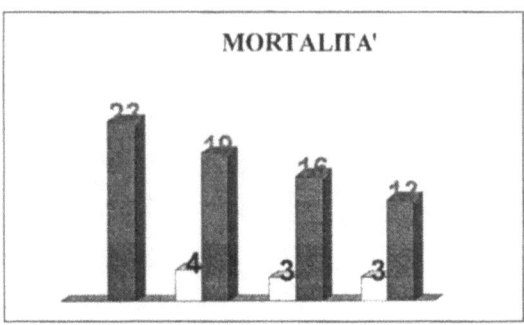

necessario ricorrere al metadone. L'utilizzo della morfina ha presentato anche difficoltà di altro genere : i parenti di un paziente non volevano che venisse somministrata per paura di " vederlo dormire tutto il giorno", mentre un'altra paziente rifiutava l'assunzione per il desiderio di "rimanere lucida". Gli effetti collaterali più spesso riscontrati sono stati la nausea ed il vomito in 3 pazienti, la sedazione eccessiva in 3 pazienti e la stipsi in una paziente.

Per i pazienti consumatori di morfina si è notato un intervallo di circa 20 giorni in media per il passaggio dal I° al II° scalino e 15 giorni per il passaggio dal II° al III°.

Il 65% dei pazienti assume ansiolitici lamentando soprattutto difficoltà all'addormentamento non imputabili soltanto al ricovero ospedaliero perché la maggior parte di essi dichiara che la stessa difficoltà persiste a domicilio. Di questi 13 pazienti almeno 5 riferiscono di non aver fatto ricorso a tale tipo di medicazione prima della comparsa della malattia. 3 pazienti riferiscono poi di assumere antidepressivi a causa di una patologia depressiva diagnosticata in un caso prima della diagnosi di tumore e, in due casi, in seguito.

Gli specialisti consultati sono stati, oltre ai medici che sono hanno fatto diagnosi, ai chirurghi ed agli anestesisti, radioterapisti, internisti, pneumologi, dietisti ed ortopedici.

I radioterapisti sono stati consultati soprattutto per programmazione di interventi radioterapici con finalità antalgiche , nella nostra casistica esclusivamente per metastasi di tipo osseo. Gli ortopedici ed il fisiatra sono stati consultati in due casi per problemi di deambulazione, in un caso per crolli vertebrali. Sono stati consultati 3 pneumologi per versamenti pleurici, uno iatrogeno dopo posizionamento di CVC in succlavia e due dovuti a localizzazioni metastatiche. I dietisti sono stati consultati per 2 pazienti con problemi dell'alimentazione , mentre il medico interno per problemi di carattere generale, due pazienti erano infatti diabetiche ed una ipertesa.

I dati sulla mortalità riguardano il periodo intercorso dal momento della diagnosi, il più delle volte questo dato è coinciso per noi con la data dell'intervento chirurgico. A 2 anni si segnalano 4 decessi (con una percentuale di mortalità del 17%), a 3 anni 3 decessi (16%) e oltre i 5 anni 3 decessi (19%), alla fine dell'osservazione i pazienti erano 13 contro i 23 di partenza con una mortalità del 44%.

Conclusioni

La sintomatologia dolorosa è sentita dal paziente come un problema di primaria importanza soprattutto per quanto riguarda la qualità di vita.

La sintomatologia algica è presente in un'alta percentuale di pazienti affetti da patologia neoplastica (83% della casistica).

Il dolore è quasi costantemente associato alla presenza di metastasi, osservate nel 81% dei soggetti

Il dolore osseo è sicuramente il dolore più frequentemente rappresentato con una percentuale del 41% soprattutto a carico della colonna vertebrale con una percentuale complessiva del 75% tra le localizzazioni del dolore osseo.

La somministrazione di analgesici deve seguire le linee guida dell'OMS. La maggior parte dei pazienti, nel giro di un mese deve ricorrere all'assunzione di morfina per sedare il dolore; la morfina è soggetta a rapidi incrementi di dosaggio nel giro di 1 settimana-10 giorni si passa da 10 mg a 30 mg.

Il paziente neoplastico è un paziente che spesso viene a contatto con più specialisti, è infatti alta la percentuale dei soggetti che oltre ad essere sottoposti a terapia chirurgica, chemio e radioterapica, richiede la consulenza con altri specialisti.

Il ricorso a psichiatri, neurologi, oncologi, anestesisti, chirurghi, radioterapisti, dietisti configura il quadro della terapia multimodale che, più che un' opzione rappresenta spesso una scelta obbligata nella gestione del paziente affetto da dolore neoplastico.

Letture consigliate

Mercadante S., Ripamonti C (2000) Valutazione, diagnosi e trattamento del dolore da cancro. Masson, Milano, pp 2-14

Raccagni G, Nobili C, Tiengo M (1985) Farmaci nella terapia del dolore. Edi-ermes, Milano, pp 212-236

Ventafridda V, Saita L, Ripamonti C et al (1985) WHO guidelines for the use of analgesics in cancer pain. Int J Tissue React 7:93-96

Sportello dolore

A. DELUCA, C. CALIA, V. PERLO, L. CANZONERI, F. VIGNOTTO, M. MARITANO

Unità Operativa Autonoma di Terapia del Dolore e Cure palliative,
ASO San Giovanni Battista di Torino (Molinette)

Introduzione

L'Ambulatorio di Terapia del Dolore del III Servizio di Anestesia e Rianimazione ha iniziato la sua attività sin dal 1982.

Dal dicembre 1998 si è costituito come Unità Operativa Autonoma di Terapia del Dolore e Cure Palliative.

Da allora è iniziata un'opera di riorganizzazione dell'attività con particolare attenzione, da un lato, alla qualità del servizio verso l'utenza e, dall'altro, ai modelli organizzativi e di formazione.

In particolare, due progetti riassumono questo sforzo: lo Sportello Dolore e il Gruppo Interdisciplinare per il trattamento del dolore da cancro.

Lo Sportello dolore

Lo sportello è stato adottato come modulo organizzativo di "front end" della struttura operativa: la funzione è di non perdere mai di vista che il rapporto con l'utenza e il soddisfacimento delle richieste, che essa genera, sono il fine ultimo

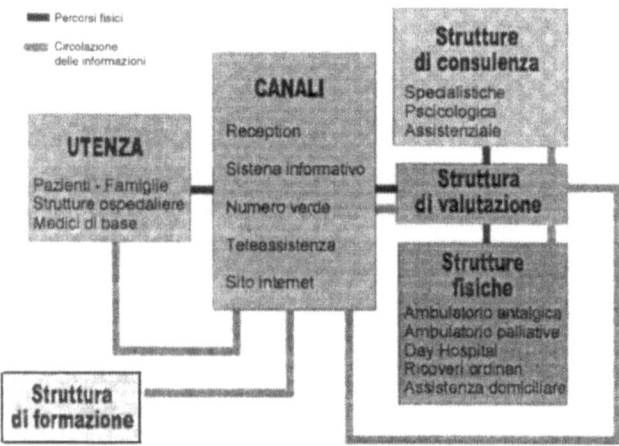

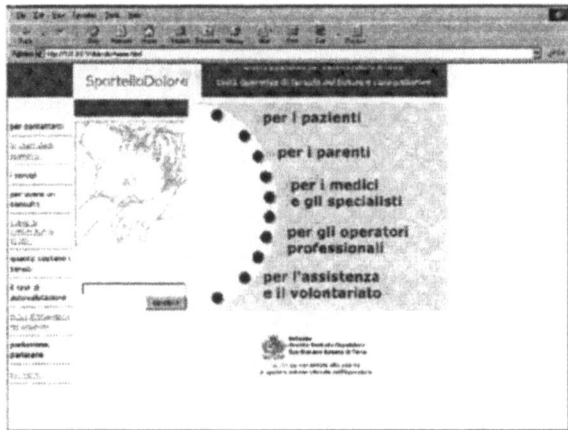

del lavoro di un gruppo: è lì che, momento per momento, si verifica la soddisfazione dell'utente e quindi l'adeguatezza della struttura rispetto al compito per cui essa esiste. All'arrivo al Centro, il paziente incontra, per primo, lo psicologo, che lo presenta all'unità di valutazione per impostare il percorso di cura, e lo segue durante tutto il trattamento.

In questo primo momento di contatto avviene un importante momento di osmosi, in cui l'utente prende contatto con la struttura, la investe del proprio problema, riceve tutte le informazioni che semplificano e rendono agevole il suo rapporto con la stessa, ma fornisce anche dati e riflessioni fondamentali per l'organizzazione e il funzionamento del lavoro.

Lo Sportello Dolore avrà presto anche un sito internet e una struttura di ascolto (con tecnologie di videoconferenza), gestita in collaborazione tra i medici, gli psicologi dell'Unità operativa e alcuni servizi di volontariato.

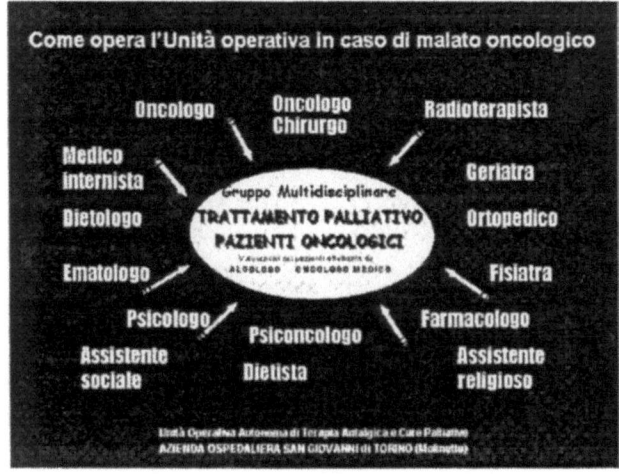

Attività clinica dell'UOA di Terapia del Dolore e Cure Palliative 2000	
PRESTAZIONI MEDICHE	6496
- Visite di controllo	2692
- Medicazioni	223
- Elastomeri	1459
- Infusioni	56
MANOVRE INVASIVE	1084
- Cannule venose centrali	755
- Cateteri spinali	48
- Infiltrazioni	195
- Stimolatori midollari	86
NUOVI PAZIENTI	949
VISITE COLLEGIALI MULTIDISCIPLINARI DI CURE PALLIATIVE	69
ATTIVITA' DI DAY HOSPITAL	1747
SUPPORTI PSICOLOGICI (DA OTTOBRE A DICEMBRE 2000)	148

Gruppo interdisciplinare

Opera a fianco dell'Unità operativa per la valutazione clinica e la definizione dei percorsi di cura nei casi di patologia complessa e con sintomi di difficile controllo.

La partecipazione del Gruppo interdisciplinare non si esaurisce nelle visite collegiali, ma comprende attività di studio e di ricerca, la formulazione di nuove linee guida e una revisione *random* dei casi trattati collegialmente.

Le cure dall'equipe dell'Unità operativa sono costantemente integrate con la rete degli specialisti del gruppo Interdisciplinare, all'interno dell'Azienda Sanitaria, e, sul territorio, con i medici di famiglia e/o i servizi gestiti dalle associazioni onlus.

Complicanza acuta nel corso di chemioterapia

A. Cutellè, E.T. Leoni, R. Morra, A. Marioni

II Servizio di Anestesia e Rianimazione, Ospedale S. Anna, Torino

Si riporta una recente esperienza clinica riguardante una paziente di 45 anni, affetta da carcinoma mammario, sottoposta ad applicazione di un catetere venoso centrale a permanenza totalmente impiantabile Z-PORT per terapia antiblastica.

Alla paziente viene agevolmente incannulata la vena succlavia destra e posizionato il catetere venoso centrale Z-PORT, del quale si conferma il funzionamento attraverso aspirazione ed infusione. Se ne verifica inoltre il corretto posizionamento con amplificatore di brillanza.

L'Rx di controllo, in proiezione antero-laterale, evidenzia:
Estremità distale del c.v.c. proiettata in vena cava superiore atrio dx. Polmoni a parete.

La paziente, asintomatica, viene ricoverata dopo una settimana in day hospital oncologico per essere sottoposta a chemioterapia.

Previa aspirazione di sangue dal port-a-cat, inizia l'infusione di 100 ml di soluzione fisiologica contenente corticosteroidi e antiemetici, seguita dall'antiblastico diluito in 20 ml di soluzione fisiologica. La paziente immediatamente lamenta dolore acuto all'emitorace dx, in particolare in zona sottoscapolare. Si sospende pertanto l'infusione e si aspirano 150 ml di liquido color citrino. Si richiede Rx torace di controllo in entrambe le proiezioni il cui referto evidenzia:
Apice distale del port-a-cat è a livello della parete toracica posteriore dx. Polmoni a parete.

Una TC toracica dimostra come la cannula venosa, inserita nella vena succlavia dx, fuoriesca dalla parete dorsale del vaso, poco prima dell'origine della vena anonima, con decorso dapprima in senso dorso-mediale e, successivamente, dorso-laterale, collocandosi nel mediastino, con apice in sede pleurica dorsale a livello della scapola. In sede pleurica è presente un modico versamento dello spessore di cm 1, a livello dell'apice della cannula. Non si osservano PNX né spandimenti ematici lungo il percorso della cannula.

Alla luce di questi dati, viene rimosso immediatamente il port-a-cat, previa esecuzione di aspirazione che dà esito a liquido citrino, inviato al laboratorio per batteriologico e citologico.

Poiché la paziente lamenta intenso dolore toracico e dispnea, si dispone il ricovero in Terapia Intensiva per le cure del caso.

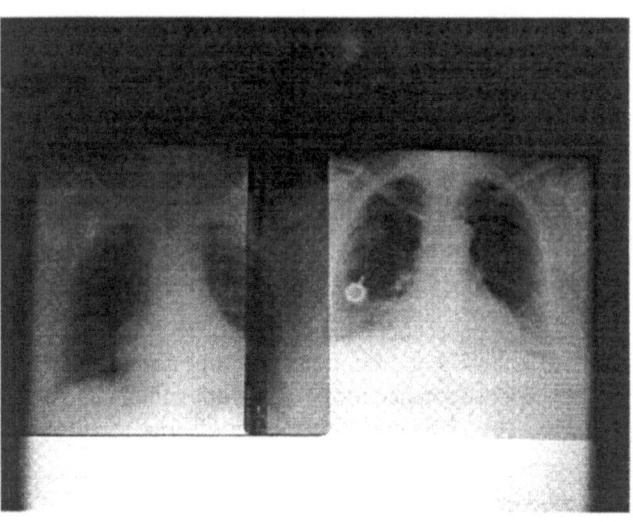

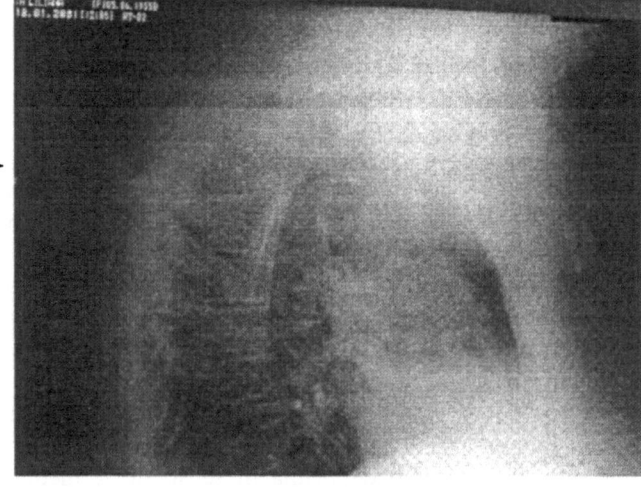

Solo in posizione laterale si evidenzia il c.v.c. in mediastino

L'EOP evidenzia rantoli bilaterali su entrambi gli ambiti polmonari e segni di broncospasmo, non cianosi né febbre. La terapia eseguita comprende analgesici, cortisonici e broncodilatatori.

Il giorno seguente si esegue una TC toracica che conferma il referto precedente senza evidenziare ulteriori complicanze.

Viene richiesta una consulenza del chirurgo toraco-polmonare che nega l'indicazione chirurgica del caso e conferma la terapia medica instaurata.

In sede clavicolo-scapolare dx il dolore si mantiene per circa 10 gg, accompagnato da lieve insufficienza respiratoria.

Si associa fisiochinesiterapia alla terapia farmacologica, ottenendo un sensibile miglioramento della sintomatologia, con riassorbimento del versamento pleurico.

La paziente viene quindi dimessa e si decide di proseguire la chemioterapia tramite accesso venoso periferico.

Le complicanze osservate in questo caso clinico ci hanno indotto ad introdurre nel nostro protocollo l'uso del mezzo di contrasto in scopia con apparecchiature di brillanza e l'esecuzione di Rx del torace in due proiezioni per verificare l'esatto posizionamento del port-a-cat.

Letture consigliate

D'Angelo F, Ramacciato G, Caramitti A et al (1997) Totally implantable venous access systems. Analysis of complications. Minerva Chir 52(7-8):937-942

APPROCCIO PSICOLOGICO AL DOLORE

Analgesia chirurgica autoindotta ed eteroindotta con modalità psicologiche

A. L. Gonella

Medico Chirurgo-Psicoterapeuta, Specialista in Odontostomatologia,
Didatta della Scuola del CIICS, Torino

È possibile effettuare interventi di piccola e media chirurgia, soprattutto dermatologica, con l'applicazione di tecniche di rilassamento che i pazienti possono apprendere da istruttori medici psicoterapeuti in grado di istruirli.

L'autore propone un video-tape illustrativo di un intervento di asportazione di cisti del cavo ascellare senza supporto di alcuna anestesia farmacologica; l'intervento è stato eseguito presso l'ospedale Molinette di Torino.

Ad ulteriore chiarimento, l'autore propone una rapida ma chiara ed incisiva dimostrazione dal vivo, sulla stessa paziente del video-tape, davanti ai congressisti dell'efficacia delle modalità operative proposte.

Le tecniche di rilassamento adottate saranno illustrate e verrà spiegato come sia facile per ogni medico apprenderle.

Modalità psicologiche per ottenere l'analgesia ai fini chirurgici

L'autore intende illustrare come con tecniche di distrazione/concentrazione, orientate ad instaurare monoideismi plastici, sia possibile ottenere in tempi molto brevi, su pazienti già allenati in due sedute precedenti, uno stato di analgesia idoneo a permettere l'esecuzione di interventi di dermochirurgia, quali, ad esempio, l'asportazione di cisti e lipomi, anche di dimensioni considerevoli, senza dover ricorrere ad alcun supporto chimico-farmacologico.

A conforto e sostegno della proposta alternativa di trattamento, l'autore proietterebbe un breve video-tape illustrativo di un intervento eseguito, presso il CTO di Torino, con le modalità dell'analgesia ottenute con esclusivi accorgimenti psicologici. Particolarmente realistico ed efficace potrà rivelarsi il contributo dal vivo della paziente del video, che potrà testimoniare e riprodurre il fenomeno psicologico dell'analgesia suddetta anche in presenza dei congressisti.

L'autore illustrerà come le modalità operative adottate possano essere apprese dai medici in tempi accettabili.

Tecniche ipnotiche per il controllo del dolore dentario

L'autore illustra la sua personale esperienza di oltre vent'anni di utilizzo dell'ipnosi medica nel controllo del dolore dentario.

Oltre alla sedazione del dolore spontaneo, le tecniche ipnotiche sono state utilizzate per l'ottenimento dell'analgesia ai fini estrattivi dentari e dell'esecuzione della piccola chirurgia orale. L'autore propone la proiezione di un breve videotape dimostrativo. Inoltre sarà offerta ai congressisti l'opportunità di verificare l'efficacia di queste tecniche in campo analgesico: l'autore realizzerà dal vivo l'analgesia ipnotica su uno dei suoi pazienti.

Si illustrerà come sia facile per ogni medico apprendere l'uso delle tecniche ipnotiche ai fini anestesiologici.

Il dolore emotivo: gli operatori di fronte al dolore oncologico

S. RANDACCIO, P. LOMBARDO, M. DE PADOVA, P. RAPICAVOLI, V. SIMILI, R. LINGUA

Servizio Psicologia, Azienda Ospedaliera O.I.R.M. S.Anna, Torino

Il paziente affetto da patologia oncologica si trova a dovere affrontare angosce intense tra cui prevalenti sono quelle relative alla qualità e quantità di sopravvivenza, alle modificazioni o cambiamenti nelle relazioni affettive e sociali, alle modificazioni e perdita dell'integrità corporea.

Il dolore, spesso correlato alla patologia o alla sua progressione, viene ad assumere nel vissuto soggettivo e nelle sue manifestazioni esteriori, un significato complesso e multifattoriale che attiene ad alcune delle problematiche sopradescritte. La percezione soggettiva muta in rapporto alla "condizione" generale del malato, esprimendo o talvolta riverberando, accentuandone, la condizione psicologica sottostante.

Il dolore appartiene quindi a "quel" malato, e ne costituisce, insieme unitamente alle paure, ansie, aspettative, parte della sua più generale alla dimensione psicologica attuale.

La soglia e la percezione del dolore e la sua espressione acquistano un significato comunicativo nella relazione con l'altro, esprimendo sentimenti e angosce talvolta non accessibili in quanto fonte di troppo dolore.

La relazione medico-paziente, équipe curante-paziente, è sovente il contesto ove tale comunicazione assume vita, con una potenzialità di arricchimento o impoverimento della comunicazione, variabile da un contesto all'altro.

L'espressione, attraverso il dolore, delle angosce di morte, può portare con estremi diversi a risposte nei curanti che vanno dalla "negazione" delle medesime ad un avvicinamento che non consente reale comprensione del bisogno espresso dal paziente. Tali meccanismi difensivi, differenti in ciascun individuo, esprimono con modalità diverse le difficoltà stesse sperimentate dal paziente nell'affrontare il dolore legato alla perdita, all'abbandono, all'impotenza.

La comprensione multidisciplinare del malato, oltre che dei significati veicolati dal dolore può consentire una risposta terapeutica molto vicina alla domanda ed alla richiesta di aiuto espressa dal paziente. Laddove è possibile, momenti di discussione guidata sui singoli casi (gruppi Balint) possono attutire rischi di malinteso e conflitto tra i curanti, favorendo l'avvicinamento al paziente, nei termini di una cura alla sofferenza fisica e psichica.

L'osservazione delle diverse dinamiche e risposte al dolore deve avere come obiettivo finale una migliore comprensione del paziente e delle sue richieste, in un percorso che inevitabilmente, a volte è quello di un accompagnamento alla morte.

Letture consigliate

Biondi M, Costantini A, Grassi L (1995) La mente e il cancro. Il Pensiero Scientifico Editore, Roma

Breitbart W, Holland JC (1993) Psychiatric aspects of symptom management in cancer patients. American Psychiatric Press, Washington

Breitbart W (1994) Cancer pain management guidelines: implications for psycho-oncology. Psycho-oncology 3:103-108

Parto cesareo: lettura multidisciplinare della richiesta della paziente

S. Randaccio, P. Lombardo, M. De Padova, P. Rapicavoli, V. Simili, R. Lingua

Servizio Psicologia, Azienda Ospedaliera O.I.R.M. S.Anna, Torino

È noto come la gravidanza, in quanto momento di molteplici cambiamenti, possa essere, nella vita di una donna, un periodo in cui si verifica l'emergere di ansie ed angosce, con sintomi che aumentano soprattutto nel III trimestre. Quando una specifica ansia, o terrore della morte durante il parto, predomina sull'intera gravidanza ed è così intensa da indurre "evitamento" del parto (*tokos*), si tratta di uno specifico stato fobico chiamato tocofobia. La tocofobia può essere considerata quindi un disturbo psicologico che si associa ad ansia, depressione, ove possono rintracciarsi talvolta disturbo dell'autostima, difettosa costruzione del sé, disturbo post-traumatico da stress e disturbi nella relazione precoce madre-bambino. In letteratura si distingue uno stato definito "tocofobia primaria", in cui è presente un terrore del parto ancora prima del concepimento, talvolta sin dall'adolescenza, ed uno definito "tocofobia secondaria", rilevabile, nella maggioranza dei casi, a seguito di una pregressa esperienza di parto traumatico. Sotto la definizione di "tocofobia" possono situarsi stati emotivi e complessità psicologiche e/o psicopatologiche molto differenti, che meritano un'attenta esplicitazione. Alla "paura del dolore" o "paura del parto" possono associarsi paure o sentimenti profondi di cui il dolore non è causa bensì espressione o manifestazione esteriore.

Le ansie possono collocarsi sul piano più generale del "nascere", contenendo timori legati alla nascita di una relazione, sul piano corporeo (paura di un danneggiamento-lacerazione irreversibile, compromissione della sessualità futura), sulla vita propria e del nascituro (paura di morire, paura di far morire), oppure sul piano delle emozioni e dell'integrità psichica (paura della perdita di controllo, timore della "istintualità" legata all'emergere delle parti più primarie di sé).

L'esperienza clinica ha permesso di reperire dal materiale dei colloqui psicologici con le gravide, quanto in letteratura già ben segnalato a tale proposito. La nostra modalità di lavoro richiede un'attenta lettura della richiesta, qualora alla "tocofobia" si accompagni un'indicazione al parto cesareo. L'esplicitazione del contenuto e significato di quanto sottostante la richiesta consente la programmazione di un "intervento" (parto cesareo, spontaneo, tipologia di anestesia) più idoneo alla paziente.

La collaborazione ginecologo/anestesista/psicologo-psicoterapeuta diventa quindi importante strumento non solo di valutazione, ma di supporto alla nascita, intesa come evento favorente, oltre che la nascita fisica, quella della relazione affettiva con il nascituro. In questo specifico contesto si rileva come in alcuni casi la scelta di anestesia peridurale possa favorire, grazie alla partecipazione consapevole alla nascita, un sostegno all'inizio dei processi relazionali e di attaccamento necessari alla nascita psicologica del bambino. Nei casi ove tale collaborazione è stata resa possibile (un breve percorso psicologico costituito da alcuni colloqui), si è assistito ad una modulazione della richiesta iniziale, che ha portato in alcuni casi ad una scelta "naturale" di parto.

Letture consigliate

Hofberg K, Brockington I (2000) Tokophobia: an unreasoning dread of childbirth. A series of 26 cases. Br J Psychiatry 176:83-85

Ryding EL (1993) Investigation of 33 women who demanded a cesarean section for personal reasons. Acta Obstet Gynecol Scand 72 (4):280-285

Sjogren B (1997) Reasons for anxiety about childbirth in 100 pregnant women. J Psychosom Obstet Gynaecol 18(4):266-272

Il counseling cognitivo-comportamentale nel trattamento del paziente con dolore cronico benigno

S. CALVA, G. ROBERTI

U.O.N.A Terapia Antalgica e Cure Palliative, ASL7- Chivasso, Torino

Lo "stile cognitivo" del paziente con dolore cronico influenza fortemente l'esito del trattamento antalgico.

È stato rilevato, infatti, che i pazienti che interpretano in modo errato la propria esperienza di dolore sono i più invalidati anche dal punto di vista funzionale [1].

Attraverso un counseling mirato al paziente ed ai suoi familiari si intende quindi fornire un nuovo "filtro mentale" per comprendere, accettare e superare la propria esperienza algica.

Il counseling cognitivo-comportamentale, attraverso l'applicazione di alcuni semplici principi riassumibili nella rational emotive therapy [2], fa capire al paziente come non ci sia un rapporto diretto di causa-effetto tra evento negativo (dolore) e reazione emotiva negativa (depressione, ansia, rabbia). Infatti, l'esatta concezione del rapporto causa-effetto prevede il paradigma

Dolore → pensieri negativi, irrazionali → reazione emotiva negativa

Ciò significa che non è l'evento "dolore" di per sé a determinare automaticamente la sofferenza psicologica del paziente, ma il significato che a questo evento negativo attribuisce il paziente stesso.

Questa prima fase fa sì che il paziente diventi consapevole del proprio ruolo attivo nella possibilità di esercitare un buon controllo psicologico sul dolore, aumentando così la sua compliance al trattamento antalgico.

Una seconda fase prevede di insegnare al paziente specifiche tecniche cognitivo-comportamentali per gestire il dolore cronico. Tra queste ricordiamo il rilassamento muscolare progressivo, la desensibilizzazione sistematica, lo "stress inoculation training" (con le sue tre fasi di concettualizzazione, acquisizione di abilità per fronteggiare lo stress, applicazione e richiamo) varie tecniche basate sull'immaginazione guidata e il biofeedback.

Riassumendo, il counseling cognitivo-comportamentale nel paziente algico si pone quattro obiettivi:
1. aumentare la compliance del paziente stesso e dei suoi familiari;
2. migliorare la qualità di vita del paziente, contrastando l'insorgenza di atteggiamenti ansioso-depressivi che inevitabilmente accompagnano la sintomatologia dolorosa cronica;
3. ottenere una diminuzione nella percezione soggettiva del dolore e quindi un minor consumo/abuso di farmaci analgesici;

4. raggiungere il massimo livello di prestazionalità funzionale del paziente, compatibilmente con la patologia di base.

Bibliografia

1. Smith TW, Follick MJ, et al (1986) Cognitive distortion and disability in chronic low back pain. Cognitive Therapy and Research
2. Ellis A, Harper R (1975) A new guide to rational living. Wilshire Book Company

Letture consigliate

Bradley LA (1996) Cognitive intervention strategies for chronic pain: assumptions underlying cognitive therapy. Southern Pain Society News
Ellis A (1996) L'autoterapia razionale-emotiva. Edizioni Erickson
Greenberger D, Padesky C (1998) Penso, dunque mi sento meglio. Edizioni Erickson
Jacobson E (1974) Progressive Relaxation. Chicago University Press
Pearce S (1983) A review of cognitive-behavioral methods for the treatment of chronic pain. Journal of Psychosomatic Research 27
Turk DC, Meichenbaum D, Genest M (1984) Pain and behavioral medicine. Annual Review of Behavioral Therapy
Turner JA, Jensen MP (1993) Efficacy of cognitive therapy for chronic low back pain. Pain 52

Importanza del supporto psicologico alle pazienti sottoposte ad anestesia peridurale per taglio cesareo

E. MARGARIA, R. SINIGAGLIA[1], M. FALLETTA[1], E. MEDURI, S. ERBETTA

Servizio di Anestesia e Rianimazione Azienda Ospedaliera O.I.R.M. S. Anna
[1] Scuola di Specialità in Anestesia e Rianimazione Torino

Non è sufficiente per il medico fare ciò che è necessario, ma il paziente e quelli che gli stanno intorno devono fare la loro parte e inoltre le circostanze devono essere favorevoli.

Aforismi di Ippocrate

Tale citazione risulta particolarmente significativa quando si parla di analgesia e di anestesia in ostetricia: in tale circostanza, più che in altre situazioni, è indispensabile la collaborazione attiva e responsabile della partoriente in sintonia con l'équipe medica e paramedica che le sta intorno.

Le "circostanze favorevoli" sono legate anche all'organizzazione e a strutture adeguate. I punti fondamentali della struttura organizzativa comprendono, prima di tutto, una continua ed adeguata preparazione dell'équipe medica e paramedica, un'attenta razionalizzazione dei turni di servizio e l'utilizzo di protocolli diagnostici e terapeutici di riferimento. Per la buona riuscita dell'analgesia e dell'anestesia è estremamente importante che il coinvolgimento e la responsabilizzazione della partoriente avvengano tramite un colloquio informativo corretto ed esaustivo sulle metodiche che possono venire impiegate, sulle modalità dell'analgesia e sugli scopi che essa si prefigge.

Il momento ed il luogo ideali per comunicare con le gestanti sono gli incontri di preparazione al parto e, soprattutto, la visita anestesiologica, in genere richiesta all'8°-9° mese di gravidanza, che rappresenta un grande vantaggio per la gestante, spesso impreparata a ricevere un'anestesia o un'analgesia di cui non conosce le modalità e le procedure, se non per sommi capi.

Nella nostra esperienza presso l'Ospedale S. Anna di Torino, dove si svolgono oltre 7500 parti all'anno, dei quali 2500 tagli cesarei (Fig.1), abbiamo constatato che ci sono alcune domande ricorrenti che le gestanti pongono all'anestesista. In prima battuta la paziente chiede cos'è l'anestesia peridurale, come funziona e cosa determina, essa vuole essere rassicurata sul fatto che si tratti di una procedura ben sperimentata e consolidata negli anni e che rappresenti, al momento, la miglior tecnica di analgesia per il parto. Spesso infatti la gestante ha già ricevuto dalle amiche, da riviste o libri qualche informazione, non sempre corretta, che può contribuire a rinforzare pregiudizi precedenti o addirittura generare confusione.

Una delle preoccupazioni predominanti riguarda l'efficacia dell'anestesia e il timore di sperimentare dolore durante la procedura. A tal proposito l'anestesista

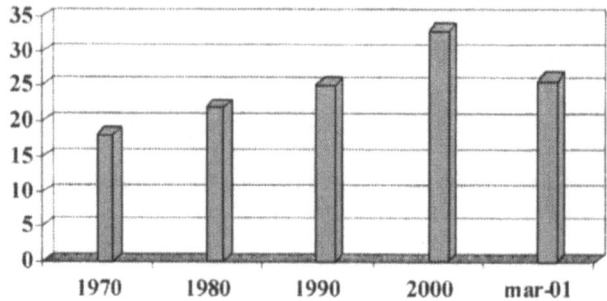

deve confortare la paziente con la sua costante presenza e con un sostegno psicologico che vada oltre le sue specifiche competenze tecniche, garantendo alla futura mamma che in ogni momento, su sua richiesta, anche con la peridurale in corso, si può effettuare una anestesia generale al solo scopo di diminuire lo stress abolendo la coscienza.

Il sostegno psicologico della madre deve anche attuarsi durante l'intervento: a questo ruolo è chiamato l'anestesista-rianimatore, dal momento che i teli sterili, atti a isolare il campo operatorio, precludono alla paziente la vista degli operatori. Occorre quindi, oltre ovviamente a starle accanto monitorando e controllando i parametri vitali, porle domande che riguardano il suo bambino, rassicurarla sull'andamento dell'intervento, ricordarle che potrà vedere il figlio ed accarezzarlo per alcuni minuti subito dopo la nascita e le prime manovre di assistenza neonatale, invitarla a fare esercizi respiratori, di rilassamento e a spingere al momento decisivo per favorire l'estrazione del neonato, in modo tale da sostenere un ruolo attivo.

L'insieme di questi accorgimenti può rivelarsi utile nel distrarre la futura mamma dall'ansia che solitamente accompagna l'intervento, soprattutto prima della nascita.

Se negli anni passati, in tema di ostetricia, l'interesse era focalizzato prevalentemente sulla mortalità e morbilità materno-fetale, attualmente non sussistono dubbi sulle esigenze di attrezzare ospedali in cui sia possibile, con ampi margini di competenza, assicurare a tutte le partorienti che lo desiderano corsi di preparazione al parto, tecniche di analgesia per il parto spontaneo e la possibilità, nel caso di taglio cesareo, di avere un'anestesia peridurale.

Per quest'ultima, che in tutto il mondo è considerata più sicura rispetto all'anestesia generale, non va dimenticato che il partecipare in piena coscienza alla nascita del proprio bambino è per la mamma un'esperienza irrinunciabile, particolarmente positiva, densa di emotività e fonte di un'ottimale inizio del rapporto madre-figlio, vissuto fin dai primi vagiti del neonato.

Letture consigliate

Baldaro Verde J, Nappi R (1999) Il vissuto psicologico del parto. Atti del Convegno Nazionale "L'Etica del Nascere". Minerva Medica

Bonica JJ (1995) Obstetric Analgesia and Anesthesia. William and Wilkins, p 83
Capogna G, Celleno D, Zangrillo A (1995) Analgesia e anestesia epidurale per il parto. ASTRA 133
Margaria E, Palieri L, Gagliardi MA (1990) Ruolo dell'ambulatorio anestesiologico nella profilassi della patologia materno-fetale. In: Atti del congresso Analgo-Anestesia Ostetrica e Benessere Materno-Fetale, Courmayeur. Edizioni internazionali CIC
Vincenti E (1995) Aspetti generali, organizzativi e applicativi dell'anestesia loco-regionale per taglio cesareo. Atti del Convegno "Anestesia e Analgesia in Ostetricia", Amelia (TR)

IPNOSI, AGOPUNTURA
E MEDICINE ALTERNATIVE

Rivalutazione dell'ipnosi, bisturi preciso e balsamo potente nella terapia fisiologica del dolore, per psicoterapeuti medici e psicologi: due casi emblematici

M. Tosello

Psicologa psichiatrica e psicoterapeuta; già incaricata alla Scuola di Specializzazione in Psicologia dell'Università di Torino per le "Psicoterapie non analitiche"; sessuologa; ipnologa didatta CIICS, Torino

È stato solo nella recente "decade del cervello" che P. Rainville e coll., studiando la modulazione delle dimensioni sensoriali e affettive del dolore con la PET, hanno rilevato le configurazioni cerebrali e i loro cambiamenti significativi e specifici a seguito di suggestioni di aumento e diminuzione della sofferenza, date in stato di ipnosi. Era questa la prima conferma ufficiale dell'esistenza di un'attività cerebrale specifica dello stato ipnotico, fino ad allora messo in forse o negato da molti studiosi occidentali. Presentazione di due casi di utilizzo dell'ipnosi: 1) con suggestioni dirette (rivalutate nella loro efficacia di modifica di esperienze soggettive quali l'estero- e l'enterocezione) in un intervento di emergenza in volo 2) con tecniche indirette, nel monitoraggio e controllo del dolore in un caso di dischezia invalidante. Pregiudizi, vantaggi e cautele.

L'EMDR, la più recente terapia fisiologica del dolore psichico

Scoperta per caso nel 1987 da Francine Shapiro, una psicologa clinica statunitense, l'EMDR (Eye Movement Desensibilisation and Reprocessing o desensibilizzazione e rielaborazione attraverso i movimenti oculari), è una metodologia psicologica rapida ed efficace soprattutto nei disturbi da stress post-traumatico, che ha già al suo attivo migliaia di studi rigorosamente documentati sui risultati positivi ottenuti con percentuali che vanno dall'84% al 90% in sole tre sedute. Oggetto di intense indagini, le sue modalità di funzionamento a tutt'oggi non sono chiare. Si avvale soprattutto dei movimenti oculari, il che ha indotto a pensarla, tra le varie ipotesi, come un meccanismo di autoguarigione analogo a quello del sonno REM. Il suo utilizzo, inizialmente lasciato all'entusiasmo dei pionieri e degli avventurieri, è stato sistematizzato in un protocollo strutturato che guida l'azione terapeutica. Pur essendo anch'essa una terapia fisiologica come l'ipnosi, non è ipnosi, anche se può essere usata nell'ambito di una terapia ipnotica o tradizionale. Si relaziona su alcuni casi trattati con EMDR con risultati stupefacenti.

Erbe medicinali contro il dolore

F. Crestani, S. Tartari

Ambulatorio di Terapia Antalgica, U.O. di Anestesia e Rianimazione, Ospedale San Luca, Trecenta, Rovigo

Il dolore incide sull'individuo e sulla società di cui fa parte. Solo dal punto di vista economico i costi sono stati valutati negli USA in 64 miliardi di dollari per il dolore non maligno. L'utilizzo di erbe medicinali può rappresentare un'alternativa economica nella terapia del dolore, quando tali droghe si siano dimostrate realmente efficaci in base alle evidenze scientifiche.

Salix alba: contiene salicina, metabolizzata in acido salicilico, rappresentando quindi una specie di forma "retard" di FANS L'estratto standardizzato contenente 120 mg di salicina permette di ottenere concentrazioni sufficienti a dare analgesia, mentre 240 mg hanno efficacia analgesica statisticamente superiore al placebo nella lombalgia acuta.

Harpagophytum procumbens: l'efficacia antireumatica è stata dimostrata in studi a doppio cieco; un trial multicentrico, randomizzato, a doppio cieco, ne ha dimostrato l'efficacia almeno pari al farmaco di riferimento (Diacereina).

Urtica dioica: 50 g/die di foglie cotte potenziano l'effetto di 50 mg di Diclofenac in pazienti con artrite acuta. Almeno parte dell'effetto è dovuta all'inibizione dell'attivazione del fattore di trascrizione NF-kappa B, con soppressione della produzione di citochine infiammatorie.

Boswellia serrata: l'inibizione selettiva della 5-lipoossigenasi da parte degli acidi boswellici rende conto della dimostrata attività antiinfiammatoria della gommoresina di questa Burseracea.

Curcuma longa: efficacia dimostrata in pazienti artritici, contro placebo e fenilbutazone.

Coffea arabica: ampiamente dimostrata l'azione co-analgesica della caffeina.

Solidago virgaurea, Fraxinus excelsior, Populus tremula: l'associazione ha dimostrato efficacia simile ai FANS in studi a doppio cieco, ma con riduzione a metà degli effetti avversi.

Capsicum spp.: la capsaicina agisce da depletore di sostanza P, ed è stata usata con successo in svariate condizioni algogene (neuropatie, osteoartrite).

Tanacetum parthenium: studi clinici a doppio cieco contro placebo dimostrano la sua azione antiemicranica ma, secondo una recente metanalisi, non è ancora possibile validarne l'efficacia in maniera incontrovertibile.

Mentha piperita: uno studio controllato a doppio cieco contro placebo dimostra l'attività anticefalalgica del suo olio essenziale.

Cannabis sativa: ampiamente dimostrato l'effetto analgesico sia centrale che periferico. Report clinici suggeriscono che il delta 9-tetraidrocannabinolo puro non abbia l'efficacia analgesica della marihuana naturale.

Conclusioni

Nell'ampio bagaglio delle conoscenze sulle piante medicinali la moderna Fitoterapia può trovare alcune risposte al problema del dolore.

Indicazioni e meccanismi di azione dell'Agopuntura nella patologia degenerativa osteoarticolare

M. Peila, G. Roberti

In collaborazione con la Scuola di agopuntura SOWEN di Milano

Introduzione

L'agopuntura è una forma di terapia medica che si avvale della stimolazione di determinate zone cutanee a mezzo dell'infissione di aghi metallici, con lo scopo di ristabilire un equilibrio alterato da una qualsiasi causa. Dal punto di vista orientale, le malattie sono dovute ad un alterato equilibrio delle due manifestazioni (lo yin e lo yang) dell'Energia dell'universo, grazie alla quale noi viviamo e la cui anormale o difficoltosa circolazione nel nostro organismo genera lo stato morboso.

Il punto cutaneo di agopuntura è una "zona preferenziale" in cui sono particolarmente abbondanti i recettori nervosi e dove si riscontra una riduzione della resistenza e un aumento della conduttanza [1].

Niboyet ha notato una stretta relazione tra agopunti e fasci neurovascolari, in modo particolare quando questi ascendono verso l'epidermide, dove le fibre nervose si diramano nel derma a pennello [2]. Ciò apparirebbe confermato da studi recenti di Heine [3-5].

Azione analgesica

In sostanza, la puntura dell'ago sembra funzionare mediante la stimolazione dei meccano-recettori cutanei ad alta soglia e a lento adattamento dando luogo alla sensazione di dolore epicritico, puntorio, ben localizzato; l'afferenza centrale è assicurata dalle fibre A delta o del gruppo III [6]. Oltre ai recettori cutanei, sono molto importanti i recettori presenti nel tessuto muscolare. I fusi neuromuscolari sono gli organi sensoriali che più vengono interessati dalla stimolazione agopunturale, sia manuale che elettrica. Nel muscolo troviamo molti recettori connessi con fibre mieliniche di piccolo calibro (gruppo III) e amieliniche (gruppo IV) [7]. È proprio questa tipologia di fibre ad essere coinvolta nell'agopuntura: bloccando queste fibre con anestetico locale si riduce grandemente l'analgesia agopunturale [8]. La conclusione di questa serie di ricerche attribuisce alla profondità di puntura una funzione importante nel determinare il risultato terapeutico. Con l'inserzione profonda viene stimolato un grande numero di recettori nocicettivi, con una maggiore afferenza algogena rispetto alla puntura superficiale e quindi una maggiore attivazione del sistema antinocicettivo.

Il punto di vista attuale di molti esperti della terapia del dolore è, infatti, che l'agopuntura intervenga sia nella veicolazione afferente dello stimolo nocicettivo sia sull'attivazione del sistema discendente di inibizione e che, inoltre, sia efficace a livello della modulazione dei mediatori periferici del dolore e della flogosi. La controirritazione riflessa con aghi produce uno stimolo nocivo il quale, paradossalmente, determina un'azione analgesica. L'effetto dipende dalla localizzazione e dalla durata dello stimolo. Anche se i dati sono ancora contraddittori, sembra che l'agopuntura nel dolore sia in grado di agire sia sui recettori unimodali, cioè sensibili selettivamente a stimoli meccanici o termici, sia su quelli polimodali, capaci cioè di rispondere a più di uno stimolo, come ad esempio:
- stimoli termici (nocicettori cutanei e viscerali);
- stimoli meccanici (nocicettori della cute, intestinali, mesenterici, meningei)
- stimoli chimici (ubiquitari e sensibili a pressioni parziali di O_2 e CO_2, KCl, H, serotonina, acetilcolina, bradichinina, PgE, sostanza P).

Uno studio interessante, con ampia review, è stato condotto nel 1990 presso il laboratorio di Biologia Applicata dell'Università di Tolosa, in Francia [9]; e ha dimostrato che l'agopuntura semplice o con elettrostimolazione:
- agisce soprattutto sulle fibre mieliniche di tipo Ad;
- incrementa principalmente i livelli di endorfina nel grigio periacqueduttale;
- aumenta il rilascio di dinorfina a livello del midollo spinale.

Questi dati attestano che l'agopuntura eleva a vari livelli la soglia di sensibilità dolorifica e con azioni differenziate, che da un lato riducono la percezione nocicettiva e dall'altro inibiscono i riflessi, ad esempio muscolari, prodotti da circuitamenti spinali.

Azione antinfiammatoria

L'agopuntura con stimolazione manuale degli aghi è risultata utile nell'inibire l'infiammazione neurogena. Per infiammazione neurogena si intende quella componente del processo infiammatorio, mediata unicamente dal sistema nervoso, dovuta alla liberazione di neuromediatori, quali la sostanza P e altre neurochine, dalle terminazioni nervose libere [10].

La stimolazione agopunturale si è dimostrata efficace sperimentalmente nell'inibire il rilascio di sostanza P dalle fibre C, sia al livello del midollo spinale che in periferia [11].

L'effetto antinfiammatorio getta nuova luce sulla possibilità terapeutica di questa tecnica, considerata esclusivamente "sintomatica", in grado di agire solo sul dolore e non sul processo patologico che lo genera.

Indicazioni

Le azioni antalgiche, immunomodulatrici, regolatrici a livello neuroumorale, decontratturanti e antispastiche, trofiche e vasomodulatrici, ansiolitiche e antidepressive dell'agopuntura la rendono indicata nelle patologie osteoarticolari come artrosi cervicale, dorsale e lombare, nelle protrusioni discali e nelle contratture acute come il torcicollo, per l'effetto decontratturante, analgesico ed antiflogistico. Nelle ernie discali il trattamento chirurgico resta indispensabile e, allo stesso modo, le stenosi del canale vertebrale non sono suscettibili di terapia con agopuntura.

Nelle patologie della spalla, i quadri con prevalente componente infiammatoria ed algica (periartrite scapolo-omerale, tendiniti acute e croniche) traggono beneficio dal trattamento con agopuntura, mentre per i quadri ad eziologia traumatica (rotture, lussazioni ecc.) o adesiva (spalla congelata), l'agopuntura svolge un'azione coadiuvante, facilitando l'effettuazione di manovre fisioterapiche rieducative e l'impiego di presidi ortopedici. La chimopuntura (ovvero l'iniezione intradermica, nei punti di agopuntura, di anestetici locali o di piccole quantità di vitamina B12 o di altri presidi farmacologici) può risultare risolutiva nelle spalle congelate o nelle forme algiche di pazienti mastectomizzate. Anche in corso di instabilità scapolo-omerale o acromio-claveare, l'agopuntura e la fisioterapia possono essere di grande ausilio. Nelle epicondiliti e nelle epitrocleiti l'agopuntura ha un effetto analgesico ed antinfiammatorio. Nell'ambito delle patologie flogistico-degenerative del polso, la più comune – la sindrome del tunnel carpale – è trattabile con aghi tranne che nelle forme in cui vi sia un restringimento del canale del carpo ormai non più riducibile. L'artrosi della mano è trattabile con l'agopuntura, grazie alla sua azione antiflogistica ed antalgica in una zona in cui è impossibile infiltrare separatamente tutte le articolazioni. Buoni risultati si possono avere anche nel morbo di Dupuytren. Per quanto riguarda le patologie dell'articolazione sacroiliaca, essenziale è diagnosticare la presenza di una vera dismetria degli arti inferiori. In questo caso, l'agopuntura deve essere accompagnata dal riallineamento degli emibacini con un apposito rialzo e da rieducazione funzionale.

In assenza di problemi di questo tipo, gli aghi sono indicati sia nelle forme flogistiche, come la sacroileite, sia in quelle degenerative, come l'artrosi dell'articolazione. La coxartrosi è uno dei motivi di più frequente consultazione dell'agopuntore. I risultati sono soddisfacenti nelle forme con alterazioni radiologiche importanti, a meno che non si sia formata un'anchilosi da trattare chirurgicamente. Anche in altre forme infiammatorie, come la periartrite e la pericapsulite coxo-femorale, l'agopuntura risulta utile per la risoluzione del quadro sintomatologico, così come per le patologie del ginocchio: come tendiniti della zampa d'oca e borsiti. La distorsione della caviglia deve essere trattata quanto più precocemente possibile, con un notevole accorciamento dei tempi di risoluzione, legati all'azione antinfiammatoria dell'agopuntura. Deformazioni del piede, come alluce valgo e piede cavo, e microtraumi, legati a calzature inadeguate o sforzi eccessivi possono causare talloniti, tendiniti, metatarsalgie ecc. In questi casi, l'agopuntura può ridurre il dolore e l'infiammazione, ma deve essere accompagnata o seguita dall'eliminazione dei fattori eziologici. Anche nella spina calcaneale l'elettroagopuntura locale con aghi si è rilevata attiva. Va sottolineato che nei problemi di anca, ginocchio, caviglia e piede il carico ponderale è uno dei fattori predisponenti o, comunque, aggravanti la sintomatologia, per cui il calo di peso rimane uno dei capisaldi della terapia da associare all'agopuntura. Un capitolo a parte è costituito dalle patologie reumatiche di origine sistemica, specialmente quelle in cui la componente infiammatoria è notevole. L'agopuntura può essere vantaggiosamente associata alla rieducazione funzionale e alla terapia farmacologica. Quest'ultima, se associata all'agopuntura, richiede un dosaggio inferiore e questo è un dato particolarmente vantaggioso, vista la tossicità di solito elevata dei farmaci necessari (corticosteroidi, immunosoppressori ecc.). Nelle fasi di remissione sintomatologica, l'agopuntura, sempre abbinata alla rieducazione funzionale, è in grado di mantenere un sufficiente grado di benessere.

Importante è anche il ruolo dell'agopuntura come terapia di attesa nel caso di malattie che richiedono un intervento chirurgico. Non bisogna sottovalutare, inoltre, la possibilità di risparmio legata alla riduzione di spesa sanitaria per i farmaci, che nelle patologie osteoarticolari croniche è davvero rilevante, visto che l'assunzione può durare anni.

Bibliografia

1. Reichmanis M, Marino AA, Becker RO (1975) Eletrical correlates of acuopuncture points. IEEE Trans Biomed Eng 22:533-535
2. Niboyet, JEH (1980) Essais sur l'acupuncture: notions életriques, histologiques et leurs débouchés en neurophysiologie. Cahier de bioterapie 670-675
3. Heine H (1987) Zur Morphologie der Akupunkturpunkte. DZA 30:75
4. Heine H (1988) Anatomical structure of acupuncture points. Min Riflessoter Laserter 5:93-98
5. Heine H (1988) Akupunkturtherapie. Perforationen der oberflachlichen Korperfaszie durch kutane Gefass-nervenbundel. Therapeutikon 4:93-98
6. Chang HT (1978) Neurophysiological basis of acupuncture analgesia. Scientia Sinica 21:830-845
7. Danelon F et al (1993) Muscle pain. Animal and Human Experimental studies and clinical application. Argomenti di Neurologia 3:121-131
8. Yan Z, Zonglian H (1989) The peripheral pathway of afferent impulses in traditional acupuncture analgesia. Schmerz/Pain/Doleur 10:15-18
9. Vibes J (1990) Vers une meilleure dèfinition du point d'acupuncture: les fibres A dental seraint elles le support essentiel du phénomène? Revue l'Acupuncture 103:4-7
10. Barnes PJ, Belvisi MG, Rogers DF (1990) Modulation of neurogenic inflammation: novel approaches to inflammatory diseases. Trends Pharmacol Sci 11:185-189
11. Zhu LX, Zhao F, Cui RL (1991) Effect of acupuncture on release of substance P. Ann NY Sci 632:488-489

Agopuntura e cefalea muscolo-tensiva

S. Fantoni, M.B. Silvi, F. Leonardis, L. Concordia, R. Palmieri, M.C. Stirpe,
A. Filippi, F. Trisolino, F. Pelli

Università degli Studi di Roma "Tor Vergata", Facoltà di Medicina e Chirurgia,
Cattedra di Anestesiologia e Rianimazione, Servizio di Fisiopatologia e Terapia del Dolore,
Scuola di specializzazione in Anestesia e Rianimazione

Introduzione

L'agopuntura ha dato validi risultati terapeutici nel trattamento delle Sindromi Miofasciali dolorose e si è dimostrata efficace nel trattamento delle CMT secondo IHS 2.2.1. I meccanismi probabili che modulano la sensazione dolorosa possono essere diversi a seconda della tecnica di agopuntura praticata: lo stimolo doloroso dell'ago può attivare meccanismi sovraspinali che inibiscono i neuroni del corno dorsale o del ganglio di Gasser e può attivare un'inibizione sia segmentale che discendente, delle cellule che mediano il dolore attraverso fibre Aδ afferenti, provocata dalla stimolazione manuale degli aghi da agopuntura. Quest'ultima attiverebbe il "deQi", una sensazione di ottundimento o gonfiore.

Materiali e metodi

Sono stati arruolati 10 pz (7 F - 3 M), con un'età media di 48,6 anni, dalla cui anamnesi risultassero almeno 4 episodi di CMT al mese. La diagnosi di CMT è stata fatta in accordo con i criteri dell'International Headache Society. Sono state effettuate 2 sedute settimanali, della durata di 20 minuti ciascuna, per un totale di 10 sedute.

Sono stati selezionati i punti standard sia locali (canali della vescica biliare, vaso governatore) sia a distanza (canali della vescica, intestino tenue e intestino crasso). Sono stati utilizzati aghi monouso delle dimensioni di 0,28 x 25 mm e 0,30 x 40 mm. Durante il trattamento, gli aghi sono stati stimolati manualmente ogni 4 minuti con movimento regolare-orario.

All'inizio del ciclo è stato consegnato ai pazienti un diario mensile in cui riportare il numero delle crisi.

È stato valutato il numero di crisi nel primo (8ª seduta di trattamento) e nel secondo mese.

Conclusioni

Nel primo e nel secondo mese c'è stata una riduzione media degli attacchi, rispettivamente, del 30% e del 50%.

Pur non potendo trarre risultati conclusivi, data l'esiguità della casistica, questi primi dati indicano che l'agopuntura può essere metodica efficace nella profilassi della CMT.

Agopuntura nella cervicalgia cronica

O. DE FELICE, C. LEONARDIS, L. CONCORDIA, R. PALMIERI, F. PELLI, A. FILIPPI,
T. COLETTA, E. PROVITALI, M.C. STIRPE

Università degli Studi di Roma "Tor Vergata", Facoltà di Medicina e Chirurgia,
Cattedra di Anestesiologia e Rianimazione, Servizio di Fisiopatologia e Terapia del Dolore,
Scuola di specializzazione in Anestesia e Rianimazione

Introduzione

L'ipotesi più suggestiva per l'azione analgesica dell'agopuntura è, probabilmente, quella neuroumorale, secondo la quale l'analgesia è mediata dalle endorfine e dalle monoamine, attivate dalla infissione dell'ago con la caratteristica sensazione, definita in agopuntura del "deQi", probabilmente associata a stimolazione delle fibre Aδ.

Materiali e metodi

Presso l'ambulatorio di Terapia del dolore dell'Università degli Studi di Roma "Tor Vergata", sono stati sottoposti ad un ciclo di trattamento di agopuntura 10 pazienti (8 F, 2 M) con un'età media di 62 anni, affetti da cervicoartrosi. I criteri di inclusione erano: VAS maggiore di 4; diagnosi radiologica di cervicoartrosi; nessuna terapia analgesica addizionale. Per ogni singolo pz. la cadenza delle sedute, ciascuna della durata di 20 minuti, è stata bisettimanale per un totale di 10

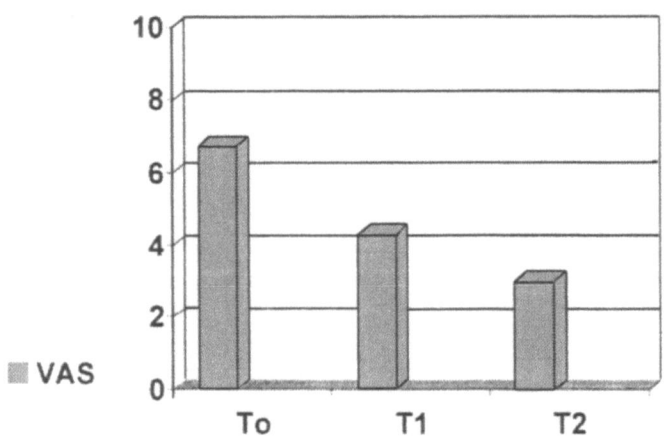

Fig. 1.

sedute. Sono stati selezionati punti standard di agopuntura, ai quali sono stati aggiunti i punti ashi (punti trigger).

È stato valutato il VAS alla 1° (T0), alla 5ª seduta (T1) e alla fine del trattamento (T2).

Risultati

Il VAS rilevato al tempo T1 mostra una riduzione media del 35 % e al tempo T2 una riduzione del 55 % (Fig.1).

Tali risultati sembrano essere incoraggianti, confermando l'efficacia dell'agopuntura nel trattamento di questa patologia, anche se, a distanza di tre-quattro mesi, nel 90% dei casi si ripresenta la stessa sintomatologia. Alla luce di tali risultati, tale metodica potrebbe essere considerata una metodica riflessoterapica.

Cefalea muscolo-tensiva e biofeedback

G. Santoro, A. Gatti, F. Leonardis, V. De Angelis, F. Frisardi, N. Alonzi, M. Moretti, P. Di Mario, D. Sorrenti

Università degli Studi di Roma "Tor Vergata", Facoltà di Medicina e Chirurgia, Cattedra di Anestesiologia e Rianimazione, Servizio di Fisiopatologia e Terapia del Dolore, Scuola di specializzazione in Anestesia e Rianimazione

La classificazione dell'International Headache Society distingue la cefalea muscolo-tensiva in una forma episodica ed in una forma cronica; entrambe sono caratterizzate da un'eziologia multifattoriale nella quale rientrano l'ansia, lo stress fisico e/o psichico, la depressione, le alterazioni delle curvature fisiologiche della colonna vertebrale e problemi di interesse odontostomatologico, quali disfunzioni dell'ATM. La terapia sintomatica si basa essenzialmente sull'utilizzo di farmaci antinfiammatori non-steroidei ai quali si possono associare terapie di tipo fisico. Queste ultime, in particolari situazioni cliniche, possono addirittura sostituire la terapia farmacologica, come nel caso della cefalea tensiva cronica in età pediatrica o in pazienti in cui l'utilizzo dei farmaci è da escludere per la presenza di allergie.

Tra le terapie fisiche, in letteratura è segnalata l'EMG-biofeedback, che si può considerare una terapia di tipo cognitivo-comportamentale. Essa si basa essenzialmente su una registrazione elettromiografica di superficie, eseguita a riposo e durante la contrazione muscolare volontaria, attraverso il posizionamento di elettrodi sulla superficie cutanea a circa 2 cm. di distanza l'uno dall'altro in corrispondenza dei gruppi muscolari interessati, in questo caso il muscolo trapezio.

Materiali e metodi

Dal settembre 2000 al febbraio 2001 sono stati trattati sei pazienti (3 maschi e 3 femmine di età compresa tra 34 e 70 anni) affetti da cefalea tensiva cronica con il seguente protocollo:

Terapia farmacologica: 4 pz trattati con farmaco antinfiammatorio non-steroideo (ibuprofene 600 mg al bisogno); 2 non hanno potuto rispettare il protocollo per allergia ai farmaci antinfiammatori non-steroidei, attualmente in terapia con anti-COX-2-specifici;

Terapia fisica: TENS (durata di ogni seduta: 20 minuti) + EMG-biofeedback (durata prima seduta: 10 minuti; successive sedute: 12-15 minuti) con frequenza bisettimanale, per un totale di 20 sedute. L'EMG-biofeedback è stata eseguito a livello del muscolo trapezio a riposo e durante la contrazione volontaria del muscolo da parte del paziente, che è rimasto in posizione seduta durante l'intera applicazione.

Conclusioni

Ad un primo follow-up, eseguito su tutti i pazienti, dopo un mese dalla fine del trattamento i risultati ottenuti sono stati caratterizzati da:
- riduzione del dolore (VAS base medio: 8-9; VAS finale medio: 3-4);
- riduzione degli episodi critici, da una media di 8 crisi al mese a 2 crisi al mese;
- maggior efficacia della risposta ai farmaci;
- miglioramento dell'attività elettromiografica.

NURSING

Nursing per il post operatorio in peridurale contonua per taglio cesareo in anestesia C.E.S. – combinata epidurael combinata

G. Bergesio, D. Calì, T. Cerullo, S. Coscia, C. D'Aria, E. Demaria, G. Denicolai, P. Maldera, E. Prisco, D. Rega, D. Rizzolari, P. Volpicelli, A. Scotti

Servizio IP di Anestesia e Rianimazione, Dipartimento Materno Infantile, UOA Anestesia e Rianimazione A.S.L. 19, Asti

L'approccio multimodale del post operatorio viene descritto da tutti gli Aa come quello affetto dal minor rischio di effetti collaterali [1-3]; inoltre la maggior parte degli Aa sono concordi nell'affermare che l'analgesia peridurale del post operatorio rappresenta l'alternativa più efficace per il controllo del dolore negli interventi di media e maggiore entità.

Nel lavoro viene descritto il nursing che l'Infermiere Professionale di Anestesia deve effettuare e le accortezze che deve conoscere per una corretta assistenza per la combinata C.E.S. per TC, tecnica evolutiva che permette di posizionare e testare il cateterino epidurale *prima* del blocco subaracnoideo. In seguito viene descritta la metodica per la preparazione delle infusioni del postoperatorio con pompe elastomeriche, tenendo conto anche delle esigenze della paziente.

Nel lavoro verranno proposte tutte le raccolte dati infermieristiche e il problem solving ad esse applicato.

Bibliografia

1. Carrie L (1990) Extradural, spinal block for obstetric surgical anaesthsia. British J Anaesth 65:225-33
2. Eldor J Et Al (1991) Danger of metallic particles in the spinal-epidural spaces using the needle through needle approach. Acta Anaest J Scand 35:461
3. Rawal N, Van Zundert A et al (1997) Combined spinal epidural technique. Regional Anesthesia 22:406-423

Nursing per pazienti sottoposte a resectoscopia ginecologica in anestesia loco-regionale

G. Motisi, A. Antoniuk, M. Pinna, R. Parodi, E. Gherlone, E. Pia

Servizio IP di Sala Operatoria, Dipartimento Materno Infantile, UOA Ostetricia e Ginecologia, A.S.L. 19, Asti

Per ottimizzare l'assistenza delle pazienti sottoposte in regime di Day Surgery, a resectoscopia in anestesia paracervicale e periorifiziale, è necessario che l'IP di sala operatoria accolga la paziente accuratamente premedicata e valuti i parametri clinici, tenendo conto che spesso esiste un elevato rischio operatorio, per età o patologie concomitanti.

Si seguono alcune linee guida per poter operare in sicurezza e soddisfare il bisogno di analgesia e le aspettative delle pazienti:
- osservazione cartella clinica (anamnesi, visita anestesiologica ed internistica, parità e modalità dei parti);
- incannulamento venoso con agocannula di piccolo calibro;
- monitorizzazione dei parametri vitali (ECG, Sat O_2, FC, PA incruenta);
- preparazione degli anestetici locali e degli antalgici, dei farmaci e dei materiali per eventuale sedazione cosciente e/o per l'emergenza.

Inoltre, non deve essere dimenticata l'importanza di integrare l'assistenza tecnica con un'adeguata assistenza psicologica, che risulta essere di grande aiuto nella terapia del dolore perioperatorio.

Letture consigliate

Bonica JJ (1967) Principles and practice of obstetric analgesia and anesthesia. FA Davis, Philadelphia, pp 507-519

Posizionamento e gestione dei cateteri peridurali: ruolo dell'I.P.

T. LIPO, M. BRUNETTI, C. CERIANI, L. CAROLEO

Servizio Infermieristico Anestesia e Rianimazione, Ospedale S. Anna, Torino

Introduzione

L'anestesia peridurale rappresenta una tecnica anestesiologica efficace e sicura per il controllo del dolore acuto e cronico.

Con questo metodo l'anestetico viene introdotto nello spazio peridurale in prossimità delle radici nervose sensitive che trasmettono lo stimolo doloroso dalla regione sottoposta ad intervento chirurgico o dalla sede tumorale o metastatica.

Materiale

Il posizionamento di un catetere peridurale a permanenza richiede il seguente materiale:

occorrente per l'anestesista: cappellino
mascherina
camice sterile
guanti sterili
set sterile composto da: tre telini sterili
garze sterili
batuffoli sterili
disinfettante iodato
siringhe da insulina (per il ponfo locale con lidocaina)
siringhe da 2,5 ml (per l'oppiaceo)
siringhe da 10 ml (per la ricerca dello spazio peridurale)
set per peridurale: 1 ago di calibro 18 G.TUOHY
1 cateterino del diametro di 20 G
1 filtro antibatterico
soluzione fisiologica 10 ml
anestetico locale (lidocaina 2%, ropivacaina 7,5%, bupivacaina 0,5%)
oppiaceo(fentanest)

L'I.P. porge all'anestesista il materiale occorrente con sequenza logica e procede successivamente al fissaggio del cateterino e alla medicazione a piatto con:
- medicazione trasparente sterile;
- garza sterile;
- cerotto ipoallergenico.

In caso di catetere a permanenza, è indicata la sua tunnellizzazione al fine di prevenire lo spostamento, e/o la rimozione accidentale dello stesso durante lo svolgimento delle attività quotidiane.

Preparazione del paziente

È importante tranquillizzare e rassicurare costantemente il paziente.

Disporre un accesso venoso di calibro medio prima dell'inizio dell'anestesia, permettendo un riempimento di circolo con 500 ml di soluzione salina.

Spiegare al paziente la posizione che dovrà assumere durante la procedura: seduto sul lettino con i piedi sostenuti da uno sgabello, oppure sdraiato sul fianco con le gambe raccolte verso il torace e la testa china verso le ginocchia (posizione fetale), al fine di permettere una buona apertura degli spazi vertebrali.

Monitorizzare: PAOS, FC, $SATO_2$ prima, durante e immediatamente dopo la tecnica per una durata di circa trenta minuti.

L'IP deve conoscere bene la tecnica dell'anestesia peridurale e le sue eventuali complicanze quali l'ipotensione, la puntura accidentale della dura madre, allergia agli anestetici locali, per poter intervenire tempestivamente e collaborare con l'anestesista, qualora dovesse insorgere un problema.

Gestione

L'IP si occupa di controllare la cute nel punto d'inserzione del cateterino e di rinnovare la medicazione; se la cute si presenta arrossata, si avviserà il medico e si procederà ad un'accurata disinfezione della zona con applicazione di pomate atb ad uso topico e si ricontrollerà una volta ogni 24 ore per tre giorni.

Se nell'area cutanea interessata sono presenti bolle o flittene, la medicazione deve comprendere l'utilizzo di soluzione cicatrizzanti (katoxin) o garze medicate (fitostimoline); anche questa medicazione deve essere controllata giornalmente e rinnovata fino a completa guarigione della cute. In caso di liquorrea, dopo l'asportazione del cateterino è necessaria una medicazione compressiva ed un ricontrollo della stessa dopo poche ore, se la stessa fosse intrisa di liquor si avviserà l'anestesista che provvederà ad effettuare tutti i controlli clinici del caso.

Durante la gestione è molto importante osservare segni e sintomi riferiti dal paziente:
- dolore puntorio nella sede d'inserzione;
- sudorazione;
- dolore irradiato;

- cefalea;
- mobilità degli arti (conservato o no);
- stipsi, nausea, vomito;
- parametri cardiocircolatori;
- miosi.

Indicazioni dell'anestesia peridurale continua

Il catetere peridurale posizionato per l'anestesia loco-regionale in corso di interventi chirurgici, consente anche un buon controllo del dolore nella fase post-operatoria con l'utilizzo di basse quantità di farmaci e quindi un miglior out-come del paziente. I vantaggi sono:
- minor incidenza di effetti collaterali (cefalea, nausea, vomito, mal di gola);
- rapida ripresa del p.te;
- precoce mobilità;
- precoce canalizzazione;
- precoce alimentazione.

Presso l'Azienda Ospedaliera "O.I.R.M.-S. Anna" di Torino, la somministrazione dei farmaci per via peridurale nella fase post-operatoria prevede un'attiva partecipazione da parte del paziente: si connette al filtro antibatterico del catetere peridurale una siringa contenente una quantità predefinita di soluzione analgesica (marcaina + temgesic). A fronte di un VAS>4, il paziente, preventivamente informato in merito alla quantità da iniettare e l'intervallo di tempo che deve intercorrere tra una somministrazione e l'altra, si autosomministra alcuni ml di soluzione (PCA, patient controlled analgesia).

La somministrazione di farmaci per via peridurale è utilizzata anche per l'analgesia durante il travaglio di parto spontaneo con l'evidente vantaggio di poter dosare il farmaco in funzione del dolore. L'utilizzo del catetere peridurale consente, in caso di necessità, di attivare l'intervento chirurgico (per es. nel caso di TC; revisione della cavità uterina dopo il parto; secondamento manuale ecc.)

Un positivo riscontro, per quanto riguarda l'utilizzo del catetere peridurale, si verifica nel trattamento del dolore cronico nei pazienti oncologici: la somministrazione del farmaco avviene con l'ausilio di una pompa elastomerica (dispositivo monouso che permette l'infusione a velocità costante preimpostabile di una soluzione farmacologica).

Conclusioni

Negli ultimi anni l'utilizzo del catetere peridurale è aumentato notevolmente, fornendoci la possibilità di controllare meglio il dolore dei nostri pazienti, con una incidenza di effetti collaterali minima. Nella nostra esperienza, inoltre, la gestione del catetere peridurale risulta semplice, rapida, ma soprattutto l'apprendimento delle singole manovre non è complesso.

Assistenza infermieristica in un caso di malposizionamento di un catetere venoso centrale a permanenza: caso clinico

A. DI GRAZIA, M. PICCINNI

Servizio Anestesia e Rianimazione, Azienda Ospedaliera O.I.R.M - Sant'Anna, Torino

Introduzione

I cateteri venosi centrali sono presidi utili a provvedere un accesso venoso stabile, duraturo e di facile impiego.

Trovano indicazione in casi in cui il paziente non offre accessi venosi periferici facilmente reperibili; in particolare in soggetti affetti da immunodeficienza acquisita o da patologie oncologiche.

Nei primi perché, essendo spesso tossicodipendenti o ex tossicodipendenti, essi offrono un letto vascolare ridotto per le frequenti flebiti chimiche e/o infettive.

Nei secondi, per il danno che i farmaci chemioterapici producono sulle vene rendendole fragili e sclerotiche, aumentando quindi il rischio di infiltrazione perivasale di farmaci vescicanti.

Trovano indicazione inoltre in pazienti emato-oncologici, in pazienti in nutrizione parenterale totale e in soggetti candidati al trapianto di midollo osseo.

Per questi ultimi sono particolarmente utili i cateteri di Hickman che, potendo raggiungere calibri interni maggiori (9,6 French) permettono la perfusione di fluidi che, per la presenza di cellule staminali, risultano particolarmente densi.

Classificazione

I cateteri venosi centrali, sistemi che consistono in un catetere posizionato in un vaso venoso centrale, si dividono in sistemi totalmente impiantabili e sistemi parzialmente impiantabili.

I sistemi totalmente impiantabili sono provvisti di una camera (reservoir o port) posta in una tasca sottocutanea cui viene collegato un catetere, che può essere a punta aperta oppure provvisto di una valvola antireflusso di tipo Groshong.

Attraverso il port è possibile effettuare prelievi o infusioni. I cateteri a punta aperta richiedono l'eparinizzazione per mantenere la pervietà.

Esiste un'ampia gamma di sistemi impiantabili che differiscono per materiale e dimensione del port.

Il materiale impiegato nella costruzione dei port spazia dal titanio al teflon.

La forma e le dimensioni del port sono scelte tenendo conto dell'età e del peso corporeo del soggetto.

Ad un paziente estremamente magro, infatti, sarà opportuno impiantare un port "low-profile".

Sono inoltre disponibili dei port a doppia camera e a doppio setto, collegabili con cateteri bilume, impiegabili per infusione contemporanea di antiblastici incompatibili tra loro.

I sistemi parzialmente impiantabili hanno uno o più connettori esterni e un foro di uscita sulla cute.

La differenza sostanziale tra i due sistemi è che quelli totalmente impiantabili sono di complessa applicazione, hanno un maggior costo ma di contro un minor rischio infettivo ed una minor modificazione dell'immagine corporea, rendendoli così più accettabili dal paziente.

Presso l'ospedale Sant'Anna di Torino, sono maggiormente utilizzati i sistemi parzialmente impiantabili, perché meglio rispondenti ad esigenze quali la nutrizione parenterale in pazienti sottoposte ad interventi ostetrici e ginecologici di particolare complessità. Sono inoltre indispensabili per il monitoraggio della pressione venosa centrale in pazienti in terapia intensiva.

Nei pazienti da trattare con chemioterapici antiblastici, invece, vengono applicati i sistemi totalmente impiantabili con preferenza per i port-a-cath a punta aperta.

Sedi di posizionamento

La scelta del tipo di catetere e del punto d'accesso venoso è fatta tenendo conto della patologia, della prognosi, dell'età del paziente e del costo del sistema da utilizzare.

Le sedi di elezione sono:
- vena succlavia,
- vena giugulare interna,
- vena cefalica,
- vena femorale.

Routinariamente si accede dalla vena succlavia destra e si procede sino alla vena cava superiore.

Se la puntura della vena succlavia appare rischiosa si accede alla vena cefalica.

La puntura della vena grande safena, presso lo sbocco della vena femorale, trova indicazione in quei casi in cui il mediastino sia affetto da patologie con grave sindrome ostruttiva che riducono il ritorno venoso. Altresì essa presenta un maggior rischio di trombosi od ostruzioni del catetere, per la maggior pressione venosa in questo distretto.

Il posizionamento di un catetere venoso centrale deve essere eseguito in sala operatoria, previa visita anestesiologica e ottenimento di consenso informato.

Trenta minuti prima dell'intervento si medica la cute della regione prescelta applicando una crema anestetica.

Dopo sedazione e monitoraggio completo del paziente, l'anestesista, con la collaborazione dell'infermiere, del radiologo e, per i sistemi port, del chirurgo, posiziona il catetere venoso centrale.

Gestione dei sistemi totalmente impiantabili

Il personale dello staff medico-infermieristico, che si occupa della gestione dei cateteri venosi centrali a permanenza totalmente impiantabili, deve attenersi, scrupolosamente ad alcune regole:
1. La scelta di aghi appositi per non danneggiare la membrana del reservoir.
2. Disinfezione accurata della cute prima della puntura.
3. Effettuare se è necessario le tecniche di irrigazione del sistema, con fisiologica, con o senza eparina. In particolare:
   - prima del normale uso (1-2 ml);
   - dopo il normale uso (5-10 ml);
   - dopo l'infusione di chemioterapici o di nutrizione parenterale totale (10 ml);
   - dopo prelievi o trasfusione di emoderivati (20 ml);
   - come mantenimento (3-4 ml eparinati ogni 4 settimane);
   - quest'ultimo passaggio non è richiesto per i cateteri di tipo Groshong che, possedendo una valvola antireflusso, non richiedono eparinizzazione.
4. Riconoscere e prevenire le eventuali complicanze infettive o di altro tipo.

Gestione dei sistemi parzialmente impiantabili

Il personale dello staff medico infermieristico addetto alla gestione dei cateteri venosi centrali parzialmente impiantabili deve provvedere alla periodica disinfezione del punto di emergenza del catetere dalla cute.

La manovra deve essere praticata nel massimo rispetto dell'asepsi, disinfettando una superficie cutanea del raggio di 5 cm dal punto di emergenza con movimenti circolari dal centro alla periferia.

L'irrigazione del sistema dovrà essere eseguita sempre evitando di esercitare pressioni elevate, utilizzando fisiologica con o senza eparina, con modalità simili a quelle per i cateteri totalmente impiantabili; in particolare:
- prima del normale uso (1-2 ml);
- dopo il normale uso (5-10 ml);
- dopo l'infusione di chemioterapici o di nutrizione parenterale totale (10 ml);
- dopo prelievi o trasfusione di emoderivati (20 ml);
- come mantenimento (3-4 ml eparinati ogni 4 settimane).

Quest'ultimo passaggio non è richiesto per i cateteri di tipo Groshong che, possedendo una valvola antireflusso, non richiedono eparinizzazione.

Inoltre lo stesso personale dovrà essere pronto a riconoscere e prevenire eventuali complicanze infettive o di altro tipo.

Complicanze di tipo non infettivo

I rischi più frequenti di complicanze di tipo non infettivo riguardano l'ostruzione del catetere e l'insorgenza di trombosi venosa.

Ostruzione del catetere

Può essere completa o parziale, si manifesta con difficoltà di infusione e di prelievo ovvero essere di tipo "drawal occlusion" ossia in sola aspirazione.
La causa è da ricercarsi nella formazione di trombi interni al lume del catetere in seguito a:
- infusione di emoderivati;
- depositi di fibrina presso la punta del catetere;
- depositi minerali o di lipidi a seguito di infusione di farmaci;
- per migrazione della punta del catetere.

Il trattamento, se un primo lavaggio non è sufficiente, va scelto in base alla causa dell'occlusione facendolo precedere da un controllo radiografico per valutare la sede corretta del catetere venoso centrale.

Trombosi venosa

La diagnosi di trombosi della vena sede del catetere è posta come sospetta in presenza di stasi locale (dolore, edema) con malfunzionamento del sistema, e con certezza a mezzo di esame ecodoppler o angiografico.
La complicanza da temere è l'embolia polmonare.
Il trattamento è la rimozione del catetere e contemporanea terapia anticoagulante.
In alcuni casi è stato proposto l'uso di trombolitici attraverso il sistema stesso.
A questi rischi se ne aggiungono alcuni meno frequenti di natura meccanica che possono interessare la porzione di catetere intravasale o la porzione esterna al vaso.
La porzione esterna al vaso, nei cateteri totalmente impiantabili è comunemente tunnellizzata sottocute.
Le complicanze più frequenti in questo caso sono:
- decubito del reservoir evidenziato dall'erosione della cute;
- stravaso del liquido iniettato;
- usura del setto per le ripetute punture;
- danneggiamento del reservoir per traumi provocati dall'esterno (soprattutto nei sistemi port brachiali).

Anche i sistemi parzialmente impiantabili, nella porzione esterna alla cute, possono essere danneggiati da un improprio o troppo intenso impiego.
Altri rischi possono interessare la rottura del catetere dovuta ad impiego di oggetti taglienti in prossimità del catetere o al non corretto clampaggio o a tentativi di irrigazione con siringhe di piccolo calibro che esercitano una pressione

superiore rispetto a siringhe di dimensioni maggiori.

Il tratto intravasale del catetere venoso centrale è soggetto a rischi di natura meccanica quali:
- il decubito con perforazione della vena cava;
- frattura spontanea con embolizzazione della punta del catetere;
- migrazione spontanea della punta del catetere.

Un caso particolare di migrazione del catetere è stato riscontrato ed osservato nella pratica clinica del II Servizio di Anestesia e Rianimazione dell'Ospedale Sant'Anna.

Il caso clinico

Una paziente di 45 anni affetta da carcinoma della mammella con metastasi multiple viene sottoposta al posizionamento in sala operatoria di un port a cath attraverso vena succlavia destra.

Il referto medico della lastra di controllo effettuata subito dopo il posizionamento rileva: "L'estremità distale del C.V.C. si proietta in vena cava superiore-atrio destro. I polmoni sono a parete."

Viene quindi dimessa per essere trattata successivamente in regime di day hospital per la chemioterapia.

Dopo 6 giorni la paziente viene effettivamente ricoverata nel reparto di day hospital per effettuare la terapia. Il chemioterapico somministrato, la Vinorelbina, deve essere sospeso immediatamente dopo l'inizio dell'infusione a causa di un intenso dolore retrosternale riferito dalla paziente, viene effettuato un lavaggio e un'aspirazione del liquido di lavaggio dal catetere.

Dopo l'incidente in day hospital oncologico, si procede all'esecuzione di:

RX torace: "Non lesioni pleuro-parenchimali. Catetere con apice in parete toracica posteriore destra."

TAC: "Il catetere inserito in vena succlavia fuoriesce dalla parete dorsale del vaso, prima della vena Anonima. Il catetere si colloca dapprima nel mediastino e poi in sede pleurica-dorsale a livello della scapola. Non lesioni parenchimo-polmonari. In sede pleurica, a livello dell'apice del catetere venoso centrale, è presente un versamento dello spessore di 1 cm. Non si rileva pneumotorace".

Alle ore 15 dello stesso giorno si rimuove il catetere venoso centrale e si aspirano circa 40 ml di liquido citrino inviato in laboratorio per esame citologico e batteriologico.

Dopo la rimozione del catetere venoso centrale, si ricontrolla l'RX del torace, che rileva:

"Polmoni a parete. Non lesioni polmonari e pleuriche." La paziente viene ricoverata in reparto di degenza per le osservazioni del caso.

In seconda giornata le condizioni cliniche della paziente peggiorano: compare tachipnea con dispnea (saturazione O_2 95% in aria)

Si decide di trasferire la paziente in Reparto di Terapia Intensiva alle ore 13.45.
A) Al suo ingresso vengono monitorati i seguenti parametri:

- ECG
- Frequenza cardiaca
- Saturazione O_2
- Frequenza respiratoria
- Pressione Arteriosa
- Temperatura corporea

B) Si richiedono i seguenti controlli e consulenze specialistiche.
  1. TAC che rileva; "Versamento pleurico destro di spessore inferiore ad 1 cm. Anteriormente a destra presenza di una falda di pneumotorace (pochi millimetri di spessore) in sede basale bilaterale (più evidenti a destra) si osservano manifestazioni disventilative. In sede retrocavale, in corrispondenza della carina tracheale modesto tessuto iperdenso (possibile piccola raccolta ematica)".
  2. RX torace che rileva; "Presenti manifestazioni disventilative (più evidenti a destra). Non evidente versamento pleurico".
  3. Consulenza del chirurgo toraco-polmonare che non ravvisa indicazioni chirurgiche.
  4. Consulenza internistica
  5. Consulenza fisiatrica.

C) Viene impostata la terapia:
  - antibiotica (amikacina 500 mg x 2)
  - (meropenem 1 g x 2)
  - cortisonica (metil prednisone 4 mg x 2)
  - fluidificante con (aerosol 2 al dì)
  - analgesica (bupremorfina 1 fiala x 3)
  - O_2 terapia in continuo 2 l / min.

Dal punto di vista infermieristico, la paziente si presenta collaborante ed autosufficiente, deve mantenere una posizione semi-ortopnoica e quotidianamente necessita di controllo di emocromo, EGA, RX torace e fisiochinesi-terapia; la dieta è libera.

Alle ore 17 la paziente lamenta dolore in sede clavicolo-scapolare destro.

La temperatura corporea è di 37,4°C esterna, la saturazione O_2 varia tra 92% e 98% con una media giornaliera del 94,1%, l'EGA presenta una P O_2 di 72,5 mmHg e la PCO_2 di 35,4 mmHg.

In terza giornata la paziente avverte un miglioramento soggettivo. Il dolore è ben controllato. La saturazione O_2 varia da 90% a 98% con una media del 94,8%, temperatura corporea 37,6°C esterna, Globuli bianchi in aumento (21.300 mm^{-3}). All'esame obiettivo polmonare, si rileva respiro aspro con broncospasmo diffuso e riduzione del dolore soggettivo.

Si aggiunge quindi amminofillina 1 fiala x 3

L'RX torace di controllo rileva versamento pleurico nel seno costofrenico destro e manifestazioni disventilative.

Durante la notte, la paziente ha mostrato disturbi del sonno.

In quarta giornata Globuli bianchi stabili, saturazione O_2 varia da 92 % a 96 % con una media del 94,1%, temperatura corporea 37°C esterna. EGA in aria ambiente in peggioramento (PO2 58,1 mmHg PCO2 36,5 mmHg) L'RX torace evidenzia; "Lieve riduzione del versamento basale destro e fenomeni disventilativi persistenti in sede basale bilaterale (più evidenti a destra)". Soggettivamente il quadro clinico è invariato.

Terapia invariata

In quinta giornata, si apprezza lieve miglioramento delle condizioni generali che peggiorano nella serata per la comparsa di dolore retrosternale e all'emitorace destro.
Non è presente dispnea.
L'RX torace è rimasto invariato. Si modifica la terapia analgesica, riducendo il bupremorfina ad 1 fiala x 2 con aggiunta di ketorolac 1 fiala x 2.
La restante terapia è invariata.
La saturazione O_2 varia da 91 % a 96 % con una media del 93,3%, Temperatura 36,8°C esterna.
l'EGA presenta una PO_2 di 58 mmHg e la PCO_2 di 39,3 mmHg.
In sesta giornata si apprezza un miglioramento sia soggettivo che oggettivo: all'esame obbiettivo polmonare scomparsa della dispnea, respiro aspro diffuso, non broncospasmo, persistono basi ipomobili.
Al controllo TAC si rilevano "...Entrambi i polmoni a parete. Rispetto alla TAC effettuata in 2ª giornata, aumentato versamento pleurico con spessore di 2 cm. alla base estendendosi alla carina sino al seno costofrenico. Continuano manifestazioni disventilative bilaterali...".
La terapia rimane invariata escluso la sostituzione del ketorolac con il diclofenac una fiala intramuscolo, per la persistenza di dolore toracico.
La saturazione O_2 varia da 93% a 97% con una media del 94,4%.
In 7ª giornata alla terapia precedente si aggiunge Seleparina 0,3 s.c.
La saturazione O_2 varia da 94% a 98% con una media del 95,7%. Globuli bianchi in diminuzione piastrine e fibrinogeno in aumento.
La TAC è invariata.
In seguito alla comparsa di bradicardia, si richiede un ECG di controllo che non evidenzia patologie cardiache (bradicardia sinusale con 44- 46 bpm).
In 8ª giornata, si sostituisce la bupremorfina con la morfina. (MS contin 30 mg x 2) la restante terapia è invariata. Visto il miglioramento delle condizioni cliniche e degli esami di laboratorio, si decide di trasferire la paziente in reparto di Ginecologia. Qui viene richiesta la consulenza psicologica in seguito a comparsa di agitazione psicomotoria.
La psicologa evidenza uno stato ansioso generalizzato conseguente agli ultimi avvenimenti clinici.
In 9ª giornata, in seguito all'accentuazione del dolore retrosternale epigastrico e sovraclaveare si aumenta la morfina a 60 mg x 2.
In 12ª giornata la paziente riferisce miglioramento soggettivo e l'RX torace richiesto evidenzia la risoluzione del versamento bilaterale precedentemente segnalato, ma con persistenza di manifestazioni disventilative di ambo le basi.

In 13ª giornata si sospende l'amikacina (presenza di vulvovaginite e mucosite orale).

Si richiede una RM che rileva una localizzazione secondaria a D6.

In 14ª giornata sono stati presi accordi con il day hospital oncologico per la programmazione della terapia.

In 15ª giornata si riduce la morfina a 20 mg x 2, si sospende l'aminofillina e si riduce il cortisone a 4 mg x2.

In 16ª giornata recrudescenza della sintomatologia dolorosa e conseguente aumento della dose morfinica da 40 a 50 mg /die.

Si sospende antibiotico meropenem ed il cortisone.

In 17ª e 18ª giornata non vi è nulla di rilevante da segnalare.

In 19ª giornata la paziente, oltre al persistente dolore toracico lamenta nausea e sensazione di svenimento. Si riduce quindi la morfina a 30 mg/die e si aggiunge metroclopromide 1 fiala x 2 intramuscolo.

Dalla 20ª alla 25ª giornata non si rilevano variazioni significative della terapia e della sintomatologia soggettiva. Pertanto la paziente viene dimessa in 26ª giornata dopo sospensione della morfina.

Conclusioni

A distanza di circa un mese dalla dimissione, abbiamo risentito presso il proprio domicilio la donna che ha nel frattempo ripreso il ciclo di chemioterapia con Taxolo ed Epirubicina, non le è stato riposizionato un catetere venoso centrale, bensì vengono di volta in volta, con difficoltà, reperite vene periferiche. Sporadicamente lamenta ancora dolori fittivi all'emitorace destro che tratta con Voltaren.

L'impiego di cateteri venosi centrali a permanenza è quasi sempre l'unico modo per risolvere il problema della difficoltà di reperimento di accessi venosi, è però necessario considerare i rischi di complicanze a volte severe.

Per questo motivo deve essere attentamente valutato il rapporto costi/benefici sia dall'anestesista che dal chirurgo anche nella scelta di un tipo di chemioterapico piuttosto di un altro. E qualora si decida per l'impiego di un catetere venoso centrale a permanenza, l'operatore che presiede all'infusione, generalmente un infermiere professionale, deve essere capace e preparato ad individuare i primi segni di un malfunzionamento del sistema. Nel caso clinico descritto, infatti, un infermiere professionale è stato presente e pronto ad interrompere l'infusione e a chiamare il medico per intervenire tempestivamente in tempo utile per prevenire maggiori danni che si sarebbero potuti verificare.

Volontariato: una risorsa preziosa nel panorama sanitario abruzzese

A. Mazzei, M. Leonardis, L. Aloisio, N. Di Zitti, G. Porzio[1],
F. Marinangeli, G. Varrassi

Cattedra di Anestesia e Rianimazione, Università degli Studi di L'Aquila
[1] Cattedra di Oncologia Medica, Università degli Studi di L'Aquila

Lo *status* di volontari nella associazione V.A.DO. (Volontariato per l'Assistenza Domiciliare) è un modo, per giovani medici interessati alla terapia antalgica e alle terapie di supporto, per crescere professionalmente laddove non siano presenti strutture istituzionali dedicate.

Questo è stato soltanto uno dei motivi che hanno animato la crescita di questa associazione, che ha trovato terreno fertile in una sempre più assidua collaborazione con l'U.O. di Oncologia Medica e con il Distretto Sanitario di Base della ASL 04 di L'Aquila.

Il presente studio, di tipo retrospettivo e descrittivo, mira a valutare l'evoluzione dell'attività svolta negli ultimi quattro anni.

La crescita organizzativa e culturale dei medici volontari si è basata sui seguenti punti:
1. Contatto continuo (minimo una visita settimanale) con i pazienti;
2. meeting settimanale di approfondimento e discussione dei casi clinici;
3. partecipazione a convegni o congressi finalizzati;
4. attività di aggiornamento rivolta ai medici di medicina generale;
5. sensibilizzazione dei medici all'interno della struttura ospedaliera;
6. sviluppo di strategie psicologiche di comunicazione con pazienti e familiari.

Tutto il sistema organizzativo è stato finalizzato ad un miglioramento continuo di qualità sia del lavoro dei volontari sia della vita dei malati.

A fine di verificare l'evoluzione dell'attività dell'associazione sono state effettuate le seguenti valutazioni:
1. numero di pazienti trattati e loro età media;
2. giorni totali di assistenza prestata;
3. frequenza delle patologie neoplastiche incontrate;
4. condizioni generali del paziente rilevate durante la prima visita;
5. dolore riscontrato durante la prima e l'ultima visita (rispetto al momento del decesso);
6. terapia farmacologica prescritta durante la prima e l'ultima visita;
7. numero di cambiamenti di terapia a cui il paziente è stato sottoposto.

Le analisi statistiche sono state eseguite secondo il test del C_2 con $p < 0,01$.

Negli ultimi quattro anni sono stati seguiti 215 pazienti (24 nel 1997, 48 nel 1998, 68 nel 1999 e 75 nel 2000). Nel corso degli anni la percentuale dei pazienti visitati per la prima volta in ospedale ha subito un significativo incremento, passando dal 9% al 63% (9% nel 1997, 12% nel 1998, 40% nel 1999 e 63% nel 2000). Le patologie neoplastiche riscontrate nei pazienti trattati rispecchiano la frequenza a livello nazionale.

Sulla base della scala di valutazione SDS, il dolore alla prima visita è stato riferito, nel corso degli anni esaminati, prevalentemente come moderato o intenso. Al contrario, nel corso delle ultime visite è stato registrato un dolore lieve o, per lo più, assente.

I dati emersi indicano che, nel corso dell'ultimo anno, le strategie terapeutiche impiegate hanno privilegiato l'uso d'oppioidi maggiori nelle fasi terminali di trattamento (51%).

In conclusione, il continuo lavoro organizzativo e d'adattamento delle terapie all'evoluzione di malattia ha permesso di ottenere risultati estremamente incoraggianti. Essi rappresentano, indubbiamente, uno stimolo importante verso l'organizzazione di un sistema multidisciplinare, che è l'unico capace di garantire al paziente inguaribile e ai suoi familiari una qualità di vita almeno soddisfacente e una corsia preferenziale nell'ambito di un sistema sanitario ancora troppo poco attento alle loro esigenze.

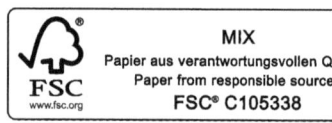

If you have any concerns about our products,
you can contact us on
ProductSafety@springernature.com

In case Publisher is established outside the EU,
the EU authorized representative is:
**Springer Nature Customer Service Center GmbH
Europaplatz 3, 69115 Heidelberg, Germany**

Printed by Libri Plureos GmbH
in Hamburg, Germany